全国中医药行业高等教育“十四五”规划教材
全国高等中医药院校规划教材（第十一版）

中医临床护理学

（新世纪第四版）

（供护理学专业用）

主　编　裘秀月　刘建军

中国中医药出版社
·北　京·

图书在版编目（CIP）数据

中医临床护理学 / 裘秀月，刘建军主编 . —4 版 . —北京：

中国中医药出版社，2021.6（2022.3 重印）

全国中医药行业高等教育“十四五”规划教材

ISBN 978-7-5132-6866-0

Ⅰ . ①中…　Ⅱ . ①裘…　②刘…　Ⅲ . ①中医学—护理学—中医学院—教材　Ⅳ . ① R248

中国版本图书馆 CIP 数据核字（2021）第 053493 号

融合出版数字化资源服务说明

全国中医药行业高等教育“十四五”规划教材为融合教材，各教材相关数字化资源（电子教材、PPT 课件、视频、复习思考题等）在全国中医药行业教育云平台“医开讲”发布。

资源访问说明

扫描右方二维码下载“医开讲 APP”或到“医开讲网站”（网址：www.e-lesson.cn）注册登录，输入封底“序列号”进行账号绑定后即可访问相关数字化资源（注意：序列号只可绑定一个账号，为避免不必要的损失，请您刮开序列号立即进行账号绑定激活）。

资源下载说明

本书有配套 PPT 课件，供教师下载使用，请到“医开讲网站”（网址：www.e-lesson.cn）认证教师身份后，搜索书名进入具体图书页面实现下载。

中国中医药出版社出版

北京经济技术开发区科创十三街 31 号院二区 8 号楼

邮政编码　100176

传真　010-64405721

廊坊市晶艺印务有限公司印刷

各地新华书店经销

开本 889 × 1194　1/16　印张 20.5　字数 550 千字

2021 年 6 月第 4 版　2022 年 3 月第 2 次印刷

书号　ISBN 978-7-5132-6866-0

定价　77.00 元

网址　www.cptcm.com

服 务 热 线　010-64405510　　微信服务号　zgzyycbs

购 书 热 线　010-89535836　　微商城网址　https://kdt.im/LIdUGr

维 权 打 假　010-64405753　　天猫旗舰店网址　https://zgzyycbs.tmall.com

如有印装质量问题请与本社出版部联系（010-64405510）

全国中医药行业高等教育“十四五”规划教材
全国高等中医药院校规划教材（第十一版）

《中医临床护理学》编委会

主　审
孙秋华（浙江中医药大学）

主　编
裘秀月（浙江中医药大学）　刘建军（江西中医药大学）

副主编（以姓氏笔画为序）
于春光（北京中医药大学）　闫　力（长春中医药大学）
林美珍（广州中医药大学）　施　慧（安徽中医药大学）
潘晓彦（湖南中医药大学）

编　委（以姓氏笔画为序）
于海芳（山东中医药大学）　王　丽（辽宁中医药大学）
云　洁（成都中医药大学）　仇　颖（黑龙江中医药大学）
严姝霞（南京中医药大学）　肖雯晖（浙江中医药大学）
吴喜庆（天津中医药大学）　徐　敏（上海中医药大学）
章　晓（江西中医药大学）　戴燕铃（福建中医药大学）

《中医临床护理学》
融合出版数字化资源编创委员会

全国中医药行业高等教育“十四五”规划教材
全国高等中医药院校规划教材（第十一版）

主　审

孙秋华（浙江中医药大学）

主　编

裘秀月（浙江中医药大学）　　刘建军（江西中医药大学）

副主编（以姓氏笔画为序）

于春光（北京中医药大学）　　闫　力（长春中医药大学）
林美珍（广州中医药大学）　　施　慧（安徽中医药大学）
潘晓彦（湖南中医药大学）

编　委（以姓氏笔画为序）

于海芳（山东中医药大学）　　王　丽（辽宁中医药大学）
云　洁（成都中医药大学）　　仇　颖（黑龙江中医药大学）
严姝霞（南京中医药大学）　　肖雯晖（浙江中医药大学）
吴喜庆（天津中医药大学）　　徐　敏（上海中医药大学）
章　晓（江西中医药大学）　　谢　舒（浙江中医药大学）
蔡媛媛（浙江中医药大学）　　戴燕铃（福建中医药大学）

专家指导委员会

编审专家组

组　长

余艳红（国家卫生健康委员会党组成员，国家中医药管理局党组书记、副局长）

副组长

张伯礼（中国工程院院士、天津中医药大学教授）
王志勇（国家中医药管理局党组成员、副局长）

组　员

卢国慧（国家中医药管理局人事教育司司长）
严世芸（上海中医药大学教授）
吴勉华（南京中医药大学教授）
王之虹（长春中医药大学教授）
匡海学（黑龙江中医药大学教授）
刘红宁（江西中医药大学教授）
翟双庆（北京中医药大学教授）
胡鸿毅（上海中医药大学教授）
余曙光（成都中医药大学教授）
周桂桐（天津中医药大学教授）
石　岩（辽宁中医药大学教授）
黄必胜（湖北中医药大学教授）

前 言

为全面贯彻《中共中央 国务院关于促进中医药传承创新发展的意见》和全国中医药大会精神，落实《国务院办公厅关于加快医学教育创新发展的指导意见》《教育部 国家卫生健康委 国家中医药管理局关于深化医教协同进一步推动中医药教育改革与高质量发展的实施意见》，紧密对接新医科建设对中医药教育改革的新要求和中医药传承创新发展对人才培养的新需求，国家中医药管理局教材办公室（以下简称“教材办”）、中国中医药出版社在国家中医药管理局领导下，在教育部高等学校中医学类、中药学类、中西医结合类专业教学指导委员会及全国中医药行业高等教育规划教材专家指导委员会指导下，对全国中医药行业高等教育“十三五”规划教材进行综合评价，研究制定《全国中医药行业高等教育“十四五”规划教材建设方案》，并全面组织实施。鉴于全国中医药行业主管部门主持编写的全国高等中医药院校规划教材目前已出版十版，为体现其系统性和传承性，本套教材称为第十一版。

本套教材建设，坚持问题导向、目标导向、需求导向，结合“十三五”规划教材综合评价中发现的问题和收集的意见建议，对教材建设知识体系、结构安排等进行系统整体优化，进一步加强顶层设计和组织管理，坚持立德树人根本任务，力求构建适应中医药教育教学改革需求的教材体系，更好地服务院校人才培养和学科专业建设，促进中医药教育创新发展。

本套教材建设过程中，教材办聘请中医学、中药学、针灸推拿学三个专业的权威专家组成编审专家组，参与主编确定，提出指导意见，审查编写质量。特别是对核心示范教材建设加强了组织管理，成立了专门评价专家组，全程指导教材建设，确保教材质量。

本套教材具有以下特点：

1.坚持立德树人，融入课程思政内容

把立德树人贯穿教材建设全过程、各方面，体现课程思政建设新要求，发挥中医药文化育人优势，促进中医药人文教育与专业教育有机融合，指导学生树立正确世界观、人生观、价值观，帮助学生立大志、明大德、成大才、担大任，坚定信念信心，努力成为堪当民族复兴重任的时代新人。

2.优化知识结构，强化中医思维培养

在“十三五”规划教材知识架构基础上，进一步整合优化学科知识结构体系，减少不同学科教材间相同知识内容交叉重复，增强教材知识结构的系统性、完整性。强化中医思维培养，突出中医思维在教材编写中的主导作用，注重中医经典内容编写，在《内经》《伤寒论》等经典课程中更加突出重点，同时更加强化经典与临床的融合，增强中医经典的临床运用，帮助学生筑牢中医经典基础，逐步形成中医思维。

3.突出“三基五性”，注重内容严谨准确

坚持“以本为本”，更加突出教材的“三基五性”，即基本知识、基本理论、基本技能，思想性、科学性、先进性、启发性、适用性。注重名词术语统一，概念准确，表述科学严谨，知识点结合完备，内容精炼完整。教材编写综合考虑学科的分化、交叉，既充分体现不同学科自身特点，又注意各学科之间的有机衔接；注重理论与临床实践结合，与医师规范化培训、医师资格考试接轨。

4.强化精品意识，建设行业示范教材

遴选行业权威专家，吸纳一线优秀教师，组建经验丰富、专业精湛、治学严谨、作风扎实的高水平编写团队，将精品意识和质量意识贯穿教材建设始终，严格编审把关，确保教材编写质量。特别是对32门核心示范教材建设，更加强调知识体系架构建设，紧密结合国家精品课程、一流学科、一流专业建设，提高编写标准和要求，着力推出一批高质量的核心示范教材。

5.加强数字化建设，丰富拓展教材内容

为适应新型出版业态，充分借助现代信息技术，在纸质教材基础上，强化数字化教材开发建设，对全国中医药行业教育云平台“医开讲”进行了升级改造，融入了更多更实用的数字化教学素材，如精品视频、复习思考题、AR/VR等，对纸质教材内容进行拓展和延伸，更好地服务教师线上教学和学生线下自主学习，满足中医药教育教学需要。

本套教材的建设，凝聚了全国中医药行业高等教育工作者的集体智慧，体现了中医药行业齐心协力、求真务实、精益求精的工作作风，谨此向有关单位和个人致以衷心的感谢！

尽管所有组织者与编写者竭尽心智，精益求精，本套教材仍有进一步提升空间，敬请广大师生提出宝贵意见和建议，以便不断修订完善。

国家中医药管理局教材办公室
中国中医药出版社有限公司
2021年5月25日

编写说明

中医临床护理学是中医护理学的重要组成部分，它是以中医理论为指导，将中医护理知识方法与临床护理实践相结合，培养学生的中医思维和解决临床护理问题能力的一门临床应用课程。本教材根据国家中医药管理局和中国中医药出版社对全国中医药行业高等教育“十四五”规划教材的编写原则和要求组织编写。本教材适用于全国中医药院校本科护理学专业学生使用，也可作为临床中医护理培训教材。

本教材遵循教材编写规律，以国家护理学专业类教学质量国家标准为指导，在全国中医药行业高等教育“十三五”规划教材《中医临床护理学》的基础上，结合课程教学改革的实际进行编写。教材编写吸取了上一版使用中反馈的意见及专家们的建议，基本保留了上版教材的整体框架，增加了知识拓展、案例、复习思考题等内容，并对各章节的部分内容进行了补充、更新、修正或优化，增加了疫病防护等章节内容。注重教材内容对学生知识、能力和素质的培养，融入思政元素，力求使教材的编写体现护理学专业的特点。在内容上以中医病证护理的基础知识、方法和技能为重点，对临床护理实践中需要的知识点进行重点阐述，使中医基本理论与中医护理基本知识和技术能有效地融入临床实践应用中，使知识点、创新点和执业点相结合，突出中医护理的特色和优势。在体例上注重简明规范、循序渐进、系统全面，力求教材体现科学性、继承性、先进性、创新性和规范性等时代特征，适应教师教和学生学的需要。

本教材共六章，第一章主要介绍中医临床护理学的概述，第二章至第六章选择内、外、妇、儿等各科常见的、在临床护理中具有一定特色优势的病证作为重点进行阐述，具体介绍各病证辨证施护的方法和措施。其教学总目标是通过本课程的学习，使学生能了解各病证的病机特点、诊治规律，在辨证观和整体观的指导下，运用中医护理理论、方法和技术，进行辨证施护和健康教育，能在今后的护理实践中为患者提供中西医结合护理。

本教材由全国15所高等中医药院校18位具有丰富教学与临床经验的护理专家参加编写。第一章概述由孙秋华、裘秀月编写。第二章中医内科病证护理由8位老师编写，其中感冒、咳嗽、哮病、喘证、肺痨、肺胀由吴喜庆编写；心悸、胸痹、不寐、眩晕、中风由严姝霞编写；胃痛、呕吐、泄泻、痢疾、便秘由云洁编写；胁痛、黄疸、鼓胀由刘建军编写；水肿、淋证、癃闭、郁证、血证由潘晓彦编写；消渴、内伤发热、肥胖、虚劳、癌病由施慧编写；头痛、痹证、痿证、痉证、厥证、脱证由仇颖编写；疫病由于春光编写。第三章中医外科病证护理中的疮疡、乳痈、乳癖、湿疮、白疕由徐敏编写；痔疮、肛裂、肛痈、肠结、脱疽由王丽编写。第四章中医妇科病证护理中的月经失调、痛经、崩漏、绝经前后诸证、盆腔炎性疾病由章晓编写；妊娠恶阻、胎漏和胎动不安、产后恶露不绝、产后缺乳、癥瘕由肖雯晖编写。第五章中医儿科病证护理中的肺炎喘嗽、小儿泄泻、积滞、疳证、惊风由林美珍编写；遗尿、丹痧、痄腮、麻疹、水痘由戴燕铃编写。第六章其他病证护理中的天行赤眼、圆翳内障、针眼、腰腿痛、创伤骨折由闫力编写；耳鸣、鼻渊、喉痈、喉痹、项痹由于海芳编写。全书由主编单位浙江中医药大学和江西中医药大学负责统稿、审修。另外，本教材充分借助现代信息技术，在纸质教材基础上，融入了更多、更实用的数字化教学资源以拓展和延伸，更好地服务教师线上教学和学生线下自主学习，满足中医药教学需要。

本教材的编写得到了中国中医药出版社及15所参编中医药院校的大力支持，在此一并致谢！同时也感谢历版同类教材的主编及作者，以及本教材所引用著作、文献的所有作者，为本教材的编写奠定的基础。本教材的出版是全体编写人员共同努力的结果，但由于水平有限，书中难免存在缺憾之处，敬请各院校师生和广大读者提出宝贵意见，以便今后修订完善。

《中医临床护理学》编委会

2021年4月

目 录

扫一扫，查阅本书数字资源

第一章
概　述

扫一扫，查阅本章数字资源，含 PPT、音视频、图片等

中医药学历史悠久，是中华民族在长期的生产与生活实践中认识生命、维护健康、战胜疾病的宝贵经验总结，也是中国优秀传统文化的重要组成部分。中医药学在长期的医疗实践中，积累了丰富的防治疾病经验，并与其他学科相互渗透，形成了独特的理论体系，为我国人民的健康事业和世界医学的发展做出了巨大贡献。在科学技术突飞猛进的今天，它仍在有效地指导临床医疗和护理实践，也必将为人类的健康事业和世界新医学的发展做出更大的贡献。

中医临床护理学是以中医学理论为指导，运用中医临床思维的方法，以辨证施护为重点，阐述临床各科常见病证的病因病机、诊治规律、护理措施及健康教育等内容，使中医护理知识与技能、理论与实践、基础与临床相结合的一门临床应用学科。它是中医护理学的重要内容，也是临床开展中医护理工作的基础。学习中医临床护理学，掌握各科常见病证中医护理的理论知识、方法技能，对开展中医临床护理实践具有重要的意义。

第一节　中医临床护理的病证特点

中医临床护理学的精髓是辨证施护。辨证是实施护理措施的前提和依据，施护是辨证的目的，辨证与施护是护理疾病过程中相互联系、不可分割的两个方面，是理论和实践相结合的体现，是指导临床中医护理工作的基本法则。

一、病、证、症

病即疾病，是致病邪气作用于人体，人体正气与之抗争而引起的机体阴阳失调、脏腑组织损伤或生理功能障碍的一个完整的生命过程。它是由一组具有特征性的临床症状所构成，不同疾病有其各自不同的发生、发展、转化、传变等病理过程和变化规律。如感冒、胃痛、心悸等。

证即证候，是疾病过程中某一阶段或某一类型的病理概括。一般由一组相对固定的、有内在联系的、能揭示疾病某一阶段或某一类型病变本质的症状和体征构成。证候是病机的外在反映，病机是证候的内在本质。由于病机的内涵中包括了病变的部位、原因、性质和邪正盛衰变化，故证候能够揭示病变的机理和发展趋势。如风寒束表、饮食停滞、气血不足等。

症即症状和体征的总称，是疾病过程中表现出的个别、孤立的现象。可以是患者异常的主观感觉或行为表现，也可以是医生检查患者时发现的异常征象。症是判断疾病、辨识证候的主要依据，但因其仅是疾病的个别现象，未必能完全反映疾病和证候的本质。同一个症状，可由不同的致病因素引起，其病理机制不尽相同，因此可见于不同的疾病和证候。如恶寒发热、心悸易惊、脘腹胀满等。

病与证，虽然都是对疾病本质的认识，但病的重点是全过程，而证的重点在现阶段。症状和体征是病和证的基本要素，疾病和证候都由症状和体征构成。疾病的本质和属性，往往是通过“证”的形式表现于临床，而病又是各种证的综合表现，临床还常见同病异证和异病同证的情况。因此，病、证、症均为人体的病理反映，既相互联系，又有区别。

二、辨证护理与辨病护理

辨证是指从整体观念出发，把通过望、闻、问、切四诊方法所得的各种资料，对疾病进行综合分析、归纳、推理、判断，进而获得对疾病某一阶段病情的综合认识。辨病是对疾病本质和特异性的认识，有利于掌握病变发生发展的特殊规律，把握疾病的重点和关键，加强治疗的针对性，也有助于治疗无症状的疾病，避免单纯辨证的局限性。辨证护理不同于对症护理，也不同于辨病护理。对症护理是针对疾病的症状采用的一种护理方法，它只能减轻患者一时的痛苦，不能解决其根本病因。辨病护理是在明确疾病的诊断之后，根据疾病确定护理原则。由于一种疾病的不同阶段可以出现不同的证候，而不同的疾病有时在其发展过程中，却可以出现相同的证候。因此，辨证护理是指同一疾病由于证候不同，治疗护理的方法也不同，而不同的疾病只要出现相同的证候，就可以采用相同的治疗和护理方法，这就是中医“同病异护”和“异病同护”的意义所在。这种针对疾病发展过程中不同的本质矛盾、不同的状态，用不同的方法进行治疗、护理的思想，是辨证施护的精髓所在。

中医临床各科临证护理时既需辨证，亦需辨病。辨证护理是认识和解决某一疾病过程中主要矛盾的手段；辨病护理是认识和解决某一疾病过程中基本矛盾的手段。辨证可补辨病之不足，辨病有助于掌握不同疾病的特殊性及发展、转归，结合病的特异性进行处理。辨证施护强调针对不同个体、不同时期的不同状态，结合个体所处的社会环境和自然环境施行不同的护理。有内在联系的症状和体征组合在一起即构成证候，反映疾病某一阶段或某一类型的病变本质；各阶段或类型的证候贯穿并叠合起来，便是疾病的全过程。辨证施护注重人、病、证三者之间的关系，强调人体的特殊性和差异性。要辩证地认识病与证之间的关系，一种病可包括几种不同的证，不同的病又可出现相同的证；因此在临床护理中，常采用同病异护、异病同护的护理方法。根据不同的证，去施行不同的护理措施，这就是辨证施护的实质。

因此，辨证与辨病相结合，使辨证护理与辨病护理两者相辅相成，相互结合，取长补短，有利于对疾病性质的全面准确认识，提高临床护理质量。

第二节　中医临床护理的原则

中医临床护理的原则是中医学“治则”在护理学中的应用，它是在整体观念和辨证施护理论指导下开展中医临床病证护理的法则。其内容包括护病求本、调整阴阳、扶正祛邪、同病异护与异病同护及三因制宜等。

一、护病求本

疾病在发展过程中会表现出许多症状，但症状只是疾病的现象而非本质，只有在中医理论指导下，综合分析所收集的资料，才能透过现象看本质，找出疾病的根本原因，从而确立相应的治疗及护理措施。护病求本是指治疗与护理都必须抓住疾病的本质，并针对疾病的本质进行施护，这是辨证施护的根本原则。

（一）正治与正护法

正治与正护法又称逆治与逆护法，是指在疾病的本质和现象相一致情况下，逆其证候性质而治疗护理的一种常用法则。如临床上常用的“寒者热之”“热者寒之”“虚则补之”“实则泻之”等均为正护法。适用于疾病的征象与本质相一致的病证。

1. 寒者热之 寒性病证表现寒象，用温热性质的药物和方法来治护。如表寒证运用辛温解表的方药，里寒证运用辛热温里散寒的方药等。

2. 热者寒之 热性病证表现热象，用寒凉性质的药物和方法来治护。如表热证运用辛凉解表的方药，里热证运用苦寒攻里的方药等。

3. 虚则补之 虚损病证表现虚弱的征象，用补益性质的药物和方法来治护。如阳气虚用温补阳气的方药，阴液亏少用滋阴养血的方药等。

4. 实则泻之 邪实病证表现实证的征象，用攻邪泻实的药物和方法来治护。如火热毒盛内炽用清热解毒泻火的方药，阳明腑实、积滞内结证用通腑泄热的方药，瘀血疼痛证用活血化瘀的方药等。

（二）反治与反护法

反治与反护法又称从治与从护法，是指疾病的征象与本质不相一致甚至相反情况下的治护方法，即顺从疾病的现象而治护的方法。常用的有“热因热用”“寒因寒用”“塞因塞用”“通因通用”等。

1. 热因热用 即用热性药物、温热护理方法治疗护理具有假热症状的病证，适用于真寒假热证。如内脏虚寒、阴邪太盛者出现阳气上浮，反见面红的假热症状时，应用温热治疗护理方法护其假热证。

2. 寒因寒用 即用寒性药物、寒凉护理方法治疗护理具有假寒症状的病证，适用于真热假寒证。如四肢厥冷、脉沉等，似属寒证；但其身寒而不喜加衣被，脉沉而有力，并可见口渴喜冷饮、咽干口臭、小便短赤、大便燥结等热象。故在治疗护理过程中，用寒凉护理法护其真热假寒证。

3. 塞因塞用 即用补益药物和护理方法治疗护理因虚而闭塞不通的真虚假实证。如脾胃虚弱、中气不足、脾阳不运引起腹胀便秘时，用补中益气、温运脾阳、以补开塞的治护措施，使脾气健运，即为塞因塞用。

4. 通因通用 即用通利的药物和护理方法治疗护理具有实热通泄症状的真实假虚证。如热痢腹痛、里急后重、泻下不畅等病证，治疗护理采用消导泻下法，这就是以通治通的通因通用法。

反治和反护法是指顺着疾病的假象来进行治疗护理。就其本质而言，实际上还是正治正护法。因此，用寒药治疗护理真热假寒证，虽然它的假象是寒，本质是热，但在服药时要注意给予温热药，以减少患者服药格拒。

（三）标本缓急

标和本是相对的概念，二者主要说明病变过程中矛盾的主次关系。标是指现象，本是指本质；本是事物的主要矛盾，标是事物的次要矛盾。从疾病本身来分，病因是本，症状是标。治疗护理的原则一般是先护治本，后护治标，即所谓“治病必求其本”；但在病情发生变化，标病转为矛盾的主要方面时就有急则护治其标、缓则护治其本、标本同护治的不同。掌握疾病的标本就能分清护治的主次。

1. 急则护治其标　当标病甚急，成为疾病的主要矛盾，如不及时解决就要危及生命，或影响本病的预后时，必须采取紧急措施先护治其标。如大出血患者，无论何种出血，均应采取紧急措施先止血，补充血容量，对症处理，待血止后再护治其本。急则护治其标是在应急情况下的权宜之计，为护治本创造有利条件，最终是为了更好地护治本。

2. 缓则护治其本　因标产生于本，本解决了，标亦自然随之而愈。对于慢性病或急性病恢复期患者，如肺痨咳嗽、热病伤阴等证，虽见有其标证，如咳嗽等，亦应针对其肺肾阴虚之本加以治疗护理。

3. 标本同护治　当标本同时俱急时，则标本兼顾，采用标本同护治法。如素体气虚又患外感，护治宜益气解表，益气为之本，解表是护标。疾病的标本关系在一定条件下可以互相转化，临证时须掌握标本转化规律，根据病情变化灵活应用各种护治方法。

二、调整阴阳

疾病的发生，其本质是由于机体阴阳的相对平衡遭到破坏，造成体内阴阳偏盛偏衰的结果。因此，在治疗和护理疾病时，调整阴阳，补偏救弊，恢复阴阳的相对平衡，促进阴平阳秘，是治疗护理疾病的根本法则之一。

1. 损其偏盛　损其有余是针对阴或阳的一方过盛有余的病证，采用“损其有余”的治疗护理方法。如阳热亢盛的实热证，用“热者寒之”的方法，以清泄其阳热；阴寒内盛的实寒证，用“寒者热之”的方法，以温散其阴寒。

2. 补其偏衰　补其偏衰是针对阴或阳一方虚损不足的病证，采用“补其偏衰”的治疗护理方法。如对阴虚、阳虚、阴阳两虚的病证，分别采用滋阴、补阳、阴阳双补的方法以补其不足。如阴虚的患者常表现为虚热证，则应给予滋阴制阳的治疗护理方法。在阴阳偏盛偏衰的疾病过程中，一方的偏盛偏衰，亦可导致另一方的相对有余或不足，因此在损其有余、补其不足的同时，还要兼顾另一方面，以免造成新的失衡。

三、扶正祛邪

疾病的演变过程，是正气与邪气双方互相斗争的过程。邪正斗争的胜负决定疾病的转归和预后，邪胜于正则病进，正胜于邪则病愈。通过扶正祛邪，可以改变邪正双方的力量对比，使其有利于向疾病痊愈方向转化，这是治疗护理中的一个重要法则。

1. 扶正　就是使用扶助正气的药物或其他疗法以增强体质，提高机体抗邪能力，达到战胜疾病、恢复健康的目的。这种“扶正以祛邪”的原则适用于正虚为主的病证，临床上可根据患者正虚的具体情况，运用具有益气、养血、滋阴、助阳等作用的治疗和护理方法。

2. 祛邪　就是使用攻泻、祛邪的药物或其他疗法以祛除病邪，达到邪去正复的目的。这种“祛邪以安正”的原则适用于邪实为主的病证，临床上可根据患者邪实的具体内容，运用具有发汗、攻下、清热、温寒、消导等作用的治疗和护理方法。

3. 扶正与祛邪的关系　扶正与祛邪的方法虽然不同，但两者相互为用，相辅相成。扶正可使正气加强，有助于机体抗御和祛除病邪；祛邪能够排除病邪的侵害和干扰，使邪去正安，有利于正气的保存和恢复。

四、同病异护与异病同护

同病异护与异病同护是辨证施护的重要原则，是指导护理实践的重要法则。

1. 同病异护 指同一种疾病，由于病情的发展和病机的变化，以及邪正消长的差异，机体的反应性不同，所表现的证候不同，治疗护理上应根据其具体情况，运用不同的方法进行治疗和护理。如同为感冒，有风热、风寒、暑热、气虚等不同，治护方法也各有不同。

2. 异病同护 指不同的疾病，在其病情发展过程中，会出现相同的病机变化或同一性质的证候，可以采用相同的治疗和护理方法。如久痢脱肛、子宫下垂、胃下垂等是不同的疾病，辨证如均表现为中气下陷的证候，则可用升提中气的护治法则。

五、三因制宜

疾病的发生、发展与转归受多方面因素的影响，如时令气候、地理环境、情志、饮食等都对疾病的发生和发展有一定影响，特别是人的体质因素对疾病的影响更大。因此，在治疗和护理疾病时，应充分考虑这些因素，区别不同情况，做到因时、因地、因人而异，制订适宜的治疗和护理措施。

1. 因时制宜 是指根据不同季节和气候特点来选用不同的治疗和护理方法。四时气候的变化对人体的生理功能、病理变化均产生一定的影响，如春夏季节，气候由温渐热，阳气升发，人体腠理疏松开泄，即使患外感风寒，也不宜过用辛温发散药物，以免开泄太过，耗伤气阴；而秋冬季节，气候由凉变寒，阴盛阳衰，人体腠理致密，阳气内敛，此时若非大热之证，当慎用寒凉药物治护，以防伤阳。

2. 因地制宜 是指根据地理环境的特点制订相适宜的治疗和护理方法。不同地区，由于地势高低、气候条件及生活习惯各异，人的生理活动和病变特点也不尽相同，治疗和护理方法应根据当地环境及生活习惯而有所变化。如西北地高气寒，病多燥寒，治护宜辛润，寒凉药物与方法必须慎用；东南地低气温多雨，病多温热或湿热，治护宜清化，而温热及助湿药物与方法必须慎用。

3. 因人制宜 是指根据患者的个体情况，如年龄、性别、体质、生活习惯等不同进行治疗和护理。不同年龄的生理状况和气血盈亏不同，老年人生机减退，气血亏虚，属残阳，患病多虚，治护宜偏于补益；小儿生机旺盛，但气血未充，脏腑娇嫩，属稚阳，易寒易热，易虚易实，病情变化较快，故治护忌峻攻、进补，用药量宜轻；妇女有经、带、胎、产等情况，治疗和护理时应根据具体情况加以考虑。又如人的体质有强弱与寒热之偏，阳盛或阴虚之体慎用温热药物及方法，阳虚或阴盛之体慎用寒凉伤阳药物及方法。

因时、因地和因人制宜三者密不可分，相互联系，充分体现了中医的整体观和辨证观在实践运用中的灵活性和原则性，只有在全面分析病证的基础上，才能有效地实施辨证施护。

第三节 中医临床护理的方法

中医临床护理是运用中医理论，从整体观出发，运用四诊所收集的有关资料进行综合分析，判断疾病的病因、病位、性质、邪正盛衰等情况，辨明病证，从而制订护理计划，实施护理措施的过程。具体方法如下：

一、收集辨证资料

通过望、闻、问、切四诊方法收集患者健康与疾病的相关资料，分析判断病情，为提出护理问题、进行辨证施护提供依据。资料信息应包括患者的病史、症状、体征、医技辅助检查等，同时还应了解患者的生活习惯、饮食起居、情志状态、家庭状况、社会环境以及患者对疾病的认识等。总之，应正确运用望、闻、问、切的方法，收集可靠的资料，四诊合参进行辨证分析，为辨明疾病的证型打下基础。

二、分析判断病证

临床上因病证病因病机不同，患者的病情复杂多变，表现形式也具个体差异，护理人员应通过四诊所得的健康与疾病相关资料，运用八纲辨证、脏腑辨证等方法进行分析，辨清患者的病因、病位、病性，明确判断疾病的证型，找出患者现存的和潜在的健康问题，为制订护理计划提供依据。

三、制订护理计划

根据四诊所获得的临床病证资料，在辨证分析的基础上，应用中医护理的知识和技能，按照主次顺序归纳出需要通过护理手段来减轻或解决的患者身心健康问题，并遵循辨证施护原则，制订出要达到的预期目标和详细的护理措施，为解决患者的健康问题明确方向。

四、实施护理措施

按照“急则护标，缓则护本，标本同护”的护理原则，根据不同的证型实施相应的护理措施，并注意观察护理的效果以及病证转归情况，及时调整护理计划，在辨证施护原则指导下，因人、因时采取有效的护理措施，护理措施既要切实可行，又要真正体现以患者健康为中心。

五、客观评价记录

护理记录是患者在住院期间，护理人员对患者实施护理措施、进行护理全过程的记录，具有真实性、动态性，亦是评价患者的健康问题是否好转或解决的依据。在实施护理计划的过程中应及时观察患者病情转归，通过各种反馈信息对护理效果进行评价，并及时、客观、准确地做好记录。

六、进行健康宣传教育

健康宣传教育是护理工作的重要内容之一。宣教必须遵循因人、因时、因地制宜的原则，在生活起居、情志调节、饮食调理、用药指导、运动保健等方面，根据患者的个体情况开展教育。指导患者学会自我调养、自我保健，提高自我康复和保健的能力，从而提高健康教育的针对性和有效性。

综上所述，中医临床护理应以中医学理论为指导，根据护病求本、调整阴阳、扶正祛邪、同病异护和异病同护、三因制宜的原则，观察患者疾病的动态变化，及时采取或调整护理措施。

第四节 学习中医临床护理学的意义

中医学是我国独特的卫生资源，也是潜力巨大的经济资源、具有原创优势的科技资源、优秀的文化资源和重要的生态资源，在健康事业和经济社会发展中具有越来越重要的地位和作用。中医药作为我国重要的卫生资源，它具有系统的理论、丰富的临床经验和科学的思维方法，在疾病的预防治疗和康复护理中具有明显的特色和优势，有显著的临床疗效及较大的社会需求，能广泛适用于城乡或社区的医疗卫生服务，深受群众的欢迎。

各级政府高度重视中医药事业的发展，党的十八届五中全会提出“健康中国”建设战略，并写入《中共中央关于制定国民经济和社会发展第十三个五年规划的建议》。中医药作为我国重要的卫生资源，在疾病的预防、治疗和康复中具有明显的特色和优势。十八大以来，是中医药事业发展承前启后、继往开来的重要时期，各级政府对中医药事业给予了前所未有的重视和支持，从战略高度进行了规划布局。2016 年 2 月颁布的《中医药发展战略规划纲要（2016—2030 年）》为新时期推进我国中医药事业发展的纲领性文件，明确了未来 15 年我国中医药发展方向与工作重点，使中医药事业发展的政策和社会环境更加优化。2016 年 12 月颁布的《中华人民共和国中医药法》（2017 年 7 月正式实施），是专为继承和弘扬中医药，保障和促进中医药事业发展，保护人民健康制定的法规。2019 年 10 月召开了全国中医药大会，中共中央、国务院颁布《关于促进中医药传承创新发展的意见》，在国家战略层面进行支持与推动，为新时代传承创新发展中医药事业指明方向。2019 年 10 月，习近平总书记在全国中医药大会上指示：强调要遵循中医药发展规律，传承精华，守正创新，加快推进中医药现代化，坚持中西医并重，推动中医药和西医药相互补充、协调发展，为建设健康中国、实现中华民族伟大复兴的中国梦贡献力量。2021 年 2 月，国务院办公厅又发布了《关于加快中医药特色发展若干政策措施》的通知。中医药在卫生健康事业和经济社会发展中具有越来越重要的地位和作用。广大中医药工作者弘扬科学精神，围绕中医药基础研究和国家战略需求，发挥中医药原创科技优势，使中医学理论体系不断完善，并运用现代科学技术，发掘中医药宝库精华，创造出了一批令人瞩目的科研学术成果，尤其是屠呦呦研究员开展的青蒿素研究，获得 2015 年诺贝尔生理学或医学奖，引起了海内外对中医药的广泛关注，在中国的医学和世界传统医学的发展史上谱写了璀璨的一页。在 2020 年抗击新型冠状病毒肺炎（简称新冠肺炎）疫情中，中医药做出重要贡献，中西医结合救治新冠肺炎中国方案颇受全球关注。

中医学的整体观明确提出“天人合一”。人是一个整体，人与社会是一个整体，人与自然也是一个整体，只有人体自身、人与自然、人与社会相协调，才能达到平衡状态。因此，传承和发展中医药，对客观、科学地认识健康与疾病的关系，充分发挥中医药在健康事业发展中的作用，使人与自然、人与社会环境相协调、相统一，推动中医药国际化，更好地为人类的健康事业做贡献具有积极的意义。中医临床护理学是中医学的重要组成部分，它伴随着中医药事业的发展而越来越得到社会的重视。护理事业发展必须顺应卫生健康事业发展的新任务、新要求。围绕社会需求，更好地发挥中医护理在预防、保健、康复中的特色优势，是广大中医护理工作者面临的机遇和挑战。《中国护理事业发展规划纲要》指出：“要大力发展中医护理，提高中医护理水平，发挥中医护理特色和优势，注重中医药技术在护理工作中的应用。积极开展辨证施护和中医特色专科护理，加强中医护理在老年病、慢性病防治和养生康复中的作用，提供具有中医药特色的康复和健康指导，加强中西医护理技术的有机结合，促进中医护理的可持续发展。”随着医学模式的转变、老龄化社会的到来和健康观念的改变，社会对中医护理的需求发生了根本的变化，中医护理的地位和作用也日益凸显。学习中医临床护理学不仅是传承和发展中医药学术的需要，也是传承中国优秀传统文化的需要，更是卫生健康事业发展的迫切需求。

中医护理与现代护理在护理理念、护理内容及方法上有许多共同和相似之处。中医辨证施护闪烁着中医个体化护理的智慧，“天人合一”的整体观与现代的系统护理概念不谋而合，“治未病”等思想更展现出了防护结合的超前意识。中医护理强调以人为中心的整体护理，不但注重在生理上为患者护理，也注重从心理、社会等方面进行护理，其护理的方法与措施散在于各种医籍中。中医护理的内容包括养生保健、情志调养、饮食调理、起居调适及药物调护等，这些都与现代的护理观念相吻合。现代护理的生物－心理－社会模式，就是根据人是一个有机的整体，其疾病的发生发展与生物、心理、社会环境因素不可分割的理论而建立的，要求在护理活动中，以现代护理观为指导，以护理程序为框架，对护理对象实施包括生理、心理、社会、文化、精神等全方位的整体护理。由此可见，中医护理学的整体观念和现代护理的整体护理观念具有相同性和一致性。现代护理注重以防为重，防护结合，而中医早就提出了“不治已病治未病”的思想，强调未病先防、既病防变。情志护理是中医护理学的重要内容，这与现代护理的心理护理完全一致。

中医护理方法和技术是临床护理实践中的重要手段，近些年，在各级政府的重视和支持下，中医护理工作得到有效推动，中医护理技术在临床的应用也越来越广泛，中医护理在疾病治疗、预防、保健和康复中的作用得到了更好的发挥。根据我国的国情，继承和发展中医护理学术并吸取现代护理的新理论、新方法，将中医护理与现代护理的理论与方法相互渗透，取长补短，不断总结，加以提高，使辨病、辨证、辨症护理相结合，使中医护理理论更加系统、科学、全面，发展中西医结合护理学术，充分利用数字技术、网络技术、移动技术，通过互联网＋中医护理，利用手机等移动终端，传播和推广中医护理知识与方法，通过传播、发展、创新，使中医理论不断完善，方法和技术在实践中得到更好的推广应用，创造具有中国特色（本土化）的护理模式，并逐渐走向国际化，更好地为人类的健康事业做出贡献，这是中医护理事业发展的必然趋势，也是健康中国建设的迫切要求。

复习思考题

1. 辨证护理与辨病护理的区别和联系。
2. 辨证施护的内涵。
3. 学习中医临床护理学的意义。

第二章

中医内科病证护理

扫一扫，查阅本章数字资源，含 PPT、音视频、图片等

中医内科病证护理是运用中医学理论和中医临床思维方法，在阐述内科常见病证的病因病机、辨证要点及诊治规律等内容的基础上，提出护理措施的过程。中医内科病证多、范围广，一般分为外感和内伤两大类。其发病常涉及多脏器、多因素，并可出现多病性复合，多病证杂见。本章选择内科 36 种病证，分别就其基本概念、病因病机、辨证要点、证候分型、护理措施、健康教育等内容进行阐述。

第一节　感　冒

感冒是感受触冒风邪，导致邪犯肺卫，卫表不和的常见外感疾病，以鼻塞、流涕、喷嚏、咳嗽、头痛、恶寒、发热、全身不适、脉浮为主要临床表现。其病情轻者称伤风、冒风、冒寒；病情重者多为感受非时之邪，称为重伤风。在一个时期广泛流行，证候多相类似者，称为时行感冒。本病一年四季均可发生，尤以冬春两季为多。一般而言，感冒易愈，少数可诱发其他宿疾而使病情恶化。老年、婴幼儿、体弱患者容易传变或同时夹杂其他疾病。

早在《黄帝内经》(简称《内经》) 即有外感风邪引起感冒的论述，如《素问·骨空论》曰："风者百病之始也……风从外入，令人振寒，汗出头痛，身重恶寒。"汉·张仲景在《伤寒论·辨太阳病脉证并治》中，用桂枝汤治疗太阳表虚证，用麻黄汤治疗表实证，为后世辨证治疗感冒表虚、表实奠定了理论基础。感冒之名首见于北宋杨士瀛《仁斋直指方·诸风》："感冒风邪，发热头痛，咳嗽声重，涕唾稠黏。"元·朱丹溪在《丹溪心法·伤风》中提出"伤风属肺者多，宜辛温或辛凉之剂散之"，确立了感冒治疗的辛温、辛凉两大法则。及至明清，对虚人感冒有了进一步的认识，提出扶正达邪的治疗原则。清代不少医家进一步强化了本病与感受时行之气的关系，林珮琴在《类证治裁·伤风》中明确提出了"时行感冒"之名。

西医学中的普通感冒（伤风）、流行性感冒（时行感冒）及其他上呼吸道感染表现为本病特征者，可参照本节辨证施护。

知识拓展

西班牙流感

西班牙流感，或称 1918 年大流感，指 1918 年至 1919 年流行于全球并在 1920 年有所回潮的流感。一般认为从美国爆发，经赴欧参加第一次世界大战的美国士兵传播到欧洲，进而扩散至亚洲、非洲、澳大利亚等地区。流感疫情涉及的范围较广，病情较为严重，是历史上第一次具有真正世界性的传染性"瘟疫"。近年来流感病毒不断变异，尤其是 2017 年末至 2018 年初的流感非

常凶猛，在流感的应对方面再次给人类敲响了警钟。

一、病因病机

感冒常因外感六淫或时行病毒，乘人体御邪能力不足之时，入侵肺卫皮毛，导致肺失宣降，卫表不和而致病。如正气虚弱感受外邪，导致感冒反复发作则为体虚感冒。其病位在肺卫。

1. 外邪侵袭　四时不正之气太盛或时行病毒侵袭人体。前者主要是感受了以风邪为主的外邪，在不同季节时令，风邪往往与其他当令之时气相合而伤人，因此，感冒在临床上又有风寒、风热、夹暑、夹湿之不同证型；后者主要是指具有传染性的时行疫邪病毒，多由四时不正之气、天时疫疠之气流行而造成。

2. 正气虚弱，肺卫功能失常　外邪侵袭人体是否发病，除与感邪的轻重有关外，关键在于卫气之强弱。若生活起居失常，寒暖不调或劳作过度，而致卫外不固，遇外邪侵袭易发病。此外，肺有宿疾，如痰热、伏火或痰湿内蕴，肺卫调节功能低下，每易感受外邪且反复迁延。

二、诊断与鉴别诊断

（一）诊断依据

1. 临床以卫表及鼻咽症状为主，可见鼻塞、流涕、多嚏、咽痒、咽痛、周身酸楚不适、恶风或恶寒，或有发热等。若风邪夹暑、夹湿、夹燥还可兼见相关症状。

2. 时行感冒多呈流行性，在同一时期多人同时发病，且症状相似，迅速蔓延。起病急，恶寒、发热（多为高热）、周身酸痛、疲乏无力等全身症状显著，而肺系症状较轻，病情一般较普通感冒为重。

3. 四季皆可发病，以冬春季为多见。病程一般 3 ～ 7 日，普通感冒一般不传变，时行感冒少数可传变入里，变生他病。

4. 血常规检查、呼吸道病毒抗原检测、胸部 X 线检查有助于诊断。

（二）病证鉴别

1. 感冒与风温　感冒与诸多温病早期症状相类似，尤其是风热感冒与风温初起颇为相似，但风温病势急骤，寒战发热甚至高热，汗出后热虽暂降，但脉数不静，身热旋即复起，常出现咳嗽胸痛，头痛较剧，甚者并发神昏、谵妄、惊厥等传变入里的证候。而感冒发热一般不高或不发热，病势轻，不传变，服解表药后多能汗出热退，脉静身凉，病程较短，预后良好。

2. 普通感冒与时行感冒　普通感冒病情较轻，全身症状不重，少有传变。在气候变化时发病率可以升高，但无明显流行特征。若感冒 1 周以上不愈，发热不退或反见加重，应考虑感冒继发他病，传变入里。时行感冒病情较重，发病急，全身症状显著，可以发生传变，化热入里，继发或合并他病，具有广泛的传染性、流行性。

三、辨证施护

【辨证要点】

1. 辨风寒风热　感冒常以风邪夹寒、夹热而发病，因此临床上应首先分清风寒、风热两证。二者均有恶寒、发热、鼻塞、流涕、头身疼痛等症，但风寒证恶寒重，发热轻，无汗，鼻流清涕，口不渴，舌苔薄白，脉浮或浮紧；风热证发热重，恶寒轻，有汗，鼻塞，咽痛或红肿，鼻流浊涕，口渴，舌苔薄黄，脉浮数。

2. 辨不同兼夹　夹湿者多见于梅雨季节，以身热不扬、头身困重、胸脘痞闷、苔腻为特征；夹暑者，多见于炎夏，以身热有汗、心烦口渴、小便短赤、舌苔黄腻为特征；夹燥者，多见于秋季，以身热头痛、鼻燥咽干、咳嗽无痰或少痰、口渴、舌红为特征。

3. 辨偏实偏虚　一般而言，发热、无汗、恶寒、身痛者属表实；发热、汗出、恶风者属表虚。至于体虚感冒，往往反复发作，缠绵不愈。

【证候分型】

感冒的证候分型见表 2–1–1。

表 2–1–1　感冒证候分型

证型	证候表现	证机要点	护治法则	代表方
风寒束表	恶寒重，发热轻，无汗，头痛，肢节酸痛，鼻塞声重，或鼻痒喷嚏，时流清涕，咽痒，咳嗽，咳痰稀薄色白，口不渴或渴喜热饮，舌苔薄白而润，脉浮或浮紧	风寒外束，卫阳被郁，腠理闭塞，肺气不宣	辛温解表	荆防达表汤或荆防败毒散
风热犯表	身热较著，微恶风，汗泄不畅，头胀痛，面赤，咳嗽，痰黏或黄，咽燥，或咽喉乳蛾红肿疼痛，鼻塞，流黄浊涕，口干欲饮，舌边尖红，苔薄白或微黄，脉浮数	风热犯表，热郁肌腠，卫表失和，肺失清肃	辛凉解表	银翘散或葱豉桔梗汤
暑湿伤表	身热，微恶风，汗少，肢体酸重或疼痛，头昏重胀痛，咳嗽痰黏，鼻流浊涕，心烦口渴，或口中黏腻，渴不多饮，胸闷脘痞，泛恶，腹胀，小便短赤，舌苔薄黄而腻，脉濡数	暑湿遏表，湿热伤中，表卫不和，肺气不清	清暑祛湿解表	新加香薷饮
气虚感冒	恶寒较甚，发热，无汗，头痛身楚，咳嗽，痰白，咳痰无力，平素神疲体弱，气短懒言，反复易感，舌淡苔白，脉浮而无力	气虚卫弱，风寒乘袭，气虚无力达邪	益气解表	参苏饮
阴虚感冒	身热，微恶风寒，少汗或微汗，或盗汗，头昏，心烦，口干，干咳少痰，舌红少苔，脉细数	阴亏津少，外感风热，表卫失和，津液不能作汗	滋阴解表	加减葳蕤汤

【护理措施】

1. 起居护理　保持环境舒适、整洁。病室空气新鲜，避免直接吹风。生活起居有规律，注意休息。风寒感冒和体虚感冒者室温宜偏暖，可多加衣被；风热感冒和暑湿感冒者室内宜通风凉爽，发热身痛者宜卧床休息；体虚感冒者平时应根据体质状况适当运动，以增强正气。对感受疫疠时邪者，注意做好消毒隔离工作，减少探视。患者咳嗽或打喷嚏时勿对着他人，使用的器具每天消毒；保持口腔清洁，可用淡盐水或金银花煎水漱口。室内每日进行空气消毒，可用食醋熏蒸或紫外线灯照射。

2. 病情观察　观察恶寒、发热的轻重程度。体温过高者应定时监测，并做好记录。注意观察汗出情况，有或无，是否畅爽。观察有无鼻塞，鼻涕的性质、颜色和量，有无咳嗽及咳痰的色、质和量，口渴的程度，咽喉是否疼痛，舌苔，脉象等。注意观察服解表药后反应，若汗出热解，脉静，胃纳佳为顺；若大汗淋漓，口渴引饮，热降复升，脉不静，且伴有心烦、胸闷、纳呆等，则应警惕津液耗伤，有传变入里或竭阴亡阳，须防出现并发症。

3. 饮食护理　饮食宜清淡、富营养、易消化。风寒感冒者宜热食，忌生冷、油腻，多喝热稀粥（也可食防风粥），或饮生姜红糖茶，亦可用糯米、生姜、连须葱白煮制葱姜粥，趁热食用；

风热感冒者宜食凉润之品，多补充水分，多食蔬菜和水果，忌辛辣、油腻、煎炸之品，热盛口渴多汗者可给淡盐水、冬瓜汤、芦根茶等，也可食薄荷粥、荆芥粥；暑湿感冒者宜清淡饮食，多食西瓜、薏苡仁粥、绿豆汤、清络饮等清热解暑之品，也可藿香、佩兰煎水代茶饮，忌食冷、甜、黏、油炸之品；体虚感冒者应根据不同的体质选用滋补类食物，气虚感冒者可选食山药粥、黄芪大枣粥、煎枣汤等健脾补气之品，阴虚感冒者可食用银耳、海参、甲鱼等滋阴清补之品，忌食燥热伤阴之品，如羊肉、狗肉等。

4. 情志护理 情志舒畅，乐观开朗有利于增强正气，祛邪外达。感冒恶寒发热、头身疼痛等症状较甚者，可有心烦、焦虑等表现，应做好解释和安慰，指导患者了解疾病的发生、发展过程，积极配合治疗。年老体虚患者，病情容易反复，应指导患者的生活起居，树立治疗的信心，合理调摄情志。

5. 用药护理 解表药多为辛散轻扬之品，有效成分易挥发，宜武火快煎，不宜久煎，过煮则降低药效。服解表发汗药后应注意观察患者汗出及体温变化，以遍身微汗、热退脉静身凉为佳。不可过汗，中病即止，不必尽剂，防过汗伤阴。风寒感冒和体虚感冒者汤药宜热服，服药后再进热粥或热饮以助药力，卧床休息避风，盖被以利汗出，注意防过汗和汗出当风复感外邪；风热感冒者汤药宜温服，药后观察出汗、体温和伴随症状的变化，高热者，遵医嘱给退热药，如瓜霜退热灵胶囊口服；暑湿感冒者可给藿香正气口服液，注意用药后症状改善情况。服发汗药后，忌服酸醋生冷之品，以免收涩，影响发散效果。

6. 适宜技术 感受风寒而见恶寒发热无汗者可行背部捏脊，取督脉及膀胱经腧穴，直至背部发热，或针刺风池、合谷、大椎、曲池等穴位。汗出不畅者，可艾灸大椎、曲池穴以透汗。高热无汗者可刺十宣穴放血以退热。鼻塞流涕严重者针刺迎香、列缺、外关等穴，或用热毛巾敷鼻，头痛者可头面部穴位行经穴推拿，如印堂、太阳、风池、百会等。外感暑湿兼发热头身痛者可用刮痧或拧痧法，取脊背两侧、颈部、胸肋间隙、肩、臂、肘窝、腋窝等部位，刮痧用力均匀，以出现紫色出血点为止。素体虚弱者，可取肾上腺、内分泌、肾、肺等耳穴用王不留行埋籽，以扶正祛邪；或于夏月三伏选肺俞、脾俞、肾俞、膏肓、气海、大椎等穴行穴位敷贴。

【健康教育】

1. 生活起居有规律，劳逸结合，避免过度疲劳。气候变化时，及时增减衣着。天暑地热时，切忌坐卧湿地，汗出当风。

2. 加强运动锻炼，增强体质，以御外邪。可选用太极拳、八段锦、快走等适宜个体的运动方式，以疏通经脉，增强体质，抵御外邪。

3. 易感冒者，可坚持每天按摩迎香、太阳、风池等穴，或根据体质情况进行耐寒锻炼，如冷水洗脸、洗澡等。感冒流行季节，也可服用防感汤药，如贯众、板蓝根、生甘草等水煎服。

4. 感冒流行期间尽量少去公共场所，外出戴口罩，防止交叉感染。室内每日进行空气消毒，养成经常洗手的好习惯。

复习思考题

1. 感冒的主要病机。
2. 风寒感冒与风热感冒的护理异同。
3. 不同证型感冒的饮食护理措施。

第二节　咳　嗽

咳嗽是因六淫外邪侵袭肺系或脏腑功能失调，导致肺失宣肃，肺气上逆作声，以咳嗽、咳痰为主要临床表现的病证。它既是肺系疾病的一个主要症状，又是一种独立的病证。分别言之，有声无痰为咳，有痰无声为嗽，一般多为痰声并见，难以截然分开，故以咳嗽并称。咳嗽根据病因分为外感和内伤。外感咳嗽病位浅，病情轻，及时正确治疗容易治愈。若延误失治，反复发作，则可由外感咳嗽转内伤咳嗽，病位由肺累及他脏，病程缠绵难愈，预后较差。

《内经》最早对咳嗽的病位、病因病机、症状及证候分类、治疗转归等问题进行了较为详细的论述。如《素问・宣明五气》曰“五气所病……肺为咳”，指出咳嗽病位在肺。《素问・咳论》指出咳嗽系由“皮毛先受邪气，邪气以从其合也”“五脏六腑，皆令人咳，非独肺也”。说明外邪犯肺或脏腑功能失调而影响肺者均可致咳。隋・巢元方《诸病源候论・咳嗽候》将咳嗽分为10种，除五脏咳外，尚有风咳、寒咳、久咳、胆咳、厥阴咳等。明・张景岳《景岳全书・咳嗽》曰：“以余观之，则咳嗽之要，止惟二证，何为二证？一曰外感，一曰内伤，而尽之矣。”首次执简驭繁，将咳嗽分为外感、内伤两大类。清・喻昌在《医门法律》中论述了燥伤及肺为病而致咳嗽的证治，创立温润和凉润治咳之法。历代医家对咳嗽的认识十分丰富，提供了非常宝贵的临床经验。

西医学中的上呼吸道感染、急慢性支气管炎、部分支气管扩张、慢性咽炎等疾病以咳嗽为主要表现者，均可参照本节辨证施护。

一、病因病机

咳嗽病因有外感、内伤两类。外感咳嗽为六淫外邪侵袭肺系，内伤咳嗽为饮食、情志及肺脏自病等致脏腑功能失调，内邪干肺。其基本病机为邪气犯肺，肺失宣肃，肺气上逆。病位在肺，与肝、脾有关，久则及肾。病理因素为痰与火，痰有寒热之别，火有虚实之分，痰可郁而化火，火能炼液灼津为痰，痰火互为因果。

1. 外感六淫　六淫外邪，侵袭肺系，多因天气冷热失常，气候突变，人体未能适应，卫外功能减退或失调，外邪从口鼻或皮毛而入，肺卫受感，致肺气壅遏不宣，清肃之令失常，使痰液滋生，阻塞气道，影响肺气之出入，引起咳嗽。四时主气不同，故感邪亦有区别，“风为六淫之首”，故外感咳嗽以风为先，夹有寒、热、燥之邪，临床以风寒、风热、风燥咳嗽较为多见。

2. 内邪干肺　内伤咳嗽总由脏腑功能失调，影响及肺所致。可分为肺脏自病和他脏及肺。

（1）肺脏自病　常由肺系疾病迁延不愈，或长期吸烟，致肺脏虚弱，阴伤气耗，肺主气功能失调而致肺失肃降，气逆为咳；或肺气亏虚，气不化津，津聚成痰，肺失宣降，气逆而咳；或肺阴不足，致阴虚火炎，灼津为痰，肺失濡润，气逆作咳，引起咳嗽。

（2）他脏及肺　由饮食不节，嗜食生冷，嗜酒过度，或过食肥厚辛辣之品，损伤脾胃，脾失健运，酿湿生痰，壅遏肺气；或因情志抑郁，肝失疏泄，气郁化火，木火刑金，肺失肃降；或年老体弱，肾精亏损，气失摄纳等导致。

二、诊断与鉴别诊断

（一）诊断依据

1. 以咳嗽、咳痰为主要表现，或伴有喉痒。

2. 根据病史的新久，起病的缓急，是否兼有表证，判断外感咳嗽或内伤咳嗽。外感咳嗽，多起病急，病程短，常伴恶寒发热等肺卫表证；内伤咳嗽常反复发作，病程长，多伴其他兼证。

3. 肺部影像学检查、痰细胞学检查及肺功能等有助于进一步明确诊断。

咳嗽按时间分为三类：急性咳嗽、亚急性咳嗽和慢性咳嗽。急性咳嗽＜3周，亚急性咳嗽为3～8周，慢性咳嗽＞8周。

（二）病证鉴别

1. 咳嗽与哮病、喘证 哮病和喘证虽然也会兼见咳嗽，但各以哮、喘为其主要临床表现。哮病主要表现为喉中哮鸣有声，呼吸气促困难，甚则喘息不能平卧，发作与缓解均迅速。喘证主要表现为呼吸困难，甚至张口抬肩，鼻翼扇动，不能平卧。

2. 咳嗽与肺胀 肺胀常伴有咳嗽症状，但肺胀有久患咳、哮、喘等病史，除咳嗽症状外，还有胸部膨满，胸闷如塞，喘逆上气，烦躁心慌，甚至颜面紫黯，肢体浮肿等症，病情缠绵，经久难愈。

3. 咳嗽与肺痨 肺痨以干咳，或痰中带血，或咳血痰为特征，常伴有低热、盗汗、消瘦等症状。其发病多由体质虚弱、气血不足、痨虫侵肺所致，与咳嗽的症状、发病机制不同。

4. 咳嗽与肺痈 肺痈与咳嗽之风热犯肺、痰热郁肺证类似，均可出现咳嗽、黄痰，但肺痈以咳吐大量腥臭脓血痰为特征，多伴有咳嗽、胸痛、发热等症，病机为热壅血瘀、蕴毒化脓而成痈，与咳嗽不同。

5. 咳嗽与肺癌 肺癌常以阵发性呛咳或痰血为主要症状，多发于40岁以上吸烟男性，胸部X线、CT检查及痰细胞学检查等有助于确诊。

三、辨证施护

【辨证要点】

1. 辨外感内伤 外感咳嗽，多为新病，起病急，病程短，常伴恶寒、发热、头痛等肺卫表证。内伤咳嗽，多为久病，常反复发作，病程长，可伴见他脏兼证。

2. 辨寒热虚实 外感咳嗽以风寒、风热、风燥为主者多属实证，而内伤咳嗽中痰湿、痰热、肝火多属邪实，日久伤肺，可与正虚并见。恶寒，咳痰，鼻涕清稀色白，多属寒；恶风，咳痰，鼻涕稠黏而黄，多属热；病势急，病程短，咳声洪亮有力属实；病势缓，病程长，咳声低弱，气怯，乏力属虚。

3. 辨痰的性质 咳嗽痰少，或干咳无痰者，多属燥热、气火、阴虚；痰多者，常属痰湿、痰热、虚寒；痰白清稀者，属寒；痰白而稠厚者，属湿；痰黄而黏稠者，属热；痰中带血者，多属肺热或肺阴虚。

【证候分型】

咳嗽的证候分型见表2-2-1。

表 2-2-1　咳嗽证候分型

证型		证候表现	证机要点	护治法则	代表方
外感咳嗽	风寒袭肺	咳嗽声重，气急，咽痒，咳痰稀薄色白，鼻塞，流清涕，头痛，肢体酸楚，或恶寒发热，无汗，舌苔薄白，脉浮或浮紧	风寒外束，肺卫失宣，皮毛闭塞，卫阳被遏	疏风散寒，宣肺止咳	三拗汤合止嗽散
	风热犯表	咳嗽频剧，气粗或咳声嘶哑，喉燥咽痛，咳痰不爽，痰黏稠或稠黄，咳时汗出，鼻流黄涕，口渴，头痛，身楚，恶风，身热，舌质红，苔薄黄，脉浮数或浮滑	风热犯表，肺失清肃，肺热伤津，卫表不和	疏风清热，宣肺止咳	桑菊饮
	风燥伤肺	干咳，连声作呛，无痰或痰少而黏，不易咳出，喉痒，唇鼻干燥，咳甚则胸痛，或痰中带血丝，口干，咽干而痛，或鼻塞，头痛，微寒，身热，舌质红，苔薄白或薄黄，干而少津，脉浮数或小数	风燥伤肺，肺失清润，燥热伤肺，肺络受损	疏风清肺，润燥止咳	桑杏汤
内伤咳嗽	痰湿蕴肺	咳嗽痰多，咳声重浊，痰白黏腻或稠厚或稀薄，每于晨间咳痰尤甚，因痰而嗽，痰出则咳缓，胸闷脘痞，呕恶纳差，腹胀，体倦，大便时溏，舌苔白腻，脉濡滑	痰湿蕴肺，肺失宣降，湿痰中阻，脾为湿困	燥湿化痰，理气止咳	二陈平胃散合三子养亲汤
	痰热郁肺	咳嗽气息粗促，或喉中有痰声，痰多，质稠色黄，咳吐不爽，或有热腥味，或咳吐血痰，胸胁胀满，咳时引痛，面赤，或有身热，口干而黏，欲饮水，舌质红，苔薄黄腻，脉滑数	痰热壅肺，肺失清肃，痰热郁蒸，热伤肺络	清热化痰，肃肺止咳	清金化痰汤
	肝火犯肺	气逆作咳阵作，咳时面红目赤，咳引胸痛，可随情绪波动而增减，烦热咽干，常感痰滞咽喉，咳之难出，量少质黏，或痰如絮条，口干口苦，胸胁胀痛，舌质红，苔薄黄少津，脉弦数	肝失条达，郁结化火，上逆侮肺，肺失肃降	清肺泻肝，顺气降火	黛蛤散合黄芩泻白散
	肺阴亏耗	干咳，咳声短促，痰少黏白，或痰中夹血，或声音逐渐嘶哑，午后潮热，颧红，手足心热，夜寐盗汗，口干咽燥，起病缓慢，日渐消瘦，神疲，舌质红，少苔，脉细数	肺阴亏虚，肺失滋润，肃降无权，肺气上逆	滋阴润肺，化痰止咳	沙参麦冬汤

【护理措施】

1. 起居护理　保持室内空气清新流通，避免尘埃和烟雾等刺激，定时开窗通风，温湿度适宜，根据病情辨证调节。风寒袭肺者室内宜偏暖，切勿当风受凉；风热犯肺者衣被适中，不宜过暖；风燥伤肺者室内湿度宜稍高；痰湿蕴肺者居室应通风干燥；痰热郁肺者居室宜干燥凉爽；肝火犯肺和肺阴亏虚者室温宜偏低，湿度宜偏高。汗出多者应及时擦汗更衣。加强口腔护理，可用10% 一枝黄花水或金银花液漱口。嘱患者注意休息和气候变化，可适当户外活动。

2. 病情观察　注意观察咳嗽的声音、时间、节律、性质及有无恶寒、发热、汗出、咳痰等伴发症状。咳嗽时作，发于白昼，鼻塞声重，多为外感咳嗽；晨起咳嗽阵发加剧，咳声重浊，多为痰湿或痰热咳嗽；夜卧咳嗽较重，持续难已，短气乏力，多为气虚咳嗽；午后、黄昏咳嗽加重，咳声轻微短促或痰中带血者，多为肺燥阴虚。观察痰的色、质、量及咳吐情况，痰白而稀薄者多属风、属寒；痰黄而稠者属热；痰多稀薄者属痰湿、虚寒；咳而少痰或干咳无痰者则为燥热、气火、阴虚；咳痰有热腥味或腥臭气者为痰热。观察药后寒热、汗出、咳嗽及咳痰情况，若年老患者突然出现烦躁不安、神志不清、面色苍白或发绀、出冷汗、呼吸急促、喉间痰鸣辘辘，应考虑窒息的可能，立即汇报医生，配合抢救。

3. 饮食护理 饮食宜清淡、易消化、富营养，多食新鲜果蔬，鼓励患者多饮水，忌肥甘厚腻、辛辣刺激之物，戒烟酒，如为过敏体质者，应忌食鱼腥虾蟹。风寒袭肺者可适当进食葱白、生姜、茴香、紫苏叶等辛温发散之品，恶寒发热明显者，可用生姜、葱白、红糖、红枣加水适量煎服，覆被取微汗；风热犯肺者宜食疏风清热之品，如菊花、白萝卜、梨、薄荷叶等；痰少黏稠难咳者，可用金银花、枇杷叶适量代茶饮，以清热润肺化痰；燥邪伤肺者宜多食黄瓜、番茄、油菜等多汁蔬菜及梨、枇杷、荸荠等新鲜水果，也可服用川贝雪梨（生梨1个，去皮、心，加川贝母3～5g，冰糖适量蒸服），以清热润肺化痰，忌温燥、煎炸之品；痰湿蕴肺者应饮食有节，配健脾利湿化痰的食物，如薏苡仁、白扁豆、赤小豆，忌糯米、甜食及肥肉类；痰热郁肺者宜食竹笋、豆芽、荸荠等寒凉食物，忌辛热之品；肝火犯肺者可选用疏肝泻火的食物，如芹菜、香菇、柑橘等，忌油炸、香燥之品；肺阴亏耗者可选银耳、百合、甲鱼等滋阴之品，多食水果，或用麦冬、沙参等养阴之品泡水代茶饮，或食用杏仁猪肺粥。

4. 情志护理 病程较长者应予安慰和鼓励，消除思想顾虑，增强治疗的信心。保持心情愉悦，避免精神刺激，指导患者学会自我情绪调节。对肝火犯肺者要劝慰其戒怒，宽容，保持心情舒畅，避免因情绪波动而加重病情。

5. 用药护理 外感咳嗽者，忌用敛肺、收涩的镇咳药，以免肺气郁遏不得宣畅，不能达邪外出。汤药多为发散之品，不宜久煎，以免降低药效。汤药服用时温凉适宜，热证凉服，寒证、虚证温热服。寒证服药后加盖衣被，注意观察畏寒、汗出情况；热证应注意服药后身热、咽痛、咳声嘶哑、喉痒等症状改善情况；肺阴亏耗者注意服药后潮热、盗汗、口干咽燥、手足心热等症状的缓解情况。若痰中带血，可遵医嘱给予三七粉或白及粉冲服，或用白茅根、藕节、鲜芦根煎汤送服，以凉血止血。指导患者遵医嘱服用祛痰、止咳的药物，并观察服药后的效果，咳嗽剧烈时即刻给药，服用化痰止咳药后，不要立即饮水，以免冲淡药液降低疗效。

6. 适宜技术 咳嗽可灸天突、肺俞、风门、合谷、至阳等穴位；咳逆不止灸两侧乳根穴，或气海、大椎；咽痒咳嗽者用艾条温和灸天突穴。痰多黏稠者可用鹿蹄草、鱼腥草等中药进行雾化吸入，以化痰止咳。咳而无力者，可翻身拍背助痰排出。外感咳嗽可取大椎、膻中穴行拔罐法，痰多者加丰隆穴。身热、咽痛者在大椎、身柱等穴采用刺络拔罐法。外感发热者取大椎、大杼、风池、肺俞、脾俞、膻中、曲池、尺泽、列缺、合谷等穴予刮痧治疗，痰多者加足三里、丰隆穴。咳嗽反复者可于夏季三伏天选天突、定喘、肺俞、膏肓、脾俞等穴行穴位贴敷。咳嗽反复者可行耳穴贴压王不留行籽，选肺、气管、鼻、肾上腺等穴，两耳交替进行。

【健康教育】

1. 注意四时气候变化，随气温冷暖增减衣被，防寒保暖，避免外邪侵袭。改善生活环境，消除烟尘及有害气体的污染。

2. 增强体质，适当进行锻炼。根据自身体质选择适宜的运动方式，如散步、呼吸操、太极拳等。平素易感冒者，可常按摩迎香、大椎等穴，或艾灸足三里，也可坚持行耐寒锻炼，如用冷水洗脸、冷水浴等。

3. 注意饮食有节，忌肥甘、辛辣、过咸之品，戒烟，忌酒。

4. 注意调节情志，保持乐观情绪，解除顾虑及烦恼，避免急躁易怒。

复习思考题

1. 咳嗽的辨证要点。

2. 外感咳嗽的护理要点。

3. 内伤咳嗽的护理要点。

第三节　哮　病

哮病是由于宿痰伏肺，遇诱因或感邪引触，导致痰阻气道，气道挛急，肺失肃降，肺气上逆所致的一种发作性痰鸣气喘疾患。发作时以喉中哮鸣有声，呼吸急促困难，甚则喘息不能平卧为主要临床表现。哮病是一种反复发作、缠绵难愈的疾病。部分儿童、青少年至成年时，肾气日盛，正气渐充，辅以药物治疗，可以终止发作。但中老年、体弱久病者难以根除，可发展为肺胀。

《内经》虽无哮病之名，但在诸多篇章里，均有关于哮病症状、病因病机的记载。汉·张仲景《金匮要略·肺痿肺痈咳嗽上气病脉证并治》曰："咳而上气，喉中水鸡声，射干麻黄汤主之。"指出了哮病发作时的典型症状及治疗方药，并从病理上将其归为痰饮病中的"伏饮"证。元·朱丹溪首创"哮喘"病名，在《丹溪心法》一书中做专篇论述，并认为"哮喘必用薄滋味，专主于痰"，提出"未发以扶正气为主，既发以攻邪气为急"的治疗原则。明·虞抟《医学正传》则进一步对哮与喘做了明确的区别，指出"哮以声响言，喘以气息言"。后世医家鉴于"哮必兼喘"，故一般通称"哮喘"，为区别于喘证，而定名为"哮证""哮病"。

西医学中的支气管哮喘、哮喘性支气管炎、嗜酸性粒细胞增多症（或其他急性肺部过敏性疾患）所致的以痰鸣气喘为主要表现者，可参照本节辨证施护。

一、病因病机

哮病的发生，乃宿痰内伏于肺，复因外感、饮食情志、劳倦等诱因引触，尤以气候因素为主，以致痰阻气道，气道挛急，肺失肃降，肺气上逆所致。病位在肺，涉及脾肾；其病理因素以痰为主，痰的产生责之于肺不能布散津液，脾不能转输精微，肾不能蒸化水液，以致津液凝聚成痰，伏藏于肺，成为哮病发生的"夙根"；发作时的基本病理变化为痰阻气闭，以邪实为主。本病若长期反复发作，寒痰伤及脾肾之阳，痰热耗灼肺肾之阴，则可从实转虚，表现为肺、脾、肾等脏气虚弱之候。

1. 外邪侵袭　外感风寒或风热之邪，未能及时表散，邪气内蕴于肺，壅遏肺气，气不布津，聚液生痰而成哮。

2. 饮食不当　贪食生冷，脾阳受困，寒饮内停，或嗜食酸咸肥甘，积痰蒸热，或因进食海膻等发物，而致脾失健运，饮食不归正化，水湿不运，痰浊内生，上干于肺，壅阻肺气而发哮病。因个体体质因素，对不同食物致病的敏感性亦有区别，古有"食哮""鱼腥哮""卤哮""糖哮""醋哮"等病名。

3. 情志失调　忧郁恼怒、思虑过度等，导致肝气郁结，木不疏土；或郁怒伤肝，肝气横逆，木旺乘土，均致脾失健运，失于转输，水湿蕴成痰浊，上干于肺，阻遏肺气发为哮病。

4. 体虚病后　素体禀赋薄弱，体质不强，或病后体弱（如幼年患麻疹、顿咳，或反复感冒、咳嗽日久等）导致肺、脾、肾虚损，痰浊内生，成为哮病之因。肺气耗损，气不化津，痰饮内生；或阴虚火盛，热蒸液聚，痰热胶痼；或脾虚水湿不运，肾虚水湿不能蒸化，痰浊内生，均可成为哮病之因。一般体质不强者多以肾虚为主，多见于幼儿，故有"幼稚天哮"之名，病后所致者以肺脾虚为主。

二、诊断与鉴别诊断

（一）诊断依据

1. 发作时喉中哮鸣有声，呼吸困难，甚则张口抬肩，不能平卧，或面色苍白，唇甲青紫，约数分钟、数小时后缓解。

2. 呈反复发作性。常由气候突变、饮食不当、情志失调、劳累等诱发。发作前多有鼻痒、喷嚏、咳嗽、胸闷、情绪不宁等先兆。

3. 平时如常人，或稍感疲劳、纳差、痰多。但病程日久，反复发作，导致正气亏虚，可常有轻度哮鸣，甚至在大发作时持续难平，出现喘脱。

4. 多与先天禀赋有关，有过敏史或家族史。血嗜酸性粒细胞及肺功能检查有助于诊断。

（二）病证鉴别

1. 哮病和喘证 哮病与喘证都有呼吸急促的表现，哮必兼喘，而喘未必兼哮。喘以气息言，以呼吸急促困难为主要特征；哮以声响言，以发作时喉中哮鸣有声为主要临床特征。哮病是一种反复发作的独立性疾病，喘证是多种肺系急慢性疾病中的一个症状。

2. 哮病与支饮 支饮虽然也有痰鸣气喘的症状，但多系慢性咳嗽经久不愈，逐渐加重而成，病势时轻时重，发作与间歇界限不清，以咳嗽和气喘为主，与哮病之间歇发作、突然起病、迅速缓解、喉中哮鸣有声、轻度咳嗽或不咳有明显的差别。

三、辨证施护

【辨证要点】

1. 辨虚实 哮病属邪实正虚之证，发作时以邪实为主，症见呼吸困难，呼气延长，喉中痰鸣有声，痰黏量少，咳吐不利，甚则张口抬肩，不能平卧，端坐俯伏，胸闷窒塞，烦躁不安，或伴寒热，苔腻，脉实等。未发时以正虚为主，应辨肺、脾、肾三脏之所属，肺虚者，气短声低，咳痰清稀色白，喉中常有轻度哮鸣音，自汗恶风；脾虚者，食少，便溏，痰多；肾虚者，平素短气息促，动则为甚，吸气不利，腰酸耳鸣。

2. 辨痰性质 痰有寒痰、热痰、湿痰、风痰之异，分别引起冷哮、热哮、风痰哮。一般冷哮多为寒痰伏肺，症见哮鸣如水鸡声，咳痰清稀，或色白如泡沫，口不渴，舌质淡，苔白滑，脉浮紧；热哮多为痰热壅盛，症见痰鸣如吼，胸高气粗，咳痰黄稠胶黏，咳吐不利，口渴喜饮，舌质红，苔黄腻，脉滑数；风痰哮寒热征象不明显，症见喘咳胸满，但坐不得卧，痰涎涌盛，喉如拽锯，咳痰黏腻难出，反复发作，时发时止，发时喉中哮鸣，止时如常人，或伴恶风、汗出，或咽干口燥、面色潮红或萎黄不华。

【证候分型】

哮病的证候分型见表 2-3-1。

表 2-3-1　哮病证候分型

证型		证候表现	证机要点	护治法则	代表方
发作期	冷哮	呼吸急促，喉中哮鸣有声，胸膈满闷如塞，咳不甚，痰少咳吐不爽，或清稀呈泡沫状，口不渴，或渴喜热饮，面色青晦，形寒怕冷，天冷或受寒易发，舌质淡，舌苔白滑，脉弦紧或浮紧	寒痰伏肺，遇感触发，痰升气阻，肺失宣畅	温肺散寒，化痰平喘	射干麻黄汤或小青龙汤
	热哮	气粗息涌，喉中痰鸣如吼，胸高胁胀，咳呛阵作，咳痰色黄或白，黏浊稠厚，咳吐不利，烦闷不安，汗出，面赤，口苦，口渴喜饮，舌质红，苔黄腻，脉滑数	痰热壅肺，壅阻气道，肺失清肃	清热宣肺，化痰定喘	定喘汤或越婢加半夏汤
	寒包热哮	喉中哮鸣有声，胸膈烦闷，呼吸急促，喘咳气逆，咳痰不爽，痰黏色黄，或黄白相兼，烦躁，发热，恶寒，无汗，身痛，口干欲饮，大便偏干，舌尖边红，苔白腻罩黄，脉弦紧	痰热壅肺，复感风寒，客寒包火，肺失宣降	解表散寒，清化痰热	小青龙加石膏汤、厚朴麻黄汤
	风痰哮	喉中痰涎壅盛，声如拽锯，或鸣声如吹哨笛，喘急胸满，但坐不得卧，咳痰黏腻难出，或为白色泡沫痰液，无明显寒热倾向，面色青黯，起病多急，发前自觉鼻、咽、眼、耳发痒，喷嚏、鼻塞、流涕、胸部憋闷随之迅即发作，舌苔厚浊，脉滑实	痰浊阻肺，风邪引触，肺气郁闭，升降失司	祛风涤痰，降气，平喘	三子养亲汤
	虚哮	喉中哮鸣如鼾，声低，气短息促，动则喘甚，发作频繁，甚则持续喘哮，口唇、爪甲青紫，咳痰无力，痰涎清稀或质黏起沫，面色苍白或颧红唇紫，口不渴或咽干口渴，形寒肢冷或烦热，舌质淡或偏红，或紫黯，脉沉细或细数	哮病久发，痰气瘀阻，肺肾两虚，摄纳失常	补肺纳肾，降气，化痰	平喘固本汤
缓解期	肺脾气虚	气短声低，喉中有轻度哮鸣声，痰多质稀，色白，自汗，怕风，常易感冒，倦怠无力，食少便溏，每因劳倦、气候变化、饮食不当而引发，发病前喷嚏频作，鼻塞流涕，舌质淡，苔白，脉细弱	哮病日久，肺不主气，脾气亏虚，肺气上逆	健脾，益气，补土，生金	六君子汤
	肺肾两虚	短气息促，动则为甚，吸气不利，咳痰质黏起沫，脑转耳鸣，腰膝酸软，心悸，不耐劳累，或五心烦热，颧红，口干，舌质红少苔，脉细数；或畏寒肢冷，面色苍白，舌苔淡白，质胖，脉沉细	久病肾虚，摄纳失常，气不归原	补肺益肾	生脉地黄汤合金水六君煎

【护理措施】

1. 起居护理　室内空气新鲜，温湿度适宜。冷哮病室宜阳光充足，热哮病室宜凉爽通风。环境整洁、安静、安全，避免接触花粉、动物皮毛等致敏物质及烟尘异味刺激。作息有序，生活有节，哮证发作时绝对卧床休息，给氧。缓解期适当活动，锻炼身体应循序渐进，以增强体质。肺阴亏虚者易感外邪，应注意防寒保暖。肾气亏虚者宜起居有常，节制房事，避免劳欲过度。气短喘促发绀时，予低流量间歇吸氧。

2. 病情观察　观察哮病发作的持续时间、诱发因素、生命体征、神志、面色，有无恶寒、发热、汗出、咳痰等伴随症状，尤其是呼吸频率、节律、强弱及呼吸道是否通畅。如哮喘持续发作或痰阻气道咳吐不利，见胸部憋闷如室、汗出肢冷、面青唇紫、烦躁不安或神昏嗜睡、脉大无根等“喘脱”危候，应立即报告医生，及时救护，做好气管插管或气道切开的准备，或用呼吸机辅助呼吸。了解患者生活习惯、职业及工作环境、发病前接触史，寻找病因及诱因。

3. 饮食护理　饮食宜清淡富有营养。尤其注意饮食宜忌，禁食曾诱发哮病的食物，如水产品中的鱼、虾、蟹等，禽畜类中的羊肉、猪头肉、驴肉等，蔬菜中的韭菜、金针菜、笋等，调味品中的葱、蒜、辣椒等，水果中的木瓜等。勿过食生冷、辛辣、肥腻、海腥发物等，饮食不宜过饱、过咸、过甜，戒烟酒。冷哮者饮食宜温，可用豆豉、葱白、生姜等辛温之品以助散寒，也可食用干姜茯苓粥、杏苏莱菔粥等，以温肺散寒，降气平喘；热哮者宜凉性饮食，但不可过食生冷，可服食荸荠、枇杷、柚子等以清热化痰，食疗方可选用牛肺萝卜汤或丝瓜藤液，以清热宣肺化痰，禁食胡椒、肉桂等辛辣燥热之品；肺气亏虚者，可食用羊肺、黄芪、灵芝等，也可服用党参红枣汤以益气固表；脾气亏虚者，饮食应定时、定量、少食多餐，食物软烂易消化，宜食山药、红枣等，或柚子肉炖鸡、山药半夏粥、参芪粥等；肾气亏虚者，可食用核桃、黑木耳、桑椹、蛤蚧、紫河车、冬虫夏草等，食疗方可选用黄精虫草粥、紫河车瘦肉粥以补肾。

4. 情志护理 哮病易反复发作，患者常有悲观失望情绪，要多予以关心、安慰，消除不良情绪。哮喘发作时来势凶猛，患者多表现为惊恐万分，然“恐则气下”“惊则气乱”，故应安慰患者及家属，以防症状加重。在哮病缓解期注意情志调养，避免急躁恼怒、忧愁郁闷等不良情绪，培养患者积极乐观、豁达宽容的良好心态，积极配合治疗及护理。

5. 用药护理 发现患者有喷嚏、咳嗽等发作先兆征象时，应立即给药以制止发作，可选择气雾剂对准口喷用。服用中药汤剂时，冷哮宜热服，热哮、肺脾肾虚哮证宜温服。服用含麻黄的汤药后，注意观察患者心率、血压的变化及汗出情况。

6. 适宜技术 热哮者可取双侧肺俞、大椎、风门、伏兔、丰隆等穴拔罐治疗，以缓解症状；或选择背部（肺俞、定喘）、胸部（膻中、中府、天突）、上肢部（天府、尺泽、列缺）行刮痧疗法。哮证反复发作者，可针刺定喘、膏肓、肺俞、太渊等穴；肺虚者可用梅花针轻叩鱼际、前臂内侧上缘手太阴肺经循行部位。缓解期可艾灸肺俞、肾俞，或拔罐大椎、肺俞、膈俞，也可在三伏天行穴位贴敷，如白芥子膏敷贴，以减少发作次数及缓解症状。耳穴埋籽，可取肺、气管、肾上腺、交感等穴，喘息气促者加肾，痰多者加脾，胸闷者加神门，发热者加耳尖放血。

【健康教育】

1. 加强环境卫生，室内严禁吸烟，尽量不用皮毛丝棉、羽绒等制成的被褥，勿养宠物。避免接触易引起过敏、咳嗽的刺激性物质，在花粉、柳絮飞扬的季节减少户外活动。起居有常，做好防寒保暖工作，防止外邪诱发哮病。注意休息，节制房事。

2. 饮食有节，温凉适度，宜清淡而富营养，忌生冷、肥腻、辛辣、海膻发物等食品。禁食曾引起哮病发作之物，慎用易致过敏的食物。戒烟酒。

3. 保持心情舒畅，心胸豁达，心态宁静，避免忧思郁怒及紧张焦虑等不良情志刺激，以减少各种诱发因素。

4. 缓解期适当锻炼，可选择太极拳、散步、慢跑、呼吸操等运动方式坚持锻炼，但忌剧烈运动。也可经常按摩足三里、三阴交、合谷、太冲、后溪等穴，以增强抗病能力。

复习思考题

1. 哮证发作的病因。
2. 哮证的辨证要点。
3. 哮证发作期的护理要点。
4. 哮证缓解期的护理要点。

第四节 喘 证

喘证是因感受外邪，饮食不当，情志失调等导致肺失宣降，肺气上逆，或久病气虚，肾失摄纳，以呼吸困难，甚则张口抬肩，鼻翼扇动，不能平卧等为主要临床表现的一种肺系病证。严重者可由喘致脱而出现喘脱之危重证候。喘病日久可转成肺胀。喘作为一个症状，可出现在多种急慢性疾病过程中，当喘成为这些疾病某一阶段的主症时，即为喘证。

喘证的记载最早见于《内经》，如《灵枢·本脏》曰“肺高则上气，肩息咳”，指出了喘证是以肺为主病之脏，并以呼吸急促、鼻扇、抬肩为主要临床特点。汉·张仲景《金匮要略·肺痿肺痈咳嗽上气病脉证治》中之“上气”指喘息不能平卧，其中包括“喉中作水鸡声”的哮病和“咳而上气”的肺胀等病，并以射干麻黄汤、葶苈大枣泻肺汤治之。元·朱丹溪在《丹溪心法·喘》中详述了七情、饱食、体虚等内伤诸因致喘的病因学说。明·张景岳把喘证归纳成虚实两大证，在《景岳全书·喘促》中曰：“实喘者有邪，邪气实也；虚喘者无邪，元气虚也。”指出了喘证的辨证纲领。清·叶天士《临证指南医案·喘》曰：“在肺为实，在肾为虚。”清·林珮琴《类证治裁·喘证》认为“喘由外感者治肺，由内伤者治肾”。这些论点对指导临床实践具有重要意义。

西医学中的肺炎、喘息性支气管炎、肺气肿、肺源性心脏病、心源性哮喘、肺结核、矽肺及癔症等以呼吸困难为主要临床表现时，均可参照本节辨证施护。

一、病因病机

喘证由多种疾患引起，病因复杂，概言之有外感、内伤两大类。外感为六淫外邪侵袭肺系；内伤为饮食不当、情志失调、劳欲久病等导致肺气上逆，宣降失职；或气无所主，肾失摄纳而成。喘证的病位在肺和肾，与肝、脾关系密切，其严重阶段，常影响到心。一般实喘在肺，虚喘责之肺、肾。本证的严重阶段，不但肺肾俱虚，在孤阳欲脱之时，可病及心，甚则喘汗致脱。

1. 外邪侵袭 因重感风寒，邪袭于肺，内则壅遏肺气，外则郁闭皮毛，肺卫为邪所伤，肺气不得宣畅；或因风热犯肺，肺气壅实，甚则热蒸液聚而成痰，清肃失司，以致肺气上逆作喘。若表寒未解，内已化热，或肺热素盛，寒邪外束，热不得泄，则热为寒遏，肺失宣降，气逆而喘。

2. 饮食不当 饮食不节，特别是多食膏粱厚味积而不化，既影响脾胃功能，变生痰浊，又因积食化热，熏蒸气道，影响人体气机的正常升降，而成为喘证的内在病因。

3. 情志失调 情志不遂，忧思气结，肺气闭阻，气机不利，或郁怒伤肝，肝气上逆于肺，肺气不得肃降，升多降少，气逆而喘。

4. 久病劳欲 久病致肺之气阴不足，气失所主而短气喘促。久病不愈者，可由肺及肾，或劳欲伤肾，精气内夺，根本不固，气失摄纳，上出于肺，出多入少，逆气上奔而为喘。

二、诊断与鉴别诊断

（一）诊断依据

1. 以喘促短气，呼吸困难，甚至张口抬肩，鼻翼扇动，不能平卧，口唇发绀为特征。
2. 多有慢性咳嗽、哮病、肺痨、心悸等心肺病史。每遇外感、情志刺激及劳累而诱发。
3. 胸部影像学、肺功能、心电图、血常规、血气分析等检查有助诊断。

（二）病证鉴别

1. 喘证与气短 喘证与气短同为呼吸异常，但喘证以呼吸困难，张口抬肩，甚则不能平卧为特征。气短亦即少气，呼吸微弱而浅促，或短气不足以息，似喘而无声，尚可平卧，不像喘证呼吸困难之甚。但气短进一步加重，可呈虚喘表现。

2. 喘证与哮病 喘指气息而言，为呼吸气促困难，甚则张口抬肩，不能平卧。哮指声响而言，必见喉中哮鸣有声，亦伴呼吸困难。喘未必兼哮，而哮必兼喘。

三、辨证施护

【辨证要点】

1. 辨虚实 喘证的辨证首当分虚实，可从呼吸、声音、脉象、病势缓急等方面辨别。呼吸深长有余，呼出为快，气粗声高，伴有痰鸣咳嗽，脉象有力，病势多急者为实喘；呼吸短促难续，深吸为快，气怯声低，少有痰鸣咳嗽，脉象微弱或浮大中空，病势徐缓，时轻时重，遇劳则甚者为虚喘。

2. 实喘当辨外感内伤 外感起病急，病程短，多为表证；内伤病程长，反复发作，无表证。

3. 虚喘应辨病变脏腑 肺虚者操劳后气短而喘，可见面色㿠白，自汗，易感冒等表现；肾虚者静息时亦有气喘急促，动则更甚，以面色苍白，或颧红怕冷，或烦热，腰酸疲软为主要症状特点；心气、心阳衰弱者喘息持续不已，伴有紫绀，心悸，浮肿，颈静脉怒张，脉结代等症状。

【证候分型】

喘证的证候分型见表2-4-1。

表2-4-1 喘证证候分型

证型		证候表现	证机要点	护治法则	代表方
实喘	风寒袭肺	喘息，呼吸气急，胸部胀闷，咳嗽，痰多稀薄色白，头痛，鼻塞，喷嚏，流清涕，无汗，恶寒，或伴发热，口不渴，舌苔薄白而滑，脉浮紧	外感风寒，内合于肺，邪实肺壅，肺郁不宣	宣肺散寒	麻黄汤合华盖散
	表寒肺热	喘逆上气，胸胀或痛，息粗，鼻扇，咳而不爽，咳痰稠黏，形寒，身热，烦闷，身痛，有汗或无汗，口渴，溲黄，便干，舌质红，苔薄白或燥黄，脉浮数或滑	外寒束表，热郁于肺，肺气上逆	解表清里，化痰平喘	麻杏石甘汤
	痰热郁肺	喘咳气涌，胸部胀痛，痰多质黏色黄，或痰中带血，伴胸中烦闷，身热有汗，面红，咽干，口渴而喜冷饮，尿赤，或便秘，舌质红，苔薄黄或黄腻，脉滑数	邪热壅肺，灼津成痰，痰热遏肺，肺失清肃	清热化痰，宣肺平喘	桑白皮汤
	痰浊阻肺	喘而胸满闷窒，甚则胸盈仰息，咳嗽，痰多黏腻色白，咳吐不利，或脘闷，呕恶，纳呆，口黏不渴，舌质淡，苔厚腻色白，脉滑或濡	中阳不运，积湿成痰，痰浊壅肺，肺失肃降	祛痰降逆，宣肺平喘	二陈汤合三子养亲汤
	肝气犯肺	每遇情志刺激而诱发，发时突然呼吸短促，息粗气憋，胸闷胸痛，咽中如窒，但喉中痰鸣不著，平素常多忧思抑郁，或失眠，心悸，或不思饮食，大便不爽，或心烦易怒，面红耳赤，舌质淡或红，苔薄白或薄黄，脉弦或弦数	郁怒伤肝，肝气犯肺，肺失宣降，肺气上逆	开郁降气平喘	五磨饮子

续表

证型		证候表现	证机要点	护治法则	代表方
虚喘	肺气虚	喘促短气，气怯声低，喉有鼾声，咳声低弱，痰吐稀薄，自汗畏风，或见咳呛，痰少质黏，烦热而渴，咽喉不利，面颧潮红，舌质淡红或有苔剥，脉软弱或细数	肺气虚弱，气失所主，卫外不固	补肺益气养阴	生脉散合补肺汤
	肾气虚	喘促日久，气息短促，呼多吸少，动则尤甚，气不得续，形瘦神惫，小便常因咳甚而失禁，或尿后余沥，面青唇紫，汗出肢冷，跗肿；或见喘咳，面红烦躁，口咽干燥，足冷，汗出如油，舌质淡，苔薄或黑润，或舌红少津，脉微细或沉弱，或细数	肺虚及肾，气失摄纳，肾气耗损	补肾纳气	金匮肾气丸合参蛤散
	正虚喘脱	喘逆剧甚，张口抬肩，鼻翼扇动，端坐不能平卧，稍动则喘剧欲绝，心慌动悸，烦躁不安，肢厥，面青唇紫，汗出如珠，舌质淡而无华或干瘦枯萎，少苔或无苔，脉浮大无根，或见歇止，或模糊不清	肺肾衰竭，气失所主，气不归根	扶阳固脱，镇摄肾气	参附汤合黑锡丹

【护理措施】

1. 起居护理　病室环境应整洁、安静，空气新鲜，温湿度适宜。室内严禁吸烟，避免粉尘和特殊气味的刺激。风寒袭肺、虚证患者病室温度宜偏高，注意防寒保暖；表寒里热、痰热郁肺、痰浊阻肺、肝气犯肺患者病室温度适宜。喘证发作时，取半坐卧位或端坐卧位，持续低流量给氧，必要时设置跨床小桌，以便患者伏桌休息。有痰患者应保持呼吸道通畅，痰多黏稠不易咳出者，可协助翻身拍背或雾化吸入，以利于排痰。肺虚作喘者，可间歇吸氧，做呼吸操、八段锦，以调节呼吸功能；肾虚作喘者，应节制房事，以免加重病情。

2. 病情观察　观察喘证发作特点、持续时间、诱发因素及神志、呼吸、痰液、面色、缺氧等情况，呼吸困难类型、呼吸频率、节律、深度、体温、脉搏、汗出等伴随症状。有剧烈咳嗽者，注意痰色、痰量、气味、咳吐的难易程度等。若患者咳嗽痰白清稀者，为风寒袭肺；痰多色白黏腻者，多为痰浊阻肺；色黄稠者多为痰热郁肺。若发现患者呼吸急促而不整，张口抬肩，鼻翼扇动，端坐不能平卧，稍动则喘剧气不得续，烦躁不安，面青唇紫，肢冷汗出，体温、血压骤降，脉微欲绝或浮大无根，或见结代，多为肺气将绝、心肾阳衰的喘脱危象，应立即报告医生，并做好抢救准备。

3. 饮食护理　饮食宜清淡、营养丰富、易消化，多饮水及新鲜果汁，忌食生冷、油腻、辛辣等刺激性食物。风寒袭肺者，宜食葱白、洋葱、生姜、紫苏叶等辛温之品，以助驱邪外出；痰热郁肺者，多食萝卜、鸭梨、枇杷、荸荠等凉性蔬果，多饮水；痰浊阻肺者，注意除湿化痰，可选食薏苡仁、冬瓜、赤小豆等健脾利湿化痰之品，忌食糯米、黏甜及油腻煎炸等食物，以免助湿生痰；肝气犯肺者，宜食行气解郁之品，如佛手陈皮茶、玳玳花茶，忌食滋腻滞气之品；肺气虚者，可给补益肺脾的食物，如莲子、茯苓饼、人参、沙参、黄芪、百合粥、党参粥等；肾气虚者，可食血肉有情之品，如甲鱼及猪、牛、羊等动物的肾脏、骨髓或脊髓，多食核桃、黑芝麻、蛤蚧等补肾纳气定喘之品。

4. 情志护理　喘证发作易使患者产生紧张、忧虑、悲观、急躁等不良情绪，应关心体贴患者，多与患者交谈，指导患者采取多种方法分散注意力，减轻精神压力，调适情志，因“怒则气上”，喘证患者尤当戒怒，遇事沉着冷静，避免因情志不畅加重病情。另外，音乐能舒缓人的不良情绪，振奋精神，五行音乐疗法运用角、徵、宫、商、羽 5 种音调的乐曲来调治疾病。《内经》载曰：“角为木音通于肝。”角调音乐能有效改善哮喘患者的抑郁情绪，有助于哮喘患者康复。

5. 用药护理 寒证、虚证者中药汤剂宜温热服，热证宜温凉服；病重者宜少量频服。麻黄汤不宜久煎以免降低药效，麻杏石甘汤中生石膏宜先煎 30 分钟。服药后注意避风寒，观察气促、胸闷、咳痰、发绀等症状是否改善，注意汗出情况。喘证患者禁用镇静剂，慎用强烈的镇咳剂，以防痰液阻塞引起窒息。

6. 适宜技术 喘证发作时可选耳屏、下屏、肺、交感、神门等耳穴，用王不留行籽行耳穴贴压。可选取定喘、肺俞、膏肓、列缺、合谷或夹脊穴，用胎盘注射液或维生素 B_{12} 行穴位注射。体质虚寒、喘息延绵者可采用灸法，取肺俞、定喘、肾俞、大椎、中府、神阙、尺泽等穴。胸腹胀满者，于内关、足三里、中脘等穴中选 1 ～ 2 穴施行毫针罐法。大便秘而不解者，在大肠俞或小肠俞、天枢或丰隆穴上施行留针罐法。预防喘病发作可穴位贴敷消喘膏（白芥子、甘遂、延胡索、细辛研末加生姜汁调成膏状），选肺俞、心俞、膈俞、定喘等穴于夏季三伏天贴敷，以扶正祛邪。实喘者可按揉膻中、列缺、肺俞等穴，痰热者加丰隆，喘甚者加定喘、天突；虚喘者可按揉膏肓、肺俞、气海、足三里、太溪等穴。

【健康教育】

1. 居室环境宜冷暖适宜，空气清新，阳光充足，起居有常，劳逸结合。注意四时气候变化，慎避风寒，随时增加衣物。

2. 适当锻炼，以增强体质，固本培元。根据体力情况适当进行散步、打太极拳、做呼吸操等活动。

3. 饮食宜易消化、有营养，忌肥甘厚腻之品，以免助湿生痰，戒烟酒，忌食辛辣、煎炸食物。调畅情志，愉悦心情，避免忧思、郁怒等不良情绪。

4. 感冒、咳嗽等肺系疾病宜及时治疗，合理用药，防止病情迁延、反复损伤肺气。

复习思考题

1. 喘证的证候特征。
2. 实喘与虚喘临床特点的异同。
3. 喘证的辨证护理要点。

第五节 肺 痨

肺痨是由于正气虚弱，感染痨虫，侵蚀肺脏所致，以咳嗽、咯血、潮热、盗汗及身体逐渐消瘦等为主要临床表现的一种具有传染性的慢性虚弱性病证。肺痨的转归与预后取决于正气的盛衰，如早期诊断，早期治疗，病情可得到控制或治愈；若正气虚弱，治疗不及时，迁延日久，每多演变恶化，全身虚弱症状明显。

肺痨的文献记载始见于《内经》。《素问・玉机真脏论》曰“大骨枯槁，大肉陷下，胸中气满，喘息不便，内痛引肩项，身热，脱肉……肩髓内消”，对本病的临床特点进行了论述。《灵枢・玉版》曰：“咳，脱形；身热，脉小以疾。”描述了肺痨的一些主症。华佗《中藏经・传尸》曰：“人之血气衰弱，脏腑虚羸……或因酒食而遇，或问病吊丧现得……钟此病死之气，染而为疾，故曰传尸也。”指出本病具有传染性。唐・王焘《外台秘要・传尸》则进一步说明了本病的危害，“传尸之候，莫问老少男妇，皆有斯疾……不解疗法者，乃至灭门”。唐・孙思邈《备急千金要方》把“尸注”列入肺脏篇，明确病位主要在肺。元・葛可久《十药神书》为我国现存的第一部治疗肺痨的专著。明・虞抟《医学正传・劳极》则明确提出杀虫与补虚的两大治疗原则。

西医学中的肺结核、某些肺外结核出现虚损的临床表现时，可参照本节辨证施护。

一、病因病机

肺痨的致病因素主要有内外两方面。外因系指感染痨虫，内因指由于禀赋不足，酒色劳倦、病后失调、营养不良所致正气虚弱，两者往往互为因果。肺痨主要是痨虫为患，但正虚是发病的关键。痨虫蚀肺，耗损肺阴，进而演变发展，可致阴虚火旺，或导致气阴两虚，甚至阴损及阳。病位在肺，病变可传及脾、肾等脏。

1. 感染痨虫　感染痨虫是导致本病发生的外因，可通过与患者亲密接触或问病吊丧、看护患者等致病。

2. 正气虚弱　先天禀赋薄弱，调摄失宜，或后天起居不慎，忧思劳倦，酒色过度，致正气损伤；或大病久病后失调，如麻疹、外感久咳不愈；或患有宿疾如消渴、虚劳等，正气亏虚，抗病力弱；或生活贫困，营养不良，或产后体虚不复。在正虚的基础上感染痨虫而发病。

二、诊断与鉴别诊断

（一）诊断依据

1. 以咳嗽、咯血、潮热、盗汗及形体明显消瘦为主要临床表现。初期仅感疲乏无力，干咳，食欲不振，形体逐渐消瘦。

2. 有与肺痨患者的长期密切接触史。

3. 痰涂片或培养是诊断肺痨的最可靠依据。影像学检查有助于了解病情的发展程度。血沉、结核菌素试验有助于诊断。

（二）病证鉴别

1. 肺痨与虚劳　两者都具有消瘦、疲乏、食欲不振等虚证特征，肺痨可发展为虚损。肺痨主要病变在肺，具有传染性，以阴虚火旺为病理特点，以咳嗽、咯血、潮热、盗汗、消瘦为主要临床症状；而虚劳则由多种原因所导致，病程较长，病势缠绵，病变为五脏虚损而以脾肾为主，一般无传染性，以气、血、阴、阳亏虚为病理特点，是多种慢性虚损病证的总称。

2. 肺痨与肺痿　两者病位均在肺，但肺痿是肺部多种慢性疾患后期转归而成，如肺痈、肺痨、咳嗽日久等，若导致肺叶痿弱不用，俱可成肺痿。肺痨晚期，如出现干咳、咳吐涎沫等症者，即已转属肺痿。在临床上肺痿是以咳吐浊唾涎沫为主症，而肺痨是以咳嗽、咯血、潮热、盗汗为特征。

三、辨证施护

【辨证要点】

1. 辨脏腑和病理性质　区别阴虚、阴虚火旺、气虚的不同，掌握肺与脾、肾的关系。本病病变脏腑主要在肺，以肺阴虚为主；久则损及脾肾两脏，肺损及脾，以气阴两伤为主；肺肾两伤，元阴受损，则表现阴虚火旺之象；甚则由气虚而致阳虚，表现阴阳两虚之候。

2. 辨病情轻重　根据四大主症的情况辨病情轻重。一般症状不典型或及时抗结核治疗的患者病情多轻，表现为微咳、低热、轻度盗汗、疲乏无力，偶或痰中夹有少量血丝；典型病例出现咳呛气急、痰少质黏、咳引胸痛，或伴咯血、潮热盗汗、口干多饮，病情较重；后期出现大骨枯槁、大肉陷下、骨髓内消、肌肤甲错、喑哑气喘、面唇发绀、大便溏泄、肢体浮肿等，则为危候。

【证候分型】

肺痨的证候分型见表 2–5–1。

表 2–5–1 肺痨证候分型

证型	证候表现	证机要点	护治法则	代表方
肺阴亏损	干咳，咳声短促，少痰或痰中有时带血，如丝如点，色鲜红，午后自觉手足心热，皮肤干灼，或见少量盗汗，口干咽燥，胸闷隐痛，舌质红，苔薄少津，脉细或兼数	阴虚肺燥，肺失滋润，肺伤络损	滋阴润肺，杀虫止咳	月华丸
虚火灼肺	呛咳气急，痰少质黏，反复咯血，量多色鲜，五心烦热，颧红，口渴心烦，或吐痰黄稠量多，急躁易怒，胸胁掣痛，失眠多梦，男子梦遗，女子月经不调，骨蒸潮热，盗汗量多，形体日渐消瘦，舌质红绛而干，苔薄黄或剥，脉细数	肺肾阴伤，水亏火旺，燥热内灼，络损血溢	滋阴降火	百合固金汤合秦艽鳖甲散
气阴耗伤	咳嗽无力，痰中偶夹有血，血色淡红，气短声低，神疲倦怠，午后潮热，热势一般不剧，身体消瘦，食欲不振，面色㿠白，盗汗，颧红，舌质嫩红，边有齿印，苔薄，脉细弱而数	阴伤气耗，肺虚及脾，肺气不清，脾虚不健	养阴润肺，益气健脾	保真汤或参苓白术散
阴阳虚损	痰中或见夹血，血色黯淡，咳逆喘息少气，形体羸弱，大肉尽脱，劳热骨蒸，面浮肢肿，潮热，形寒，自汗，盗汗，声嘶失音，心慌，唇紫，肢冷，五更泄泻，口舌生糜，男子遗精、阳痿，女子经少、经闭，舌光质红少津，或舌淡体胖边有齿痕，脉微细而数，或虚大无力	肺痨日久，阴伤及阳，精气虚竭，肺脾肾三脏俱虚	温补脾肾，滋养精血	补天大造丸

【护理措施】

1. 起居护理 病室应安静整洁，空气新鲜、流通，阳光充足，温湿度适宜。每天用紫外线照射消毒。每日检测体温 2 ～ 4 次，尤其注意午后及晚间体温变化。肺阴亏损、虚火灼肺者室温宜凉爽湿润，避免干燥；气阴耗伤和阴阳虚损者室温宜偏暖，病室向阳，防寒保暖。衣被适中，汗出湿衣应及时擦干，避风更衣，以防当风受凉。注意休息，不宜过度活动、劳累，可适当散步和做呼吸操等，病情较重者宜卧床休息。咳喘少气，呼吸困难者予氧气吸入。肺痨患者应注意隔离，到定点专科医院治疗，嘱患者勿随地吐痰。

2. 病情观察 观察患者病证特点、主要症状表现及病情变化。观察患者咳嗽、咳痰情况，咯血的色、质、量及时间，潮热的时间和热势，有无胸痛、盗汗，消瘦的情况，以及舌苔、脉象的变化等，做好记录。若出现胸闷、咽痒有血腥味等咯血先兆或咯血量多、汗出肢冷、面色苍白、血压下降、脉微欲绝等气随血脱征象，或热势有增无减、咯血不止等，均需立即通知医师，并配合抢救处理。咯血量多时应保持呼吸道通畅，防止窒息。

3. 饮食护理 饮食宜富营养、高蛋白和高热量、富含纤维素和易消化食物，多食奶类、蛋类、鱼虾、瘦肉、豆制品等食物，建议每天蛋白质摄入量为 1.5 ～ 2.0g/kg，多食新鲜蔬果，以补充维生素。忌辛辣、动火伤阴之品，禁烟酒。可每日进食大蒜（独头蒜最佳）2 粒煮粳米粥，有补肺抗痨功效。肺阴亏损者可食百合、梨、藕、枇杷、银耳、燕窝、蜂蜜等以滋阴润肺，也可服虫草老鸭煲；虚火灼肺出现骨蒸盗汗者，可多食荸荠、藕等或用浮小麦、瘪桃干煎汤代茶饮，或服用天地粥；痰中带血或咯血者可食鲜藕汁、鲜百合汁和冰糖蒸梨，不宜过食生冷；气阴耗伤者饮食宜补脾养肺，少食多餐，可选食山药、黄芪、白扁豆、薏苡仁、百合、莲子肉、银耳、冬虫夏草等煨鸭、煨粥；便溏者可食用山药鸡蛋黄粥、黄芪薏苡仁粥等，忌肥甘厚腻生冷之物；阴阳虚损者可适当服用紫河车、冬虫夏草、蛤蚧、灵芝等，或五味鸡补益精血。

4. 情志护理　肺痨病程长，病情反复，患者易出现焦虑和恐惧心理。应对患者进行心理疏导，坚持长期规范治疗，帮助其建立科学调养、战胜疾患的信心。虚火灼肺者情绪急躁，在做好心理疏导的同时，多与家属交流，帮助消除不良情绪；阴阳虚损者多为晚期重症，患者年高体衰，病延日久或久治未效或出现多种并发症，预后差，多数患者失去战胜疾病的信心，应积极配合医生对家属及患者加强宣教和心理支持。

5. 用药护理　应按时服药。肺阴亏损者中药汤剂宜温服；虚火灼肺者宜稍凉服；气阴耗伤者宜温服；阴阳虚损者中药汤剂宜用文火煎，温服。服药后应注意观察药后反应。咳嗽、潮热、盗汗和咯血症状减轻是疾病经治后改善的表现，反之，诸症不减反加重应及时报告医师，查找原因，加强综合治疗。咳嗽咳痰较剧者，可予秋梨膏加川贝粉口服；咯血量多时，遵医嘱予三七粉、云南白药粉冲服；服用抗结核药的患者应遵医嘱服药，不可自行随意减药，以免影响治疗效果。

6. 适宜技术　肺痨阴虚盗汗者可用浮小麦泡茶饮用；也可用敷脐法，取五倍子粉加白醋调成糊状，临睡前敷填神阙穴；或用煅牡蛎、煅龙骨粉纱布包扎，用以扑身，以收敛止汗；或指揉三阴交、太溪、阴郄、后溪等穴。肺痨日久者可用五灵脂、白芥子、甘草、大蒜泥共研细末，加入少量醋，摊纱布上，敷颈椎至腰椎夹脊旁开 1.5 寸处。肺痨伴消瘦者，可艾灸膏肓、肺俞、百劳、气海、身柱、足三里等穴。

【健康教育】

1. 起居有常，注意劳逸结合，节制房事，适当进行体育锻炼以增强体质。控制传染源、切断传播途径，不随地吐痰，喷嚏时用纸巾遮挡口鼻，防止病菌经飞沫传给他人。做好患者用具及房间空气的消毒工作。

2. 保持乐观情绪，安心静养，戒恼怒忧虑。遵医嘱坚持服用抗痨药，巩固疗效，定期复查，以得到有效的治疗。

3. 加强饮食调养，饮食宜易消化、富营养，多食用补益肺脾肾之品，忌辛辣、煎炸、油腻、生冷食物，戒烟酒。

4. 已婚女性暂不宜生育，已孕者应终止妊娠。未受感染的新生儿、儿童及青少年应预防接种卡介苗。与涂阳肺结核患者密切接触的家属，必要时应接受预防性化学治疗。

复习思考题

1. 肺痨的病因病机特点。
2. 肺痨的临证护理要点。
3. 肺痨的预防措施。

第六节　肺　胀

肺胀是指多种慢性肺系疾病反复发作，迁延不愈，导致肺气胀满，不能敛降，以胸部膨满、憋闷如塞、喘息上气、咳嗽痰多、烦躁心悸、面色晦黯，或唇甲发绀、脘腹胀满、肢体浮肿等为主要临床表现的病证。严重者可出现神昏、痉厥、出血、喘脱等危重证候。发病人群多为老人。本病多属积渐而成，病程缠绵，时轻时重，常反复发作，迁延难愈。

早在《内经》就有关于肺胀病名的记载，并指出其病因病机及证候表现。如《灵枢・胀论》曰：“肺胀者，虚满而喘咳。”汉・张仲景《金匮要略・肺痿肺痈咳嗽上气病脉证并治》指出：“咳而上气，此为肺胀，其人喘，目如脱状。”书中记载了应用越婢加半夏汤、小青龙加石膏汤等方药进行辨证论治，至今仍被临床所沿用。隋・巢元方《诸病源候论・咳逆短气候》记述肺胀的发病机理：“肺虚，为微寒所伤，则咳嗽。嗽则气还于肺间，则肺胀，肺胀则气逆。而肺本虚，气为不足，复为邪所乘，壅容不能宣畅，故咳逆短气也。”元・朱丹溪提出肺胀的发生与痰瘀互结，阻碍肺气有关。清・张璐《张氏医通》认为肺胀以“实证居多。”清・李用粹《证治汇补・咳嗽》提出肺胀的辨证施治当分虚实两端，“又有气散而胀者，宜补肺，气逆而胀者，宜降气，当参虚实而施治”，对肺胀的临床辨治有一定的参考价值。

西医学中的慢性阻塞性肺疾病、支气管哮喘、支气管扩张、硅沉着病、肺结核、肺间质纤维化合并肺气肿、肺源性心脏病等疾病出现肺胀的主要表现时，可参照本节进行辨证施护。

知识拓展

呼吸养生——六字诀

六字诀是一种吐纳法，它是通过呬、呵、呼、嘘、吹、嘻六个字的不同发音口型，唇齿喉舌的用力不同，以牵动不同的脏腑经络气血的运行。明代太医院的龚廷贤在其著的《寿世保元》中谈到六字诀治病：“不炼金丹，且吞玉液，呼出脏腑之毒，吸入天地之清。”其中“呬”字功专补肺气，呬，读（sī）。口型：开唇叩齿，舌微顶下齿后。动作要领：呼气念呬字，两手从小腹前抬起，逐渐转掌心向上，至两乳平，两臂外旋，翻转手心向外成立掌，指尖对喉，然后左右展臂宽胸推掌如鸟张翼。呼气尽，随吸气之势两臂自然下落垂于体侧，重复六次，调息。有文献报道，传统“六字诀呼吸操”对慢性阻塞性肺疾病（COPD）稳定期患者的康复有很好疗效。

一、病因病机

肺胀的发生，多因久病肺虚，致痰瘀潴留，肺气壅滞，肺不敛降，气还肺间，胸膺胀满而成，每因复感外邪诱使发作或加剧。病变首先在肺，继则累及脾肾，后期及心。

1. 久病肺虚 因慢性肺系疾患如久咳、久哮、久喘等迁延失治，导致痰浊潴留，伏着于肺，肺气壅滞不畅，久则肺气胀满不能敛降，而成肺胀。此外，长期吸烟，吸入粉尘，亦是损伤肺脏，肺失宣降的重要因素。

2. 感受外邪 素体肺虚导致卫外不固，外感六淫之邪反复乘袭，诱导本病发作，致使病情日益加重。六淫之中以风寒、风热多见，尤其风寒常见，故肺胀在冬春寒冷季节最易复发。

3. 年老体虚 年老体虚，肺肾俱衰，正虚不能卫外，是六淫外邪反复乘袭的基础，感邪后正不胜邪而病益重，反复罹病而正更虚，如是循环反复，从而导致肺胀形成。

二、诊断与鉴别诊断

（一）诊断依据

1. 临床上以咳、喘、痰、胀、瘀为主症，表现为咳逆上气，痰多，胸部膨满，憋闷如塞，喘息，动则加剧，甚则鼻扇气促，张口抬肩，目胀如脱，烦躁不安等，日久可见心悸，面唇紫绀，脘腹胀满，肢体浮肿，严重者可出现喘脱，或伴发悬饮、鼓胀、癥积、神昏、谵语、痉厥、出血等。

2. 有慢性肺系疾患病史多年，反复发作，时轻时重，经久难愈。多见于老年人。

3. 常因外感而诱发，劳倦过度、情志刺激等也可诱发。

4. 肺部 CT、肺功能等检查有助于本病的诊断。

（二）病证鉴别

1. 肺胀与哮证　哮证是一种发作性的痰鸣气喘疾患，常突然发病，经治疗或可自行缓解，以夜间发作多见；肺胀是多种慢性肺部疾病长期反复发作、迁延不愈发展而来，以喘促、咳嗽、咳痰、胸部膨满、憋闷如塞等为临床特征，二者有明显的区别。哮证长期反复发作，可使肺脾肾受损，痰瘀互结，肺气壅滞，不能收敛而发展为肺胀。

2. 肺胀与喘证　喘证是以喘促、呼吸困难为临床表现，可见于哮证、肺胀、胸痹等多种急性、慢性疾病的过程中。肺胀为多种慢性肺部疾病长期反复发作，迁延不愈而成，临床除喘促、呼吸困难外，尚有咳嗽、咳痰、胸部膨满、憋闷如塞等特征，喘促仅肺胀一个症状。

三、辨证施护

【辨证要点】

1. 辨虚实标本　肺胀总属本虚标实之证，但有偏实与偏虚的不同。一般感邪时偏于邪实，平时偏于本虚。偏虚者有气（阳）虚、阴阳两虚等不同，为肺、脾、肾、心亏损所致，早期以气虚为主，或为气阴两虚，病位在肺、脾、肾，后期气虚及阳，甚则可见阴阳两虚，病变以肺、肾、心为主；偏实者须分清痰浊、水饮、血瘀的偏盛及兼感外邪所属，早期以痰浊为主，渐而痰瘀并重，并可兼见气滞、水饮错杂为患，后期痰瘀壅盛，正气虚衰，标实与本虚并重。

2. 辨证候轻重　肺胀若无外邪侵袭于肺，病情稳定，仅见喘咳上气，胸闷胀满，动则加重，证候相对较轻。凡见鼻扇气促，张口抬肩，目胀欲脱，烦躁不安，痰多难咳，则提示病情加重。若见心慌动悸，面唇紫绀，肢体浮肿，神昏，谵语，痉厥，出血，喘脱等候，则属肺胀危症，需急救处理。

【证候分型】

肺胀的证候分型见表 2-6-1。

表 2-6-1　肺胀证候分型

证型	证候表现	证机要点	护治法则	代表方
痰浊壅肺	胸膺满闷，咳嗽痰多，色白黏腻或呈泡沫，短气喘息，稍劳即著，畏风易汗，脘腹痞胀，纳少，泛恶，便溏，倦怠乏力，或面色紫黯，唇甲青紫，舌质偏淡或淡胖，或舌质紫黯，舌下青筋显露，苔薄腻或浊腻，脉细滑	肺虚脾弱，痰浊内生，肺失宣降	化痰降气，健脾益肺	苏子降气汤合三子养亲汤
痰热郁肺	咳逆，喘息气粗，胸满，咯痰黄或白，黏稠难咳，身热，烦躁，目睛胀突，溲黄，便干，口渴欲饮，或发热微恶寒，咽痒疼痛，身体酸楚，出汗，舌质红或边尖红，苔黄或黄腻，脉滑数或浮滑数	痰浊壅肺，清肃失司，肺气上逆	清肺化痰，降逆平喘	越婢加半夏汤或桑白皮汤
痰蒙神窍	意识朦胧，表情淡漠，嗜睡，或烦躁不安或昏迷，谵妄，撮空理线，或肢体瞤动，抽搐，咳逆喘促，咳痰黏稠或黄黏不爽，或伴痰鸣，唇甲青紫，舌质黯红或淡紫，或紫绛，苔白腻或黄腻，脉细滑数	痰蒙神窍，引动肝风	涤痰，开窍，息风	涤痰汤，中成药至宝丹或安宫牛黄丸

续表

证型	证候表现	证机要点	护治法则	代表方
阳虚水泛	咳喘不能平卧，咳痰清稀，胸满气憋，面浮，下肢肿，甚则一身悉肿，腹部胀满有水，尿少，脘痞，纳差，心悸，怕冷，面唇青紫，舌胖质黯，苔白滑，脉沉细滑或结代	心肾阳虚，水饮内停	温肾健脾，化饮利水	真武汤合五苓散
肺肾气虚	呼吸浅短难续，甚则张口抬肩，倚息不能平卧，咳嗽，痰如白沫，咳吐不利，胸满窒闷，声低气怯，心悸，形寒汗出，或腰膝酸软，小便清长，或尿有余沥，或咳则小便自遗，舌淡或黯紫，苔白润，脉沉细数无力，或有结代	肺肾两虚，气失摄纳	补肺纳肾，降气平喘	平喘固本汤合补肺汤

【护理措施】

1. 起居护理 病室应经常通风，保持空气新鲜，温湿度适宜，避免寒冷或干燥空气、烟尘及异味刺激，给予氧气吸入。加强病室消毒，禁止吸烟。痰浊壅肺、阳虚水泛、痰蒙神窍者室温可稍高，安排在向阳的房间，以防寒保暖；痰热郁肺者室内宜凉爽湿润，避免直接吹风。患者宜安静卧床休息，取半卧位或身体前倾坐位。缓解期适当活动，可先在室内活动，待病情好转逐渐增加活动量，如太极拳、八段锦、呼吸操等，以增强体质，改善肺功能。

2. 病情观察 注意观察神志、肤色、体温、呼吸、咳嗽、咯痰、血压情况，观察痰液色、质、量，汗出、缺氧及舌苔、脉象等情况，以判断其证候。呼吸困难者持续低流量给氧，保持呼吸道通畅；如患者出现面色青紫，四肢厥逆，大汗淋漓，脉微欲绝等亡阳征象，应立即报告医生，并配合抢救。

3. 饮食护理 饮食宜清淡富营养，多食果蔬，忌辛辣刺激、生冷、油腻、海膻发物等。痰浊壅肺者宜食莱菔子、白果、粳米同煮粥，早晚温热服之；痰热郁肺口渴，舌红津伤者，可多予梨汁、荸荠汁、萝卜杏仁猪肺汤；肺肾气虚者缓解期可食蛤蚧虫草瘦肉汤、沙参百合粥、黄芪党参粥等，也可服食蛤蚧粥；阳虚水泛浮肿明显者应忌盐，水肿消退后可进低盐饮食，或食用鲤鱼赤小豆汤、赤小豆粥、薏苡仁粥、大枣粥等以利水湿。

4. 情志护理 肺胀病程长，病情缠绵，反复发作，经久难愈，患者常对治疗结局存在消极思想，不主动配合治疗，易产生忧郁、焦虑、抵触心理。故应加强情志调护，指导患者自我调节情志的方法，避免忧郁恼怒等不良情绪，嘱家属多予关心，给予精神支持，使患者保持良好的心态，增强战胜疾病的信心。

5. 用药护理 伴外感风寒者汤药应热服；痰浊壅肺、阳虚水泛者汤剂宜温热服；痰热郁肺者宜温凉服。痰蒙神窍者可服用至宝丹或安宫牛黄丸以豁痰开窍醒神，慎用镇静剂，以免抑制呼吸。服药后注意观察神志、呼吸、胸闷、咳嗽、咳痰、发绀、浮肿等症状是否改善，应用利尿剂者注意观察尿量。

6. 适宜技术 阳虚水泛者艾灸大椎、肺俞、脾俞、肾俞、命门、足三里、三阴交等穴以温阳化气行水。痰蒙神窍者可针刺水沟、间使、内关、丰隆等穴以开窍豁痰。虚证患者可灸足三里穴、膏肓；亦可自我按摩肾俞、涌泉等穴；或取神门、肝、肾、皮质下、内分泌、肾上腺、平喘、肺等耳穴，用王不留行籽左右耳穴交替贴压；亦可行三伏贴，选肺俞、心俞、膈俞、定喘、膏肓等穴，以扶正祛邪。

【健康教育】

1. 起居有常，避风寒，勿过劳，禁烟酒。重视情志调摄，保持心情舒畅，避免焦虑、烦躁、悲忧等不良情绪。

2. 进行适当的锻炼，如散步、太极拳、六字诀、呼吸保健操，以增强体质；也可坚持耐寒训练，如冷水洗脸、冷水擦身等，提高机体抗御风寒的能力。

3. 饮食宜清淡、易消化、富营养，忌肥甘厚腻、生冷煎炸、海膻发物之品。有水肿者应低盐或无盐饮食。

4. 有条件者家中配备吸氧设备，每日定时家庭氧疗以改善呼吸功能。

5. 平时注意预防感冒，若出现发热、咳嗽、咯痰、呼吸困难、胸闷、发绀等临床表现时，应及时就诊。

复习思考题

1. 肺胀发生的病因病机。
2. 肺胀的临证护理要点。

第七节　心　悸

心悸是指心之气血阴阳亏虚，或痰饮瘀血阻滞，致心失所养或邪扰心神，以患者自觉心中悸动，惊惕不安，甚则不能自主为主要表现的病证。每因情志波动或劳累过度而发作，常伴胸闷、气短、失眠、健忘、眩晕、耳鸣等症。心悸多呈阵发性，根据病情轻重的不同，分为惊悸和怔忡。惊悸是多因情志刺激而诱发的自觉心跳不安的病证，病情较轻；怔忡是无精神因素亦可自发的病证，病情较重，可呈持续性。心悸仅为偶发、短暂、阵发者，一般易治，或不药而解；反复发作或长时间持续发作者，较为难治。

《内经》虽无心悸相关之病名，但已认识到心悸与宗气外泄、心脉不通、突受惊恐、复感外邪等因素有关。《素问·平人气象论》"脉绝不至曰死，乍疏乍数曰死"，认为脉律失常严重程度与疾病预后密切相关。汉·张仲景在《伤寒论·辨太阳病脉证并治》和《金匮要略·惊悸吐衄下血胸满瘀血病脉证治》中首次将其命名为"惊悸""心动悸""心下悸"等，并指出惊扰、水饮、虚损及汗后受邪为其主要病因，在治疗上提出"伤寒，脉结代，心动悸，炙甘草汤主之"。宋·严用和《济生方·惊悸怔忡健忘门》中提出了怔忡的病名。明·虞抟《医学正传·惊悸怔忡健忘证》对惊悸、怔忡的区别与联系有详尽的描述。明·张介宾《景岳全书·怔忡惊恐》认为怔忡由阴虚劳损所致，在治疗和护理上主张"养气养精，滋培根本""节欲节劳，切戒酒色"。

西医学中各种原因引起的心律失常，如心动过速、心动过缓、期前收缩、心房颤动或扑动、房室传导阻滞、病态窦房结综合征、预激综合征以及心功能不全、心肌炎、神经官能症等，以心悸为主症者，可参照本节辨证施护。

一、病因病机

心悸的病位在心，与肝、脾、肾、肺相关。其病因既有体虚劳倦、饮食不当、七情内伤等因素，又可因感受外邪、药物损伤所致。病理性质有虚实之分，虚证为气血阴阳亏虚，致心失所养；实证多由痰火、瘀血、水饮而致心神不宁，虚实之间可相互夹杂或转化。

1. 体虚劳倦　禀赋不足，素体亏虚，或久病伤正，耗损心之气阴，或劳倦太过伤脾，生化乏源，气血阴阳亏虚，脏腑功能失调，致心神失养，发为心悸。或心阳虚衰，血行无力，血脉瘀滞，亦可致心悸；或虚及脾肾之阳，水湿不得运化，成痰成饮，上逆于心，亦成心悸；或肺气亏虚，不能助心以治节，则心脉运行不畅，均可引发心悸。

2. 饮食不当 嗜食膏粱厚味、煎炸炙煿之品，损伤脾胃，脾失健运，痰浊内生，蕴热化火，痰火扰心而致心悸；或因过食生冷，伤脾滋生痰浊，痰阻心脉，而致心悸。

3. 七情所伤 平素心虚胆怯，突遇惊恐，惊则气乱，恐则气下，忤犯心神，心神动摇，不能自主而心悸；或因忧思过度，劳伤心脾，阴血暗耗，心失所养而心悸；或因长期抑郁而致肝气郁结，气滞血瘀，心脉不畅发为心悸；或因大怒伤肝，怒则气逆，大恐伤肾，恐则伤精，阴虚于下，火逆于上，动撼心神亦可发为心悸。

4. 感受外邪 风、寒、湿三气杂至，合而为痹。痹证日久，复感外邪，内舍于心，痹阻心脉，心血瘀阻，发为心悸。或风寒湿热之邪，由血脉内侵于心，耗伤心之气血阴阳，可引起心悸。此外，如温邪、疫毒内侵，邪毒内扰心神，灼伤营阴，心失所养，均可出现心悸。

5. 药物损伤 药物过量或毒性较剧，损及于心，引起心悸，常见药物如中药附子、乌头、雄黄、蟾蜍、麻黄等，西药如奎尼丁、肾上腺素、洋地黄、锑剂等。另外静脉补液过多、过快时，也可发生心悸。

二、诊断与鉴别诊断

（一）诊断依据

1. 自觉心慌不安，心跳剧烈，时作时止，不能自主，呈阵发性或持续不能缓解。脉象表现或数或迟，或乍疏乍数，或见结脉、代脉、促脉、涩脉等变化。

2. 常伴有胸闷不适，易激动，心烦，少寐，多汗，乏力，眩晕等。发作频繁者，可伴有心胸疼痛，甚至喘促，肢冷汗出，或见晕厥。

3. 常由情志刺激如惊恐、紧张以及劳倦过度、饮酒、饱食等因素诱发。

4. 心电图等检查有助于明确诊断。

（二）病证鉴别

1. 惊悸与怔忡 两者均属于心悸，有病因、发病特点、病理性质及病情轻重之不同。两者的鉴别见表2–7–1。

表2–7–1 惊悸与怔忡的鉴别

病名	发病特点	病因	病理性质	病情
惊悸	发病迅速，多呈阵发性，可自行缓解，不发时如常人	多因情绪因素诱发	实证居多	较轻，全身情况较好，病势浅而短暂
怔忡	持续心悸，心中惕惕不安，不能自控，动则加剧，平素亦可见脏腑虚损之证候	因久病体虚所致，无精神因素亦可发生	多属虚证或虚实夹杂	较重，全身情况较差，病势深重

2. 心悸与奔豚 奔豚又称为奔豚气，隶属肾积。豚，即小猪。因其发作时胸腹如有小猪奔闯，故名。奔豚发作时亦觉心胸躁动不安，且两者均可由惊恐而诱发。其区别在于奔豚发于少腹，上至心下，上下冲逆，心悸则发自于心，以心中悸动不安为特征，无上下冲逆感。

3. 心悸与卑惵 卑惵是一种以神志异常为主的病证，《证治要诀·怔忡》中描述卑惵的症状为“痞塞不欲食，心中常有所歉，爱处暗室，或倚门后，见人则惊避，似失志状”。与心悸相比，两者均会出现自觉心慌不安，但卑惵一般无促、结、代、疾、迟等脉象出现，而心悸无神志异常的表现。

三、辨证施护

【辨证要点】

1. 辨虚实　心悸证候特点多为虚实相兼，故当首辨虚实，虚指脏腑气血阴阳的亏虚，实指水饮、瘀血、痰火上扰。其次，当分清虚实之程度，在正虚方面，即一脏虚损者轻，多脏虚损者重；在邪实方面，一般来说，单见一种者轻，多种夹杂者重。临床以虚实夹杂者为多，但总属虚多实少。

2. 辨脉象变化　脉搏的节律异常为本病的特异征象，故辨脉象可以帮助判定心悸的寒热虚实属性。一般认为，数脉主热，迟脉主寒，脉有力为实，无力为虚。阳盛则促，阴盛则结。数滑有力为痰火，涩脉多提示瘀血，迟而无力为虚寒，结脉多提示气血凝滞，代脉常见元气虚衰、脏气衰微。若脉虽数、促而沉细、微细，伴有面浮肢肿，动则气短，形寒肢冷，舌淡者，为虚寒之象。此外，凡久病体虚而脉象弦滑搏指者为逆，病情重笃而脉象散乱模糊者为病危之象。

3. 辨病情轻重　从引起心悸的病因、发作的频率、病程的长短及伴随症状可区分心悸病情的轻重。如因惊恐而发，时发时止，伴有痰热内扰，胆气不舒者较轻；心悸频发，病程已久，脏气虚损，痰瘀阻滞心脉者较重。即惊悸较轻，怔忡较重。若发作急骤，伴有亡阳者多危重。

【证候分型】

心悸的证候分型见表 2–7–2。

表 2–7–2　心悸证候分型

证型	证候表现	证机要点	护治法则	代表方
心虚胆怯	心悸不宁，善惊易恐，恶闻声响，坐卧不安，失眠多梦或易惊醒，食少纳呆，舌质淡红，苔薄白，脉细略数或细弦	气血亏损，心虚胆怯，心神失养，神摇不安	镇惊定志，养心安神	安神定志丸
心脾两虚	心悸气短，少寐多梦，健忘，头晕目眩，神疲乏力，面色无华，纳呆食少，舌淡红，苔薄白，脉细弱	心血亏耗，心失所养，心神不宁	补血养心，益气安神	归脾汤
阴虚火旺	心悸易惊，心烦不寐，眩晕耳鸣，急躁易怒，五心烦热，潮热盗汗，口燥咽干，腰膝酸软，舌红少津，苔少或舌质光红无苔，脉细数	肝肾阴虚，水不济火，心火内动，扰动心神	滋阴清火，养心安神	天王补心丹合朱砂安神丸
心阳不振	心悸不安，胸闷气短，动则尤甚，面色苍白，形寒肢冷，舌质淡，苔白，脉虚弱或沉细无力	心阳虚衰，无以温养心神	温补心阳，安神定悸	桂枝甘草龙骨牡蛎汤合参附汤
水饮凌心	心悸，胸闷痞满，下肢浮肿，纳呆食少，渴不欲饮，伴恶心呕吐，眩晕，小便不利，甚则喘促，不得平卧，舌淡胖，苔白滑，脉弦滑或细滑	脾肾阳虚，水饮内停，上凌于心，扰乱心神	振奋心阳，化气行水	苓桂术甘汤
心血瘀阻	心悸不安，胸闷、心痛时作，痛如针刺，唇甲紫绀，舌质紫黯，或有瘀斑、瘀点，脉涩或结或代	气滞血瘀，心脉瘀阻，心阳被遏，心失所养	活血化瘀，理气通络	桃仁红花煎
痰火扰心	心悸时发时止，烦躁易惊，胸闷，脘腹胀满，失眠多梦，食少纳呆，口苦口干，大便秘结，小便短赤，舌红，苔黄腻，脉弦滑	痰浊停聚，郁久化火，痰火扰心，心神不安	清热化痰，宁心安神	黄连温胆汤

【护理措施】

1. 起居护理　病室环境安静，避免噪音，医护人员做到说话轻、操作轻、走路轻、开关门轻，以减少对患者的不良刺激。空气新鲜，温湿度适宜，注意四时气候变化，防寒保暖，以免外邪侵袭诱发或加重心悸。起居有节，劳逸适度。心悸发作时宜卧床休息，重症者应绝对卧床，待好转后，逐渐恢复体力活动。心慌气急者给予吸氧，氧流量为 2 ～ 4L/min。养成良好的睡眠习惯，睡前尽量放松身心，可以听轻松舒缓的音乐或用温水泡脚，不宜看刺激性书刊及影视。养成规律的排便习惯，保持大便通畅，可协助便秘患者进行腹部按摩，必要时遵医嘱予缓泻剂，切忌努责。心脾两虚者，病室宜阳光充足，注意随气候变化增减衣物，以防伤及心气；阴虚火旺者，室温宜偏低，通风，凉爽，睡眠时光线宜暗，薄衣薄被，慎房事，以防肾水亏耗，水不济火，加重心悸；心阳不振者，病室宜阳光充足，预防感冒；水饮凌心者，病室宜温暖，若患者心悸喘咳，胸闷，不得平卧，应采取半卧位。

2. 病情观察　密切观察心慌的程度，询问患者感受；了解心悸的诱因与情志、饮食、体力活动等关系；观察心率、心律、血压、脉象等变化，必要时给予心电监护；观察心电图的变化，辨识常见异常心电图。若心率持续在每分钟 120 次以上或 40 次以下或频发期前收缩，应及时报告医生，予以处理。警惕患者出现面色苍白、四肢厥冷、血压下降等心阳暴脱的变证。水饮凌心者注意观察水肿、尿量的变化。

3. 饮食护理　饮食宜低盐、低脂，进食营养丰富而易消化的食物，忌过饱，避免烈酒、浓茶、咖啡、可乐等刺激性饮品。心阳不振者，饮食应温热服，多食温补心阳之品，如羊肉、狗肉等，或加桂皮、葱、生姜、大蒜等调味，忌过食生冷；心脾两虚者宜补益气血，如鸡肉、鸽肉、莲子、红枣、山药等，以及含铁丰富的食物；阴虚火旺者，宜滋阴降火、清心安神，如梨、百合、小麦、鸭肉等，忌辛辣炙煿之品；心虚胆怯者，宜镇惊定志、养心安神，可用酸枣仁 5g，加白糖研末，于睡前调服，以镇静安眠，调养精神；心血瘀阻者，宜活血化瘀，如玫瑰花、山楂、红糖等；痰火扰心者，宜化痰泻火，如苦瓜、莲子心等泡茶，忌食膏粱厚味、煎炸炙煿之品；水饮凌心者，应限制钠盐和水的摄入，宜温阳化饮，如新鲜的胎盘或紫河车等，亦可配合利水消肿之品，如鲤鱼赤小豆汤。

4. 情志护理　心悸常因情志刺激诱发，故尤应重视情志护理。加强患者的心理疏导，可采用移情法、音乐疗法，或通过谈心释放情绪。一方面，通过说理开导使患者认识到不良情志与疾病的相关性，使其自觉保持稳定的情绪、良好的心境。同时，可根据心悸的虚实辨证选乐。实证者可选用《塞上曲》《二泉映月》《秋思》《雁落平沙》等，虚证者，可选用《喜洋洋》《步步高》《金水河》《假日的海滩》等。对心虚胆怯及痰火扰心、阴虚火旺等引起的心悸，应避免惊恐刺激及忧思恼怒等。

5. 用药护理　严格按照医嘱的剂量、时间和方法给药，注意观察药物的不良反应。心阳不振者，中药汤剂应趁热服，补益药宜早晚温服，利水药宜空腹或饭前服，安神药宜睡前服。阴虚火旺者，中药汤剂宜浓煎，少量频服，睡前凉服，服药期间忌浓茶、咖啡。严格控制输液的量和滴速，观察输液反应。使用附子或服用洋地黄类药物时，应注意观察患者有无心率缓慢、胃纳减退、恶心、色觉异常、心慌不适等中毒症状，服用前测心率低于每分钟 60 次时应停药；使用利尿剂时，要准确记录出入量。心悸频作者，指导其随身携带急救药物，以备急用。

6. 适宜技术　可用王不留行籽行耳穴贴压，取心、交感、神门、皮质下等穴，心虚胆怯者加胰、胆，心脾两虚者加脾，阴虚火旺者加肾。心阳不足者，可灸心俞穴，或遵医嘱予针刺内关、神门等穴，以安神定悸。也可取心俞、内关、神门、胆俞等穴行穴位按摩，伴汗出者可加合谷穴。

【健康教育】

1. 起居有节，注意寒暑变化，避免久居阴寒之地，以防外邪侵袭而诱发或加重心悸；预防感冒，防治心肌炎。适当运动，可选择散步、做操、打太极等，以不疲劳为度。病情较轻者，可适当从事体力活动，以不加重症状为度；心悸、气短频发时，应绝对卧床休息。

2. 保持情志舒畅，避免恐怖刺激和不良情绪，以免情志过极而诱发心悸。教会患者自我调节情绪的方法，可采取听音乐、和亲友交流，做些自喜之事来放松。

3. 饮食有节，营养丰富易消化，低盐低脂，忌饥饱无常，忌肥甘厚味，忌浓茶，戒烟限酒。可多食桂圆柏子仁粥、红枣黑木耳汤等补养心气的食疗方。同时，保持大便通畅，以免诱发和加重病情。

4. 积极治疗原发疾病。心悸常病势缠绵，应坚持长期治疗，随身携带速效救心丸、硝酸甘油片等急救药物，教会患者自我监测心率的方法。如出现心悸发作持续不缓解，甚至出现严重的胸中闷痛、喘促、水肿等症状时，应及时到医院救治。

复习思考题

1. 心悸的病因病机。
2. 心悸的病理性质。
3. 惊悸与怔忡的鉴别。
4. 试述 1 ～ 2 种适宜技术在心悸患者中的应用。

第八节　胸　痹

胸痹是由邪痹心络，气血不畅所致，以膻中和左胸膺部发作性憋闷、疼痛，甚则心痛彻背，短气，喘息不得卧等为主要临床表现的病证。轻者仅感胸闷如窒，呼吸欠畅；重者则有胸痛；严重者心痛彻背、背痛彻心，或发展为真心痛。本病多在中年以后发生，男性多于女性，如治疗及时得当，病情可缓解，如反复发作，失治或调理不当，病情则较为深重。

《内经》中最早描述了胸痹的病名、病位、症状，并把心痛严重，并迅速造成死亡者称为“真心痛”。如《素问·缪刺论》有“卒心痛”“厥心痛”之称。《灵枢·五邪》说：“邪在心，则病心痛。”《灵枢·厥病》有“心痛间，动作痛益甚”“痛如以锥针刺其心”“真心痛，手足青至节，心痛甚，旦发夕死，夕发旦死”等描述。汉·张仲景《金匮要略·胸痹心痛短气病脉证治》正式提出“胸痹”的名称，把病因病机归纳为“阳微阴弦”，即“上焦阳气不足，下焦阴寒气盛”的本虚标实证，并提出了“温通散寒，宣痹化湿”的治疗原则，制定了代表方剂如瓜蒌薤白半夏汤、瓜蒌薤白白酒汤及人参汤等。元·危亦林在《世医得效方》中用芳香温通的方法，以苏合香丸治疗“暴卒心痛”。明·王肯堂《证治准绳》中明确指出心痛、胸痛、胃脘痛之别，用失笑散及大剂量红花、桃仁、降香治疗。《症因脉治》提出胸痹的发生与七情六欲、过食辛热有关。清·王清任《医林改错》用血府逐瘀汤活血化瘀通络治疗胸痹心痛。

西医学中的冠状动脉粥样硬化性心脏病（心绞痛、心肌梗死）、心包炎、病毒性心肌炎、心肌病、慢性阻塞性肺气肿等，出现胸闷、胸痛、短气、喘息不得卧等症状者，可参照本节辨证施护。

一、病因病机

本病的发生与寒邪内侵、年迈体虚、饮食不节、情志不遂等因素有关。心脉痹阻是其主要病机；病理性质为本虚标实，虚实夹杂，虚为气虚、血虚、阴伤、阳衰；实为寒凝、血瘀、气滞、痰浊。其病位在心，但与肝、脾、肾有关。

1. 寒邪内侵 寒主收引，可抑遏阳气，即暴寒折阳，又可使血行瘀滞，发为本病。素体阳衰，胸阳不足，阴寒之邪乘虚侵袭，寒凝气滞，致使胸阳痹阻，气机不畅而成胸痹。或阴寒凝结，日久寒邪伤人阳气，心阳虚衰，心脉痹阻，亦可成胸痹。

2. 年迈体虚 本病多见于中老年人，年过半百，肾中精气渐衰。肾阳虚衰，则不能鼓动五脏之阳，使心气不足或心阳不振，血脉失于温运，痹阻不畅而致胸痹；肾阴亏虚，则不能濡养五脏之阴，使心阴内耗，心脉不充，发为胸痹。心阴不足，心火燔炽，下汲肾水，耗伤肾阴；心肾阳虚，阴寒之邪上乘，阻滞气机，胸阳失运，发生胸痹。

3. 饮食不节 嗜食膏粱厚味，或嗜烟酗酒，湿热蕴积，郁结中焦，损伤脾胃，灼津为痰，阻塞经络，气机不畅，心脉闭阻而成胸痹。如痰浊留恋日久，痰阻血瘀，亦成本病。

4. 情志不遂 忧思伤脾，脾失健运，转输失能，津液不布，聚湿生痰，痰踞心胸，胸阳痹阻，发为胸痹；郁怒伤肝，肝失疏泄，郁久化火，灼津生痰或气郁血滞，血行不利，脉络不通，而发胸痹。

二、诊断与鉴别诊断

（一）诊断依据

1. 以胸部闷痛为主症，多见膻中或心前区突发憋闷疼痛，可有闷痛、绞痛、刺痛、隐痛或灼痛，呈发作性或持续不能缓解。疼痛常可窜及肩背、前臂、咽喉、胃脘部等。

2. 常伴有心悸、气短、自汗，甚则喘息不能平卧。严重者可见胸部剧烈疼痛，面色苍白，汗出肢冷，唇甲青紫，脉散乱或脉微欲绝等危象，甚至发生猝死。

3. 多见于中年以上，常因劳累过度、情绪波动、寒冷刺激或暴饮暴食等而发作。

4. 心电图、心功能测定、心肌标记物、血清酶学、冠脉造影等检查有助于明确诊断。

（二）病证鉴别

1. 胸痹与真心痛 真心痛是胸痹进一步发展而成的重症。胸痹是因心脉挛急而发作当胸闷痛，疼痛程度较轻，持续时间较短，服用芳香温通药物可以缓解；而真心痛因心脉闭塞而猝发胸中剧痛，疼痛程度较重，持续不解，常伴有面白唇紫，四肢厥冷，大汗淋漓，脉微欲绝或结代等危象，服用芳香温通药物不能缓解。

2. 胸痹与胃脘痛 心在脘上，脘在心下，故有胃脘当心而痛之称。由于心与胃脘部位相近，胸痹发作时，可向胃脘部放射，故胸痹症状不典型时易混淆。若胃脘部突发绞痛，应首先考虑胸痹，迅速鉴别，加以救治。两者的鉴别具体见表 2–8–1。

3. 胸痹与悬饮 悬饮与胸痹均有胸痛，两者的鉴别具体见表 2–8–1。

表 2–8–1 胸痹与胃痛、悬饮的鉴别

病名	疼痛部位	疼痛持续时间	疼痛性质	兼症	诱发因素
胸痹	膻中或左侧胸膺处	历时短暂，休息或用药后可缓解	闷痛或刺痛，剧痛时痛引肩背	伴心悸、气短、自汗、喘息等症	受寒、饱餐、情绪激动、劳累等
胃痛	上腹胃脘部	多在食后或饥饿之时易作，持续时间较长	胀痛、灼痛为主	伴泛酸、嗳气、恶心、呕吐、纳呆、呃逆等症	饮食、情志、感受外邪等

续表

病名	疼痛部位	疼痛持续时间	疼痛性质	兼症	诱发因素
悬饮	单侧或两侧胁肋部	持续不已	多为胀痛，持续不解	伴有咳唾，转侧、呼吸时疼痛加重，肋间饱满，并有咳嗽、咳痰	感受外邪、劳累等

三、辨证施护

【辨证要点】

1. 辨标本虚实　胸痹属本虚标实证。

（1）本虚　应辨气、血、阴、阳之不同。心气不足者，表现为胸中闷痛，常因劳累诱发，伴心悸、乏力、气短，舌淡胖或有齿痕，脉沉细或结代；心阳不振者，表现为胸闷气短，畏寒肢冷，神疲乏力，面色㿠白，自汗，舌质淡胖，脉沉细或沉迟；血虚者，表现为心悸怔忡，失眠多梦，面色无华，脉细或涩；气阴两虚者胸中隐痛，时作时止，缠绵不休，动则多发，伴口干，舌质红，少苔，脉沉细而促；若出现精神萎靡，表情淡漠，面色苍白，大汗淋漓，四肢厥冷，舌质黯淡，脉微欲绝，则为阳气欲脱之危象。

（2）标实　应辨气滞、血瘀、痰浊、寒凝的不同。气滞表现为胸闷重而痛轻，胸胁胀满，善太息，苔薄白，脉弦；血瘀表现为胸中刺痛，多在夜间发作，痛有定处，面色晦黯，口唇爪甲青紫，舌紫黯或有瘀斑、瘀点，脉结代或涩；痰浊表现为胸中窒闷疼痛，肢体沉重，唾吐痰涎，面色萎黄或浮肿，苔白腻或黄腻，脉弦滑或弦数；寒凝表现为胸痛如绞，遇寒发作或加剧，伴四肢逆冷，面色青白，舌质淡，苔薄白，脉细。

2. 辨病势顺逆　疼痛持续时间短者为轻症；疼痛持续时间长，反复发作，甚至数小时不得缓解者为重症或危象。疼痛遇劳而发，休息或服药后得减为顺证，服药后不能缓解为危候。一般疼痛发作次数与病情轻重程度呈正比，但亦有发作次数不多而病情较重者，尤其是在安静或睡眠时发作者病情较重。

【证候分型】

胸痹的证候分型见表 2-8-2。

表 2-8-2　胸痹证候分型

证型	证候表现	证机要点	护治法则	代表方
心血瘀阻	心胸刺痛，痛有定处，入夜加重，甚则心痛彻背，背痛彻心，或痛引肩背，伴有胸闷憋气，舌质紫黯，有瘀点、瘀斑，苔薄白，脉弦涩	血行瘀滞，胸阳痹阻，心脉不畅	活血化瘀，通脉止痛	血府逐瘀汤
气滞心胸	心胸满闷，胀痛阵发，时有太息，忧思郁怒时诱发或加重，伴胃脘部胀满，得嗳气或矢气则舒，苔薄白或薄腻，脉弦细	肝失疏泄，气机郁滞，心脉不和	疏肝理气，活血通络	柴胡疏肝散
痰浊闭阻	胸闷如窒，闷重而痛轻，痛引肩背，痰多气短，肢体沉重，阴雨天诱发或加重，伴倦怠乏力，少气懒言，纳呆便溏，舌体胖大，边有齿痕，苔厚腻或白滑，脉滑	痰浊盘踞，气机痹阻，胸阳失展，脉络阻滞	通阳泄浊，豁痰宣痹	栝蒌薤白半夏汤合涤痰汤
寒凝心脉	胸痛如绞，猝然发作，痛彻肩背，胸闷气短，喘息不宁，骤感风寒则诱发或加重，伴形寒肢冷，面色苍白，舌质淡，苔薄白，脉沉紧或沉细	素体阳虚，阴寒凝滞，气血痹阻，心阳不振	辛温散寒，宣通心阳	枳实薤白桂枝汤合当归四逆汤

续表

证型	证候表现	证机要点	护治法则	代表方
气阴两虚	心胸隐痛，时作时止，动则益甚，心悸心烦，神疲乏力，头晕气短，声息低微，面色㿠白，舌质胖嫩，边有齿痕，苔薄白，脉虚细缓或结代	心气不足，阴血亏耗，血行瘀滞	益气养阴，活血通脉	生脉散合人参养荣汤
心肾阴虚	心痛憋闷，心悸盗汗，心烦失眠，腰膝酸软，头晕耳鸣，口干便秘，舌红少津，苔少，脉细数或促代	水不济火，虚热内灼，心失所养，血脉不畅	滋阴清火，养心和络	天王补心丹合炙甘草汤
心肾阳虚	胸闷痛而气短，遇寒或劳累则诱发或加重，心悸汗出，神倦乏力，畏寒肢冷，水肿，面色㿠白，舌质淡胖，边有齿痕，苔白或腻，脉沉细迟	阳气虚衰，胸阳不振，气机痹阻，血行瘀滞	温补阳气，振奋心阳	参附汤合右归饮

【护理措施】

1. 起居护理 病室环境保持安静，避免噪音刺激，定时开窗通风，保持空气新鲜，温湿度适宜，不可汗出当风，防止寒邪入侵。胸闷心痛发作时，应绝对卧床休息，给予氧气吸入，限制探视，协助患者日常生活，缓解期适当下床活动，注意劳逸结合，避免过劳诱发疾病或加重病情。保持大便通畅，排便困难时嘱患者切忌屏气用力，必要时给予缓泻剂，如麻仁丸、番泻叶等。心肾阳虚及寒凝心脉者尤其要注意保暖，室温宜偏高，随气候变化调整衣被厚薄；痰浊闭阻者，忌潮湿环境，胸闷痰多时，可协助患者取半卧位。

2. 病情观察 密切观察胸闷、胸痛的部位、性质、程度、持续时间、诱发因素及伴随症状，及时辨明证候的标本虚实及病势顺逆发展。详细记录心率、心律、血压、面色、神志、舌苔、脉象的变化。观察心电图，注意 ST 段、Q 波的变化，必要时行心电监护。若患者出现胸中剧痛，有窒息及濒死感，含服硝酸甘油等药物不得缓解，伴精神萎靡、四肢厥冷、大汗淋漓、面色苍白、脉微欲绝等表现时，应考虑为真心痛，及时救治。心肾阳虚者注意观察水肿情况，并记录 24 小时出入量。

3. 饮食护理 饮食以清淡为原则，给予低盐、低脂、低胆固醇、高纤维素、易消化的食物。饮食宜规律，平素多食蔬菜瓜果，少量多餐，忌饱餐，勿食辛辣刺激、膏粱厚味之品，戒烟，不饮浓茶、咖啡。心血瘀阻者，宜食活血化瘀通络之品，如薤白、大蒜、山楂、玫瑰等，可少量饮米酒以助活血化瘀之功；寒凝心脉者，宜食辛温散寒之品，如生姜红糖茶等，亦可在饮食中佐以葱、椒等调味，忌生冷食物；气滞心胸者，宜多食疏肝理气之品，如佛手、香橼等泡茶饮；痰浊闭阻者宜多食化痰之品，如海蜇、荸荠、枇杷等；气阴两虚者，宜食益气养阴之品，如山药百合粥等；心肾阴虚者，宜食滋养心肾之品，如百合绿豆汤、枸杞茶等；心肾阳虚者，宜食温补心肾之品，如羊肉、狗肉、核桃等。

4. 情志护理 胸痛发作时，要陪伴安抚患者，适当采取转移法、诱导法，放松心情，切忌忧思恼怒，积极配合治疗，避免情绪紧张。平时注意保持心情舒畅，不宜观看引起恐怖、兴奋、紧张、刺激的影视节目或书报，不宜过度交谈，以免引起情绪波动。

5. 用药护理 中药汤剂一般宜温服。胸痹发作时遵医嘱给予硝酸甘油或速效救心丸舌下含服，或选用芳香温通的药物，如冠心苏合丸等。注意观察药后反应，包括药物起效的时间、疼痛缓解的程度及心律、心率、血压、脉象等变化。若症状未缓解，应及时通知医生，采取必要的措施。寒凝心脉者，中药汤剂热服；心肾阳虚者，中药汤剂宜浓煎，少量多次，热服；痰浊闭阻者，可予以鲜竹沥水化痰。

6. 适宜技术　心胸疼痛者可取心、交感、皮质下等穴，用王不留行籽行耳穴贴压；或选用当归、丹参、桃仁、红花等中药煎汤，于心俞穴进行中药离子导入。胸背闷痛者可用川芎、乌头、细辛等研末制成药熨袋，热熨背部；亦可采用艾灸法，主穴选膻中、心俞，心血瘀阻者加血海、气海，阴寒凝滞者加列缺、曲池、肺俞，痰浊壅塞者加太渊、脾俞、丰隆等穴。便秘者，可按摩腹部、足三里，或艾灸足三里、大肠俞、脾俞和胃俞。夜寐不安者，睡前用热水泡脚，嘱患者双手交替按摩涌泉穴，以助患者入睡，缓解紧张情绪。

【健康教育】

1. 居室安静、通风、温湿度适宜。起居有节，避风寒，保持充足的睡眠。注意劳逸适度，动而有节，控制体重，增强机体抗病能力。

2. 饮食应清淡少盐，少食肥甘厚腻。少量多餐，忌暴饮暴食，多吃水果蔬菜，戒烟酒。保持大便通畅，切忌努责。

3. 重视情志调摄，平素保持愉快平和的心理状态，避免喜怒忧思过度。

4. 积极治疗高血压、糖尿病、高脂血症等疾患。指导患者按医嘱服药，自我监测药物副作用，定期进行心电图、血糖、血脂检查。

5. 常备芳香温通药物，若猝发胸中大痛及时服药，保持镇静，平卧休息。如服用药物不得缓解，应及时到医院诊治。

复习思考题

1. 胸痹的病因、病机和病性。
2. 胸痹与胃痛的鉴别要点。
3. 寒凝心脉证与心肾阳虚证胸痹治护异同。

附：真心痛

真心痛是胸痹心痛之重症，亦称心厥，其特点为心胸猝然剧痛，汗出肢冷，面白唇紫，脉沉细或结代，甚则气息低微，汗出如雨，四肢厥冷，神志不清，脉微欲绝等。本病心痛猝作，持续不解，疼痛时间几小时至几天不等，经服芳香温通药物不能缓解，多见于中老年人，如积极处理，病情稳定者，预后尚好，病情严重者可迅速恶化，常合并心脱、心衰等危候。《灵枢·厥病》曰："真心痛，手足青至节，心痛甚，旦发夕死，夕发旦死。"其病因与年老体衰，阳气不足，七情内伤，气滞血瘀，痰浊化生，寒邪侵袭，血脉凝滞等因素有关。病位在心，其本在肾。总的病机是本虚标实，本虚即心之阴阳气血不足，是发病基础，标实指气滞、血瘀、痰阻、寒凝或多种邪实综合聚集而至，是发病条件。急性发作时以标实为主，总由心之气血失调、心脉痹阻不畅而致。恢复期以本虚为主，多为气虚血瘀，病情恶化时可出现阳脱阴竭。

【证候分型】

真心痛的证候分型见表 2-8-3。

表 2-8-3　真心痛证候分型

证型	证候表现	证机要点	护治法则	代表方
气虚血瘀	心胸窒闷、刺痛，动则加剧，伴乏力气短，心悸汗出，舌体淡胖，边有齿痕，舌质紫黯，有瘀点、瘀斑，苔薄白，脉弦细无力	气虚血瘀，血行不畅，脉络闭阻	益气活血，通脉止痛	保元汤合血府逐瘀汤

续表

证型	证候表现	证机要点	护治法则	代表方
寒凝心脉	胸痛如绞，心痛彻背，背痛彻心，伴胸闷气短，心悸乏力，四肢厥冷，面色苍白，舌质黯淡，苔白腻，脉沉无力，迟缓或结代	阴寒凝滞，阳气失展，脉络不通	温通心阳，通痹散寒	当归四逆汤
阳脱阴竭	心胸绞痛，胸中憋闷或有窒息感，喘促不得平卧，面色苍白，大汗淋漓，心慌烦躁或汗出如油，表情淡漠，重者神志昏迷，手撒遗尿，四肢逆冷，口开目合，口舌青紫，脉疾数无力或脉微欲绝	心脉闭塞，阳气虚脱	回阳救逆，益气固脱	四逆加人参汤

【护理措施】

1. 起居护理 真心痛急性发作时，安置在重症监护室，持续低流量吸氧或加压面罩给氧，绝对卧床休息，谢绝探视，保持环境安静。病情缓解后可从床上活动逐渐过渡到床旁站立、扶助行走，第4周开始可缓慢行走。加强皮肤护理，大汗淋漓者，应更换衣被，使患者舒适，防止皮肤压疮的发生。保持大便通畅，不可用力排便，大便干结者，遵医嘱给予缓泻剂。

2. 病情观察 观察心痛的性质、程度、时间、诱因等，给予心电监护，严密观察心率、心律、血压、神志、面色、汗液、舌脉及心电图、心肌酶谱的变化。若胸痛剧烈难忍，痛彻肩背，持续不得缓解，患者出现濒死感，应立即通知医生，并协助抢救，以防厥脱。必要时行冠脉造影或介入治疗，做好检查、治疗前的准备。

3. 饮食护理 发病初予流质饮食，根据病情逐步改为半流质，饮食不可过饱，宜清淡易消化、富含营养和膳食纤维，忌食辛辣、肥甘厚味之品，忌烟酒。根据辨证选用益气活血、温阳散寒之品，如山药、大枣、山楂、羊肉、狗肉等。

4. 情志护理 心痛发作时，患者有强烈的恐惧、紧张感，应专人守护在身边，安抚患者，使其保持情绪稳定，消除惊恐、不安心理，减少耗氧量。避免一切不良刺激，指导患者了解疾病的相关知识，以利配合治疗。

5. 用药护理 可急煎中药，口服或鼻饲灌服，阴竭阳脱者，可急用独参汤。真心痛发作时亦可应用宽胸气雾剂给药，或舌下含服复方丹参滴丸，或速效救心丸，或麝香保心丸，缓解疼痛。病情危重者按西医学急性心肌梗死救治。静脉给予扩血管药、抗心律失常药物，应控制输液的速度及液体的入量。如行溶栓治疗，应注意出凝血时间、皮下出血等情况。必要时可适量使用镇静剂。

6. 适宜技术 在病情允许的情况下，参照胸痹采取中医护理适宜技术，如耳穴贴压、艾灸等以缓解或消除症状。亦可用针刺、按摩法，在急性发作时或发作前针灸极泉穴，可以用针刺，也可以用手指弹拨极泉穴处的神经或血管，尤其症状突发时，患者可以用这种方法自救或解除症状，瘀血阻滞可加青灵、通里，气虚加膻中、鸠尾，寒凝加命门、气海，痰阻加支沟、间使等。

【健康教育】

参见“胸痹”病证相应内容。

第九节 不 寐

不寐是指因脏腑机能紊乱，气血亏虚，阴阳失调所致，以经常不能获得正常睡眠为特征的病证。主要表现为睡眠时间、深度的不足，不能消除疲劳及恢复体力与精力。轻者入睡困难，或寐而不酣，寐而易醒，或时寐时醒，或醒后不能再寐；重者彻夜不寐。本病证以中老年人为多见，近来年轻人的发病率正逐渐提高。虽不属于危重疾病，但严重影响正常的生活、工作、学习和身心健康，并能加重或诱发心悸、胸痹、眩晕、头痛、中风等病证。

不寐在《内经》中称为“不得卧”“不得眠”“目不瞑”。《素问·逆调论》中记载“胃不和则卧不安”，后世医家延伸为凡脾胃不和、痰湿、食滞内扰，以致寐寝不安者均属于此。《灵枢·大惑论》说：“卫气不得入于阴，常留于阳。留于阳则阳气满，阳气满则阳跷盛；不得入于阴则阴气虚，故目不瞑矣。”详细论述了不寐之病机。不寐之名首见于《难经·四十六难》。汉·张仲景在《伤寒论》及《金匮要略》中记载了用黄连阿胶汤及酸枣仁汤治疗失眠，至今临床仍有应用价值。隋·巢元方《诸病源候论·大病后不得眠候》提到：“大病之后，脏腑尚虚，荣卫未和，故生于冷热。阴气虚，卫气独行于阳，不入于阴，故不得眠。若心烦不得眠者，心热也。若但虚烦，而不得眠者，胆冷也。”明确指出脏腑功能失调，营卫不和，卫阳不得入于阴，是不寐的主要病机所在。明·张景岳《景岳全书·不寐》较全面地归纳和总结了不寐的病因病机及其辨证施治方法，提到“饮浓茶则不寐，心有事亦不寐者，以心气之被伐也”。明·李中梓《医宗必读·不得卧》将不寐原因概括为“一曰气盛，一曰阴虚，一曰痰滞，一曰水停，一曰胃不和”五个方面。

西医学中的神经官能症、更年期综合征、慢性消化不良、贫血、动脉粥样硬化等，以失眠为主要临床表现时，可参照本节辨证施护。

一、病因病机

不寐一证多由病后体虚、情志失调、劳逸过度、饮食不节等因素引起。病理性质有虚实之分，肝郁化火、痰热扰心，致神不安宅者为实证；心脾两虚、气血不足或心胆气虚、心肾不交，致心神失养，神不安宁者为虚证。临床多见虚实夹杂，本虚标实。其病位在心，与肝、脾、肾密切相关。

1. 病后体虚　年迈血少，心血不足，心失所养，心神不安则不寐；或久病之人，心血暗耗，致血虚而无以养心，心虚则神不守舍而致不寐；或素体阴虚，兼房劳过度，耗伤肾阴，致使阴衰于下，不能上奉于心，心火独亢，火盛神动，心肾失交而致不寐。

2. 情志失调　情志过极可导致脏腑功能失调而致不寐。如思虑过度，伤及心脾，心伤则阴血暗耗，神不守舍，脾伤则脾不运化，气血生化乏源，心血亏虚，心失所养，心神不安，神不守舍而不寐；暴怒伤肝，肝失疏泄，肝郁气滞，肝郁化火，扰动心神，心神不宁而不寐；或五志过极，心火炽盛，扰乱神明，神无所主，且火热耗伤阴精，阴不敛阳，发为不寐；或暴受惊恐，导致心虚胆怯，神魂不安，均可致夜不能寐。

3. 劳逸过度　劳倦太过则伤脾，脾虚则生化乏源，营血亏虚，不能上奉于心，使心神失养而致不寐；过劳亦可损伤肝肾之精，水不制火，虚火上扰心神，心神不宁，亦致不寐；过逸少动亦致脾气虚弱，运化不健，气血不足，不能上奉于心，致心神失养而失眠。

4. 饮食不节　嗜食肥甘厚味，或过食生冷，或饥饱无度，损伤脾胃，脾失健运，气血生化不足，心失所养而失眠；或宿食停滞，胃失和降，酿为痰热，上扰神明，而致不寐。此外，浓茶、咖啡、酒之类饮料亦可导致不寐。

二、诊断与鉴别诊断

（一）诊断依据

1. 以不寐为主症，轻者入睡困难或寐而易醒，醒后难以再寐，持续 3 周以上；重者彻夜难眠。

2. 可伴心悸、乏力、头晕、头痛、健忘、多梦、心烦等症。

3. 常有饮食不节、情志不遂、劳倦过度及病后、体虚等病史。

4. 经各系统及实验室检查，未发现有妨碍睡眠的其他器质性病变。多导睡眠图测定显示，平均睡眠潜伏期时间延长，长于 30 分钟，或实际睡眠时间减少，每夜不足 6.5 小时，或觉醒时间增多，每夜超过 30 分钟。

（二）病证鉴别

不寐应与一时性失眠、生理性少寐、因他病痛苦而失眠相区别。因情志影响或生活环境改变引起的暂时性失眠不属于病态。老年人少寐，早睡，早醒，寐时易醒，亦多属于生理性少寐。因他病痛苦而失眠，则在缓解痛苦后睡眠得以改善。不寐与其余三者相比，均有睡眠时间、深度的异常，但不寐是单纯以失眠为主症，持续时间长，睡眠困难现象严重。其鉴别要点见表 2–9–1。

表 2–9–1　四种不寐的鉴别要点

种类	原因	表现特点
不寐	多因体虚、情志、饮食、劳逸失调等因素而引起	以不寐为主症的病证，表现为持续的、严重的睡眠障碍
暂时性不寐	一时性情志影响或生活环境改变造成	短暂性失眠，数日后即可恢复正常睡眠形态，不属于病态
因他病不寐	因其他疾病所引起	祛除病因后睡眠得以改善
生理性不寐	老年人及生理性睡眠需求少者等特殊人群	少寐早醒，醒后精力恢复，无日间残留效应，属生理状态

三、辨证施护

【辨证要点】

1. 辨虚实　失眠虚证，多因阴血不足，心失所养，阴阳失调，虚火扰神，心神不宁所致。临床表现为不寐，兼有体质瘦弱，面色无华，神疲懒言，心悸健忘，多属心脾两虚证；如心烦不寐，兼见心悸，五心烦热，颧红，潮热，多属阴虚火旺证；如入睡后容易惊醒，平时善惊，多属心胆气虚证。实证多因肝郁化火，肝火扰心或湿食生痰，痰热内扰，扰动心神，心神不安所致。临床表现为心烦易怒，不寐多梦，兼见口苦咽干，便秘溲赤，为肝火扰心证；如不寐，头重，痰多胸闷，为痰热扰心证。

2. 辨病位　不寐的发生，主要与心、脾、肝、肾等脏腑相关。郁怒伤肝，肝郁化火，扰动心神，多见急躁易怒而不寐，病位主要在肝与心；宿食停滞，痰湿化火，痰热上扰，多见胸闷痰多，脘闷，苔腻而不寐，病位主要在脾与胃；阴虚火旺，心肾不交，虚热扰神，多见心烦心悸，头晕健忘而不寐，病位主要在心与肾；脾虚不运，心失所养，多见面色无华，神疲倦怠而不寐，病位在心与脾；心虚胆怯，心胆气虚，多见心烦易惊，多梦而不寐，病位在心与胆。

【证候分型】

不寐的证候分型见表 2–9–2。

表 2–9–2　不寐证候分型

证型	证候表现	证机要点	护治法则	代表方
心脾两虚	入睡困难，多梦易醒，心悸健忘，伴头晕目眩，神疲倦怠，食少纳呆，腹胀便溏，面色少华，舌质淡，苔薄白，脉细弱	脾虚血亏，心神失养，神不安舍	补益心脾，养血安神	归脾汤
心胆气虚	虚烦不寐，心悸多梦，易于惊醒，伴心虚胆怯，终日惕惕，形体消瘦，倦怠乏力，面色㿠白，气短自汗，舌质淡，苔薄白，脉弦细	心虚胆怯，心神失养，神摇不安	益气镇惊，安神定志	安神定志丸合酸枣仁汤
心肾不交	心烦不寐，入睡困难，心悸多梦，伴头晕耳鸣，腰膝酸软，潮热盗汗，五心烦热，咽干口燥，男子遗精，女子月经不调，舌质红，苔少或无苔，脉细数	肾水亏虚，不能上济于心，心火炽盛，不能下交于肾	滋阴降火，交通心肾	黄连阿胶汤
肝火扰心	不寐多梦，重则彻夜不眠，急躁易怒，伴胸胁胀痛，头晕头胀，目赤耳鸣，口苦而干，口渴欲饮，不思饮食，便秘溲赤，舌质红，苔黄或黄燥，脉弦数	肝郁化火，上扰心神	疏肝泻火，镇心安神	龙胆泻肝汤
痰热扰心	心烦不寐，甚则彻夜不眠，胸闷脘痞，伴头重目眩，呕恶嗳气，口苦，痰多，便秘，舌质红，苔黄腻，脉滑数	湿食生痰，郁痰生热，扰动心神	清热化痰，和中安神	黄连温胆汤

【护理措施】

1. 起居护理　居室安静舒适，光线柔和，温湿度适宜，远离强光、噪音、异味刺激，为患者创造良好的睡眠环境。床单位应舒适、平整、清洁，枕头高度适宜。督促患者按时就寝，养成规律的作息时间。指导患者睡前排除杂念，先睡心后睡眼，或播放轻音乐、催眠曲等诱导入睡。指导患者选用菊花、决明子、蚕沙、夜交藤等药物，装入枕芯中制成药枕，达到安神解郁之功效。心肾不交、痰热扰心、肝火扰心者，衣被不宜过厚，汗出后及时更换，保证干爽舒适。心脾两虚者，注意劳逸结合，鼓励患者多锻炼，如太极拳、八段锦、五禽戏等。

2. 病情观察　观察患者睡眠时间、深度和睡眠质量，注意不寐的临床表现及轻重程度，观察有无头晕、头痛、心悸等伴随症状，并注意观察护治效果，及时调整护理计划，采取相应护理措施。因病痛而引发不寐者，及时去除相关病因，如呼吸困难、喘息等，给予半卧位，氧气吸入。

3. 饮食护理　饮食宜清淡易消化，少食肥甘厚味，睡前少饮水，忌食辛辣刺激食物，忌烟酒，晚餐不宜过饱，睡前忌饮浓茶、咖啡、可乐等。心脾两虚、心虚胆怯者，应多食补益气血、益气安神之品，如山药、大枣、龙眼肉、黄芪粥、党参粥或酸枣仁粥；心肾不交者，应多食养阴降火之品，如百合、莲子、海参等，可指导患者多食新鲜水果蔬菜等；肝火扰心者，宜多食清肝泻火之品，如芹菜、菊花等；痰热扰心者，宜多食清热化痰之品，如白萝卜、荸荠、海蜇等，若因宿食停滞所致痰热者，应多食消食导滞之品，如山楂、麦芽、白萝卜等。

4. 情志护理　忧思、郁怒等不良情绪可造成脏腑功能失调，加重失眠。指导患者放松心情，避免思虑过度。睡前避免情绪过度激动、兴奋，情绪不宁者，做好情志疏导及心理安慰，解除其烦恼，使患者心绪平静后安然入睡。鼓励患者平时进行自我情志调节，做到喜怒有节，“每临大事，必有静气”，即以豁达乐观平和的态度为人处世，正确对待失眠。根据患者喜好及证型选乐，如心脾两虚、心胆气虚者，可选择《春江花月夜》《喜相逢》等乐曲以通调血脉，从而促进睡眠；痰热内扰者，可选《梅花三弄》等乐曲，使患者静心宁神；阴虚火旺者，可选《梁祝》等舒缓的乐曲，以清心降火。

5. 用药护理 中药汤剂宜温服，安神药应在睡前 30 ～ 60 分钟服用，药中有酸枣仁、五味子等酸味药时，要避免同时服用碱性药。严格按照医嘱服药，避免长期依赖安眠药物。痰热内扰者，汤剂宜少量多次分服，以防呕吐，或服药时口嚼生姜少许。心脾两虚者，汤药宜空腹温服。因食滞胃脘而不得安卧者，遵医嘱可给予消食导滞药，或以探吐法，使其吐出胃中积滞食物；咳嗽者可酌情给予镇咳治疗。

6. 适宜技术 夜寐不安者可取心、枕、交感、神门、皮质下等耳穴为主穴，肝火扰心者加肝，痰热扰心者加胃，心肾不交者加肾，心脾两虚者加脾，心胆气虚者加胆，用王不留行籽行耳穴贴压，每天自行对捏贴压处；也可用梅花针叩刺督脉经线和足太阳膀胱经第一侧线，适用于各种证型之不寐；或按揉头面部及背部经络穴位，如印堂、神庭、风池、肩井、背俞、心俞、肾俞、关元等穴，以补益气血，滋养肝肾，疏肝解郁。心脾两虚、心肾不交者，睡前可按摩背部夹脊穴，或每日睡前双手交替按摩涌泉穴 60 ～ 100 次；或以茯神、酸枣仁、当归、夜交藤等中药煎汤足浴，以促进睡眠。亦可采用穴位贴敷法，将适量吴茱萸研末，用米醋调成糊状，贴敷在双足涌泉穴，以引火下行，尤其适宜于肝火扰心、痰热内扰及心肾不交型不寐。

【健康教育】

1. 注重精神调摄，克服焦虑、紧张、抑郁、恐惧、愤怒等不良情绪，适当参加社会活动，保持愉快舒畅的心情，恬淡虚无，精神内守。

2. 家居环境应保持静谧、舒适。养成合理作息、规律睡眠的习惯，睡前尽量放松，避免从事紧张、兴奋的活动，睡前可用温水或中药煎汤足浴。

3. 饮食有节，晚餐不宜过饱，忌浓茶、咖啡、醇酒。指导患者辨证选食，如山药莲子粥、红枣莲子粥、银耳羹等。

4. 病后注意调养，劳逸结合，适当从事体力劳动和体育运动，增强体质。脑力劳动者，应坚持适当体育锻炼。

5. 告知患者长期服用安眠药的副作用，减少对安眠药的依赖。

复习思考题

1. 不寐的病因病机。
2. 不寐的辨证要点。
3. 不寐时采用耳穴贴压的主穴和辨证取穴。
4. 不寐的生活调摄要点。

第十节 眩 晕

眩晕是由风阳上扰、痰瘀内阻等导致脑窍失养，脑髓不充，以头晕目眩，视物运转为主要临床表现的病证。眩指目眩，即视物昏花，模糊不清，或眼前发黑；晕为头晕，即感觉自身或周围景物旋转不定，两者常同时出现，一般统称为“眩晕”。轻者闭目即止；重者如坐舟船，旋转不定，不能站立，或伴有恶心、呕吐、面色苍白、汗出，甚则仆倒等症状。本病多见于中老年人，也可发于青年人。可反复发作，妨碍正常的工作和生活，严重者可发展为中风或厥证、脱证而危及生命。

眩晕病证首见于《内经》，称之为“眩冒”。《素问·至真要大论》云“诸风掉眩，皆属于肝”，指出眩晕与肝脏关系密切。《灵枢·口问》曰“上气不足，脑为之不满，耳为之苦鸣，头为之苦倾，目为之眩”，指出了眩晕的病因、病机、病位，还描述了眩晕的典型症状。汉·张仲景《金匮要略·痰饮咳嗽病脉证并治》中指出“心下有支饮，其人苦冒眩，泽泻汤主之”，认为痰饮乃眩晕的重要致病因素，并主张以泽泻汤治疗。元·朱丹溪《丹溪心法·头眩》中强调“无痰则不作眩”，提出了痰火致眩学说。明·张景岳在《景岳全书·眩运》中强调了“无虚不能作眩”的论点。此外，《医学正传·眩运》还记载了“眩运者，中风之渐也”，认识到眩晕与中风之间存在一定内在联系。

西医学中的梅尼埃病、高血压、低血压、脑动脉硬化、椎－基底动脉供血不足、贫血、神经衰弱等，以眩晕为主症者，可参照本节辨证施护。

一、病因病机

眩晕的病位在清窍，与肝、脾、肾相关。本病的发生多由饮食不节、情志不遂、年高肾亏、病后体虚、跌仆损伤等引起。风、火、痰、瘀是导致眩晕的常见病理因素。病理性质有虚实两端，虚者为肝肾阴虚、气血亏虚、肾精亏虚；实证多为痰浊阻遏，或瘀血闭窍。临床以虚证居多，各个证候之间可相互兼夹或转化，形成虚实夹杂证。一般病情较轻者，预后良好；若病久不愈，发作频繁，则病情较重，应及时治疗，以防中风。

1. 饮食不节　嗜食肥甘厚味，或嗜酒无度，或过食生冷，损伤脾胃，健运失司，水湿内停，聚而成痰，痰浊中阻，清阳不升，脑失所养，发为眩晕；或饮食不足，脾胃亏虚，气血生化乏源，清窍失养发为眩晕。

2. 情志不遂　长期忧郁恼怒太过，肝失条达，肝气郁结，气郁化火，火盛伤阴，肝阴暗耗，风阳易动，上扰头目，发为眩晕；或忧思太过，伤及脾胃，气血生化乏源，清窍失养而致眩晕；或惊恐伤肾，肾精亏虚，髓海失养，亦可发为眩晕。

3. 病后体虚　久病体虚，脾胃虚弱，或失血之后，耗伤气血，导致气血两虚。气虚则清阳不升，血虚则清窍失养，而发为眩晕。

4. 年高肾亏　肾主藏精生髓，脑为髓之海。年高肾精亏虚，髓海不足，无以充盈于脑；或房劳过度，阴精亏虚，均可致髓海空虚，发为眩晕。

5. 跌仆损伤　跌仆坠损，头颅损伤，血溢成瘀，瘀血内停，阻滞经脉，或气虚血瘀，或痰瘀交阻，气血不能上荣于头目，脑失所养，以致眩晕时作。

二、诊断与鉴别诊断

（一）诊断依据

1. 头晕目眩，视物旋转，轻者闭目即止，重者如坐车船，甚则仆倒。

2. 严重者可伴有头痛、项强、恶心呕吐、眼球震颤、耳鸣耳聋、汗出、面色苍白等症状。

3. 多因情志不畅、饮食不节、跌仆损伤等诱发。起病多缓慢，逐渐加重，或反复发作，也可见急性起病者。

4. 颈椎 X 线片、颅脑 CT 或 MRI、血常规及血液系统检测有助于本病的诊断和治疗。

（二）病证鉴别

1. 眩晕与中风　中风以猝然昏仆，不省人事，伴有半身不遂，口眼㖞斜，言语謇涩或失语，或不经昏仆，仅以口眼㖞斜、半身不遂为特征，部分中风患者以眩晕、头痛为先兆表现。眩晕严重时与中风昏仆之证相似，也可见仆倒在地，但无神昏、㖞僻之证。

2. 眩晕与厥证 厥证以突然昏仆、不省人事、四肢厥冷为特征，发作后可在短时间内苏醒。严重者，可一厥不复而死亡。眩晕发作严重时，亦有欲仆或晕眩仆倒的表现，但无神昏表现。

3. 眩晕与头痛 眩晕与头痛二者常相互兼见。在临床表现上，眩晕以头晕眼花为主，头痛则以头部疼痛为主；病因方面，眩晕以内伤为主，头痛分外感和内伤两方面；在病理性质上，眩晕与头痛均有虚有实，眩晕以虚证为主，而头痛以实证为多。

三、辨证施护

【辨证要点】

1. 辨脏腑病位 眩晕病位在清窍，与肝、脾、肾三脏密切相关。肝阳上亢者，多兼见头胀头痛、面色潮红、烦躁易怒、口苦、脉弦等症，病位多涉及肝；痰湿中阻者，多兼见头重耳鸣、呕恶纳呆、苔腻等症，病位多涉及脾；气血不足者，多兼见面色㿠白、乏力、纳呆呕恶等症，病位亦多涉及脾；肾精不足，髓海空虚者，多兼见腰膝酸软、耳鸣如蝉等症，病位多涉及肾。

2. 辨标本虚实 眩晕病理性质有虚实之分，多属本虚标实之证。以气血不足、肝肾阴虚为本，风、火、痰、瘀为标。一般新病多实，久病多虚；体壮者多实，体虚者多虚；病发时为实，缓解时为虚。病久常虚中夹实，虚实夹杂。实证者，起病急骤，病程较短，眩晕重，视物旋转，伴恶心呕吐，痰涎壅盛，头痛，面赤等症。其中痰湿所致者，头重昏蒙，胸闷呕恶，苔腻脉滑；瘀血所致者，头昏头痛，痛有定处，舌紫黯，有瘀斑、瘀点；肝阳风火所致者，可见面赤，烦躁，口苦，肢体麻木、震颤，甚至昏仆，脉弦有力。虚证者，病程较长，反复发作，遇劳即发，伴双目干涩，腰膝酸软，或神疲乏力，面色㿠白，脉细或弱。

【证候分型】

眩晕的证候分型见表 2–10–1。

表 2–10–1 眩晕证候分型

证型	证候表现	证机要点	护治法则	代表方
肝阳上亢	头晕目眩，耳鸣，头目胀痛，伴急躁易怒，失眠多梦，健忘，遇烦劳郁怒而加重，面红耳赤，肢体震颤，口干口苦，舌质红，苔薄黄，脉弦或数	肝阳风火，上扰清窍	平肝潜阳，滋养肝肾	天麻钩藤饮
气血亏虚	眩晕动则加重，遇劳即发，伴神疲乏力，倦怠懒言，面色无华，唇甲淡白，心悸少寐，纳少腹胀，舌质淡，苔薄白，脉细弱	气血亏虚，清阳不展，脑失所养	补益气血，调养心脾	归脾汤
肾精不足	眩晕日久不愈，精神萎靡，腰膝酸软，少寐多梦，健忘，耳鸣如蝉，两目干涩，视力减退，或遗精滑泄，或口燥咽干，五心烦热，舌质红，苔少，脉细数；或面色㿠白，形寒肢冷，舌质淡，苔白，脉弱尺甚	肾精不足，髓海空虚，脑失所养	滋养肝肾，填精补髓	左归丸
痰浊中阻	眩晕，头重昏蒙，视物旋转，伴胸闷作恶，呕吐痰涎，脘腹痞闷，食少多寐，舌体胖大边有齿痕，苔白腻，脉弦滑	痰浊中阻，上蒙清窍，清阳不升	燥湿祛痰，健脾和胃	半夏白术天麻汤
瘀血阻窍	眩晕，头痛如刺，伴心悸不寐，神疲健忘，耳鸣耳聋，面色黧黑，口唇紫黯，舌质黯有瘀斑，脉涩或细涩	瘀血阻络，气血不畅，脑失所养	祛瘀生新，通窍活络	通窍活血汤

知识拓展

国医大师路志正治疗高血压病的学术思想

高血压病临床常见眩晕、头痛、心悸、乏力等症状，归属于中医学“眩晕”“头痛”范畴。国医大师路志正教授在高血压病的诊治方面有着独特的见解，其幼承家学，学术造诣深厚，医术精湛，提出“持中央，运四旁，怡情志，调升降，顾润燥，纳化常”系统调理脾胃的学术思想，认为高血压病临床辨治当以调理脾肾为法，脾肾亏虚是高血压病的核心病机，健脾益肾，土厚水润则虽有大风而根干不摇，组方用药多动静相合，升降相因，撷古方精华，取现代药理，针药并用，常选足三里、合谷、太冲等穴健脾益气，调和气血。

【护理措施】

1. 生活起居护理　居室光线柔和，温湿度适宜，避免强光和噪音刺激。轻者可闭目养神，重者绝对卧床休息。劳逸结合，保证充足睡眠，适当体育锻炼，增强体质。指导患者变换体位或蹲起、站立时应动作缓慢，避免头部动作幅度过大，下床活动时应有人陪护在旁，防止发生意外。肝阳上亢、肾阴虚者居处宜凉爽；肾精不足者，应节房事；气血亏虚、瘀血阻窍者居处室温稍偏高，应做好保暖工作，预防感冒；痰浊中阻居处宜干燥、温暖，加强通风。

2. 病情观察　观察眩晕发作的时间、程度、规律、诱发因素和伴随症状；监测血压、脉象变化，如出现剧烈头痛、呕吐、视物模糊、语言謇涩、肢体麻木、血压持续上升或胸闷、胸痛、冷汗等，应考虑中风、厥脱之危象，迅速报告医生，及时处理。因外伤所致眩晕，应密切观察生命体征、瞳孔及神志的变化。

3. 饮食护理　饮食宜清淡、易消化、富有营养，多吃蔬菜水果，忌辛辣刺激、肥甘厚腻、热性动火之品，忌食生冷，戒烟酒。肝阳上亢者，宜多食平肝降火、清利头目之品，如菊花、芹菜、绿豆衣等，可食天麻鸡蛋汤、绿豆衣茶、凉拌芹菜；痰湿中阻者，饮食应限盐，多食健脾化痰之品，如薏苡仁、扁豆、白萝卜等；气血亏虚者，应多食补益气血之品，如鸡肉、猪血、大枣、龙眼等，宜食山药枸杞猪脑汤、归参炖母鸡；肾精不足者，应多食填精补髓、滋阴潜阳之品，如黑豆、黑芝麻、淡菜、龟肉等；瘀血阻窍者，可食山楂、三七、茄子、洋葱等。

4. 情志护理　指导患者自我调控情志的方法，避开引发烦恼、易怒的环境。认真倾听患者的倾诉，鼓励其抒发心中的郁闷和不快，缓解、改善不良情绪。肝阳上亢者，情绪易激动，应指导患者移情易性，减轻其精神压力；肝肾阴虚者，医护人员在宣教时尽量实事求是，以免引起患者不必要的惊恐。

5. 用药护理　中药汤剂一般宜温服，观察用药后反应。眩晕发作时暂停服用中药汤剂。肝阳上亢者汤药宜凉服；气血亏虚者宜温服；补益药宜早晚温服；痰湿眩晕伴呕吐者，可以姜汁数滴滴舌后，少量频服。

6. 适宜技术　眩晕发作时，可按揉风池、风府、太阳、百会等穴。或取降压沟、额、枕、神门、皮质下等耳穴，用王不留行籽行耳穴贴压，肝阳上亢者，配肝、肾；痰浊中阻者，配脾。肾精不足者，亦可采用穴位贴敷法，吴茱萸研末后加醋调制成糊状，贴敷于涌泉、太溪、太冲等穴；痰浊中阻者，贴于内关、丰隆、解溪等穴。气血亏虚者，可用艾条灸百会穴；肝阳上亢者，可三棱针点刺头维、太阳、耳尖放血；若伴有头痛，可用皮肤针于太阳、印堂、阿是穴重叩出血，加拔罐，以缓解症状；眩晕伴恶心、呕吐者遵医嘱以梅花针叩打穴位，或指压内关穴。

【健康教育】

1. 注意劳逸结合，适当锻炼，促进血脉流畅，增强体质。避免从事繁重的脑力和体力劳动，不宜从事高空作业。因颈椎病引起的眩晕，不宜伏案过久，不宜睡卧高枕。平素避免做头部旋转动作，外出时不宜乘坐高速车、船。

2. 日常生活中，学会自我调节情绪，切忌忧思恼怒，以免诱发或加重眩晕症状，甚至引发中风。重视原发病的治疗，严格遵医嘱服药，不得擅自增减药量。

3. 饮食宜清淡，忌暴饮暴食或肥甘厚腻之品，戒烟酒。注意饮食调护，肝阳上亢者，可常食芹菜粥，或直接以芹菜凉拌佐食；气血亏虚者，可服食黄芪粥、莲子红枣粥等；痰浊中阻者，可用荷叶粥，以升清降浊。

4. 眩晕伴有恶心呕吐、出冷汗、头痛、肢体发麻、语言不利、胸闷、胸痛、心悸、全身乏力等症状时，应及时就诊，以防并发症或中风、厥脱等危重症发生。

复习思考题

1. 眩晕的辨证要点。
2. 眩晕频发时的护理要点。
3. 眩晕患者的健康教育。

第十一节　中　风

中风又称卒中，是由于阴阳失调，气血逆乱，导致脑络痹阻或血溢脑脉之外，以突然昏仆、半身不遂、口眼㖞斜、言语謇涩或不语、偏身麻木为主要临床表现的病证。轻者仅见半身不遂和口眼㖞斜，重者可见剧烈头痛、呕吐、昏仆等症。根据病情的轻重缓急，中风分为中经络与中脏腑，两者可以相互转化。中经络者，一般无神志改变而病轻；中脏腑者，常有神志不清而病重。本病多见于中老年人，一年四季皆可发病，但以冬春季节最为多见。中风具有起病急，变化快，发病率、致死率和致残率高的特点，严重危害中老年人的健康。

关于中风的记载，在病名方面，始见于《内经》，虽未有“中风”之名，但对卒中、昏迷有“仆击”“大厥”“薄厥”等描述；对半身不遂有“偏枯”“偏风”“身偏不用”“风痱”等名称。汉·张仲景《金匮要略·中风历节病脉并治》首创“中风”之名。在病因方面，唐宋以前多以“内虚邪中”立论，如《灵枢·刺节真邪》曰：“虚邪偏客于身半，其入深，内居营卫，营卫稍衰，则真气去，邪气独留，发为偏枯。”唐宋以后，中风的病因学说有了较大的发展，其中刘完素力主“心火暴盛，水不制火”，李杲认为“正气自虚”，朱丹溪则主张“痰湿生热”。元·王履从病因学角度将中风分为“真中风”和“类中风”两种，以区分“外风”致病和“内风”致病。明·张景岳倡导“非风”之说，提出了“内伤积损”的论点。明清医家李中梓将中风中脏腑分为闭证与脱证，并沿用至今。在治疗方面，清·尤在泾在《金匮翼·中风通论》立治风八法，可谓提纲挈领。清·王清任《医林改错》以“气虚血瘀”为论，并始创补阳还五汤治疗偏瘫。

西医学中的急性脑血管病与本病相似，包括出血性中风和缺血性中风，如短暂性脑缺血发作、局限性脑梗死、原发性脑出血和蛛网膜下腔出血等，凡以突然昏仆、半身不遂、口眼㖞斜、言语謇涩或不语、偏身麻木为主症者，均可参照本节辨证施护。

一、病因病机

中风病位在脑，与心、肝、脾、肾有关。其病因以情志不调、久病体虚、饮食不节、素体阳亢为基础，复因烦劳、恼怒、醉饱无常、气候变化等因素诱发，导致阴阳失调，气血逆乱，以致瘀血阻滞，痰热内生，心火亢盛，肝阳暴亢，风火相扇，上冲于脑，形成脑络痹阻，或血溢脑脉之外，而发为中风。病理性质多属本虚标实，肝肾阴虚、气血衰弱为致病之本，风、火、痰、气、瘀为发病之标。

1. 积损正衰　年老正气衰弱之人，气血虚衰，阴虚阳亢，阳盛火旺，风火易炽。若久病气血耗伤，脏腑阴阳失调，遇诱因致阴虚阳亢，气血上逆，直冲犯脑，发为本病。

2. 饮食不节　恣食肥甘厚味、辛辣炙煿之物，或嗜酒过度，致使脾失健运，气不化津，聚湿生痰，痰郁化热，热极生风，风火痰热内盛，上阻清窍而发中风，其中尤以酗酒导致中风者最为常见。

3. 情志失调　五志过极，心火暴甚，可引动内风，上扰元神而发病；或平素易恼怒忧郁，情志不舒，肝气郁滞，气郁化火，致肝阳暴亢，引动心火，上冲于脑，使神窍闭阻，遂发中风；或因素体虚弱，加之精神紧张，暗耗阴精，日久致肝肾阴虚，肝阳骤亢，引动风阳，气血并逆，神窍闭阻，猝然昏仆；或素体阳盛，心肝火旺之青壮年，遇情志过极而阳亢化风，以致突然发病。临床以素有肝肾阴虚，肝阳上亢，遇暴怒伤肝，肝火引动内风而发卒中最为常见。

4. 劳欲过度　劳欲过度，耗气伤阴，以使阳气暴涨，引动风阳，气血逆行，上蒙神窍而发病；或房事不节，纵欲伤精，水亏火旺，肝阳亢奋均可发为本病。

5. 气虚邪中　气血不足，脉络空虚，尤其在气候突变之际，风邪乘虚而入，气血痹阻；或因痰湿素盛，形盛气衰，外风引动内风，痰湿阻络而发为本病。

一般来说，中风的发病都有明显的诱因，常见诱因为情志过激（过喜、过悲、过怒）、过度疲劳（疲倦、房劳、排便用力）、暴饮暴食（饮酒过多、过饱）、跌仆、寒冷刺激等。

二、诊断与鉴别诊断

（一）诊断依据

1. 突然昏仆、不省人事、半身不遂、偏身麻木、口眼㖞斜、言语謇涩为主症。轻症仅见眩晕、半身不遂、偏身麻木、口眼㖞斜等，重症出现神志昏蒙。

2. 起病急骤，好发于40岁以上的中老年人。发病前常有头痛、头晕、肢体麻木等先兆症状。既往多有眩晕、头痛、心悸等病史。常嗜好烟酒，并因恼怒、劳累、醉饱、受寒等诱因而发病。

3. 脑脊液检查、血液流变学检查、眼底检查、颅脑CT或MRI等检查有助于诊断。

（二）病证鉴别

1. 中风与口僻　口僻俗称吊线风，不同年龄均可患病。以口眼㖞斜、口角流涎、言语不清为主症，常伴耳后疼痛，而无中风之半身不遂或神昏等表现，多因正气不足，风邪侵入脉络，气血痹阻所致，常伴外感表证。

2. 中风与厥证　厥证表现为突然昏仆、不省人事，一般时间短暂，多伴有面色苍白，四肢厥冷，苏醒后无半身不遂、口眼㖞斜、言语不利等中风常见症状。

3. 中风与痉证　痉证以四肢抽搐，项背强直，甚至角弓反张为特征，发病时可见神昏，应与中风闭证相鉴别。但痉证之神昏多在抽搐之后，而中风之神昏起病之初即可见，而后出现抽搐。二者之抽搐时间长短亦可有别，中风抽搐时间较短，而痉证抽搐时间较长。痉证发作后，无半身不遂、口眼㖞斜等症。

4. 中风与痿证 痿证起病缓慢，多见双下肢或四肢肌肉萎缩，活动无力，而中风起病急骤，以偏瘫不遂为主。痿证起病时无神昏，而中风中脏腑者多有神昏。另外，中风半身不遂日久不能恢复者，亦可出现肌肉萎缩，活动无力。

5. 中风与痫证 痫证为发作性神志异常疾病，有反复发作史，好发于青少年，发病急骤，突然昏仆，四肢抽搐，口吐涎沫，常见口中如猪羊叫声，可自行苏醒，醒后如常人，不伴有口眼㖞斜，半身不遂等症。中风一般无四肢抽搐及口吐涎沫的表现，神昏持续时间较长，大多不能自行苏醒，醒后留有半身不遂、言语謇涩等症。

6. 中风与瘤卒中 瘤卒中好发于各年龄段，多为慢性病程，急性起病，患者有脑肿瘤病史，可有昏仆、半身不遂、言语謇涩、口眼㖞斜、偏身麻木、肌肉萎缩等类似中风的表现，但中风无肿瘤病史，据此可鉴别。

三、辨证施护

【辨证要点】

1. 辨中经络与中脏腑 根据神志障碍的有无，辨别中风中经络与中脏腑。神志清楚而仅见半身不遂、口眼㖞斜、言语不利者为中经络，其病位较浅，病情相对较轻；猝然昏仆，不省人事，或神志恍惚，伴半身不遂、口眼㖞斜、言语不利者为中脏腑，其病位深，病情较重。

2. 辨闭证与脱证 中脏腑有闭证和脱证之分。闭证属实，邪闭于内，症见神昏、牙关紧闭、口噤不开、两手握固、肢体强痉、大小便闭等。脱证属虚，乃真阳外脱，阴阳即将离绝之候，表现为神志昏愦、目合口开、鼻息微弱、手撒肢软、二便自遗等症。闭证常见于骤起，脱证则多由闭证发展变化而来。此外，根据邪热的有无，还可将闭证分为阳闭和阴闭。阳闭因痰热郁火，可见面赤身热、鼻鼾气粗、烦扰不宁、便秘溲黄、舌苔黄腻、脉弦滑而数；阴闭因寒湿痰浊，症见面白唇紫、静卧不烦、痰涎壅盛、四肢不温、舌苔白腻、脉沉滑缓。

3. 辨病势顺逆 中风起病急骤，变化迅速，极易出现各种危重之候。中脏腑者神志渐清，半身不遂、口眼㖞斜症状改善，病势为顺；中经络者如出现神志迷蒙或昏愦不知，则病势为逆。中脏腑者，若神昏渐重，瞳孔大小不等，进而发生呕吐、项强，或呃逆频作、四肢拘急，属病邪由浅入深，病势为逆；若见呕血证、戴阳证，或背腹骤热而四肢厥冷者，为病向脱证发展，病势为逆，预后较差。

4. 辨病期 根据病程长短进行辨证。一般中风分为急性期、恢复期、后遗症期 3 期，中经络急性期为发病后两周之内，中脏腑可至 1 个月为急性期；恢复期为发病后两周或 1 个月至半年；后遗症期为发病半年以上者。

【证候分型】

中风的证候分型见表 2–11–1。

表 2–11–1 中风证候分型

证型		证候表现	证机要点	护治法则	代表方
中经络	风痰入络	头晕目眩，肌肤不仁，肢体麻木，甚则突发半身不遂，手足拘急，口眼㖞斜，口角流涎，言语不利，舌黯红，苔白腻，脉弦滑	脉络空虚，风痰乘虚入中，气血痹阻	祛风化痰通络	半夏白术天麻汤
	风阳上扰	平素头痛头晕，耳鸣目眩，突发口眼㖞斜，舌强语謇，或手足重滞，甚则半身不遂，或面红目赤，口苦咽干，心烦易怒，尿赤便干，舌质红，苔黄，脉弦有力	肝火偏旺，阳亢化风，横窜络脉	平肝潜阳，息风通络	天麻钩藤饮
	阴虚风动	平素眩晕耳鸣，腰膝酸软，烦躁失眠，五心烦热，手足蠕动，突发口眼㖞斜，半身不遂，言语謇涩，舌质红或黯红，苔少或无苔，脉弦细数	肝肾阴虚，风阳内动，风痰瘀阻经络	滋阴潜阳，息风通络	镇肝息风汤
中脏腑	闭证（阳闭）	突然昏仆，不省人事，牙关紧闭，半身不遂，口噤不开，言语不利，两手握固，大小便闭，肢体强痉，面红目赤，鼻鼾痰鸣，躁扰不宁，舌质红绛，苔黄腻，脉弦滑数	痰热阻滞，气血上逆，神窍闭阻	清热涤痰，醒神开窍	至宝丹或安宫牛黄丸合羚角钩藤汤
	闭证（阴闭）	突然昏仆，不省人事，牙关紧闭，口噤不开，两手握固，肢体强急，大小便闭，痰涎壅盛，面白唇黯，静卧不烦，四肢不温，舌质黯淡，苔白腻，脉沉滑缓	痰浊偏盛，上壅清窍，内蒙心神，神机闭塞	燥湿化痰，宣郁开窍	苏合香丸合涤痰汤
	脱证	突然昏仆，不省人事，手撒肢冷，肢体瘫软，目合口张，鼻鼾息微，汗出如珠，手撒肢冷，二便自遗，舌痿，苔白腻，脉微欲绝	正不胜邪，元气衰微，阴阳欲绝	回阳救逆，益气固脱	参附汤合生脉散
恢复期	风痰瘀阻	半身不遂，肢体麻木，口眼㖞斜，舌强语謇或失语，心悸气短，舌质黯，苔滑腻，脉弦滑	风痰阻络，气血运行不利	搜风化痰，行瘀通络	解语丹
	气虚血瘀	半身不遂，偏身瘫软，口眼㖞斜，舌强语謇或失语，口角流涎，伴肢体麻木无力，面色萎黄，舌质淡紫或紫黯，苔薄白，脉细涩或脉细无力	气虚血瘀，脉阻络痹	益气养血，化瘀通络	补阳还五汤
	肝肾亏虚	半身不遂，患肢僵直拘挛，或偏瘫，肢体肌肉萎缩，舌强或失语，眩晕耳鸣，腰膝酸软，舌质红，少苔，脉沉细	肝肾亏虚，阴血不足，筋脉失养	滋补肝肾	左归丸合地黄饮子

【护理措施】

1. 起居护理　病室环境应安静，光线柔和，空气流通，温湿度适宜。急性期患者需卧床休息，减少探视，注意患肢保暖。头稍垫高，枕头 15°～ 30°为宜，以免气血上逆，加重神昏。有痰时应将头部偏向一侧，以利排痰，痰多不能自主咳嗽者给予翻身拍背，以利咳出，防止窒息。脱证者，头部平放，下肢稍抬高 15°～ 20°。肢体强痉或躁扰不宁者，应加床档，并适当约束保护，防止跌仆。牙关紧闭者，应取下假牙，使用牙垫，防止舌损伤。卧床期间，加强生活护理，预防压疮，保持肢体功能位，用沙袋或软枕辅助，防止关节挛缩。保持大便通畅，勿临厕努责。

2. 病情观察　中风起病急骤，变化迅速，极易出现各种危重之候，故应密切观察病情变化。中脏腑者，应注意观察瞳孔、面色、呼吸、汗出、脉象之变化，如患者渐至神昏，瞳孔变化，甚至呕吐、头痛、项强者，说明正气渐衰，邪气日盛，病情加重，应保持呼吸道通畅，给予氧气吸入，头高足低位降低颅内压。如神志逐渐转清，半身不遂未再加重或有恢复者，病由重转轻，病势为顺，预后多好。若目不能视，或瞳孔大小不等，或突见呃逆频频，或突然昏愦、四肢抽搐不已，或背腹骤然灼热而四肢发凉乃至手足厥逆，或见戴阳及呕血证，均属病情恶化。若见昏迷进行性加深，血压升高，脉搏慢而有力，或脉微欲绝，呼吸慢而不规则，或呼吸微弱，一侧瞳孔改变等症状时，为脑疝先兆，应立即报告医生，协助抢救。痰涎壅盛者，观察其呼吸情况，若出现烦躁不安，面白肢冷，喉中痰鸣，汗出淋漓者，应考虑气道阻塞。邪热炽盛而发热者，密切观察体温变化。痰热腑实者，注意观察大便的情况。

3. 饮食护理 饮食以清淡、低盐、低脂、易消化为原则，忌肥甘、辛辣和发物，如公鸡、猪头肉、海产品等，戒烟酒。神清者予以半流质或软食，如面条、粥等。意识障碍、吞咽困难者，可采用鼻饲，如牛奶、米汤等。中脏腑者病初 48 ～ 72 小时内禁食，病情稳定后可给予清淡、易消化的流质饮食；恢复期则以清热养阴、健脾和胃的食物为主。风痰入络者，宜食祛风化痰通络之品，如黑豆、藕、香菇、桃、梨等，禁食羊肉、狗肉、葱姜蒜等辛散走窜之品；风阳上扰者，宜食清热平肝潜阳之品，如绿豆、菠菜、冬瓜、芹菜等；阴虚风动者，宜食滋阴清热之品，如百合莲子粥、甲鱼汤、银耳汤等；阳闭者，可用海蜇头 30g、荸荠 7 只煎水代茶饮，以清热化痰；阴闭者，饮食宜温化痰浊，如菖蒲羹等，忌食生冷，以防助湿生痰；气虚血瘀者，宜食益气活血通络之品，如山药薏苡仁粥、黄芪粥、桃仁粥等；肝肾亏虚者，宜食滋补肝肾之品，如枸杞子、桑椹等。

4. 情志护理 中风患者心火暴盛，应做好情志护理，避免暴怒、焦虑、恐惧等不良情绪刺激，使患者心平气和，情绪稳定。恢复期，要详细、耐心地讲解肢体及语言康复的重要性和方法，取得家属和患者的配合。嘱患者平时注意控制情绪，避免激动，尤其要学会“制怒”，从而使气血流畅，避免复发。中脏腑神志昏蒙者，应加强对家属的安慰和指导，介绍疾病相关知识，给予情感支持。

5. 用药护理 中药汤剂应偏凉服，少量频服；丸剂、片剂、丹剂应研碎水调后灌服，或鼻饲，或吸管给药，避免因吞咽不利而呛咳，造成误吸。遵医嘱正确使用降压药、脱水剂，注意观察药后血压、尿量、神志等变化。阳闭患者出现嗜睡或朦胧，可遵医嘱给予灌肠或鼻饲安宫牛黄丸或至宝丹；阴闭患者，可鼻饲竹沥水、猴枣散以豁痰镇惊；口噤不开者，可用南星末、冰片少许，两药和匀，以中指蘸药抹揩齿。

6. 适宜技术 骤然中风昏迷时，针刺水沟、十宣、合谷等穴，脱证加灸百会、关元、神阙、气海、膻中等穴位。失语者，针刺廉泉、哑门、绝骨、承浆、大椎。口眼㖞斜者，可针刺人迎、地仓、颊车、下关等穴，或用白附子、蝎尾、僵蚕研末，用酒调后涂药于患处，以祛风活血通络，亦可用一指禅推法，用拇指自睛明穴沿眼眶上缘至太阳、丝竹空、阳白、鱼腰、攒竹、迎香、地仓、承浆、颊车穴，终达下关穴。神志昏蒙者，可将天麻、川牛膝、全蝎、白僵蚕、乳香、没药、莪术等药研成粗粉，混匀装袋后制成药枕，置于患者头颈下，以醒脑开窍。半身不遂者，可按摩、针灸肩髃、曲池、外关、合谷、阳陵泉、足三里、下关、委中、阴陵泉、三阴交等穴位，使气血运行通畅；亦可选用活血通络的中药，如当归、赤芍、川芎等，浸泡煎煮后熏洗患肢。盗汗明显者，可用五倍子粉醋调外敷神阙；有汗出及时擦干，平时穿宽松棉质衣裤。尿潴留者，可艾灸关元穴、中极穴，或用葱白切碎炒热，以布包敷脐。便秘者，可用缓泻剂，如麻仁丸、番泻叶、大黄粉等，或外用开塞露，必要时灌肠。

7. 康复护理 急性期过后要尽早进行偏瘫肢体和语言的康复训练，从被动运动开始，循序渐进，增加训练强度，并逐渐过渡到主动运动。对中风言语謇涩或失语患者，应指导语言训练，鼓励患者开口说话，教会患者通过口形及声音支配，控制自己的唇、舌运动，练习发音。半身不遂者，应避免患肢受压，指导、协助患者进行良肢位摆放，可使用被架支撑，防肢体变形，安置合适体位，保持瘫痪肢体于功能位，上肢功能位是“敬礼”位，即肩关节外展45°，内旋15°，使肘关节和胸部持平，下肢功能位是髋关节伸直，膝关节伸直，足要和小腿呈90°。加强肢体功能锻炼，可选太极拳、八段锦、散步等锻炼方式，防止废用性萎缩。吞咽功能障碍者，对患者进行吞咽功能评估，轻度吞咽障碍主要给予摄食训练和体位训练；中度、重度吞咽障碍者以间接训练为主。

【健康教育】

1. 起居有常，避免过劳，谨避四时虚邪贼风，尤其是寒邪，预防复中。春阳升发之时，肝肾阴虚，肝阳上亢者易受气候骤然变化的影响而发病；而气虚血瘀者，则在立冬前后，骤然感寒而猝发中风。可以适当进行体育锻炼，使气机宣畅，血脉畅通。

2. 平素饮食宜清淡易消化，忌食肥甘厚味、动风、辛辣刺激之品，戒烟酒。多食瓜果蔬菜，保持大便通畅。发生便秘时，切忌怒责，可适当服用缓泻剂以润肠通便。根据不同的体质特点进行饮食调护，可常食药膳。

3. 保持心情舒畅，戒恼怒、忧思等不良情绪。保证睡眠，睡前可循经按摩督脉、心经，点按三阴交、百会、安眠穴等或按揉劳宫、涌泉穴以助眠。

4. 坚持康复训练，增强自理能力，早日回归社会。康复训练应循序渐进，肢体训练从被动运动过渡到主动运动，从卧床过渡到坐立行走。语言训练从手势、笔谈沟通，训练唇、舌运动，发展到单字、单词、单句、会话、朗读。告知患者起坐或低头系鞋带等体位时，动作要慢，转头不宜过急。洗澡时间不宜过长。

5. 积极治疗原发病，既往有高血压、高脂血症、糖尿病、冠心病等基础病的患者，坚持遵医嘱服药治疗。每天定时监测血压变化，出现手指麻木，头痛眩晕频发时，提示中风先兆，应及早诊治。

复习思考题

1. 中风的证候特征。
2. 中风中经络与中脏腑的辨证要点。
3. 中风急性发作时的护理要点。

第十二节　胃　痛

胃痛，又称胃脘痛，是因寒邪、饮食、情志及脏腑功能失调等因素导致气机郁滞，胃失和降，以上腹胃脘部近心窝处疼痛为主要临床表现的病证。本病一年四季均可发生，以中青年居多，常反复发作，伴胃脘部痞满、胀闷、嗳气、腹胀等症。

“胃脘痛”之名最早见于《内经》。《灵枢·邪气脏腑病形》指出：“胃病者，腹䐜胀，胃脘当心而痛。”《素问·举痛论》曰：“寒气客于肠胃之间、膜原之下，血不得散，小络急引故痛。”《素问·痹论》提出：“饮食自倍，肠胃乃伤。”认识到胃痛的发生与饮食、受寒、肝气郁滞等有关。唐宋以前的文献，常将胃脘痛与心痛相混而论。金元·李东垣《兰室秘藏》首立“胃脘痛”一门，将胃脘痛的证候、病因病机和治法明确区分于心痛，使胃痛成为独立的病证。明·张景岳在《景岳全书·心腹痛》指出：“痛有虚实……辨之之法，但当察其可按者为虚，拒按者为实……脉与证参，虚实自辨。”对胃痛的病因病机、辨证论治进行了较为系统的总结和归纳。

西医学中的急性胃炎、慢性胃炎、消化性溃疡、胃痉挛、胃癌、胃下垂、胃神经官能症等疾患，以上腹部疼痛为主要症状者，均可参照本节辨证施护。

一、病因病机

胃痛的发生与感受外邪、内伤饮食、情志失调、脾胃虚弱及劳倦过度有关，各种病因常相互影响。基本病机为胃气郁滞，失于和降，不通则痛。病理因素以气滞为主，兼见食积、寒凝、热郁、湿阻、血瘀等。病变脏腑主要在胃，但与肝、脾亦有密切关系。病变早期多为邪实，后期常见脾虚、肾虚，日久虚实夹杂。

1. 寒邪客胃 外感寒邪，脘腹受凉，或嗜食生冷，寒邪内客于胃，致使寒凝气滞，胃失通降，而致胃脘作痛。

2. 饮食不节 饮食不节，暴饮暴食，饥饱无度，或服用伤胃之药，均可伐伤胃气，致使气机升降失调而致胃痛；或恣食辛辣肥甘，致中焦湿热蕴生，耗损胃阴，胃失濡养而疼痛。

3. 情志失调 忧思郁怒，致肝郁气滞，肝失疏泄，横犯脾胃，致肝胃不和或肝脾不和，气机阻滞，胃失和降，胃痛乃作。若肝气久滞，血行瘀滞，或久痛入络，胃络受阻，可致瘀血内结，加重胃痛，缠绵难愈。

4. 脾胃虚弱 素体脾胃虚弱，或劳倦太过，或久病不愈，损伤脾胃，均可致脾阳不足，中焦虚寒，胃络失于温养而痛；或久病耗伤胃阴，胃失濡养，致胃气不和引发胃痛。

二、诊断与鉴别诊断

（一）诊断依据

1. 上腹胃脘部近心窝处疼痛、压痛，其疼痛性质有胀痛、刺痛、隐痛、剧痛等不同。

2. 常伴食欲不振、恶心呕吐、嘈杂泛酸、嗳气吐腐等症状。

3. 发病以中青年居多，多有反复发作病史，发病前多有明显的诱因，如感受寒邪、情志不遂、劳倦过度、饮食不节，或服用有损脾胃的药物。

4. 可行消化道 X 线钡餐、电子胃镜、十二指肠镜及病理组织学等检查，若见胃、十二指肠黏膜炎症、溃疡等病变，则有助于本病诊断。

（二）病证鉴别

1. 胃痛与腹痛 胃痛是以上腹胃脘部近心窝处疼痛为主症，腹痛是指胃脘部以下，耻骨毛际以上疼痛为主症。两者疼痛部位不同。但胃处腹中，与肠相连，因而在个别特殊病证中，胃痛可以影响及腹，而腹痛亦可牵连于胃，这就需要从其疼痛的主要部位及如何起病来加以辨别。

2. 胃痛与胁痛 胁痛是以胁肋部疼痛为主症，可伴发热恶寒，或目黄肤黄，或胸闷太息，极少伴嘈杂泛酸，嗳气吐腐。肝气犯胃的胃痛有时亦可攻痛连胁，但仍以胃脘部疼痛为主症。两者具有明显的区别。

3. 胃痛与真心痛 真心痛是心经病变所引起的心痛证。多见于老年人，表现为当胸而痛，其多刺痛，动则加重，痛引肩背，常伴心悸气短、汗出肢冷，病情危急，正如《灵枢·厥论》曰："真心痛手足青至节，心痛甚，旦发夕死，夕发旦死。"其在病变部位、疼痛程度与特征、伴随症状及其预后等方面，与胃痛有明显区别。具体见表 2-12-1。

表 2-12-1　胃痛与真心痛的鉴别

病名	病因病机	病变部位	伴随症状	疼痛程度及预后
胃痛	多因感受外邪、内伤饮食、情志失调及脾胃虚弱引起胃气郁滞，气血不畅，或胃失濡养而成胃痛	胃	腹胀、反酸恶心等	轻重不一，一般预后良好
真心痛	多因年老体衰、阳气不足、七情内伤、气滞血瘀、过食肥甘，或劳倦伤脾、痰浊化生、寒邪侵袭等导致血脉凝滞有关	心	胸闷、心悸等	病情较重，预后差

4. 胃痛与肠痛　肠痈病变初起，多表现为突发性胃脘部疼痛，随着病情的变化，很快由胃脘部转移至右下腹部疼痛为主，且痛处拒按，腹皮拘紧，右腿屈曲不伸，转侧牵引则疼痛加剧，多伴有恶寒、发热等症。胃痛则始终局限于胃脘部，一般无发热。

三、辨证施护

【辨证要点】

1. 辨虚实　胃痛实者多暴痛，痛势剧烈，痛处固定，疼痛拒按，得食痛甚，脉盛，胃痛病初者多为实证；胃痛虚者多痛缓，痛势绵绵，痛处不定，痛处喜按，劳倦加重，得食则减，脉虚，胃痛病久者多为虚证，也可见虚实夹杂证。

2. 辨寒热　若感受寒邪或过食生冷而痛或遇寒痛甚，得温痛减，口吐清水者，为寒证；若胃脘灼痛，痛势急迫，遇热痛甚，得寒痛减，泛吐酸水者，为热证。

3. 辨气血　一般初病在气，久病在血。在气者，若见胀痛，或涉及两胁，或兼见恶心呕吐，嗳气频频，疼痛与情志因素显著相关者，为气滞；气虚者，指脾胃气虚，除胃脘疼痛外，兼有饮食减少，食后腹胀，大便溏薄，面色少华，舌淡，脉弱等。在血者，疼痛部位固定不移，痛如针刺，舌质紫黯或有瘀斑，脉涩，或兼见呕血、便血。

【证候分型】

胃痛的常见证候分型见表 2-12-2。

表 2-12-2　胃痛证候分型

证型	证候表现	证机要点	护治法则	代表方
寒邪犯胃	胃痛暴作，恶寒喜暖，脘腹得温则痛减，遇寒则痛增，口不渴，或渴喜热饮，苔薄白，脉弦紧	寒凝胃脘，阳气被遏，气机阻滞	温胃散寒，理气止痛	香苏散合良附丸
宿食积滞	胃脘疼痛，胀满拒按，嗳腐吞酸，或吐不消化食物，其味腐臭，吐食后痛减，不思饮食，或大便不爽，矢气或便后稍舒，苔厚腻，脉滑或实	饮食积滞，阻塞胃气	消食导滞，和胃止痛	保和丸
肝胃郁热	胃脘灼痛，烦躁易怒，烦热不安，胁胀不舒，泛酸嘈杂，口干口苦，舌红，苔黄，脉弦或数	肝气郁结，邪热犯胃，日久化热，逆而上冲	清肝泄热，和胃止痛	化肝煎
肝气犯胃	胃脘胀痛，痛连两胁，遇烦恼则痛或痛甚，嗳气及矢气则痛舒，胸闷嗳气，喜长叹息，大便不畅，苔多薄白，脉弦	肝气郁结，横逆犯胃，胃气阻滞	疏肝理气，和胃止痛	柴胡疏肝散
湿热中阻	胃脘疼痛，痛势急迫，脘闷灼热，口干口苦，口渴而不欲饮，纳呆恶心，小便色黄，大便不畅，舌红，苔黄腻，脉滑数	湿热蕴结，胃气痞阻	清化湿热，理气和胃	清中汤

续表

证型	证候表现	证机要点	护治法则	代表方
瘀血停滞	胃脘刺痛，痛有定处，按之痛甚，食后加剧，入夜尤甚，或见吐血，黑便，舌质紫黯或有瘀斑，脉涩	瘀停胃络，脉络壅滞	化瘀通络，理气和胃	失笑散合丹参饮
胃阴不足	胃脘隐隐灼痛，似饥而不欲食，口燥咽干，五心烦热，消瘦乏力，口渴思饮，大便干结，舌红少津，脉细数	胃阴亏耗，胃失濡养	养阴益胃，和中止痛	一贯煎合芍药甘草汤
脾胃虚寒	胃痛隐隐，绵绵不休，空腹为甚，得食则缓，喜热喜按，泛吐清水，神倦乏力，手足不温，大便溏薄，舌淡苔白而胖，边有齿痕，脉弱或迟缓	脾虚胃寒，失于温养	温中健脾，和胃止痛	黄芪建中汤

【护理措施】

1. 起居护理 居室环境整洁、安静，温湿度适宜。虚证患者应多休息，避免过劳；寒邪犯胃、脾胃虚寒者，病室温暖向阳，避风寒，防外感，多休息，不妄作劳，可温熨胃脘部；肝气犯胃者，病室宜凉爽通风；瘀血停滞者，应卧床休息，避免过劳；胃阴不足者，居室宜湿润凉爽。胃痛甚时应卧床休息，痛减时可适当活动，如散步、太极拳、八段锦等。

2. 病情观察 观察胃痛的诱发和缓解因素、发作规律、疼痛部位、性质、持续时间、程度及伴随症状等。胃痛剧烈者，密切观察神志、血压、脉搏、面色、粪色等情况，若见大便色如柏油样，考虑有邪伤胃络的可能；若见面色苍白、汗出肢冷、血压下降、脉搏细数，为气随血脱；如见腹肌紧张、压痛、反跳痛，考虑为胃穿孔，应及时报告医生，配合救治。未明确诊断前，勿随意使用止痛剂。

3. 饮食护理 饮食以易消化、富有营养、少量多餐为原则，忌食粗糙、辛辣、肥腻、过冷过热的食物；禁食不鲜、不洁食物。胃酸过多者，不宜食用醋、柠檬、山楂等；疼痛剧烈、有呕血或便血量多者应暂禁食。寒邪犯胃者，宜食用姜、葱、胡椒、芥末、大蒜等辛温食物，可选生姜红枣茶、丁香肉桂红糖煎、小茴香粥；宿食积滞者，应严格控制饮食，痛剧时应暂予禁食，饮食以宽中和胃、消食导滞之品为宜，如白萝卜、柑橘、山楂、麦芽等；肝胃郁热者，饮食应予疏肝泄热之品，如绿豆汤、金橘饮、荷叶粥、菊花饮等；肝气犯胃者，宜多食行气解郁之品，如萝卜、柑橘、月季花、佛手、玫瑰茶、金橘饼等，忌食南瓜、豆类、红薯等壅阻气机的食物，悲伤郁怒时暂禁食；湿热中阻者，饮食以清热利湿食品为宜，如薏苡仁、苦瓜、冬瓜等；瘀血停滞者，饮食应予行气活血之品，如果茶、刀豆、薤白、山楂等；胃阴不足者，宜多食益胃养阴生津之品，如百合、银耳、甲鱼、莲藕、麦冬粥等；脾胃虚寒者，饮食宜温热，多食温中健脾之品，如桂圆、大枣、山药、羊肉、狗肉等，胃痛时可饮生姜红糖茶、姜枣茶，食疗方可选姜汁羊肉汤、高良姜粥。

4. 情志护理 虚实夹杂或正虚邪实者，病情常反复发作，患者易出现紧张、忧虑、抑郁等不良情绪，引起肝气郁滞，致胃痛发作或加重。应积极疏导患者情绪，指导其采用有效的情志转移方法，如深呼吸、放松全身肌肉、听音乐等，以消除不良情志刺激，保持心情舒畅。鼓励患者参加社会活动，建立良好的社会关系，增强信心，以利疾病康复。

5. 用药护理 抑酸药宜饭前服用，消导药宜饭后服用，未明确胃痛原因者，慎用止痛剂以免掩盖病情。中药汤剂一般宜温服，寒邪犯胃者中药宜热服，以驱寒止痛，服药后可添加衣被，或温熨胃脘部，助药力以驱散寒邪；肝胃郁热及湿热中阻者，中药宜凉服；胃阴不足、脾胃虚寒者中药宜久煎，热服或温服。服药后严密观察药效及不良反应。

6. 适宜技术　脾胃虚寒者胃痛发作时可在胃脘部热敷、中药热熨，或艾灸中脘、足三里、脾俞、胃俞、神阙等穴，以温中健脾，和胃止痛。胃痛实证者可取中脘、内关、足三里等穴行穴位按摩，饮食伤胃者加天枢、梁门，肝气犯胃者加肝俞、期门、太冲；虚证者可针刺中脘、脾俞、胃俞、足三里等穴，用补法；或取胃、肝、脾、神门、交感、十二指肠等穴用王不留行籽行耳穴贴压。也可取足三里穴，遵医嘱行穴位注射。

【健康教育】

1. 正确对待疾病，积极治疗，养成良好的生活习惯，起居有常，寒温适宜，劳逸结合，适当运动，以促进血脉流畅，增强体质。

2. 指导患者善于调节情志，释放不良情绪，培养乐观豁达的生活态度，避免过劳、过逸及过度紧张，保持稳定平和的心态，培养愉悦心情，使气血和畅，营卫流通，改善体质。

3. 养成良好的饮食习惯，注意饮食卫生，饮食有节，进食规律，勿过饥过饱，勿过冷过热，少食油腻生冷之物，戒烟酒。根据不同证候的饮食特点，在医护人员的指导下合理搭配食物。

4. 采取中西医结合的方法积极治疗原发病。胃痛反复发作者应及时查明原因，明确诊断，定期复诊，了解病情的发展变化。

复习思考题

1. 胃痛的病因病机。
2. 胃痛与真心痛的鉴别要点。
3. 胃痛的辨证要点。
4. 胃痛“通则不痛”护治大法的内涵。
5. 胃痛各证型的饮食护理措施。

第十三节　呕　吐

呕吐是指由于胃失和降，气逆于上，胃内容物上逆经口而出为主要临床表现的病证。古代医家认为呕与吐有别，称“声物皆出谓之呕”“物出而无声谓之吐”“声出而无物谓之干呕”。但呕与吐多同时发生，很难截然分开，故一般以呕吐并称。呕吐与干呕虽有区别，但在辨证施护上大致相同，故一并讨论。呕吐是内科常见病证，常伴有脘腹不适、恶心、纳呆、反酸嘈杂等，一年四季均可发生。

呕吐的病名最早见于《内经》，《素问·举痛论》曰：“寒气客于肠胃，厥逆上出，故痛而呕也。”《素问·至真要大论》指出：“诸呕吐酸，暴注下迫，皆属于热。”汉·张仲景在《金匮要略》中设有“呕吐哕”专篇，对呕吐的证因脉治均有详细阐述，创立了许多至今仍行之有效的方剂，如小半夏汤、大半夏汤、生姜半夏汤等；且指出呕吐有时是机体排出胃中有害物质的反应，如《金匮要略·呕吐哕下利病脉证治》曰：“夫呕家有痈脓，不可治呕，脓尽自愈。”隋·巢元方《诸病源候论·呕吐候》指出：“呕吐之病者，由脾胃有邪，谷气不治所为也，胃受邪，气逆则呕。”指出呕吐的发生是由于胃气上逆所致。唐·孙思邈《备急千金要方·呕吐哕逆》指出：“凡呕者，多食生姜，此是呕家圣药。”后世沿用至今。

西医学中的急性胃炎、神经性呕吐、贲门痉挛、幽门痉挛或梗阻、肠梗阻、胰腺炎、胆囊炎、尿毒症等，以呕吐为主要表现时，可参照本节辨证施护。

一、病因病机

呕吐常由外邪犯胃，饮食内伤，情志失调，脏腑虚损等引起，各病因常相互影响，兼杂致病。病机为胃失和降，胃气上逆。病位在胃，与肝、脾密切相关。临床呕吐常分为虚实两大类，实证多由外邪、食滞、痰饮和肝气等邪气犯胃，胃失和降，上逆作呕；虚证多由脾胃虚弱，运化失常，升降失调，不能和降而呕。

1. 外邪犯胃 感受风寒暑湿燥火六淫之邪，或秽浊之气，邪犯胃腑，胃失和降，水谷上逆而出，发生呕吐。临床以寒邪致病居多。

2. 饮食不节 暴饮暴食，温凉失宜，过食肥甘、醇酒、辛辣，误食不洁之物，食滞内停，胃失和降，胃气上逆，发生呕吐。

3. 情志失调 郁怒伤肝，肝失条达，横逆犯胃，胃失和降；或忧思伤脾，饮食停滞难以消化，以致胃失和降而作呕。另外，脾胃素弱，水谷易于停留，偶因恼怒所致肝气上逆，食随气逆出，而致呕吐。

4. 久病劳伤 脾胃素虚，病后体虚，劳倦过度，耗伤中气，胃虚不能盛受水谷，停积胃中，上逆为呕。若脾阳不振，寒浊内生，不能腐熟水谷，气逆而呕；热病伤阴，或久呕不愈，以致胃阴不足，胃失濡养，不得润降，而成呕吐。

二、诊断与鉴别诊断

（一）诊断依据

1. 呕吐以食物、痰涎和水液诸物从口中吐出，或者干呕无物为主症，一日可见数次，持续或反复发作。初起呕吐量多，吐出物多有酸腐气味，久病呕吐时作时止，吐出物不多，酸臭气味不甚。常伴有脘腹不适、恶心、纳呆、反酸嘈杂等。

2. 起病或急或缓，初起常伴有恶寒、发热、脉实有力。久病则伴精神萎靡、倦怠乏力、面色萎黄、脉弱无力等症。

3. 本病常有饮食不节（洁），感受外邪，恼怒气郁，或久病不愈等病史。

4. 电子胃镜、十二指肠镜、呕吐物的实验室检查等有助于疾病诊断。

（二）病证鉴别

1. 呕吐与反胃 二者同属胃部病变，其病机都是胃失和降，气逆于上，而且均有呕吐的临床表现。但反胃系脾胃虚寒，胃中无火，难以腐熟食入之谷物，以朝食暮吐，暮食朝吐，终至完谷尽吐出而始感舒畅。呕吐是以有声有物为特征，呕吐因胃气上逆所致，有感受外邪、饮食不节、情志失调和胃虚失和的不同，临诊之时，不难分辨。

2. 呕吐与噎膈 两者皆有呕吐的症状。然呕吐之病，进食顺畅，吐无定时。噎膈之病，进食哽噎不顺或食不得入，或食入即吐，甚则因噎废食。呕吐大多病情较轻，病程较短，预后尚好。而噎膈多因内伤所致，病情较重，病程较长，预后欠佳。

三、辨证施护

【辨证要点】

1. 辨虚实 实证呕吐多由感受外邪、饮食停滞所致，发病较急，病程较短，呕吐量多，呕吐物多有酸臭味；虚证呕吐多属内伤，有气虚、阴虚之别。呕吐物不多，常伴有精神萎靡、倦怠乏力、脉弱无力等。

2. 辨病性　若呕吐物酸腐量多，气味难闻者，多属饮食停滞，食积内腐；若呕吐苦水、黄水者，多由胆热犯胃，胃失和降引起；若呕吐物为酸水、绿水者，多因肝热犯胃，胃气上逆；若呕吐物为浊痰涎沫者，多属痰饮中阻，气逆犯胃；若呕吐清水，量少，多因胃气亏虚，运化失职。

【证候分型】

呕吐的证候分型见表 2–13–1。

表 2–13–1　呕吐证候分型

证型	证候表现	证机要点	护治法则	代表方
寒邪犯胃	突然呕吐，频频泛恶，胸脘痞闷，伴有恶寒发热，头身疼痛，舌苔白腻，脉濡缓	寒邪犯胃，中焦气滞，浊气上逆	疏邪解表，化浊和中，降逆止呕	藿香正气散
饮食停滞	呕吐酸腐，或吐出未消化的食物，脘腹胀满，嗳气厌食，得食更甚，吐后反快，大便秘结或溏泄，舌苔厚腻，脉滑实有力	食积内停，气机受阻，浊气上逆	消食化滞，和胃降逆	保和丸
痰饮内阻	呕吐痰涎清水，胸脘痞闷，纳食不佳，头眩，心悸或逐渐消瘦，或呕而肠鸣，舌苔白滑而腻，脉沉弦滑	痰饮内停，中阳不振，胃气上逆	温化痰饮，和胃降逆	小半夏汤合苓桂术甘汤
肝气犯胃	呕吐吞酸，脘胁胀痛，烦闷不舒，嗳气频频，每因情志不遂而发作或加重，舌边红，苔薄腻或微黄，脉弦	肝气不疏，横逆犯胃，胃失和降	疏肝和胃，降逆止呕	四七汤
脾胃虚寒	饮食稍多即欲呕吐，食入难化，胸脘痞闷，面色皖白，倦怠乏力，口干不欲饮或喜热饮，四肢不温，大便稀溏，舌淡，苔薄白，脉濡弱或沉	脾胃虚弱，纳运无力，胃虚气逆	温中健脾，和胃降逆	理中丸
胃阴亏虚	呕吐反复发作，时作干呕，恶心，胃中嘈杂，口燥咽干，似饥而不欲食，舌红少津，脉细数	胃阴不足，胃失濡润，和降失司	滋养胃阴，和胃降逆	麦门冬汤

【护理措施】

1. 起居护理　保持病室清洁，病室温度根据临床病证性质的不同而进行适当调节。及时清理被污染的被服及呕吐物。嘱患者呕吐时将头转向一侧，以免呕吐物吸入气管，引起窒息。病重者应卧床休息，尽量少搬动或打扰患者，避免由于体位改变而诱发呕吐。寒邪犯胃、脾胃虚寒、痰饮内阻者，病室宜温暖向阳，注意胃脘部保暖，避风寒；肝气犯胃者，病室应凉润，光线柔和，环境幽静；胃阴亏虚者，病室宜凉爽通风，湿度适宜。

2. 病情观察　观察呕吐物的性质、颜色、量、气味及呕吐发作的频率等。观察有无腹痛、发热、厌食等伴随症状。根据呕吐物的性质辨别不同的证型。如见暮食朝吐，朝食暮吐，或呕吐见粪臭样物，或伴有腹痛拒按、无大便及矢气者，为腑气不通（肠结），应及时报告医生。若呕吐呈喷射状，并伴有剧烈头痛，两侧瞳孔不等大，烦躁不安，嗜睡，呼吸深快，为邪毒内陷于脑，应做进一步检查。严重呕吐者，应注意观察生命体征变化，若见头晕、嗜睡、心慌、心悸、脉搏加快、血压降低、呼吸加快或烦躁不安、出冷汗、肢端厥冷、尿少等危重表现，应及时配合医生处理。

3. 饮食护理　饮食以清淡、易消化、定时定量、少量多餐为原则。呕吐严重者暂禁食，待呕吐减轻后给予流质饮食，如未呕吐，渐进半流质饮食、软食，忌辛辣、腥味等易引起呕吐的食物。寒邪犯胃者，宜食散寒、温中、降逆食品，如生姜、苏叶、萝卜、藿香粥等；饮食停滞者，呕吐时不宜止吐，应鼓励其将胃中积滞之食吐出，暂禁食，病情好转后可选具有消食导滞功效的食物，如白萝卜、炒麦芽、炒山楂、陈皮等；肝气犯胃者，饮食宜清淡疏利，如金橘、柑橘、佛手片或陈皮煎汤代茶；痰饮中阻者，饮食宜细软温热，以素食为主，兼以健脾利湿之品，如红豆、荷叶、山药、茯苓等；脾胃虚寒者，多进健脾益胃之品，如白扁豆、山药、莲子等，可适当食用生姜；胃阴不足者，饮食宜细软多汁，少食多餐，可食用滋养胃阴之品，如梨汁、西瓜、藕粉、蜂蜜等，也可用鲜芦根、玄参、麦冬等煎汤代茶饮，忌辛辣、香燥之品。

4. 情志护理 本病与胃、脾、肝三脏关系密切。应尽量避免恼怒、思虑过度、惊恐等不良情绪。鼓励患者多参加有益的娱乐活动，积极寻求生活中的各种乐趣。肝气犯胃致呕吐者，应保持情绪稳定，防止因情绪波动导致疾病发作。

5. 用药护理 中药汤剂宜少量多次分服，避免一次服用过量而诱发呕吐。寒邪犯胃、脾胃虚寒者，中药汤剂宜热服；呕吐频作者，可用鲜生姜煎汤加红糖适量热服，以温中止呕。痰饮内阻者，汤药宜浓煎；胃阴不足者，适当增加服药的次数和量，频频饮服，使药液不断滋养胃腑，达到滋阴养胃止呕目的；若药随呕吐而出，可于汤药中滴入少许姜汁。患者服药后应观察记录用药后的效果和反应。

6. 适宜技术 可取内关、中脘、胃俞、足三里等穴行穴位按摩；取胃、脾、神门、交感、皮质下等耳穴，用王不留行籽行双耳轮换耳穴贴压；脾胃虚寒者可艾灸中脘、足三里、内关等穴，艾灸时应经常询问患者的局部感觉，避免烫伤；饮食停滞者，可用探吐法催吐。

【健康教育】

1. 正确对待自身疾病，积极治疗，养成良好的生活习惯。起居有常，劳逸结合，适当运动，促进血脉流畅，增强体质。

2. 肝气犯胃者尤应保持心情舒畅，避免精神刺激，指导患者自我调节情志，释放不良情绪，培养愉悦心情。

3. 指导患者注意饮食调养，按时进餐，勿过饥过饱，勿冷热不均，少食油腻、辛辣食物，戒烟酒，注意饮食卫生。

4. 采取中西医结合方法积极治疗原发病，及时明确诊断，定期复诊。

复习思考题

1. 呕吐的辨证要点。
2. 呕吐患者的中药服用方法。

附：呃逆

呃逆是指因胃气上逆动膈，气逆上冲所致，以喉间呃呃连声，声短而频，令人不能自止为主要临床表现的病证。本病在胃肠病证中较为常见，亦可在心脑病证、肝胆病证及肾膀胱病证中出现，中医药治疗效果较好。呃逆的病因多由饮食不当、情志不遂和正气亏虚等所致。病位在膈，病变关键脏腑在胃，还与肝、脾、肺、肾诸脏有关，主要病机是胃失和降，气逆动膈。西医学中的单纯性膈肌痉挛即属呃逆。

【证候分型】

呃逆的证候分型见表 2-13-2。

表 2-13-2　呃逆证候分型

证型	证候表现	证机要点	护治法则	代表方
寒邪犯胃	呃声沉缓有力，胸膈及胃脘不舒，得热则减，遇寒更甚，进食减少，恶食冷凉，喜热饮，口淡不渴，舌苔白润，脉迟缓	寒邪客胃，胃络拘急，胃气上逆	温中散寒，降逆止呃	丁香散
胃火上逆	呃声洪亮有力，冲逆而出，口臭烦渴，多喜冷饮，脘腹满闷，大便秘结，小便短赤，苔黄燥，脉滑数	胃火上炎，胃失和降	清胃泄热，降逆止呃	竹叶石膏汤
气机郁滞	呃逆连声，常因情志不畅而诱发或加重，胸胁满闷，脘腹胀满，嗳气纳减，肠鸣矢气，苔薄白，脉弦	肝郁气滞，横逆犯胃，胃失和降	顺气解郁，和胃降逆	五磨饮子
脾胃阳虚	呃声低长无力，气不得续，泛吐清水，脘腹不舒，喜温喜按，面色苍白，手足不温，食少乏力，大便溏薄，舌质淡，苔薄白，脉细弱	脾胃虚弱，中阳不振	温补脾胃，和中降逆	理中丸
胃阴不足	呃声短促而不得续，口干咽燥，烦躁不安，不思饮食，或食后饱胀，大便干结，舌质红，苔少而干，脉细数	虚火上炎，胃失濡养	生津养胃，止呃	益胃汤

【护理措施】

1. 起居护理　保持病室清洁，空气流通，根据气候变化及时增减衣被。注意休息，适当活动，积极治疗原发病。

2. 病情观察　观察呃逆的声音、频数及伴随症状，辨别疾病的虚实与轻重。久病、重病患者出现呃逆，应严密观察病情变化。

3. 饮食护理　饮食有节，少量多餐，忌食生冷、辛辣之品，避免饥饱失常，进食不宜太快，呃逆发作时应停止进食。

4. 情志护理　注意调畅情志，保持心情平静，切勿大喜、大怒等。呃逆症状比较顽固，多与患者沟通、交流，转移其注意力。

5. 用药护理　中药汤剂一般温服。呃逆频繁者，可适当加姜汁。

6. 适宜技术　轻者可行穴位按压，取内关、合谷、人迎等穴，可不药而愈；持续或反复发作者，可针灸中脘、膈俞、内关穴；也可用取嚏法。

【健康教育】

参见“呕吐”病证相应内容。

第十四节　泄　泻

泄泻是因湿邪内盛，脾胃运化失常所致，以排便次数增多，粪便稀溏，甚至泻出如水样为主要临床表现的病证。泄者，泄漏之意，大便稀溏，时作时止，病势较缓；泻者，倾泻之意，大便如水倾注而直下，病势较急。故前人以大便溏薄势缓者为泄，大便清稀如水而直下者为泻。但临床所见，难于截然分开，一般合而论之。泄泻为常见的脾胃肠病证，一年四季均可发生，以夏秋两季为多见。泄泻易反复发作，中医药治疗有较好的疗效。

泄泻在《内经》称为“泄”，如“濡泄”“洞泄”“飧泄”“鹜溏”“注泄”“溏糜”等。《难经》有五泄之分，汉唐方书称“下利”，宋代以后统称“泄泻”。亦有根据病因或病机而称为“暑泄”“大肠泄”者，名称虽多，但都不离“泄泻”二字。《素问·太阴阳明论》指出：“饮食不节，起居不时者，阴受之……阴受之则入五脏……入五脏则䐜满闭塞，下为飧泄。”说明饮食、起居、情志失常，可引起泄泻。《素问·阴阳应象大论》曰“湿盛则濡泄”，指出湿邪是导致泄泻的另一重要病因。《素问·宣明五气论》曰：“大肠小肠为泄。”说明泄泻的病变与脾胃、大小肠有关。汉·张仲景《金匮要略》提出虚寒下利的症状、治法和方药。明·李中梓《医宗必读·泄泻》在总结前人经验的基础上，提出了著名的治泻九法，即淡渗、升提、疏利、清凉、甘缓、酸收、燥脾、温肾、固涩，在治疗上有了很大的发展，其应用价值亦为临床所证实。

西医学中的急性肠炎、慢性肠炎、胃肠功能紊乱、肠结核等消化系统疾病，以泄泻为主要表现者，均可参照本节辨证施护。

一、病因病机

外感六淫、内伤饮食、情志失调及脏腑虚损等均可导致泄泻。外邪之中湿邪最为重要，内伤中脾虚最为关键；脾病湿盛是导致泄泻发生的主要病机。泄泻的病位在肠，病变在脾胃，同时与肝、肾密切相关。病理因素主要是湿，但可夹寒、夹热、夹滞。临床泄泻常分为急性暴泻和慢性久泻。

1. 感受外邪 六淫之邪侵袭人体，导致肠胃功能失调，皆能使人发生泄泻，但其中以湿为主，常夹寒、热、暑等病邪。脾脏喜燥恶湿，外来之湿邪最易困遏脾阳，影响脾的运化，水谷相杂而下，引起泄泻。其他外来之邪，如寒邪或暑热之邪，除了侵袭皮毛肺卫之外，也能影响脾胃，导致脾胃功能失调，运化失常，清浊不分，而成泄泻，但仍多与湿邪有关。

2. 饮食所伤 凡饱食过量，宿滞内停；或过食肥甘，呆胃滞脾，湿热内蕴；或恣食生冷，寒食交阻；或误食馊腐不洁之物，伤及肠胃，均可致脾胃运化失健，传导失职，升降失常，而发生泄泻。

3. 情志失调 郁怒伤肝，肝失疏泄，木横乘土，脾胃受制，运化失常；或忧思气结，脾运失健；或素体脾虚湿盛，复因情志刺激、精神紧张或于怒时进食，导致肝脾失调，气机升降失常，形成泄泻。

4. 脾胃虚弱 长期饮食失调，劳倦内伤，久病缠绵，导致脾胃虚弱，中阳不健，运化无权，受纳水谷和运化精微受限，清气下陷，水谷糟粕混夹而下，遂成泄泻。

5. 久病年老 久病之后，肾阳损伤；或年老体衰，阳气不足，命门火衰；或禀赋虚弱，先天肾阳不足，不能助脾腐熟水谷，水谷不化，而为泄泻。

二、诊断与鉴别诊断

（一）诊断依据

1. 以大便粪质溏稀为诊断的主要依据，或完谷不化，或粪如水样，或大便次数增多，每日三五次或十数次，甚至更多。常伴有腹胀、腹痛、肠鸣、纳呆等症状。

2. 起病或急或缓，暴泻者多有暴饮暴食或误食不洁之物的病史。迁延日久，时发时止者，常由外邪、饮食、情志等因素诱发。

3. 大便常规、大便培养、电子结肠镜、腹部B超及CT等检查有助于临床明确诊断。

（二）病证鉴别

1. 泄泻与痢疾 两者均为大便次数增多、粪质稀薄的病证。泄泻以大便次数增多，粪质稀溏，甚则如水样，或完谷不化为主症，大便不带脓血，也无里急后重，腹痛或无。而痢疾以腹痛，里急后重，便下赤白脓血为特征。

2. 泄泻与霍乱　霍乱是一种上吐下泻同时并作的病证，发病特点是来势急骤，变化迅速，病情凶险，起病时先突然腹痛，继则吐泻交作，所吐之物均为未消化之食物，气味酸腐热臭；所泻之物多为黄色粪水，如米泔，常伴恶寒、发热，部分患者在吐泻之后，津液耗伤，迅速消瘦，或发生转筋，腹中绞痛。若吐泻剧烈，可致面色苍白，目眶凹陷，汗出肢冷等津竭阳衰之危候。泄泻以大便稀溏、次数增多为特征，一般预后良好。

三、辨证施护

【辨证要点】

1. 辨虚实　实证多因湿盛伤脾，或食滞生湿，壅滞中焦，脾失健运，脾胃不和，水谷清浊不分所致；虚证多因脾虚健运无权，水谷不化精微，湿浊内生，混杂而下，发生泄泻。急性暴泻，泻下腹痛，痛势急迫拒按，泻后痛减，多属实证；慢性久泻，病程较长，反复发作，腹痛不甚，喜温喜按，神疲肢冷，多属虚证。

2. 辨寒热　大便清稀，或完谷不化者，多属寒证；大便色黄褐而臭，泻下急迫，肛门灼热者，多属热证。

3. 辨暴泻和久泻　暴泻者起病较急，病程较短，泄泻次数频多；久泻者起病较缓，病程较长，泄泻呈间歇性发作。

【证候分型】

泄泻的证候分型见表 2–14–1。

表 2–14–1　泄泻证候分型

证型		证候表现	证机要点	护治法则	代表方
暴泻	寒湿内盛	泻下清稀，甚至如水样，脘闷食少，腹痛肠鸣，或兼恶寒，发热，头痛，肢体酸痛，舌苔白或白腻，脉濡缓	寒湿内盛，脾失健运，清浊不分	芳香化湿，解表散寒	藿香正气散
	湿热中阻	泄泻腹痛，泻下急迫，或泻而不爽，粪色黄褐臭秽，肛门灼热，烦热口渴，小便短黄，舌质红，苔黄腻，脉濡数或滑数	湿热壅滞，损伤脾胃，传化失常	清热燥湿，分消止泻	葛根芩连汤
	食滞肠胃	腹痛肠鸣，泻下粪便臭如败卵，泻后痛减，脘腹胀满，嗳腐酸臭，不思饮食，舌苔垢浊或厚腻，脉滑	宿食内停，阻滞肠胃，传化失常	清热燥湿，分消止泻	保和丸
久泻	肝气乘脾	平时心情抑郁，或急躁易怒，每因抑郁恼怒，或情绪紧张而发泄泻，胸胁胀闷，嗳气食少，腹痛攻窜，肠鸣矢气，舌淡红，脉弦	七情内伤，肝失条达，横逆侮脾，脾失健运	抑肝扶脾	痛泻要方
	脾胃虚弱	大便时溏时泻，迁延反复，稍进油腻食物，大便稀溏，次数增加，或完谷不化，伴食少纳呆，脘闷不舒，面色萎黄，倦怠乏力，舌质淡，苔白，脉细弱	脾虚失运，清浊不分	健脾益气，化湿止泻	参苓白术散
	肾阳虚衰	黎明前腹部作痛，肠鸣即泻，泻后痛减，完谷不化，腹部喜暖喜按，形寒肢冷，腰膝酸软，舌质淡，苔白，脉沉细	命门火衰，脾失温煦	温肾健脾，固涩止泻	附子理中丸合四神丸

【护理措施】

1. 起居护理　起居有常，劳逸结合，冷暖适宜，保持充足睡眠，避免外邪侵袭。保持适度的活动和锻炼。若患者泄泻因传染性疾病引起，应严格执行消化道隔离，患者的生活用具专用，用后须消毒。久泻者加强肛周皮肤护理。寒湿内盛者，病室宜温暖，多着衣被，注意腹部保暖，避免直接吹风；湿热中阻者，病室宜凉爽干燥；肝气乘脾者，可适当增加室外活动，如散步、气功、太极拳等，以增强脾胃功能；脾胃虚弱者，病室宜温暖、干燥，阳光充足；肾阳虚衰者，病室温暖向阳，多着衣被，必要时以热水袋保暖，黎明前如厕，应穿御寒衣物，以免受凉。评估患者跌倒危险，落实跌倒预防措施。

2. 病情观察 注意观察泄泻的次数，排泄物的色、质、量、气味及有无腹痛等，辨别证候。注意观察生命体征、舌象、神志、尿量等，预防暴泻或久泻后发生脱水。寒湿内盛之泄泻，泻多溏薄；湿热泄泻，泻多如酱黄色；食滞肠胃之泄泻，粪便臭如败卵，泻后痛减；肝气乘脾之泄泻，每因情志郁怒而增剧；脾胃虚弱之泄泻，以大便时溏时泻，夹有水谷不化，稍进油腻之物，则大便次数增多；肾阳虚衰之泄泻，多发于晨起之时，以腹痛肠鸣、泻后则安为特点，亦称“五更泻”。若排泄物为柏油样或伴有新鲜血液，为胃肠道脉络损伤；久泻患者出现眼窝凹陷、口舌干燥、皮肤干燥和弹性消失为伤津表现，应及时补充体液，或给予淡盐水口服；若久泻者出现面色苍白、四肢冰冷、大汗淋漓等，为阳气外脱征象，应立即报告医生采取相应措施。

3. 饮食护理 饮食有节，以清淡卫生、易消化、富有营养食物为主，忌食不易消化或清肠润滑食物，对牛奶不耐受者应避免摄食。急性期予流质或半流质饮食，如米汤或淡盐水，忌食辛辣炙煿、荤腥油腻食物。寒湿内盛者应给予温热、易消化、清淡食物，可饮热开水，或生姜红糖水；湿热中阻者以无渣、少渣、半流质为宜，如梨、火龙果、荸荠等清热之品，也可用六一散泡水饮，或用芦根、竹叶煎水代茶饮；食滞肠胃者应适当控制饮食或限制饮食，伴有呕吐者，不宜急于止吐，应让宿食全部吐出；肝气乘脾者忌食红薯、土豆等易产气食物，宜食疏肝理气之品，如金橘饼、陈皮等；脾胃虚弱者宜温热软烂、少油脂而易于消化食物，如山药、龙眼、牛羊肉、鸡肉等，可适当用胡椒、姜等调味，以增进食欲；肾阳虚衰者宜补中益气、温补肾阳，清淡、温热易消化之品，如胡桃、狗肉、羊肉等。

4. 情志护理 避免忧郁、悲伤、焦虑、紧张和激动等负性情绪刺激。积极疏导患者消除抑郁心理，保持肝气条达，心情舒畅。引导患者培养豁达乐观的心态，正确对待自身的疾病，避免急躁。肝气乘脾泄泻者更应注意调畅情志，防止因情复病。

5. 用药护理 中药汤剂以饭后温热服用为宜，观察用药后症状缓解情况。出现阳气外脱症状应及时进行抢救，以免延误时机。食滞胃肠泻下不畅者，可遵医嘱予大黄粉吞服，以消食化滞。在用药过程中出现大便色黑者，应查找原因，警惕消化道出血的发生。

6. 适宜技术 寒湿内盛者可用艾灸，取足三里、中脘、关元等穴，以温中止泻，也可取神阙穴进行隔姜灸或隔附子灸。慢性久泻者可用五倍子粉和醋调成糊状敷脐，也可取大肠、小肠、脾、胃、肝、肾、交感等耳穴，用王不留行籽行耳穴贴压。脾胃虚弱者，可取天枢、中脘等穴进行穴位按摩，也可逆时针方向行腹部按摩。

【健康教育】

1. 起居有常，慎防外邪侵袭，防跌仆。注意调畅情志，避免思虑忧愁伤脾，保持心情舒畅，切忌烦躁郁怒。

2. 养成良好的饮食卫生习惯，饮食有节，以清淡、易消化、富有营养的食物为主；注意饮食卫生，不食生冷瓜果及不洁食物，不饮生水。

3. 向患者及家属介绍相关保健知识，如泄泻不止，出现口渴、皮肤弹性下降、尿量减少、高热、心悸、烦躁等症状，应立即就医。

4. 加强锻炼，增强体质，可选择太极拳、八段锦、五禽戏等健身运动，使脾气旺盛，促进血脉流畅。

复习思考题

1. 泄泻与痢疾的异同。
2. 泄泻的辨证要点。
3. 外邪所致泄泻的辨证护理。
4. 泄泻的健康教育内容。

第十五节　痢　疾

痢疾是因邪蕴肠腑，气血壅滞，大肠传导失司，脂络受损所致，以腹痛、里急后重、下痢赤白脓血为主要临床表现的病证。本病一年四季皆可发病，夏秋流行。人群普遍易感，是最常见的肠道传染病之一。根据发病缓急、病因差异、病情轻重、病程长短之不同，又有湿热痢、疫毒痢、虚寒痢、休息痢、噤口痢之分。痢疾病情严重者，儿童及老年体弱者易感，多因邪盛内闭，正气大伤，而形成内闭外脱的危重证候，常见急骤发病，高热惊厥，甚则昏迷而导致死亡。

《内经》将本病称为“赤沃”“肠澼”，认为其发病与饮食不节和湿热下注有关。《难经·五十七难》称之为“大瘕泄”，指出：“大瘕泄者，里急后重，数至圊而不能便，茎中痛。”汉·张仲景将痢疾与泄泻统称为“下利”，不但创制了治疗热痢的白头翁汤，还提出了“下痢便脓血者，桃花汤主之”的虚寒久痢主方。隋·巢元方《诸病源候论·痢病诸候》记载有赤白痢、脓血痢、休息痢、蛊注痢等不同名称。晋、南北朝称本病为“滞下”“重下”。宋·严用和在《济生方》中提出：“今之所谓痢疾者，古所谓滞下是也。”首创“痢疾”病名。《丹溪心法·痢篇》指出：“时疫作痢，一方一家之内，上下传染相似。”已知本病能相互传染，并认为痢疾的病因以湿热为本，提出通因通用的治痢原则。

西医学中的细菌性痢疾、阿米巴痢疾以及慢性非特异性溃疡性结肠炎和某些食物中毒或药物中毒等，若主要临床表现与本病相似者，可参照本节辨证施护。

一、病因病机

本病多由饮食不洁，湿热疫毒之气经口而入，壅滞肠间，阻遏气机，损伤肠络，大肠传导失司而发病。病位初在肠，以实证、热证为多，多与胃、肠有关；病之后期，属于虚证、寒证，多与脾、肾有关。主要病机为邪阻大肠，传导失司，气血壅滞，肠络受损，滞下脓血。因病因不同，临床有湿热痢、疫毒痢、寒湿痢、阴虚痢、虚寒痢和休息痢之分。

1. 外感时邪疫毒　一是感受湿热之邪。湿热之邪内侵人体，蕴于肠腑，影响大肠传导功能，是本病发生的重要因素。素体阳虚者，湿从寒化，寒湿内蕴，再加之饮食不洁，邪气食积于肠中，遂为寒湿之痢。素体阳盛者，湿热内蕴，食用不洁之物，从热而化，乃成湿热之痢。二是感受疫毒之邪。疫毒者，指具有强烈传染性的致病邪气，这种邪气之产生及其致病流行，往往与反常气候有关。

2. 饮食不节　一是指平素饮食过于肥甘厚味，酿生湿热，或夏月恣食生冷瓜果，寒湿内困，损伤肠胃，正气不足，易受外邪侵袭而发病。二是因食用不洁食物，疫邪病毒或虫毒从口而入，积滞腐败于肠间，发为痢疾。

二、诊断与鉴别诊断

（一）诊断依据

1. 下痢脓血黏液，腹痛，里急后重，大便次数增多。

2. 急性痢疾起病急骤，可伴有恶寒发热；慢性痢疾则反复发作，迁延不愈。

3. 本病常见于夏秋之季，多有饮食不洁史，或有与痢疾患者接触史。

4. 大便常规检查可确立诊断，血常规检查对急性期有诊断意义，电子结肠镜检查有助于诊断。

（二）病证鉴别

痢疾与泄泻　两者多发于夏秋季节，病位在胃肠，皆由外感时邪、内伤饮食而发病，主症皆为腹泻。痢疾大便次数虽多而量少，排脓血便，里急后重，排便不爽，甚则滞涩难下。而泄泻大便溏薄，或水样便，或完谷不化，泻而不爽，甚则滑脱失禁，无脓血便，亦无里急后重感。在一定条件下，两病可以相互转化，或先泻后痢，或先痢后转泻。

三、辨证施护

【辨证要点】

1. 辨虚实　痢疾者，最当察虚实。一般来说，初痢及年轻体壮患痢者多实；久痢及年高体弱患痢者多虚。腹痛胀满，痛而拒按，痛时窘迫欲便，便后里急后重暂时减轻者为实；腹痛绵绵，痛而喜按，便后里急后重不减，坠胀甚者为虚。反复发作之休息痢，常为本虚标实。

2. 辨寒热　大便排出脓血，色鲜红，赤白甚至紫黑，浓厚黏稠腥臭，腹痛，里急后重感明显，口渴喜冷，口臭，小便黄或短赤，舌红苔黄腻，脉滑数者属热；大便排出赤白清稀，白多赤少，清淡无臭，腹痛喜按，里急后重感不明显，面白肢冷形寒，舌淡苔白，脉沉细者属寒。

3. 辨伤气、伤血　下痢白多赤少，邪伤气分；赤多白少，或以血为主者，邪伤血分。

【证候分型】

痢疾的证候分型见表 2–15–1。

表 2–15–1　痢疾证候分型

证型	证候表现	证机要点	护治法则	代表方
湿热痢	腹部疼痛，里急后重，痢下赤白脓血，黏稠如胶冻，腥臭，肛门灼热，小便短赤，舌质红，舌苔黄腻，脉滑数	湿热蕴结，熏灼肠道，气血壅滞	清肠化湿，调气和血	芍药汤
疫毒痢	起病急骤，痢下鲜紫脓血，腹痛剧烈，壮热口渴，恶心呕吐，大便频频，后重感特著，甚至神昏惊厥，舌质红绛，舌苔黄燥，脉滑数或微细欲绝	疫毒内盛，壅盛肠道，燔灼气血	清热解毒，凉血除积	白头翁汤合芍药汤
寒湿痢	腹痛拘急，痢下赤白黏冻，白多赤少，或为纯白冻，里急后重，口淡乏味，脘腹胀满，头身困重，舌质或淡，舌苔白腻，脉濡缓	寒湿客肠，气血凝滞，传导失司	温中燥湿，调气和血	不换金正气散
虚寒痢	痢下赤白清稀，无腥臭，或为白冻，甚则滑脱不禁，肛门坠胀，便后更甚，腹部隐痛，缠绵不已，喜按喜温，形寒肢冷，食少神疲，腰膝酸软，舌淡苔薄白，脉沉细弱	脾肾阳虚，寒湿内生，阻滞肠腑	温补脾肾，收涩固脱	桃花汤合真人养脏汤

续表

证型	证候表现	证机要点	护治法则	代表方
阴虚痢	痢下赤白，日久不愈，脓血黏稠，或下鲜血，脐下灼痛，虚坐努责，食少，心烦口干，至夜转剧，舌质红绛少津，苔少或花剥，脉细数	阴虚湿热，肠络受损	养阴和营，清肠化湿	黄连阿胶汤合驻车丸
休息痢	下痢时发时止，迁延不愈，常因饮食不当、受凉、劳累而发，发时大便次数增多，夹有赤白黏冻，腹胀食少，倦怠嗜卧，舌淡，苔腻，脉濡软或虚数	久病伤正，邪恋肠腑，传导不利	温中清肠，调气化滞	连理汤

【护理措施】

1. 起居护理　顺应季节气候变化保养身体，纳凉取暖适度，居室整洁安静。急性期和重症患者宜卧床休息；慢性期、恢复期适当活动，以增强体质；具有传染性的疫毒痢严格执行消化道隔离制度，对患者排泄物、便器、餐具要消毒处理，专人使用，防止交叉感染。待临床症状消失，大便培养连续 3 次阴性，方可解除隔离；加强肛周护理，痢下频多，肛周红肿糜烂者，予氧化锌软膏涂敷。

2. 病情观察　观察大便次数、量、便质、气味、颜色及有无发热、腹痛、里急后重等症状。密切观察重症患者的病情变化，发现异常应及时报告医生，防止发生厥脱。若见患者烦躁不安，高热不退，汗出热而黏，脉细数，或精神不振，体温骤降，四肢厥冷，面色苍白，冷汗淋漓，呼吸微弱，脉微欲绝等异常情况，应及时报告医生，协助医生实施救治，必要时留大便送检。

3. 饮食护理　注意饮食卫生，在夏秋季节，禁食不洁及变质食物。痢疾患者适当禁食，待病情稳定后，给予清淡、易消化食物，忌食油腻、辛辣及生冷硬固之品，可多饮水或米汤，以养阴生津，或遵医嘱静脉补液。可用荸荠粉或藕粉做羹食，或用鲜马齿苋洗烫后做菜食，有止痢作用。在痢疾流行季节，可适当食用生蒜瓣。湿热痢者饮食宜清淡、易消化的流质或半流质为宜，可食用小麦麸饼、马齿苋粥等；疫毒痢者暂禁食，多饮水，必要时补充液体，病情好转后给予高热量、清淡的流质和无渣半流质食物，逐渐恢复饮食；寒湿痢者饮食宜散寒化湿、易消化，如生姜、大蒜、干姜粥、生姜胡椒红糖水等；阴虚痢者可食用莲藕、乌梅粥等；虚寒痢者饮食宜温热，忌寒凉、生冷及硬固食物，可食用乌梅红糖姜茶。

4. 情志护理　向患者讲解腹痛、里急后重及脓血便的原因和诱发因素，缓解患者及家属的担忧、紧张情绪，积极配合治疗。保持精神愉悦，避免恼怒、抑郁情绪，保持情志条达，以利气机通畅。

5. 用药护理　中药汤剂一般宜温服。湿热痢者宜凉服；虚寒痢和寒湿痢者宜热服，观察用药后症状缓解情况和时间；噤口痢伴呕吐者中药宜浓煎，少量频服、热服，不能口服者，可鼻饲给药；脱肛者可用中药坐浴后中药膏外敷。

6. 适宜技术　虚寒痢、寒湿痢可艾灸天枢、神阙、中脘、关元、足三里等穴，以温中散寒；或用盐炒小茴香热敷腹部。湿热痢、疫毒痢用白头翁、黄连、黄柏、马齿苋等煎水，行保留灌肠。慢性痢疾患者可取直肠下段、大肠、胃、脾、肾、腹等耳穴，用王不留行籽行耳穴贴压，用轻刺激。

【健康教育】

1. 注意饮食卫生，勤洗手，预防疾病发生和传播。消灭苍蝇，管好患者粪便，防止疾病传播。劳逸结合，适度锻炼，增强体质；节制房事，保护正气，防止受邪。

2. 在痢疾流行季节，可适量食用生蒜瓣，或用马齿苋、绿豆煎汤饮用以预防感染，加强水源、饮食卫生管理，防止病从口入。

3. 饮食上根据不同证候的饮食特点，在医护人员的指导下合理搭配，禁止食用不洁及变质食物。

4. 休息痢在缓解期应注意调理脾胃功能，预防复发。如治疗效果不佳或病情加重，应及时就医。

复习思考题

1. 痢疾的证候特征。
2. 痢疾的临床分型。
3. 痢疾的病情观察要点。

第十六节 便 秘

便秘是因气阴不足，或燥热内结，腑气不畅所致，以大便秘结不通，排便周期延长，或周期不长，但粪质干结，排出艰难，粪质不硬，虽频有便意，但排便不畅为主要临床表现的病证。本病是临床上的常见症状，可出现于各种急慢性病证过程中，中老年多发，女性较多见。本病预后一般较好，辨证得当，调治得法，大多可痊愈。

古代医籍中对便秘有许多记载，《内经》称便秘为“后不利”“大便难”，如《素问·举痛论》曰：“热气留于小肠，肠中痛，瘅热焦竭，则坚干不得出，故痛而闭不通矣。”汉·张仲景称便秘为“脾约”“阳结”“阴结”，认为其病与寒、热、气滞有关，在治疗方面除了提出内服药物治疗外，还提出蜜煎导、猪胆汁方等外用药塞肛通便法，至今仍具有临床指导意义。隋·巢元方《诸病源候论·大便病诸候》阐明了津液不足，糟粕内结，水不能行舟，是便秘发生的主要机理。金元时期，张元素首倡实秘、虚秘之别，且主张实秘责物，虚秘责气。这种虚实分类法，经后世不断充实和发展，至今仍是临床治护便秘的纲领。

西医学中的功能性便秘、肠道及肛门疾患引起的便秘、药物性便秘、内分泌及代谢性疾病引起的便秘等，均可参照本节辨证施护。

一、病因病机

便秘的病因有饮食不节、情志失调、年老体虚、感受外邪等，且常相兼为病。病性可概括为寒、热、虚、实四个方面。胃肠积热者为热秘，气机郁滞者为实秘，阴寒凝滞者为冷秘或寒秘，气血阴阳不足者为虚秘。基本病变属大肠传导失常，同时与肺、脾、胃、肝、肾等脏腑功能失调有关。

1. 饮食不节 饮酒过度，过食辛辣肥甘厚味，导致肠胃积热，大便干结；或恣食生冷，致阴寒凝滞，胃肠传导失司而成便秘。

2. 情志失调 忧愁思虑过度，情志失和，或久坐少动，气机不利，致气机郁滞、不能宣达，传导失职，糟粕内停，不得下行，而成便秘。

3. 年老体虚 劳倦过度，或病后、产后以及年老体弱之人，气血两亏。气虚则大肠传送无力，血虚则津枯，不能滋润大肠；阴亏则大肠干涩，导致大便干结；阳虚则肠道失于温煦，阴寒内结，以致便下无力，大便艰涩。

4. 感受外邪 外感寒邪可导致阴寒内盛，凝滞胃肠，传导失职而成便秘。或热病之后，余热留恋，肺燥肺热下移大肠，伤津耗液，粪质干燥，难于排出，形成便秘。

二、诊断与鉴别诊断

（一）诊断依据

1. 排便间隔时间超过自身习惯 1 天以上，或两次排便间隔 3 天以上。粪质坚硬，便下困难；或粪质不硬，欲排便而艰涩不畅。

2. 常伴腹胀、腹痛、纳呆、口臭、肛裂、痔疮、排便带血及汗出、气短、头晕、心悸等症状。

3. 本病常与饮食不节、情志内伤、久病失调、坐卧少动、年老体弱等因素有关。

4. 大便常规、电子结肠镜等检查有助于诊断。

（二）病证鉴别

便秘与肠结　两者皆为大便秘结不通。但肠结多为急病，导致大肠通降受阻所致，表现为腹部疼痛拒按，大便完全不通，且无矢气和肠鸣音，严重者可吐出粪便。便秘多为慢性久病，因大肠传导失常所致，表现为腹部胀满，大便干结艰行，可有矢气和肠鸣音，或有恶心欲吐，食纳减少。

三、辨证施护

【辨证要点】

1. 辨排便周期与粪质　便秘多数排便周期延长，日数不定，且伴有腹胀、腹痛、排便艰难；也有排便时间不延长，但大便干结，便下艰难；也有排便时间不延长，大便也不干结，但排出无力或出而不畅，所以不能单以排便周期论便秘，应结合粪质情况判断。粪质干燥坚硬，便下困难，肛门灼热，属热秘；排出艰难，多为阴寒凝滞；粪质不甚干结，排出断续不畅多为气滞；粪质不干，欲便不出，便下无力，多为气虚。

2. 辨虚实　便秘的辨证当分清虚实。实者包括热秘、气秘、冷秘；虚者当辨气虚、血虚、阴虚、阳虚的不同。面赤身热，口臭唇疮，尿赤，苔黄燥，脉滑数等为热秘；嗳气频作，胸胁痞满，腹胀痛，苔薄腻，脉弦为气秘；面色皖白，尿清肢冷，喜热恶凉，苔白腻，脉弦紧为冷秘；面白神疲，临厕努挣乏力，甚则汗出短气，大便并不干结，舌淡苔白，脉弱为气虚；面色无华，头眩心悸，舌淡，脉细涩为血虚。

【证候分型】

便秘的证候分型见表 2–16–1。

表 2–16–1　便秘证候分型

证型		证候表现	证机要点	护治法则	代表方
实秘	热秘	大便干结，腹胀或痛，口干口臭，面红心烦，或有身热，小便短赤，舌质红，苔黄燥，脉滑数	肠腑燥热，津伤便结	泄热导滞，润肠通便	麻子仁丸
	气秘	大便干结，或不甚干结，欲便不得出，或便后不爽，肠鸣矢气，嗳气频作，胁腹痞满胀痛，舌苔薄腻，脉弦	肝脾气滞，腑气不通	顺气导滞，降逆通便	六磨汤
	冷秘	大便艰涩，腹痛拘急，胀满拒按，胁下偏痛，手足不温，呃逆呕吐，舌苔白腻，脉弦紧	阴寒内盛，凝滞胃肠	温里散寒，通便止痛	温脾汤合半硫丸

续表

证型		证候表现	证机要点	护治法则	代表方
虚秘	气虚秘	大便干或不干，虽有便意，但排便困难，用力努挣则汗出气短，便后乏力，面白神疲，肢倦懒言，舌淡苔白，脉弱	肺脾气虚，传送无力	补脾益肺，润肠通便	黄芪汤
	血虚秘	大便干结，面色无华，皮肤干燥，头晕目眩，心悸气短，健忘少寐，口唇色淡，舌淡苔少，脉细	血液亏虚，肠道失荣	养血滋阴，润燥通便	润肠丸
	阴虚秘	大便干结，形体消瘦，头晕耳鸣，两颧红赤，心烦少寐，潮热盗汗，腰膝酸软，舌红少苔，脉细数	阴津不足，肠失濡润	滋阴增液，润肠通便	增液汤
	阳虚秘	大便干或不干，排出困难，小便清长，面色㿠白，四肢不温，腹中冷痛，腰膝酸冷，舌淡苔白，脉沉迟	阳气虚衰，阴寒凝结	补肾温阳，润肠通便	济川煎

【护理措施】

1. 起居护理 居室整洁，温湿度适宜，卫生间设施齐全、安全，提供舒适隐蔽的排便环境。培养定时排便的习惯，排便时应注意力集中，避免看书、看报、看手机，严禁久蹲及用力排便。脾肾阳虚患者，病室宜温暖向阳，及时增添衣被，注意腹部保暖，切勿受寒。鼓励患者适量运动，指导进行腹部按摩和提肛训练，避免久坐少动。保持肛周皮肤清洁，有肛门疾病者可在便后用 1∶5000 高锰酸钾溶液或五倍子、苦参、花椒煎水坐浴，肛裂者坐浴后可用黄连膏外敷。

2. 病情观察 观察病证的特点，分辨实秘还是虚秘。观察粪便的性状、颜色及量，特别注意观察粪便形态的变化，及时发现肠梗阻、肿瘤等引起的梗阻性便秘。观察伴随症状，特别是气虚及老年患者，避免因排便用力努责、久坐久蹲后出现虚脱、疝气、体位性低血压，甚至诱发心脑血管疾病。

3. 饮食护理 饮食宜选择清淡、富含纤维素和油脂的食物，忌食辛辣、厚味、香燥食物。晨起空腹饮淡盐水或蜂蜜水等，有助于预防便秘的发生。热秘者宜多用清凉润滑之物，如梨、黄瓜、苦瓜、萝卜、芹菜、莴苣等；气秘者宜用行气软坚润肠之物，如橘子、香蕉、竹笋等，忌收敛固涩之品，如白果、芡实、石榴等；气虚者宜多用健脾益气润肠之物，如山药、扁豆等，忌用行气之品，如佛手、萝卜、芥菜等；血虚、阴虚者宜用滋阴养血润燥之物，如桑椹、蜂蜜、芝麻、花生等；阳虚者宜多食温润通便之品，如韭菜、羊肉、狗肉等。

4. 情志护理 七情内伤是便秘致病的因素之一。便秘患者因日久排便不畅，焦虑、紧张情绪内生，不仅影响正常生活和工作，也会加重病情。应关心体贴患者，关注其情绪变化，及时予以疏导。主动了解患者的饮食及排便习惯，分析便秘的原因，帮助患者克服排便时的不良情绪。气秘患者尤应重视情志调摄。告知患者情志不和、肝气郁结等易导致大便干结，指导患者采用自我调适情志的方法，如音乐放松法、移情易志法等，保持心情舒畅，避免情志所伤。

5. 用药护理 遵医嘱用通便药物时，便通即止，不可滥用泻药，发热、恶心及腹痛者，禁止使用导泻剂。中药汤剂一般温服，服药后应注意观察大便次数、性状和量。肠道实热者中药汤剂宜偏凉服，亦可用番泻叶或生大黄泡水代茶饮，汤药以饭前空腹及临睡前服用为佳；脾虚气弱者平时宜服用补气药，如党参茶、黄精茶等；阴虚肠燥者多用滋阴通便药物，中药汤剂温服，适当增加服药次数。便秘不能缓解者，遵医嘱予以灌肠、人工取便。

6. 适宜技术 指导患者经常顺揉腹部，以调畅气机，健脾助运。也可取大黄研为粉末醋调为糊状，贴敷神阙穴。或用王不留行籽耳穴贴压，实秘取大肠、直肠下段、便秘点、交感、肺、肝胆穴；虚秘取脾胃、肾、大肠、直肠下段、皮质下、便秘点等穴。可辅助针刺疗法，实证者取天枢、曲池、内庭、支沟、太冲等穴，以清热理气，通导肠腑；虚证者取天枢、上巨虚、大肠俞、支沟、足三里等穴，以健脾益气，温阳通便。便秘严重者，可根据医嘱行灌肠法，或用通便贴外敷脐部。

【健康教育】

1. 生活起居有规律，加强身体锻炼，保持心情舒畅。指导及协助患者或家属做腹部按摩、床上翻身等活动。

2. 向患者讲明不良生活方式和饮食习惯、运动量不足、滥用药物、精神因素等与便秘的关系，指导养成定时排便的习惯，排便时尽量提供隐蔽条件，并保证充足的时间。

3. 加强饮食调养。多吃蔬菜、小米、粗粮等含纤维素多的食物，多食瓜果，多饮水，常服蜂蜜、牛乳，忌食辛辣之品，戒烟酒。

复习思考题

1. 便秘的病因病机。
2. 便秘的辨证要点。
3. 护治便秘时“通便”的原则。
4. 老年人便秘的饮食调护措施。

第十七节　胁　痛

胁痛是指由于肝络失和所致，以一侧或两侧胁肋部疼痛为主要表现的病证，是临床上比较多见的一种自觉症状。胁，指侧胸部，为腋以下至第十二肋骨部的总称。如清·吴谦《医宗金鉴·卷八十九》所言：“其两侧自腋而下，至肋骨之尽处，统名曰胁。”

胁痛最早见于《内经》。如《素问·脏气法时论》中说：“肝病者，两胁下痛引少腹，令人善怒。”《素问·刺热论》中有“肝热病者，小便先黄……胁满痛，手足躁，不得安卧”的记载，《灵枢·五邪》言：“邪在肝，则两胁中痛，恶血在内。”此外，《灵枢·经脉》云：“胆，足少阳之脉，是动则病口苦，善太息，心胁痛，不能转侧。”说明胁痛的发生与善怒、寒邪、肝热、恶血等有关，病位主要责之肝胆。宋·严用和《济生方·胁痛评治》中认为胁痛的病因主要是由于情志不遂所致，“夫胁痛之病……多因疲极嗔怒，悲哀烦恼，谋虑惊忧，致伤肝脏。肝脏既伤，积气攻注，攻于左，则左胁痛，攻于右，则右胁痛，移积两胁，则两胁俱痛。”明·张景岳《景岳全书·胁痛》曰：“胁痛有内伤外感之辨，凡寒邪在少阳经……然必有寒热表证者，方是外感，如无表证，悉属内伤。但内伤胁痛者十居八九，外感胁痛则间有之耳。”将胁痛病因分为外感和内伤两大类。

西医学中的急慢性肝炎、急慢性胆囊炎、胆结石、胆道蛔虫、肋间神经痛等，以胁痛为主要表现者，可参照本节辨证施护。

一、病因病机

胁痛的病变部位主要在肝胆，且与脾、胃、肾有关；病因主要有情志不遂，饮食不节，外感湿热，劳欲久病，跌仆损伤等多种因素，引起肝气郁结，肝失条达，或瘀血停着，痹阻胁络，或湿热蕴结，肝失疏泄，或肝阴不足，络脉失养等诸多病理变化；其基本病机为肝络失和，可概括为“不通则痛”和“不荣则痛”两类；病性有虚实之分；其病理因素不外乎气滞、血瘀和湿热三者。

1. 情志不遂　肝为将军之官，性喜条达而恶抑郁，主调畅气机。暴怒伤肝，肝失条达，气机失调，脉络闭阻，而致胁痛；或抑郁忧思，肝失疏泄，气机阻滞不通，而发为胁痛。

2. 饮食不节　饮食不节，过食肥甘，损伤脾胃，湿热内生，郁于肝胆，肝胆失于疏泄，可发为胁痛。若素有湿热蕴于肝胆，复加骤食荤腥，内外合邪，胁痛最易剧发。

3. 外感湿热　湿热之邪外袭，郁结少阳，枢机不利，肝胆经气失于疏泄，而致胁痛。《素问·缪刺论》中言：“邪客于足少阳之络，令人胁痛不得息。”

4. 劳欲久病　久病耗伤，劳欲过度，使精血亏虚，血不养肝，肝阴不足，脉络失养，拘急而痛。

5. 跌仆损伤　气为血之帅，气行则血行，因跌仆闪挫，或因强力负重，致使胁络受伤，气机阻滞，瘀血停留，阻塞胁络，不通则痛，而成胁痛。

二、诊断与鉴别诊断

（一）诊断依据

1. 一侧或两侧胁肋疼痛为主要临床表现。疼痛性质可表现为刺痛、胀痛、隐痛、闷痛或窜痛等。

2. 部分患者可伴见胸闷、腹胀、嗳气呃逆、急躁易怒、口苦纳呆、厌食恶心等症。

3. 常有饮食不节、情志不遂、感受外湿、跌仆闪挫或劳欲久病等病史。

4. 相关血液生化检测及影像学检查有助于诊断。

（二）病证鉴别

1. 胁痛与悬饮　胁痛发病与情志不遂、饮食不节、跌仆损伤、久病体虚等有关，其病机为肝络失和；其主要表现为一侧或两侧胁肋部疼痛。悬饮多因素体虚弱，时邪外袭，肺失宣通，饮停胸胁，而致络气不和；其表现为饮停胸胁，胸胁咳唾隐痛，呼吸或转侧加重，患侧肋间饱满，叩诊呈浊音，或兼见发热。

2. 胁痛与风温、肺痈　风温、肺痈也常伴胁痛，但若起病急，病程短，咳嗽剧烈，高热明显，咳嗽带血或咳铁锈色痰者，多属风温；若咳出大量脓血痰，腥臭难闻者，则为肺痈。

3. 胁痛与胃痛、胸痹　三者均以疼痛为主要临床特征，因疼痛部位相近，易引起混淆。胁痛疼痛部位在一侧或两侧胁肋部，以胀痛、刺痛、隐痛、灼痛、绞痛为多，痛剧欲变动体位，或见胁下痞块、癥瘕或有悬饮；胃脘痛疼痛部位在胃脘部近心窝处，以胀痛、刺痛、痞满为主，虚痛喜按，实痛拒按，多伴有恶心呕吐、吞酸等；胸痹疼痛部位在胸骨后或左前胸，偶或连及左胁肋、左肩臂，以闷痛为主，痛时不欲变动体位，多伴胸闷、气短、心悸、手足发凉等。

三、辨证施护

【辨证要点】

1. 辨在气在血　胁痛在病理表现上有气滞与血瘀的不同，胁痛在气，以胀痛为主，且游走不定，痛无定处，时轻时重，症状随情绪变化而起伏；胁痛在血，以刺痛为主，且痛处固定不移，疼痛持续不已，局部拒按，入夜尤甚。

2. 辨证候虚实　实证之中以气滞、血瘀、湿热为主；虚证则多为肝阴不足，脉络失养。若起病急，病程短，痛势剧烈，疼痛拒按，脉实有力，多为实证；若起病缓，病程长，痛势隐隐，疼痛喜按，脉虚无力，多为虚证。

【证候分型】

胁痛的证候分型见表 2–17–1。

表 2–17–1　胁痛证候分型

证型	证候表现	证机要点	护治法则	代表方
肝气郁结	胁肋疼痛以胀痛为主，走窜不定，甚则引及胸背肩臂，疼痛每因情志变化而增减，胸闷腹胀，嗳气频作，得嗳气而胀痛稍舒，善太息，纳少口苦，舌苔薄白，脉弦	肝失条达，气机郁滞，络脉失和	疏肝理气柔肝	柴胡疏肝散
肝胆湿热	胁肋胀痛或灼痛，触痛明显且拒按，或牵及肩背，常伴有胸闷纳呆，恶心呕吐，口苦口黏，或兼有身热黄疸，恶寒，小便黄赤，大便不爽，舌质红，苔黄腻	湿热蕴结，肝胆失疏，络脉失和	疏肝利胆清热	龙胆泻肝汤
瘀血阻络	胁肋刺痛，痛有定处，痛处拒按，疼痛持续不止，入夜尤甚，或胁肋下有癥块，或见面色晦黯，舌质紫黯	瘀血停滞，痹阻肝络	活血祛瘀通络	血府逐瘀汤
肝阴不足	胁肋隐痛，绵绵不已，遇劳加重，伴口干咽燥，心中烦热，头晕目眩，两目干涩，舌红少苔	肝肾不足，精血亏损，肝络失养	养阴柔肝理气	一贯煎

【护理措施】

1. 起居护理　病室环境宜安静、清洁舒适。恶寒发热者及时增减衣被。起居有常，“人卧则血归于肝”，应注意卧床休息，适当活动，使气血流通，以不疲劳为度。采取舒适体位，以偏向患侧为宜，尽量减少不必要的搬动。变动体位要缓慢，避免体位的突然改变而加剧疼痛。伴有恶心、呕吐者，应及时清除呕吐物。肝胆湿热者，应加强口腔护理，可用银花甘草液漱口。肝阴不足者，病室温度不宜偏高或偏低。

2. 病情观察　观察胁痛的部位、性质、程度、持续时间、诱因、舌苔、脉象以及伴随症状等，以辨别胁痛的证候。观察体温、肤色等变化，注意有无合并黄疸及黄疸的进退情况。若见高热寒战、上腹剧痛、腹肌紧张、呕吐等症，提示可能有胆囊炎、胆道急性化脓、穿孔等并发症，应及时报告医生处理，并做好手术前准备工作。

3. 饮食护理　饮食宜清淡易消化，定时定量，宜食用水果、蔬菜、瘦肉及豆制品等清淡富有营养的食物，忌食肥甘、辛辣、生冷之品，忌饮酒。肝气郁结者宜食疏肝解郁、行气止痛之品，如白萝卜、金橘、佛手、黄花菜等，可食佛手茶、橘皮粥。肝胆湿热者，宜食清热利湿食物，如西瓜汁、绿豆汤、栀子仁粥、玉米须蚌肉汤等。瘀血阻络者，饮食不宜生冷，宜食玫瑰花、山楂、当归、三七，食疗方可选玫瑰清露、红花山楂酒。肝阴不足者，多食补养气血之物，如瘦肉、沙参枸杞粥、麦冬粥及新鲜蔬菜等。

4. 情志护理　胁痛症状可随情志变化而增减，做好疏导解释工作，指导患者保持心情舒畅，避免过怒、过悲及过度紧张等不良情绪刺激，可根据患者的兴趣爱好、文化素养，选择适宜的乐曲欣赏，以分散注意力，或指导患者采用放松术，如缓慢地深呼吸、全身肌肉放松等。肝气郁结者，尤要使患者保持情绪乐观，使肝气条达，以利病情康复。“角为木音通于肝”，肝郁患者可选取《春风得意》《胡笳十八拍》等生机盎然、舒畅条达的“角”音进行治疗。肝阴不足证者，戒恼怒，以防动火伤阴。

5. 用药护理 中药汤剂宜温服，胁痛时可给服木香粉、郁金粉、延胡索粉，用温水调服，以理气止痛；或用芒硝布包后敷于胁肋部，以助止痛。若疼痛如钻顶样，或呕吐出蛔虫，可能为胆道蛔虫症，可服食醋 50 ～ 100mL，或用乌梅 10 枚，水煎服，以安蛔止痛。伴有恶心、呕吐者，可用丁香、柿蒂煎水代茶服。

6. 适宜技术 取肝、胆、神门等穴，用王不留行籽行耳穴贴压。实证者可选用期门、阳陵泉、太冲、三阴交、支沟等穴，用生理盐水加维生素 B_{12} 行穴位注射，以疏肝理气，活血止痛；虚证选用肝俞、肾俞、期门、三阴交等穴行穴位注射，以补肝益肾。肝阴不足者，可用生姜、葱白、韭菜、艾叶，加盐同炒后，热敷患处。亦可在两侧胁肋部自上而下进行按摩。

【健康教育】

1. 生活起居有常，注意防寒保暖，保证充足的休息和睡眠。注意卧床休息，避免过于劳倦。轻者可适当活动，如散步、打太极拳等，活动中不要用力过猛，避免碰撞伤及胁肋。

2. 注意个人卫生，防止外邪入侵，如有急性肝炎、慢性肝炎，需做好消毒隔离，防止交叉感染。

3. 饮食有节，少食辛辣、海腥、油腻之品，禁烟酒。保持精神乐观，戒烦躁，禁忧郁。

复习思考题

1. “不通则痛”和“不荣则痛”的内涵。
2. 肝气郁结型胁痛的主要表现。
3. 胁痛的辨证要点。
4. 胁痛的健康教育内容。

第十八节 黄 疸

黄疸是因外感湿热邪毒，内伤酒食等使肝胆气机受阻，疏泄失常，胆汁外溢所致，以目黄、身黄、尿黄为主要临床表现的常见肝胆病证。其中尤以目睛黄染为本病的重要特征。根据其病机特点和临床表现可分为阴黄和阳黄。阳黄病程较短，消退较易，治疗及时者愈后较好；然阳黄湿重于热者，消退较慢，应警惕其迁延为阴黄；急黄为阳黄之重症，病情重笃，常危及生命，若救治得当，亦可转危为安。阴黄病程缠绵，预后较差，若久病不愈，气血瘀滞，则有酿成癥积、鼓胀之可能。

《内经》最早记载了黄疸病名和主要症状。《素问·平人气象论》曰：“溺黄赤，安卧者，黄疸……目黄者曰黄疸。”汉·张仲景《伤寒杂病论》把黄疸分为黄疸、谷疸、酒疸、女劳疸、黑疸五种，其创造的茵陈蒿汤、茵陈五苓散已成为历代治疗黄疸的重要方剂。隋·巢元方《诸病源候论·黄疸诸候》根据本病发病情况和出现的不同症状，区分为二十八侯，并提及“阴黄”一证，且论述了黄疸的危重证候“急黄”，曰：“脾胃有热，谷气郁蒸，因为热毒所加，故卒然发黄，心满气喘，命在顷刻，故云急黄也。”明·程钟龄《医学心悟》创制茵陈术附汤，至今仍为治疗阴黄的代表方剂。明·张介宾《景岳全书·黄疸》曰：“胆伤则胆气败，而胆液泄，故为此证。”认为黄疸的发生与胆液外泄有关，提出“疸黄证”。清·沈金鳌《沈氏尊生书》有“天行疫疠，以致发黄者，俗称之瘟黄，杀人最急”的阐述，认识到其传染性及预后转归。

本病与西医学中“黄疸”含义相同。凡肝细胞性黄疸、阻塞性黄疸和溶血性黄疸、病毒性肝炎、肝硬化、胆囊炎、胆石症、钩端螺旋体病、某些消化系统肿瘤以及出现黄疸的败血症等，以黄疸为主要临床表现者，均可参照本节辨证施护。

一、病因病机

黄疸的发生多与外感湿热疫毒，饮食不节，脾胃虚寒，砂石虫体阻滞胆道，积聚转化等因素有关，往往内外相因为患。其病机关键是湿邪，由于湿浊阻滞中焦，脾胃失健，肝气郁滞，疏泄不利，致胆液不循常道，外溢肌肤，下注膀胱，而发为目黄、肤黄、小便黄之病证。病位主要在脾、胃、肝、胆，日久及肾。

1. 外感邪毒　外感湿热或疫毒之邪，由表入里，郁而不达，内阻中焦，脾胃运化失常，湿热交蒸，不得泄越，熏蒸肝胆，以致肝胆疏泄失常而发病。若湿热夹时邪疫毒伤人，则病势尤为暴急，具传染性，表现热毒炽盛，内及营血的危重现象，称为急黄。

2. 饮食不节　嗜食辛辣肥甘或酗酒无度，酿湿生热；或贪凉嗜冷、饥饱失宜，均可使脾胃运化失常，湿浊内生，蕴而化热，阻遏肝胆而成黄疸。

3. 脾胃虚寒　素体脾胃虚弱，或劳倦太过，或久病脾阳受损，运化转输失常，水谷聚而生湿，湿从寒化，寒湿阻滞中焦，胆汁被阻，不循常道而发黄疸。

4. 病后续发　胁痛、癥积或其他疾病之后，瘀血阻滞，湿热残留，日久损伤肝脾，湿遏瘀阻，胆汁泛溢肌肤，也可产生黄疸。

二、诊断与鉴别诊断

（一）诊断依据

1. 目黄、身黄、小便黄，其中以目睛黄染为本病的重要特征。

2. 初起有恶寒发热，常伴有纳呆厌油、恶心呕吐、神疲乏力、腹胀腹痛等症状。黄疸严重者可伴有皮肤瘙痒。

3. 常有外感湿热疫毒，酒食失节，或有胁痛、积聚等病史。

4. 血液生化、腹部超声和影像学的相关检查有助于诊断。

（二）病证鉴别

1. 黄疸与萎黄　萎黄发病多因饥饱劳倦、食滞虫积或大失血、重病后气血亏虚所致，因脾土虚弱，水谷不能化生精微以生气血，临床表现为肌肤萎黄不泽，目睛及小便不黄，常伴有头昏倦怠、心悸气短、纳少便溏等临床表现。与黄疸病证的目黄、身黄、小便黄不同，易于鉴别。

2. 黄疸与黄胖　黄胖多与虫证有关，久之耗伤气血，脾虚生湿，致肌肤失养，水湿渐停而引起面部肿胖色黄，身黄带白，但目珠不黄，虚弱无力。患者多为农民，在江、浙诸省植桑区域为盛，故又有“桑叶黄”之称。小儿患此病，则头大项小，多啼，爱吃泥土及酸、咸。

三、辨证施护

【辨证要点】

1. 辨阳黄与阴黄　因于湿热蕴结者谓之阳黄，因于热毒内伏者谓之急黄，因于寒湿阻滞者谓之阴黄。阳黄属于热证、实证，起病急，病程短，黄色鲜明如橘色，口干发热，小便短赤，大便秘结，舌苔黄腻，脉弦数；急黄为阳黄之重症，起病急骤，色黄如金，兼见神昏、发斑、出血等危象；阴黄属于寒证、虚证，起病缓，病程长，黄色晦黯如烟熏，脘闷腹胀，畏寒神疲，口淡不渴，舌淡白，苔白腻，脉濡缓或沉迟。

2. 辨阳黄中湿热的偏重 阳黄属湿热为患，由于感受湿与热邪的程度不同，临床有湿热孰轻孰重之分。热重于湿者，身目俱黄，黄色鲜明，发热口渴，恶心呕吐，小便短少黄赤，便秘，舌苔黄腻，脉弦数；湿重于热者，身目俱黄，其色不如热重者鲜明，头重身困，胸脘痞满，恶心呕吐，便溏，舌苔厚腻微黄，脉弦滑。

3. 辨阴黄之寒湿与血瘀 阴黄证有脾胃虚弱、寒湿内阻与肝郁血瘀、胆液失泄两类，故应辨别。凡因脾胃虚弱、寒湿内阻者，黄色多晦黯不泽，或如烟熏，神疲畏寒，舌苔白腻，脉濡缓；瘀血阻滞、胆液失泄者，色黄而晦黯，面色黧黑，舌质紫黯，多见瘀斑，或见胁下积块，脉弦涩。

【证候分型】

黄疸的证候分型见表 2–18–1。

表 2–18–1 黄疸证候分型

证型		证候表现	证机要点	治护法则	代表方
阳黄	热重于湿	身目俱黄，黄色鲜明，发热口渴，或见心中懊憹，脘腹胀满，口干而苦，恶心呕吐，小便短赤，大便秘结，舌红，苔黄腻，脉弦数	湿热熏蒸，困遏脾胃，壅滞肝胆，胆汁泛溢	清热通腑，利湿退黄	茵陈蒿汤
	湿重于热	身目俱黄，其色不如热重者鲜明，不发热或身热不扬，口黏不渴，头重身困，胸脘痞满，食欲减退，恶心呕吐，小便短黄，腹胀或便溏，舌苔厚腻微黄，脉濡缓或濡数	湿遏热壅，胆失疏泄，胆汁外溢	利湿化浊运脾，佐以清热	茵陈五苓散合甘露消毒丹
急黄		黄疸急起，迅速加深，其色如金，皮肤瘙痒，高热烦渴，脘腹胀满，神昏谵妄，烦躁抽搐，小便短少，便秘，或见衄血，便血，或肌肤瘀斑，舌绛红，苔黄而燥，脉弦滑数或细微	疫毒炽盛，深入营血，内陷心肝	清热解毒，凉血开窍	犀角散
阴黄	寒湿阻遏	身目俱黄，其色晦黯，或如烟熏，纳少胀满，或见腹胀，大便溏薄或不实，神疲畏寒，口淡不渴，舌淡苔腻，脉濡缓或沉迟	中阳不振，寒湿滞留，肝胆失疏	健脾和胃，温化寒湿	茵陈术附汤
	脾虚湿滞	面目及肌肤发黄，其色浅淡，甚或晦黯无光，伴心悸气短，肢软乏力，纳呆便溏，小便黄，舌淡，苔薄，脉濡细	黄疸日久，脾虚血亏，湿滞残留	健脾养血，利湿退黄	黄芪建中汤

【护理措施】

1. 起居护理 保持病室安静整洁，做好空气消毒，可用食醋熏蒸或苍术烟熏。患者需卧床休息，睡眠充足，待症状好转后，逐渐增加活动量，如散步、打太极拳等。阳黄热重于湿者，病室宜偏凉；阳黄湿重于热者，病室不宜潮湿，避免对流风；阴黄者要注意防寒保暖；急黄者应绝对卧床休息，病室应凉爽。保持口腔清洁，可用淡盐水漱口。保持大便通畅，有助于退黄。加强皮肤护理，汗出者及时更衣，保持床单位清洁，预防压疮。黄疸重者常皮肤瘙痒，局部可涂冰硼水止痒，或用苍术、川椒、艾叶、蛇床子、茵陈、苦参煎水擦洗，注意避免搔抓，以免皮肤破损引起感染。有传染性者应严格执行消化道和血液隔离制度。

2. 病情观察 观察黄染的部位、色泽、程度、消长情况及尿色、粪色、皮肤瘙痒等变化，以辨明黄疸的顺和逆；观察神志的变化，以防急黄的发生；观察有无呕吐、腹胀等伴随症状。若大便颜色变浅或白，表明黄疸由胆道阻滞所致；如黄疸迅速加深，色黄如金，腹胀腹痛，恶心呕吐，体温升高，精神萎靡不振，肌肤出现斑疹，为邪入心营之先兆，应及时报告医生，并做好抢救准备。观察有无“尿黄挂盆”，急黄其色如金，小便染黄便器，摇晃后上层出现黄色泡沫层，即为“尿黄挂盆”。

3. 饮食护理　饮食宜清淡、低脂、营养丰富、易消化，少食多餐，忌油腻、醇酒及煎炸之品。阳黄热重于湿者，宜食用甘凉清热的食物，如西瓜、冬瓜、绿豆粥、栀子仁粥等；阳黄湿重于热者，宜食用薏苡仁、赤小豆粥、玉米须瘦肉汤等；阴黄者饮食宜温热，以温中化湿，健脾和胃，宜食干姜、茯苓、山药、陈皮等，食疗方可选茵陈粥、干姜粥等，忌寒凉、生冷、甜腻碍胃之品；急黄者，饮食以清凉生津流质为宜，严格限制蛋白质的摄入或禁高蛋白食物，必要时鼻饲。哺乳期患者应暂停喂哺，待病情好转条件允许再继续哺乳。

4. 情志护理　多与患者沟通，调畅情志。介绍疾病的发生、发展及预后等知识，及时了解患者的不良心理和情绪，进行心理疏导，指导患者避免恼怒忧愁，保持心情舒畅，情绪稳定，使肝气条达。隔离患者应多关心、照料，消除思想顾虑，减轻精神压力，树立治疗信心。

5. 用药护理　中药治疗黄疸以化湿邪、利小便为大法。阳黄热重于湿，中药汤剂宜温凉服；阴黄宜温热服；急黄，中药宜浓煎，少量频服，或鼻饲灌入。避免服用过量而引起胃肠道不适。可服用玉枢丹或服药前后于舌根滴姜汁以降逆止呕。避免使用损害肝脏的药物，长期服药者，定期检查肝功能。

6. 适宜技术　恶心呕吐或不思饮食时，可行胃脘部按摩、轻拍背部，或穴位按压，取穴内关、中脘、合谷、足三里等以缓解症状。腹胀者，腹部保暖加顺时针按摩，或用盐包热敷腹部。高热昏迷者可用茵陈、栀子、大黄、甘草煎汤，保留灌肠，以泄热退黄。阳黄者可针刺内关、中脘等穴位；阴黄者配合灸法退黄，可取足三里、三阴交、关元、气海等穴位；或耳压肝、胆、脾、胃等穴位，也可配合体育锻炼等措施以理气退黄。

【健康教育】

1. 生活起居有规律，注意劳逸结合，保持个人卫生。遵照运动处方，循序渐进，以提高抗病能力。保持情绪调畅，勿气恼忧思，宜精神爽健、性情和悦，以利肝疏泄之能。

2. 养成良好的饮食习惯，宜清淡，忌酒，忌辛辣及肥甘食物。注意饮食卫生，勿进食霉变、不洁、过期食品。传染性疾病引起的黄疸要加强消化道隔离，使用过的器物应及时消毒，以免传染他人。

3. 慎用毒性损肝药物和特异体质性损肝药物或食物。乙肝母亲所生小儿不提倡母乳喂养，出生后应立即注射乙肝疫苗。疫情流行期间可预防给药，如板蓝根等。行紫外线空气消毒。

4. 积极治疗原发病，如胆石症、肿瘤、溶血病等，早发现，早治疗。定期随诊，坚持服药。

复习思考题

1. 黄疸的分类。
2. 阴黄与萎黄的异同。
3. 急黄的证候特征和护理措施。

第十九节　鼓　胀

鼓胀是因肝脾受损，疏泄运化失常，气血交阻致水气内停，以腹大胀满、皮急如鼓、皮色苍黄、脉络显露为主要临床表现的病证。鼓胀是临床上较为常见的多发病，多由黄疸、胁痛、肝癌等失治，气、血、水瘀积于腹内而成，病情易反复，治疗颇为棘手，预后一般较差，属中医“风、痨、鼓、膈”四大难症之一。

鼓胀病名最早见于《内经》。《灵枢·水胀》详细描述了鼓胀的临床特征。隋·巢元方《诸病源候论·水肿病诸候》认为本病发病与感受“水毒”有关，并用“水蛊”名之。金元时期，李东垣《丹溪心法·鼓胀》认为本病病机是脾土受伤，不能运化，清浊相混，隧道壅塞，湿热相生而成。明·张景岳《景岳全书·肿胀》指出“少年纵酒无节，多成水鼓”，论述了鼓胀的形成与情志、劳欲、饮食等有关，提出“治胀当辨虚实”。明·李梴《医学入门·鼓胀》曰：“凡胀初起是气，久则成水……治胀必补中行湿，兼以消积，更断盐酱。”阐述了鼓胀的治疗法则。清·喻嘉言《医门法律·胀病论》曰：“凡有癥瘕、积块、痞块，即是胀病之根。”认识到癥积日久可致鼓胀。

西医学中的肝硬化腹水、结核性腹膜炎、腹腔肿瘤、心肾疾病等符合鼓胀特征者，可参照本节辨证施护。

一、病因病机

本病的发生多与酒食不节，情志所伤，虫毒感染，他病继发等因素有关。其病位主要在肝脾，久则及肾。病机为肝、脾、肾三脏功能失调，气滞、血瘀、水湿内停，而致鼓胀。

1. 酒食不节 酗酒无度或嗜食肥甘，酿生湿热，损伤脾胃，导致清气不升，浊阴不降，清浊相混，蕴聚中焦，气机不利，肝失条达，气血郁滞，水湿滞留而为鼓胀。

2. 情志失调 郁怒忧思，伤及肝脾，肝失疏泄，气机郁滞，久则由气及血，血络瘀阻，肝病乘脾，脾运失健，则水湿内停，气血水壅结，形成鼓胀。

3. 虫毒感染 多因接触疫水，感染血吸虫，未及时治疗，晚期肝脾两伤，血络瘀阻，脉道衍塞，气滞血瘀，清浊相混，水液停留，乃成鼓胀。

4. 病后续发 其他疾病损伤肝脾，久则皆有续发鼓胀的可能。如黄疸日久，湿邪蕴阻，脾失健运，久则肝脾肾三脏俱病而气血凝滞；或癥积不愈，气滞血结，痰瘀留着，水湿不化；或久泻久痢，气阴耗伤，生化乏源，肝脾不调，气血凝滞，水湿聚留，均可形成鼓胀。

二、诊断与鉴别诊断

（一）诊断依据

1. 初起脘腹作胀，食后尤甚。继则腹部胀满，高至胸部，重者腹壁青筋暴露，脐孔突出。

2. 常伴乏力、纳呆、尿少、浮肿、出血倾向等症状，可见面色萎黄，黄疸，手掌殷红，面颈胸部红丝赤缕，血痣及蟹爪纹。

3. 本病常有酒食不节、情志内伤、虫毒感染或黄疸、胁痛、癥积等病史。

4. 腹部 B 超或 CT 等检查有助于诊断。

（二）病证鉴别

1. 鼓胀与积聚 鼓胀虽可由积聚引起，可见青筋暴露，腹部胀大，但其病因并非一种，且其主症以腹胀大为主。而积聚是指腹内结块，或胀或痛的病证。

2. 鼓胀与痞满 痞满是自觉腹中有胀满之感，但外无胀急苦痛之象。鼓胀可兼有腹满，但必外苦胀急，且青筋暴露，病久亦可扪及有形包块。

3. 鼓胀与水肿　鼓胀以腹部胀大为主，可见腹部脉络显露，四肢一般不肿，后期严重时才见四肢浮肿，面颈部常有血痣赤缕，或见衄血，吐血等症。水肿的肿势多从眼睑开始，继则延及头面四肢以至全身，也有以下肢开始后致全身水肿，病情重时可见腹胀满，胸闷，喘不得卧等临床表现。

三、辨证施护

【辨证要点】

1. 辨病位　鼓胀之病位在肝、脾、肾三脏。腹大胀满，按之不坚，胁肋或胀或痛，攻窜不定者，其病位在肝；腹大胀满，食少脘痞，四肢困重，疲倦无力者，其病位在脾；腹大坚满，腹部有青筋显露，胁腹疼痛或有积块者，其病位在肝脾；腹大胀满，精神委顿，肢冷怯寒，下肢浮肿，尿少者，其病位在脾肾。

2. 辨虚实　鼓胀虽属虚中夹实，虚实错杂，但虚实在不同阶段各有侧重。一般初起为肝脾失调，肝郁脾虚；继则肝脾损伤，正虚邪实；终则肝脾肾三脏俱损。所以，实证多见气滞湿阻，湿邪困脾，肝脾血瘀，以及虫积；虚证多见肝脾阳虚和肝肾阴虚。

3. 辨病情缓急　鼓胀大多为缓慢起病，但缓慢发病中又有缓急之分，若鼓胀在半月至一月之间不断进展，则属缓中之急，病情较重；若反复迁延数月，则为缓中之缓，病情相对稳定。

【证候分型】

鼓胀的证候分型见表 2–19–1。

表 2–19–1　鼓胀证候分型

证型	证候表现	证机要点	护治法则	代表方
气滞湿阻	腹胀按之不坚，胁下胀痛，饮食减少，食后作胀，嗳气、矢气稍减，小便短少，舌苔白腻，脉弦	肝郁气滞，脾运不健	疏肝理气，健脾利湿	柴胡疏肝散合胃苓汤
水湿困脾	腹大胀满，按之如囊裹水，颜面微浮，下肢浮肿，脘腹痞胀，精神困倦，怯寒懒动，食少便溏，小便短少，舌苔白滑或白腻，脉缓	湿邪困遏，脾阳不振，寒水内停	温中健脾，行气利水	实脾饮
水热蕴结	腹大坚满，脘腹撑急，烦热口苦，渴不欲饮，小便短黄，大便秘结或溏垢，两目、皮肤发黄，舌尖边红，苔黄腻或灰黑，脉弦滑或数	湿热壅盛，蕴结中焦，浊水内停	清热利湿，攻下逐水	中满分消丸合茵陈蒿汤
瘀结水留	腹大坚满，脉络怒张，胁肋刺痛，面色黯黑，面颈胸臂有血痣，呈丝纹状，手掌赤痕，唇色紫褐，口渴不欲饮，大便色黑，舌质紫红或有瘀斑，脉细涩	肝脾瘀结，络脉滞涩，水气停留	活血化瘀，行气利水	调营饮
阳虚水盛	腹大胀满，朝轻暮重，面色苍黄，脘闷纳呆，神疲怯寒，肢冷或下肢浮肿，食少便溏，小便短少不利，舌质淡紫，脉沉弦无力	脾肾阳虚，不能温运，水湿内聚	温补脾肾，化气行水	附子理中汤合五苓散，或济生肾气丸
阴虚水停	腹大胀满，或见青筋暴露，面色晦黯，唇紫口燥，心烦失眠，牙龈出血，鼻衄时作，小便短少，舌质红绛少津，脉弦细数	肝肾阴虚，津液失布，水湿内停	滋肾柔肝，养阴利水	六味地黄汤合一贯煎

【护理措施】

1. 起居护理　病室宜整洁安静，卧床休息，注意保暖，防止外感。轻度腹水者尽量平卧，以增加肝肾血流量，大量腹水者取半卧位，以减少呼吸困难，必要时给予氧气吸入。长期卧床者保持床单清洁干燥，宜经常变换体位，定时协助翻身，背部及阴囊水肿患者，注意保护局部皮肤，预防压疮的发生。指导患者养成良好的卫生习惯，做好口腔护理，禁止抠鼻、剔牙，防止出血。躁动不安时，床边加护栏。保持大便通畅。

2. 病情观察 密切观察腹胀以及腹水消长情况，观察尿量，协助患者准确记录24小时液体出入量，定期测腹围、体重和血压。注意观察有无出血倾向，观察呕吐物、排泄物的变化，并观察神志、面色、脉搏、血压、蜘蛛痣、腹壁静脉曲张等变化。出血患者，应观察出血量、色、质，有无头晕、心悸等症状。若见患者有性格改变，举止反常，动作缓慢，睡眠异常等肝性脑病先兆表现，及时报告医生处理。

3. 饮食护理 饮食宜低盐或无盐，以半流质、无渣或少渣饮食为主，忌辛辣、煎炸、硬固之品，控制摄水量，一般不超过1000mL/d。气滞湿阻者宜食疏利之品，如柑橘、佛手、赤小豆、黄花菜，可食黄花菜排骨汤、砂仁炖鲫鱼等；水湿困脾者宜食健脾利湿之品，如山药、薏苡仁、鲫鱼、赤小豆等，可食豆蔻乌骨鸡、干姜粥，忌生冷、黏腻之物；水热蕴结者宜食清热利湿之品，如冬瓜、赤小豆、鲤鱼等，可食茅根赤豆粥、黄花菜鲤鱼汤；瘀结水留者宜食行气活血之品，如萝卜、橘子、桃仁等，可食三七茯苓薏仁粥、当归鲤鱼汤；阳虚水盛者宜食健脾益肾之品，如山药、黑鱼汤、鲫鱼汤、薏苡仁等，忌生冷瓜果；阴虚水停者宜食凉润生津之品，如梨、藕、银耳、甲鱼、黑木耳等。

4. 情志护理 本病多迁延不愈，反复发作，给患者带来烦恼痛苦、悲观失望，若兼七情刺激更加重病状，故应向患者说明本病和情志的关系，消除易怒、烦躁、忧虑、恐惧心理，鼓励其积极配合治疗。指导患者进行自我情志调适。

5. 用药护理 水湿困脾、阳虚水盛、瘀结水留者汤剂宜温热服；水热蕴结、阴虚水停者汤剂宜凉服。泻下剂、逐水药以攻伐为主，易伤正气，用时应中病即止。汤剂宜浓煎，少量频服，药后注意观察排泄物的性状、量、色及次数，若见泻下太过而致虚脱，或有呕吐频繁、腹痛剧烈等症状，应立即停药并告知医生。

6. 适宜技术 鼓胀腹水严重者可行神阙穴位贴敷，可用麝香、甘遂捣烂敷贴于脐部，以利水消胀，实证加用大黄、莱菔子、芒硝等，虚证加用黄芪、附子、肉桂等。也可行艾灸、中药灌肠、中药药熨等。脾肾阳虚者，取神阙、关元、中极等穴隔姜或隔附子灸，或施以腹部热敷法、盐熨法、葱熨法等，以温中散寒、健脾益气。水热蕴结者，保持大便通畅，可食蜂蜜或缓泻剂，指导患者每天饭后做顺时针腹部按摩，促进肠蠕动。

【健康教育】

1. 生活起居有常，注意防寒保暖，保证充足的休息和睡眠。病情允许可适度进行体育锻炼，如太极拳、散步、慢跑等，以增强抗病能力，加速病体康复。
2. 注意情志调节，解除思想顾虑，避免抑郁恼怒，保持乐观的情绪，使肝气舒畅。
3. 改变不良饮食习惯，宜低盐或无盐饮食。保证营养，多进食水果、蔬菜及富含维生素的食品。戒烟酒。
4. 避免接触疫水，远离疫区，防止血吸虫感染。注意避免接触或食用对肝有毒的物质。
5. 积极治疗胁痛、黄疸、积聚等疾患，早期预防病毒性肝炎及各种传染病和寄生虫病，争取早期诊断和早期治疗。

复习思考题

1. 鼓胀的主要发病原因。
2. 寒湿困脾型鼓胀的施护法则及饮食护理措施。

第二十节　水　肿

水肿是由于多种原因导致体内水液潴留，泛溢肌肤，引起以眼睑、头面、四肢、腹背甚至全身浮肿为主要临床表现的病证。水肿既是一个有独立意义的病证，又是多种疾病的一个症状。水肿有阴水、阳水之分，阳水易治，阴证难除，久则反复发作，不易速愈，甚至危及生命。

水肿在《内经》中泛称为“水”，并根据不同症状分成风水、石水、涌水。《素问·至真要大论》指出：“诸湿肿满，皆属于脾。”《素问·汤液醪醴论》中有“平治于权衡，去宛陈莝……开鬼门，洁净府”的治疗原则。汉·张仲景《金匮要略·水气病脉证并治》以表里上下为纲分风水、皮水、石水、正水、黄汗五类，又从五脏发病机制及证候特点分为心水、肝水、脾水、肺水、肾水。在治疗上宜“诸有水者，腰以下肿，当利小便，腰以上肿，当发汗乃愈”。唐·孙思邈在《备急千金要方·水肿》中首先提出了水肿必须忌盐，为水肿的护理提供了宝贵的经验。元·朱丹溪《丹溪心法·水肿》将水肿分为阴水、阳水两大类，指出“若遍身肿，不烦渴，大便溏，小便少，不赤涩，此属阴水”“若遍身肿，烦渴，小便赤涩，大便闭，此属阳水”，这种分类方法一直为后世医家所沿用。

西医学中的肾源性水肿、心源性水肿、营养不良性水肿、内分泌失调性水肿等，均可参照本节进行辨证施护。

一、病因病机

水肿病位在肺、脾、肾三脏，关键在肾。其病因有风邪袭表、疮毒内犯、外感水湿、饮食不节、禀赋不足、久病劳倦。形成本病的机理为肺失通调，脾失转输，肾失开阖，三焦气化不利。

1. 风邪外袭　风邪外袭，肺失宣降，不能通调水道，下输膀胱，以致风遏水阻，风水相搏，泛溢肌肤，发为水肿。

2. 疮毒内侵　肌肤因患痈疡疮痍，搔抓破溃或治之不当，未能清解消透，风热湿毒不得外泄而内归脾肺，致使水液代谢失常，溢于肌肤而成水肿。本型多见于青少年。

3. 水湿浸渍　冒雨涉水或久居湿地，水湿之气内侵，均可使脾为湿困，失其健运之职，不能制水输布，浸淫肌肤而成水肿。若又感风邪，风水相搏，发病尤速。

4. 饮食所伤　饮食不节，过食肥甘，饮酒无制，脾气受损，导致运化失司，水湿停聚不行，泛溢肌肤，而成水肿。

5. 久病劳倦　纵欲无节制或生育过多，肾精亏耗，肾气内伐，不能化气行水，使膀胱气化失常，开阖不利，水液内停，形成水肿。

二、诊断与鉴别诊断

（一）诊断依据

1. 水肿先从眼睑或下肢开始，继及四肢、全身。轻者仅眼睑或足胫浮肿；重者全身皆肿，甚则腹大胀满，气喘不能平卧。重者可见尿闭或尿少，恶心呕吐，口有秽味，齿衄，甚则头痛、抽搐、神昏、谵语等危象。

2. 发病前可有乳蛾，心悸，疮毒，紫癜（紫斑）及久病体虚史。

3. 尿常规、24 小时尿蛋白总量、抗核抗体、肝肾功能、血浆蛋白、肝肾 B 超等检查有助于诊断。

（二）病证鉴别

1. 水肿与鼓胀 两者均有水液潴留。水肿从头面或下肢先肿，继则延及全身，严重者伴腹大有水，但无青筋暴露，面色皖白，水肿常有心肾病史。鼓胀的主症是单腹胀大，面色苍黄，腹壁青筋暴露，四肢多不肿，反见瘦削，后期或可伴有轻度肢体浮肿。鼓胀每有肝病病史，是由于肝、脾、肾功能失调，导致气滞、血瘀、水湿聚于腹中。

2. 肾性水肿与心性水肿 肾性水肿多先从眼睑、颜面开始，继则延及四肢、周身，可伴有腰部酸重、面色皖白等症；心性水肿多从下肢足踝开始，而遍及全身，可伴有心悸、胸闷气促、面青唇紫、脉结代等。

三、辨证施护

【辨证要点】

1. 辨阳水与阴水 阳水发病较急，每成于数日之间，多因风邪外袭、疮毒内侵、水湿浸渍，致肺不宣降，脾不健运而成，肿多由面目开始，自上而下，继及全身，肿处皮肤绷急光亮，按之凹陷即起，兼有烦热、口渴、小便赤涩、大便秘结等表、热、实证，一般病程较短；阴水发病缓慢，多因饮食劳倦，先天或后天因素所致脾肾亏虚，气化不利所致，肿多由足踝开始，自下而上，继及全身，肿处皮肤松弛，按之凹陷不易恢复，甚则按之如泥，兼见大便稀薄、神疲气怯等里、虚、寒证，病程较长。阴水与阳水可相互转化，阴水感受外邪可出现阳水症状，阳水日久失治则可见阴水表现，阴水亦常兼有风、寒、湿、热、毒、瘀等症，因此水肿以寒热夹杂，虚实互见者为多。

2. 辨病位 水肿之病位在肺、脾、肾三脏，而关键在肾，与心、肝、膀胱、三焦密切相关。病位在肺则咳逆气短、胸胁胀闷；病位在脾则全身眼睑浮肿，身体困重，脘腹胀闷，纳差；病位在肾则见面浮身肿，腰以下为甚，并有腰膝酸软、头晕耳鸣等症；病位在心则见面肢浮肿，心悸怔忡；病位在肝则有胸胁胀痛，脘腹痞满，嗳气不舒，爪甲无华等症。

3. 辨外感与内伤 外感者多由风邪外袭引起，除具有水肿主症外尚有外感症状。而内伤者多因内脏亏虚，或反复外感损伤正气所致，无外感表现。故外感多实，内伤多虚。

【证候分型】

水肿的证候分型见表 2-20-1。

表 2-20-1 水肿证候分型

证型		证候表现	证机要点	护治法则	代表方
阳水	风水相搏	眼睑及颜面浮肿，继则波及四肢和全身，来势迅速，伴发热恶风，肢节酸楚，小便不利等；偏于风热者，伴咽喉红肿疼痛，舌质红，苔黄，脉浮滑数；偏于风寒者，兼恶寒，咳喘，舌苔薄白，脉浮滑或浮紧	风邪袭表，肺气闭塞，通调失职，风遏水阻	疏风解表，宣肺行水	越婢加术汤
	湿毒浸淫	眼睑浮肿，延及全身，皮肤光亮，尿少色赤，身发疮痍，甚者溃烂，伴恶风发热，舌质红，苔黄，脉浮数或滑数	疮毒内归脾肺，三焦气化不利，水湿内停	宣肺解毒，利湿消肿	麻黄连翘赤小豆汤合五味消毒饮

续表

证型		证候表现	证机要点	护治法则	代表方
阳水	水湿浸渍	起病缓，病程较长，全身浮肿，下肢为甚，按之没指，小便短少，身重体倦，胸闷，纳呆，泛恶，腹胀，舌苔白腻，脉沉缓或濡	水湿内侵，脾为湿困，脾阳不振	健脾化湿，通阳利水	五皮饮合胃苓汤
	湿热壅结	遍体浮肿，肿势多剧，皮肤绷急光亮，胸脘痞闷，烦热口渴，小便短赤，大便干结，舌质红，苔黄腻，脉沉数或濡数	湿热内盛，三焦壅滞，气滞水停	清热利湿，疏理气机	疏凿饮子
阴水	脾阳虚衰	身肿日久，腰以下肿甚，按之凹陷难复，脘腹胀闷，纳少便溏，小便短少，畏寒肢冷，面色不华，神疲乏力，舌质淡，苔白腻或白滑，脉沉缓或沉弱	脾阳不振，运化无权，土不制水	健脾温阳，利水消肿	实脾饮
	肾阳衰微	水肿反复消长不已，面浮身肿，腰以下为甚，按之凹陷不起，畏寒肢冷，腰冷酸痛，甚则心悸喘促，神疲倦怠，面色白或灰滞，尿少，舌淡胖，苔白，脉沉细或沉迟无力	脾肾阳虚，水寒内聚	温肾助阳，化气行水	济生肾气丸合真武汤

【护理措施】

1. 起居护理　保持病室整洁、安静、冷暖适宜。急性期和病情严重者应绝对卧床休息，眼睑及头面部水肿较甚者，宜抬高头部；胸腹腔积水者，宜取半坐卧位；下肢肿甚者，应抬高下肢；长期卧床者应定时翻身。水肿消退后可适当锻炼，以不疲劳为度。注意个人卫生，保持皮肤清洁，勤洗澡，勤换衣，勤剪指（趾）甲，穿宽松柔软透气棉织品，预防肌肤疮痍。注意口腔卫生，饭后清水漱口，及时发现口腔隐患并进行治疗，如龋齿、牙龈炎、口腔溃疡、扁桃体肿大等。风水相搏、水湿浸渍、脾阳不振和肾阳衰微者病室温暖向阳，保暖防寒，预防外邪侵袭；湿毒浸淫者注意勿接触过敏原；湿热壅结者居住环境宜凉爽，通风良好。

2. 病情观察　观察水肿的起始部位、程度、消长规律及小便的色、质、量、次数，观察神志、呼吸、血压、心律、呕吐等情况，记录24小时出入量。定时测腹围、血压、体重。测量体重，应使用同一体重计，时间宜为早餐前、尿后，并尽量穿同重量的衣物称重。用攻下逐水药后注意观察和记录大小便次数。阳虚水泛者，观察有无胸闷、气急等症状；喘促者予半卧位，氧气吸入。及时发现危重症及变证，若见严重少尿或尿闭、口有尿味、面色萎黄、衄血，甚至惊风抽搐昏迷等，为肝肾衰败，水毒内闭重症；若见小便不通与呕吐并见，为关格重症，应及时报告医师，并配合抢救。行肾组织活检者注意观察有无血尿及腰痛等情况发生。

3. 饮食护理　水肿患者饮食宜清淡、易消化、富有营养、低盐或无盐，少食多餐，戒烟酒，忌辛辣、海腥等食物以防水肿复起。每日盐摄入量不超过3g，严重水肿者应无盐饮食。补充高生物效价蛋白质，蛋白质摄入量每日每千克体重0.8～1.0g。严格控制进水量，以“量出为入”为原则，每日进水量＝前一天的尿量+500mL。高热者予流质或半流质饮食。风水泛滥者可食用芹菜饮、冬瓜汤、赤小豆粥等以清热利水；浮肿尿少者可频饮赤小豆汤以利消肿，以尿量增多肿退为度；湿毒浸淫者可选食豆类、瓜类、菠菜等清热化湿之品；水湿浸渍者宜食健脾利水、渗湿舒筋之品，可食薏苡仁粥、鲤鱼赤小豆汤等；湿热壅结者，饮食宜清淡，多食冬瓜粥等，以清热利水；脾阳不振者少食产气食物，如牛奶、豆类、红薯等；肾虚水泛者予补肾利水之品，如黑芝麻、核桃等。尿少尿黄时多予清凉饮料，如绿豆汤、西瓜汁等清热解毒、利水消肿。水肿明显兼高血压者可用玉米须泡水喝。

4. 情志护理　指导家属给予精神安慰，使患者得到家庭和社会的支持。风水泛滥者因病情来势迅速，多有恐惧、忧虑、急躁情绪，应多体贴关心患者，及时做好解释工作，使其配合治疗。水湿浸渍、脾肾阳虚者，起病缓慢、久病不愈，往往对治疗信心不足，应耐心鼓励、劝导患者，避免过度情志刺激而加重病情。

5. 用药护理　攻下逐水汤剂，药宜浓煎，空腹少量频服，记录二便的量及次数，中病即止。风水相搏者中药汤剂不可久煎，要趁热服下，同时服热饮料，以助药力，服后盖被安卧，观察汗出情况；水湿浸渍者，服药时易犯恶心呕吐，应少量多次服药或在服药前用生姜片擦舌以利止呕；湿热蕴结者可行中药保留灌肠，湿热疏利汤剂分治表里水气从二便而去，记录药后小便量及大便次数。脾阳不振者中药汤剂宜饭前温服。正确指导患者服用降压药和免疫抑制剂，及时观察不良反应。大量使用利尿药后，注意尿量和电解质的变化。使用激素类和免疫抑制剂，要定期监测血常规、肾功能，不可随意减量或漏服。使用抗凝药物应定时监测出血、凝血时间，观察有无出血倾向。肌内和静脉注射严格无菌操作，拔针后按压注射部位时间要长，以不渗液为宜。

6. 适宜技术　水肿可用王不留行籽贴压肾俞、输尿管、膀胱等穴位；穴位敷贴复溜、水分、关元、三阴交、足三里等穴位。湿毒浸淫已有溃疡者可外敷拔毒膏，或用新鲜蒲公英、马齿苋、野菊花各等量，洗净捣烂外敷。水湿浸渍者可选用中药洗浴。肾虚水泛、脾阳不振者可艾灸脾俞、肾俞、三阴交、命门、阳陵泉、委中等穴位温补肾阳，或用药熨、热敷、远红外线照射等疗法。芒硝外敷局部水肿部位亦可清热利水消肿。泛恶欲呕者可指压内关、合谷等穴位以降逆止呕，或在舌上滴生姜汁以助止呕，或取脾、肾、胃等耳穴用磁珠或王不留行籽贴压。

【健康教育】

1. 水肿病程缠绵、易反复，故须注意康复期调摄，起居有常，动静适度，节制房事。注意四时气候变化，尤其冬春感冒流行时节，更应预防外邪侵袭。

2. 注意个人卫生，防止因疖肿、疮痍而诱发水肿。适当参加体育锻炼，可选择太极拳、八段锦、五禽戏等健身运动，以促进血脉流畅，增强体质。

3. 善于调节情志，释放不良情绪，培养愉悦心情。精神愉快，则气血和畅，营卫流通，有利于体质的改善。

4. 饮食宜清淡、富营养、易消化，忌食海鱼、虾、蟹及辛辣刺激之品。切忌暴饮暴食。限制水钠摄入。

5. 积极治疗原发病，定期门诊复查肾功能、电解质等。

复习思考题

1. 阴水与阳水的鉴别要点。
2. 水肿的护治方法。
3. 风水相搏型水肿的施护要点。

第二十一节　淋　证

淋证是指因外感湿热、体虚劳倦或饮食不节等多种因素导致肾与膀胱气化不利或无权，出现以小便频数短涩，滴沥刺痛，欲出未尽，小腹拘急，或痛引腰腹为主要特点的病证。亦称为“诸淋”“淋沥”“淋闭”“五淋”或“淋秘”，简称淋。淋证是肾病科常见多发病，我国发病率呈逐年上升的趋势，女性发病率高于男性，易复发。

淋之名称，始见于《内经》。《素问·六元正纪大论》中记载："热至则身热……血溢血泄，淋闷之病生矣。"东汉华佗提出冷、热、气、劳、膏、砂、虚、实八淋；汉·张仲景在《金匮要略·五脏风寒积聚病脉证并治》将其病机归为"热在下焦"；《肘后备急方》则归纳为石、膏、气、劳、血五淋；隋·巢元方《诸病源候论》将淋证分为石淋、劳淋、气淋、血淋、膏淋、寒淋、热淋七种，指出："诸淋者，由肾虚而膀胱热故也。"明·张介宾《景岳全书·淋浊》中倡导"凡热者宜清，涩者宜利，下陷者宜升提，虚者宜补，阳气不固者宜温补命门"的治疗原则。清·尤在泾在《金匮翼·诸淋》中说"初者热淋、血淋，久则煎熬水液，稠浊如膏、如沙、如石也"，指出各淋证之间可以相互转化，他还阐述了"开郁行气，破血滋阴"治疗石淋、膏淋的原则，对临床治疗有重要的指导意义。目前多以气淋、石淋、血淋、热淋、膏淋、劳淋六淋分证。

西医学中的泌尿系急性尿路感染、慢性尿路感染、泌尿系结核、泌尿系结石、化学性膀胱炎、乳糜尿、尿道综合征及男性的急性、慢性前列腺炎和前列腺肥大等病，见有淋证特征者，可参照本节辨证施护。

一、病因病机

淋证的病位在膀胱与肾，亦与肝脾有关。其病因主要为外感湿热、饮食不节、情志失调、禀赋不足或劳伤久病四个方面。基本病机实证为湿热蕴结下焦，肾与膀胱气化不利；虚证为脾肾两虚，膀胱气化无权。

1. 外感湿热　肾主水，维持机体水液代谢；膀胱乃州都之官，有贮尿和排尿功能。当下阴不洁，秽污之邪侵入下焦，热蕴膀胱，发而为淋。

2. 饮食失调　饮酒过度或偏食辛辣肥甘之品，脾胃运化失常，酿湿生热，下注膀胱，乃成淋证。

3. 情志失调　恼怒伤肝，肝失疏泄，气滞不宣或气郁化火，气火郁于下焦，以致膀胱气化不利，导致淋证。

4. 劳伤体虚　先天禀赋不足，后天劳伤过度、久病体虚、产后脾肾气虚等，导致脾肾两虚，膀胱气化无权。

二、诊断与鉴别诊断

（一）诊断依据

1. 临床以小便频数短涩，滴沥刺痛，欲出未尽，小腹拘急，或痛引腰腹等为主要症状。可兼见其他相关症状，如石淋可能尿中夹砂石、血淋可能尿色淡红、膏淋淋出如脂等。

2. 病久或反复发作后，常伴有低热、腰痛、小腹坠胀、疲劳等症。

3. 多见于已婚女性，每因疲劳、情志变化、感受外邪、不洁房事而诱发。

4. 尿常规、尿细菌培养、腹部平片、膀胱镜、静脉肾盂造影等检查有助于疾病的诊断和治疗。

（二）病证鉴别

1. 淋证与癃闭　淋证与癃闭病位均在膀胱与肾，都和膀胱的气化功能失调有关，表现为小便异常，但淋证表现为小便频数短涩，滴沥刺痛，每日排尿总量多为正常。而癃闭以小便量少，排尿困难为主要表现。《医学心悟·小便不通》有明确记载："癃闭与淋证不同，淋则便数而茎痛，癃闭则小便点滴而难通。”

2. 血淋与尿血　血淋与尿血都有尿血，但血淋更突出小便疼痛。《丹溪心法·淋》曰“痛者为血淋，不痛者为尿血”，认为血淋以实证居多，尿血以虚证多见。

3. 膏淋与尿浊　两者均有小便混浊、白如泔浆的特点，膏淋频数涩痛有阻塞感，尿浊则尿出自如，无疼痛涩滞感。

三、辨证施护

【辨证要点】

1. 辨虚实　实证淋证疼痛一般为初起或急性发作，灼热刺痛、胀痛或绞痛难忍，病程较短；虚证一般久病，为赤涩疼痛不甚，病程较长。但淋证每多虚实夹杂，如由实转虚的初期为实多虚少，渐为虚多实少，虚证兼感新邪，多为本虚标实证。

2. 辨六淋　热淋起病多急骤，或者伴有发热，小便灼热刺痛；石淋尿中常夹砂石，或者排尿时突然中断，尿道窘迫刺痛，或者腰腹绞痛难忍；血淋有尿血，排尿时有涩滞疼痛感；气淋少腹满痛，小便艰涩疼痛；膏淋小便浑浊如米泔水或者滑腻如脂膏；劳淋小便不甚赤涩，溺痛不甚，淋沥不已，遇劳即发。

【证候分型】

淋证的证候分型见表2-21-1。

表2-21-1　淋证证候分型

证型	证候表现	证机要点	护治法则	代表方
热淋	小便灼热刺痛，频数短涩，溺色黄赤，少腹拘急胀痛，或有寒热，口苦，呕恶，或有腰痛拒按，或有大便秘结，苔黄腻，脉滑数	湿热蕴结下焦，膀胱气化不利	清热利湿通淋	八正散
石淋	突发排尿涩痛，尿道窘迫，或尿中夹砂石，或排尿时突然中断，少腹拘急，一侧腰腹绞痛难忍，甚则牵及外阴，尿中带血，舌红，苔薄黄，脉弦或弦数	湿热蕴结下焦，尿液煎熬成石，膀胱气化失司	清热利湿，排石通淋	石韦散
血淋	小便热涩刺痛，尿色深红，或夹有血块，小腹疼痛满急加剧，或见心烦，舌红苔黄，脉滑数；病延日久，尿色淡红，尿痛涩滞不显著，腰膝酸软，神疲乏力，舌淡红，脉细数	湿热下注膀胱，热伤血络；迫血妄行	实证清热通淋，凉血止血；虚证滋阴清热，补虚止血	实证小蓟饮子；虚证知柏地黄丸
气淋	小便涩滞，淋沥不畅，少腹满痛，苔薄白，脉沉弦；或见少腹坠胀，尿有余沥，面色苍白，舌质淡，脉虚细无力	气机郁结，膀胱气化不利；中气耗伤，气虚下陷	实证疏肝理气；虚证补中益气，通淋利尿	实证沉香散；虚证补中益气汤
膏淋	尿道热涩疼痛，小便浑浊如米泔水，或置之沉淀如絮状，或见尿血甚至尿中夹有血块，舌红苔黄腻，脉濡数；病久反复发作，淋出如脂，涩痛反见减轻，形体消瘦，头昏乏力，腰膝酸软，舌淡，苔腻，脉细弱无力	湿热下注，阻滞络脉，脂汁外溢；日久不愈，肾虚失摄	实证清利湿热，分清泌浊；虚证补虚固涩	实证程氏萆薢分清散；虚证膏淋汤
劳淋	小便淋沥不已，赤涩疼痛不甚，时轻时重，时作时止，遇劳即发，腰膝酸软，神疲乏力，病程缠绵，舌淡，脉细弱	湿热留恋，脾肾两虚，膀胱气化无权	补脾益肾	无比山药丸

【护理措施】

1. 起居护理　病室宜空气新鲜，生活起居有规律，避免外邪侵袭，尤其是季节交替时。急性期患者应注意卧床休息，慢性期一般不宜从事重体力劳动和剧烈活动。石淋患者宜多运动，适当做跳跃运动，以利砂石排出。注意个人卫生，宜淋浴，避免交叉感染。保持外阴部清洁卫生，每天可用温水等清洗会阴部。便后清洗阴部及肛门，防止泌尿道逆行感染。节制房事。穿棉质内裤，不穿紧身裤。少憋尿，有尿意时及时排尿，可以有效预防本病的发生。

2. 病情观察　严密观察小便的次数、色、质、量及伴随症状。热淋者观察尿时有无灼热刺痛，有无寒热起伏；血淋者观察尿色，并做好排尿的次数及尿量的记录；石淋者观察排尿情况，有无血块、砂石排出，急性绞痛发作时的时间、部位、性质和次数等，若见患者面白汗出、呕恶、辗转呻吟，及时报告医生，做好急救准备；膏淋者观察尿色、尿量，若膏脂物阻塞尿道而排尿困难，可用腹式呼吸，慢慢增加腹内压，使膏脂物随尿排出。

3. 饮食护理　饮食宜清淡，多食水果、蔬菜，忌辛辣、油腻及刺激性食物，戒烟酒。每日饮水量保持在 2000mL 以上，以增加尿量冲洗尿路细菌和炎性物质。热淋者多饮绿茶以清热利湿，多食碱性食物，如青菜、萝卜等，使尿液碱化而减轻疼痛；血淋者宜食清淡爽口之品；石淋者可用白茅根煎水代茶饮，限食钙磷含量高的食物，如牛奶、杨梅、红茶、巧克力、肥肉、蛋黄等；气淋者可食用佛手柑粥、橘皮滑石粥、黄芪粥、参枣米饭等以理气健脾；膏淋者以素食为佳，忌肥甘厚腻之品；劳淋者可食用枸杞酒、人参大枣粥、黑芝麻粥、芡实茯苓粥等补益之品。

4. 情志护理　淋证病程易反复，耐心疏导患者正确对待疾病，积极配合治疗。排尿涩痛或绞痛者，应予安慰，消除患者的恐惧、紧张心理。气淋者应情志调畅，劝慰开导，避免抑郁伤脾，暴怒伤肝，勿劳累。劳淋勿忧思劳倦，纵欲无度。

5. 用药护理　根据证型及药物选择服药方法。热淋者中药汤剂宜饭前分次凉服，可用车前子煎水代茶饮；石淋者中药汤剂宜饭前温服，可用金钱草煎水代茶饮，服排石汤后，应将每次尿液排在容器中，以便观察有无结石排出，并按医嘱留取标本送检；血淋者中药汤剂宜在饭后 1 ～ 2 小时温服，可用白茅根煎水代茶饮；膏淋者中药汤剂宜饭后服用；劳淋者中药汤剂宜空腹服用。

6. 适宜技术　石淋疼痛时可用耳穴贴压止痛，取肾、膀胱、交感等穴位，亦可针灸止痛，取肾俞、膀胱俞、次髎、三阴交等穴位。指导石淋患者通过改变体位、叩击、运动等方法排出结石，如结石在肾盂，鼓励患者参加跳绳、跑步、登山、打球等运动。气淋可用推拿法，推拿肝经、肾经和膀胱经。热淋和实证的膏淋可用刮痧法，刮拭膀胱经和肾经。劳淋和虚证的膏淋可用灸法，灸肾经穴位或气海、关元、中极等穴位。

【健康教育】

1. 起居有常，动静结合，避免过劳。避免各种外邪入侵和湿热内生的因素，宜淋浴，浴具自备，避免交叉感染。加强锻炼，保证足够的活动量，提高防御能力，防止复发。

2. 调节情志，释放不良情绪，培养愉悦心情，则气血和畅，营卫流通，有利于体质的改善。

3. 注意饮食宜忌，多食新鲜蔬菜、水果。草酸钙结石者不宜进食含草酸、钙较高的食物，磷酸钙结石者宜控制磷摄入量，磷酸镁胺结石者禁食磷酸盐及镁剂，尿酸结石者宜低钙饮食，少食含嘌呤高的食物，保证每日饮水量在 2000mL 以上。

4. 积极治疗消渴、痨瘵等原发病，减少不必要的侵入性泌尿道检查，以防止淋证的发生。

复习思考题

1. 淋证的发病因素和主要病机。

2. 六种淋证的鉴别。

3. 淋证的日常生活注意事项。

第二十二节 癃 闭

癃闭是因外邪侵袭、饮食不节或体虚久病等多种因素导致肾和膀胱气化失司，出现以尿量减少、排尿困难，甚则小便闭塞不通为主要临床表现的病证。小便不利，点滴而短少，病势较缓者为“癃”；小便闭塞，点滴不通，病势较急者为“闭”。癃与闭虽有区别，但都是指排尿困难，两者只是在程度上有差别，故总称为癃闭。

癃闭之名，首见于《内经》。《素问・宣明五气》曰：“膀胱不利为癃，不约为遗溺。”《灵枢・本输》提出“三焦……实则闭癃，虚则遗溺”，对该病的病因、病机和病位等做了详细解释。隋・巢元方《诸病源候论・小便诸候》曰“小便不通，由膀胱与肾俱有热故也”，提出热气大盛，则令小便不通，热势极微，但小便难也。唐・孙思邈《备急千金要方・卷二十》载有治疗小便不通的方剂13首，并记载了世界上最早的导尿术。唐・王焘在《外台秘要》中载有用盐及艾灸治疗癃闭的论述。元・朱丹溪在辨证施治的基础上，运用探吐法治疗小便不通。

西医学中的膀胱括约肌痉挛、尿路肿瘤、尿道狭窄、前列腺增生症等引起的尿潴留，肾功能不全引起的少尿、无尿症，均可参照本节辨证施护。

一、病因病机

癃闭的病位在肾与膀胱，并与肺、脾、肝、三焦密切相关。其病因主要有外邪侵袭、饮食不节、情志内伤、瘀浊内停、体虚久病。基本病机是膀胱气化功能失调。

1. 外邪侵袭 湿热毒邪伤肺，肺热壅滞，肺气闭塞，肺失宣肃，水道通调障碍，津液不能下输膀胱；或肺热过盛，下移膀胱以致上下焦为热气闭阻而成癃闭；或下阴不洁，湿热秽浊之邪上犯膀胱，膀胱气化不利，小便不通，则为癃闭。

2. 饮食不节 嗜食辛辣醇酒、肥甘厚味，以致脾失健运，湿热内生，阻于中焦，下注膀胱；或肾热移于膀胱，膀胱湿热阻滞，气化不行，小便不通而成癃闭。

3. 情志失调 七情内伤而肝郁气结，疏泄失常，三焦水液运化及气化功能失调，水道受阻，形成癃闭。且肝经绕阴器，抵少腹，故肝经有病，也可导致癃闭。

4. 尿路阻塞 瘀血败精，停留不去，阻塞尿道；或肿块结石，阻于尿路，小便难以排出，因而形成癃闭。

5. 体虚久病 饮食不节、饥饱失宜或久病劳倦伤脾，脾气虚弱，清气不升则浊阴不降，小便不利。年老或久病，肾阳不足，命门火衰，“无阳则阴无以生”而致尿不得出；或下焦积热，久病津亏，致肾阴耗损，“无阴则阳无以化”而小便不利。

二、诊断与鉴别诊断

（一）诊断依据

1. 起病急骤，逐渐加重，小便不利，点滴不畅，或小便闭塞不通，尿道无涩痛，每日尿量明显减少。严重者伴恶心呕吐、胸闷气喘、水肿，甚至神昏证候。

2. 触叩小腹部可发现膀胱明显膨隆的水蓄膀胱证候，或查膀胱内无尿液，甚或伴有水肿、头晕、喘促等肾元衰竭证候。

3. 多见于老年男性，或产后妇女及手术后患者，或患有水肿、淋证、消渴等病，迁延日久不愈之患者。

4. 尿道及膀胱造影、泌尿道或前列腺B超、尿流动力学、肾功能、血常规、血电解质等检查有助于诊断和治疗。

（二）病证鉴别

1. 癃闭与水肿　癃闭与水肿临床表现都有小便不利，尿量减少，但水肿是体内水液潴留泛溢于肌肤，引起头面、眼睑、四肢浮肿，甚至胸、腹水，并无水蓄膀胱之证候。而癃闭多不伴有浮肿，部分患者还兼有小腹胀满膨隆，小便欲解不能，或点滴而出的水蓄膀胱之症，可鉴别。

2. 癃闭与关格　二者主症都有小便量少或闭塞不通，但关格常由水肿、淋证、癃闭等经久不愈发展而来，是小便不通与呕吐并见的病证，常伴有皮肤瘙痒，口中尿味，四肢抽搐，甚至昏迷等症状。而癃闭不伴有呕吐，部分患者有水蓄膀胱之证候，以此可资鉴别。但癃闭进一步恶化可转变为关格，故癃闭病情轻于关格。

三、辨证施护

【辨证要点】

1. 辨虚实　癃闭的辨证以虚实为纲。因湿热蕴结、浊瘀阻塞、肝郁气滞、肺热气壅所致者，多属实证；因脾虚不升、肾阳亏虚、命门火衰，气化不及州都者，多属虚证。起病急骤，病程较短者，多属实证；起病较缓，病程较长者，多属虚证。体质较好，症见尿流窘迫，赤热或短涩，苔黄腻或薄黄，脉弦涩或数，多属实证；体质较差，症见尿流无力，精神疲乏，舌质淡，脉沉细弱者，多属虚证；神疲乏力，时欲小便而不得出者，多属虚证。

2. 辨病性　尿热赤短涩，舌红苔黄，脉数者属热；口渴欲饮，咽干，气促者，多为热壅于肺；口渴不欲饮，小腹胀满者，多为热积膀胱；年老排尿无力，腰膝酸冷者，为肾虚命门火衰；小便不利兼有小腹坠胀，肛门下坠者，为脾虚中气不足；尿线变细或排尿中断，腰腹疼痛，舌质紫黯者，属浊瘀阻滞。

【证候分型】

癃闭的证候分型见表2-22-1。

表2-22-1　癃闭证候分型

证型	证候表现	证机要点	护治法则	代表方
膀胱湿热	小便点滴不通，或量极少而短赤灼热，小腹胀满，口苦而黏，或口渴不欲饮，或大便不畅，舌质红，苔黄腻，脉濡数	湿热壅结下焦，膀胱气化不利	清热利湿，通利小便	八正散
肺热壅盛	小便不畅或点滴不通，咳嗽咽干，烦渴欲饮，咯痰浓稠，呼吸短促，舌红，苔薄黄，脉数	肺热壅盛，失于宣肃，不能通调水道，无以下输膀胱	清泄肺热，通利水道	清肺饮
肝郁气滞	小便不通或通而不畅，情志抑郁，或多烦善怒，胸胁胀满或痛，舌红苔薄黄，脉弦	肝失疏泄，三焦气机失宣，膀胱气化不利	疏肝理气，通利小便	沉香散
浊瘀阻塞	小便点滴而下，或尿细如线，甚者阻塞不通，小腹胀满疼痛，舌紫黯或有瘀点、瘀斑，脉涩	瘀血败精，阻塞于内，或瘀结成块，阻塞尿道，水道不通	行瘀散结，通利水道	代抵当丸

续表

证型	证候表现	证机要点	护治法则	代表方
脾气不升	小腹坠胀，时欲小便而不得出，或量少而不畅，或大便溏泄，神疲乏力，食欲不振，气短而语气低微，舌淡苔薄，脉细弱	脾虚运化无力，升清降浊失职	升清降浊，化气利尿	补中益气汤合春泽汤
肾阳衰惫	小便点滴不爽，排尿无力或尿闭不通，腰膝疼痛或酸软无力，面色㿠白，畏寒肢冷，神气怯弱，舌淡苔白，脉沉细弱	肾阳虚衰，气化不及州都	温补肾阳，气化利尿	肾气丸
肾阴亏耗	小便欲解不得，虽屡出而量极短少，咽干心烦，手足心热，腰膝酸痛，耳聋，遗精，舌红少津，脉细数	肾阴亏虚，津亏液耗，膀胱气化无权	滋补肾阴，化气行水	六味地黄丸合猪苓汤

【护理措施】

1. 起居护理　病室整洁、安静，避免噪音等不良刺激。注意休息，不可过劳，起居有节，远离房帏。指导患者养成良好的生活方式，如戒除忍尿不解的不良习惯。季节变化及时加衣添被，预防交叉感染。起床或改变体位时动作应缓慢，行走时穿软底防滑鞋，以免发生意外。皮肤瘙痒者应勤剪指甲，勿搔抓皮肤，以免破损感染。恢复期可逐渐增加活动量，增强体质，以不疲劳为度。导尿者保持会阴部清洁，防止继发感染。必要时测量腹围。

2. 病情观察　观察小腹膨胀、全身浮肿、尿量、尿色、尿液性质及次数等情况，详细记录24小时尿量，如一天尿量少于50mL或伴有全身严重症状者，为危重征象，当及时救治。注意观察排尿不畅是否伴有血块、砂石。若排尿点滴不畅、热赤而闭，或欲尿而不得出、尿细如丝或闭塞不通，必要时可行诱导排尿。不习惯床上排尿者，可协助坐起排尿，或遵医嘱予留置导尿并做好导管护理。液体输入本着“量出为入，调整平衡”的原则进行。

3. 饮食护理　饮食宜清淡有营养，多食水果和蔬菜，忌食辛辣、烟酒、肥甘厚腻等生湿助火之品。急性期宜低盐饮食，少食多餐。少尿、无尿者，严格控制入水量，以“量出为入”为原则，每日进水量＝前一天的尿量＋500mL。水肿、高血压者每日盐摄入量不超过3g。少尿及高血钾患者需严格控制含钾食物的摄入，如香蕉、橘子、香菇等。膀胱湿热者宜食滑利渗湿之品，如赤小豆粥、冬瓜汤、车前草煎汤代茶饮；肝郁气滞者宜食疏肝理气之品，如佛手、橘皮等；肺热壅盛者可食西瓜汁、绿豆汤、秋梨白藕汁，鼓励多饮水；浊瘀阻塞者，保证充足水分，保持每日尿量在2500mL以上，可用金钱草煎汤代茶频饮；中气不足者予以健脾益气之品，如黄芪粥、山药等；肾阳衰者予以温补之品，如芡实茯苓粥、当归羊肉汤等；肾阴亏耗者予以养阴清热之品，如黑豆粥或补髓汤。

4. 情志护理　避免忧思积虑和劳累过度等复发因素。肝郁气滞者多因病情急而痛苦，难以名状而紧张不安，故当加强情志护理，避免不良刺激，抑郁者疏导，善怒者稳定其情绪。配合内养功，放松功，保持恬淡心境，通过听音乐、读书看报等方法移情易性，解除思想顾虑。

5. 用药护理　中药汤剂以温热服用为宜，一般药物遵医嘱按时按量服用。气血亏虚者中药宜温服；虚证患者服用补益药宜在早晚温服；肾阳衰者汤药宜久煎温服。注意观察服药后排尿情况，做好记录。大便燥结时，可泄热通便，必要时中药灌肠或中药结肠透析，注意观察大便次数。浊瘀阻塞者避免使用导致砂石结晶的药物。

6. 适宜技术　对于有尿而不得出者可诱导排尿，让患者听流水声，变换体位，解除紧张感。腹部热敷或膀胱区局部按摩亦可促使排尿。脾肾虚弱者，可用各种温热疗法，如艾灸关元、气海、肾俞等穴位。口中有氨味者，予以冷开水或饮柠檬水漱口、口含薄荷糖等减轻口腔异味。肾阳衰者可用葱白1.5kg切细，布包，炒热更替熨脐下。浊瘀阻塞者可针刺足三里、三阴交、中极、阳陵泉等穴位。膀胱湿热者可予足部中药熏浴，或王不留行籽耳穴贴压膀胱、肾等耳穴，助其排尿。经内服外治仍未见效者，可考虑导尿术。

【健康教育】

1. 生活起居规律，劳逸适度，远房帏。注意保暖，避免受凉。注意个人卫生，保持会阴部清洁。戒除忍尿不解等不良习惯。

2. 注意情志调适，清心寡欲，淡泊宁静，保持心情舒畅，切忌忧思恼怒。饮食有节，勿过饥过饱，戒烟酒。

3. 积极治疗水肿、淋证、结石、肿瘤等疾患，以防癃闭发生。

复习思考题

1. 常用的诱导排尿方法。
2. 留置导尿管的护理措施。

第二十三节　郁　证

郁证是由于肝失疏泄，或脾失健运、心失所养、脏腑气血阴阳失调等引起气机郁滞，以心情抑郁，情绪不宁，胸部满闷，胁肋胀痛或易怒喜哭，或咽中如有异物梗塞等为主要临床表现的一类病证。郁有广义、狭义之分。广义的郁，包括外邪、情志等因素导致气、血、痰、食、火、湿等病理产物的滞塞和郁结；狭义的郁，单指情志不舒为病因的郁。明代以后的医籍中记载的郁证，多单指情志之郁。郁证多发于中青年女性。

《内经》无郁证病名，但有关于五气之郁的论述，《素问·举痛论》说："思则心有所存，神有所归，正气留而不行，故气结矣。"汉·张仲景《金匮要略·妇人杂病脉证并治》记载了属于郁证的脏躁及梅核气两种病证，并观察到这两种病证多发于女性。隋·巢元方《诸病源候论·结气候》云："结气病者，忧思所生也。心有所存，神有所止，气留而不行，故结于内。"指出忧思会导致气机郁结。元·朱丹溪《丹溪心法·六郁》已将郁证列为一个专篇，提出了气、血、火、食、湿、痰六郁之说，创立了越鞠丸、六郁汤等方剂。明·虞抟《医学正传》首先采用郁证这一病证名称。自明代之后，已逐渐把情志之郁作为郁证的主要内容。明·张景岳《景岳全书·郁证》将情志之郁称为因郁而病，认为精神因素在郁病发病中起着重要作用，并着重论述了怒郁、思郁、忧郁三种郁证的证治。

西医学中的神经衰弱、癔症、焦虑症、更年期综合征、反应性精神病等出现以郁病为主要临床表现时，可参照本节辨证施护。

一、病因病机

郁证发病与肝关系密切，其次涉及心、脾。情志内伤是郁病的致病原因，其病机主要为肝失疏泄，脾失健运，心失所养及脏腑阴阳气血失调。病理性质初起多实，日久转虚或虚实夹杂。

1. 情志失调　七情过极，持久刺激，而致情志失调为病。尤以悲忧恼怒最易致病。忧思恼怒，肝失条达，气机不畅，肝气郁结，而成气郁；气滞日久，血行不畅，而成血郁；气郁日久化火，形成火郁；忧愁思虑或谋虑不遂，外郁伤脾，脾失健运，使脾运化水湿的功能受到影响，导致食滞不消而蕴湿、生痰、化热等，则又可成为食郁、湿郁、痰郁、热郁。

2. 体质因素 原本肝旺，或体质素弱，复加情志刺激，肝郁抑脾，饮食渐减，生化乏源，日久必气血不足，心脾失养，或郁火暗耗营血，阴虚火旺，心病及肾。

二、诊断与鉴别诊断

（一）诊断依据

1. 以忧郁不畅，情绪不宁，胸胁胀满疼痛为主要临床表现，或易怒易哭，或咽中如有炙脔，吞之不下，咳之不出的特殊症状。

2. 有忧愁、焦虑、悲哀、恐惧或愤懑等情志内伤的病史，并且郁证病情的反复常与情志因素密切相关。

3. 多发生于中青年女性，无其他病证的症状和体征。

4. 抑郁和焦虑量表有助于诊断和鉴别诊断；咽喉部有异物感症状者，食道 X 线或内窥镜检查有助于排除咽喉或食管类疾病。

（二）病证鉴别

1. 郁证梅核气与虚火喉痹 梅核气多见于中青年女性，因情志抑郁而起病，自觉咽中有物梗塞，但无咽痛及吞咽困难，咽中梗塞的感觉与情绪波动有关，当心情抑郁或注意力集中于咽部时，则梗塞感觉加重。虚火喉痹则以中青年男性发病较多，多因感冒、长期吸烟饮酒及嗜食辛辣食物而引发，咽部除有异物感外，尚觉咽干、灼热、咽痒，咽部症状与情绪无关。

2. 郁证梅核气与噎膈 梅核气的诊断要点如上所述。噎膈多见于中老年人，男性居多，梗塞的感觉主要在胸骨后的部位，吞咽困难日渐加重，做食管检查常有异常发现。

3. 郁证脏躁与癫证 脏躁多在精神因素的刺激下呈间歇性发作，主要表现有情绪不稳定，烦躁不宁，易激惹，易怒善哭，有自控能力。癫证主要表现为神情淡漠，沉默痴呆，语无伦次，或时悲时喜，哭笑无常，自控能力差，病程迁延，心神失常的症状极少自行缓解。

三、辨证施护

【辨证要点】

1. 辨虚实 实证病程较短，症见精神抑郁，胸胁胀痛，咽中梗塞，时欲太息，脉弦或滑；虚证则病程较久，症见精神不振，心神不宁，心慌，虚烦不寐，悲忧善哭。气郁、血郁、化火、食积、湿滞、痰结属实证；而心、脾、肝等脏腑气血或阴精亏虚所导致的证候属虚证。

2. 辨脏腑 郁证的发生主要为肝失疏泄、脾失健运和（或）心失所养，应依据临床症状，辨明其受病脏腑之差异。郁证以气郁为主要病变，但在治疗时应辨清六郁，一般而言，气郁、血郁、火郁主要关系于肝；食郁、湿郁、痰郁主要关系于脾；而虚证则与心的关系最为密切。

3. 辨六郁及主次 六郁是气郁、湿郁、痰郁、食郁、热郁、血郁的统称。其形成主要是由于机体气、血、津液的升降出入失其常度，郁滞于脏腑、经络、肌腠或关节，致使其功能失调而发病。气机的升降出入，直接关系到血液的运行、津液的敷布排泄、饮食物的消化吸收。因此，气郁在诸郁中占主导地位。胸胁胀满，痛无定处者，为气郁；胸胁胀满，痛有定处，舌有瘀点，则为血郁；性情急躁，口苦咽干，便秘，舌红苔黄者，为火郁；胸胁满闷，咽中如有物梗塞者，为痰郁；身重，脘腹胀满，口腻，便溏者，为湿郁；胃脘胀满，嗳气酸腐，不思饮食者，为食郁。

【证候分型】

郁证的证候分型见表 2-23-1。

表 2-23-1　郁证证候分型

证型	证候表现	证机要点	护治法则	代表方
肝气郁结	精神抑郁，情绪不宁，胸部满闷，胁肋胀痛，痛无定处，脘闷嗳气，不思饮食，或呕吐，大便不调，舌质淡红，苔薄腻，脉弦	肝郁气滞，脾胃失和	疏肝解郁，理气畅中	柴胡疏肝散
痰气郁结	精神抑郁，胸部闷塞，胁肋胀满，咽中不适，如有物梗阻，咳之不出，咽之不下，舌质淡红，苔白腻，脉弦滑	气郁痰凝，阻滞胸咽	行气解郁，化痰散结	半夏厚朴汤
心神失养	精神恍惚，心神不宁，多疑易惊，悲忧善哭，或时时欠伸，或手舞足蹈，舌质淡，苔薄白，脉弦细	营阴暗耗，心神失养	甘润缓急，养心安神	甘麦大枣汤
心脾两虚	多思善虑，头晕神疲，心悸胆怯，失眠健忘，面色不华，食欲不振，舌质淡，苔薄白，脉细弱	脾虚血亏，心失所养	健脾养心，补益气血	归脾汤

【护理措施】

1. 起居护理　生活起居有规律，劳逸结合，居室温湿度适宜、整洁、安静，消除噪音干扰，避免强光刺激，室内勿放置刀具等危险物品，保证患者有足够的睡眠时间，鼓励多参加社会活动和体育活动。

2. 病情观察　观察患者精神、情绪、情感、睡眠、饮食及胸闷、胁痛程度，有无吞咽梗阻、疼痛及能否进食。注意观察病情变化，血郁可见胸胁刺痛，部位固定，舌质紫黯或有瘀点、瘀斑；火郁可见急躁易怒，口干而苦，便秘，舌红苔黄；食郁可见嗳气酸腐，不思饮食，舌苔厚；湿郁可见身重困倦，口中黏腻，便溏腹泻；痰郁可见咽中如有异物梗阻，吞之不下，吐之不出（梅核气），舌苔腻。若心脾两虚可见心悸，失眠健忘，神疲倦怠，纳呆便溏；阴虚火旺可见心烦不寐，手足心热，盗汗。如见性情急躁易怒，目赤，口苦，舌红苔黄者，乃气郁化火之候；精神抑郁，闷闷不乐，善太息，见于肝气郁结；精神恍惚，悲忧善哭，喜怒无常，见于忧郁伤神。

3. 饮食护理　以清淡、易消化、富有营养为原则，多食碳水化合物及蔬菜、水果，少食辛辣、刺激（咖啡、浓茶）、肥甘厚腻等食物。情绪不佳时，暂不进食，进餐时切勿动怒，以免影响食欲，加重或诱发疾病。肝气郁结者饮食以蔬菜和营养丰富的鱼、瘦肉、乳类为宜，常食柑橘等理气之品；痰气郁结者常食萝卜等顺气化痰之品；心神失养者可常食莲子汤、桂圆参蜜膏；心脾两虚者可常食健脾养心安神之品，如红枣桂圆汤、百合莲子汤；阴虚火旺者饮食宜清淡养阴，多食梨、银耳、百合、莲藕等。

4. 情志护理　郁证的病因主要是情志内伤，积极寻找本病的诱发因素，避免忧郁、悲伤、焦虑等负性情绪。鼓励患者与最信赖的人多沟通交流。与患者交流时，语速要慢，语调要平，语声要柔，以建立良好的护患关系，增加患者的信任感。耐心回答患者的问题，尽可能为患者分忧解愁。患者动怒时需冷静处理，绝不能指责、埋怨。对孤独的患者，应鼓励其多参加社交活动，敞开心扉、开阔视野、陶冶情操；对易怒的患者，应劝慰、疏导，尽可能消除病因，避免再度受到刺激而加重病情。与家属沟通，获得家庭支持。肝气郁结的患者对事物比较敏感，多加以疏导，逐渐做到“移情易性”；个性抑郁较盛者，可用喜乐疗法使其情志怡悦，心情舒畅，此即所谓“喜则气和志达，营卫通利”；痰气交阻者多心胸狭窄，可以采用转移疗法进行施护；心神失养者采用暗示疗法往往能起到良好的效果。

5. 用药护理　中药汤剂宜温热服。药物遵医嘱按时按量服用，并发药到口，防止吐药、丢药、藏药等。肝气郁结者服柴胡疏肝散时，要避免与碳酸钙、硫酸镁、氢氧化铝等西药合用，以免降低药效。半夏厚朴汤为主治梅核气的有效方，在服药前要做好安慰解释，消除思想顾虑，方中紫苏、厚朴均含有挥发油，煎煮时以清水浸泡半小时后再煎 15 分钟。

6. 适宜技术　取心、神门、肾、皮质下等耳穴用王不留行籽贴压，肝气郁结者加肝穴，痰气郁结者加三焦穴，心脾两虚者加脾穴，心肾阴虚者加交感穴。可针刺百会、神庭、印堂、四神聪等穴位，以养心健脾安神。患者可行自我保健按摩，肝气郁结者，点按太冲穴；痰气郁结者，点按丰隆穴；心神失养者，按揉神门穴；心脾两虚者，掌揉中脘穴。便秘者可用中药外敷神阙穴以润肠通便，每天睡前顺时针按摩腹部促进肠蠕动。

【健康教育】

1. 生活起居规律，多参加各项社会活动，培养各种业余爱好，陶冶情操。

2. 保持心情舒畅，心胸开阔，乐观豁达，避免情绪激动、紧张、焦虑、劳累等诱发因素。正确对待各种事物，善于调节情志，释放不良情绪。

3. 饮食宜清淡、易消化、富有营养，忌辛辣、刺激之品，戒烟酒。心脾两虚者睡前忌饮浓茶、咖啡，避免情绪紧张。

复习思考题

1. 郁证的病因病机。
2. 郁证的辨证要点。
3. 郁证发生的相关脏腑。
4. 郁证的情志护理方法。

第二十四节　血　证

血证是指由多种原因引起火热熏灼或气虚不摄，致使血液不循常道，或上溢于口鼻诸窍，或下泄于前后二阴，或渗出于肌肤为主要临床表现的病证。血证范围广泛，本节主要介绍衄血、咳血、吐血、尿血、便血、紫斑。

早在《内经》就对血证的生理及病理有较深入的认识，有关篇章对血溢、衄血、血泄、呕血、咯血、溺血、溲血、便血等病证有记载，对血证的原因及预后有所论述。汉·张仲景《金匮要略·惊悸吐衄下血胸满瘀血病脉证并治》最早记载用泻心汤、柏叶汤、黄土汤等治疗吐血、便血。宋·严用和《济生方·失血论治》认为失血可由多种原因导致：“所致之由，因大虚损，或饮酒过度，或强食过饱，或饮啖辛热，或忧思恚怒。”对血证的病机，强调因于热者多。明·张景岳《景岳全书·血证》对血证的内容做了比较系统的归纳，将引起出血的病机概括为“火盛”及“气伤”两方面。清·唐容川的《血证论》是论述血证的专书，该书提出的止血、消瘀、宁血和补血四法是通治血证的大纲。

西医学中的各种急性、慢性疾病引起的出血，包括多系统疾病（如呼吸、消化、泌尿系统疾病）有出血症状者，以及造血系统病变所引起的出血性疾病，均可参照本节辨证施护。

一、病因病机

血证病位涉及全身，其病因主要有外邪侵袭、情志过极、饮食不节、劳倦过度、久病或热病之后等导致脉络损伤或血液妄行，引起血液溢出脉外而形成。其病机归结为“火热熏灼迫血妄行”及“气虚不摄血溢脉外”两类。火热亢盛所致者属于实证；阴虚火旺及气虚不摄所致者，则属于虚证。在某些情况下，阴虚火旺及气虚不摄，既是引起出血的病理因素，又是出血所导致的结果。此外，出血之后，已离经脉而未排出体外的血液，留积体内，蓄结而为瘀血，瘀血又会妨碍新血的生长及气血的正常运行。

1. 感受外邪　外邪侵袭、损伤脉络引起出血，如风、热、燥邪损伤上部脉络，则引起衄血、咯血、吐血，热邪或湿热之邪损伤下部脉络则引起尿血、便血。其中热邪所致者为多。

2. 情志过极　忧思恼怒过度，肝气郁结化火，肝火上逆犯肺则引起衄血、咯血；肝火横逆犯胃则引起吐血。

3. 饮食不节　饮酒过多及过食辛辣厚味等，滋生湿热，热伤脉络，引起衄血、吐血、便血；或损伤脾胃，脾胃虚衰，血失统摄，而引起吐血、便血。

4. 劳欲体虚　心主神明，神劳伤心；脾主肌肉，体劳伤脾；肾主藏精，房劳伤肾。劳倦过度或久病体虚导致心、脾、肾气阴损伤，若损伤于气，则气虚不能摄血，以致血液外溢而形成衄血、吐血、便血、紫斑；若损伤于阴，则阴虚火旺，迫血妄行而致衄血、尿血、紫斑。

5. 久病或热病之后　其机理主要有三个方面：久病或热病使阴津耗伤，以致阴虚火旺，迫血妄行而致出血；久病或热病使正气亏损，气虚不摄，血溢脉外而致出血；久病入络，使血脉瘀阻，血行不畅，血不循经而致出血。

二、诊断与鉴别诊断

（一）诊断依据

1. 衄血　鼻衄指血自鼻道外溢而非因外伤、倒经所致者；齿衄指血自齿龈或齿缝外溢，且排除外伤所致者；舌衄指血出自舌面，舌面上常有针眼样出血点。

2. 咳血　咳血指血由肺、气道而来，经咳嗽而出，或觉喉痒胸闷，一咳即出，血色鲜红，或夹泡沫，或痰血相兼、痰中带血。多有慢性咳嗽、痰喘、肺痨等病史。

3. 吐血　血随呕吐而出，呕吐液呈咖啡色或暗红色，吐血量多者可呈鲜红色，多夹有食物残渣，混有胃液。发病急骤，吐血前多有恶心、胃脘不适或疼痛、头晕等症。吐血量多者可出现面色苍白，头晕心慌，汗出肢冷，心率增快，血压下降，甚或晕厥。

4. 便血　血随大便而下，或血与粪便夹杂，或下纯血。出血部位偏下消化道者多见便下鲜血；出血部位偏上消化道者，血色污浊而暗，色黑呈柏油状。伴有畏寒、头晕、心慌、气短及腹痛等症，出血过多者可现肢冷汗出，心率增快，血压下降，甚或昏厥。常有胃肠或肝病病史。

5. 尿血　小便中混有血液或夹有血丝，排尿时无疼痛。

6. 紫斑　全身或四肢可见点状或斑块状出血，不高出皮肤，反复发作。或出血斑点略高出皮肤，色鲜红或暗红，微痒，可伴低热、腹痛等症。重者可伴有齿衄、鼻衄、月经过多等。

对血证患者，血常规各项检查非常重要，并在此基础上进行各种血证不同情况的检查，如咯血者可做血沉、痰培养、胸部影像学、纤维支气管镜等检查；吐血者可行电子胃镜、胃液分析等检查；便血者可做大便常规和隐血试验、电子肠镜等；尿血者可做尿常规、尿培养、泌尿系超声等检查。必要时做骨髓穿刺检查，以协助诊断。

（二）病证鉴别

1. 鼻衄与外伤鼻子出血 因碰伤、挖鼻等外伤引起血管破裂而致鼻衄者，出血多在损伤的一侧，且经局部止血治疗不再出血，没有全身出血症状。

2. 鼻衄与逆经 逆经又名经行衄血、倒经，其发生与月经周期有密切关系，多于经行前期或经期出现，与内科所论鼻衄机理不同。

3. 舌衄与齿衄 舌衄为血出自舌面，舌面上常有如针眼样出血点；齿衄为血自齿缝、牙缝溢出，与齿衄不难鉴别。

4. 咯血与口腔出血 鼻咽部、齿龈及口腔其他部位出血的患者，常为纯血或随唾液而出，血量少，并有口腔、鼻咽部病变的相应症状可寻，可与咯血相鉴别。

5. 咯血与吐血 咯血与吐血，血液均经口出，但两者截然不同。咯血是血从肺来，经气道随咳嗽而出，血色多为鲜红，常混有痰液，咯血之前多有咳嗽、胸闷、喉痒等症状，大量咯血后，可见痰中带血数天，大便一般不呈黑色；吐血是血由胃而来，经呕吐而出，血色紫黯，常夹有食物残渣，吐血之前多有胃脘部不适或胃痛、恶心等症状，吐血之后无痰中带血，但大便多呈黑色。

6. 便血与痢疾 痢疾初起有发热恶寒等症，其便血为脓血相兼，且有腹痛、里急后重、肛门灼热等症。便血无里急后重，无脓血相兼，与痢疾不同。

7. 便血与痔疮 痔疮为外科疾病，其大便下血特点为便时或便后出血，常伴有肛门异物感或疼痛，做肛门或直肠检查时，可发现内痔或外痔。

8. 尿血与淋证 尿血与血淋均可见血随尿出，以小便时痛与不痛为鉴别要点，不痛者为尿血，痛（滴沥刺痛）者为血淋；尿血与石淋均有血随尿出，但石淋尿中时有砂石夹杂，小便涩滞不畅，时有小便中断，或伴腰腹绞痛等症，若砂石从小便而出，则痛止。此与尿血可鉴别。

9. 紫斑与出疹 紫斑与出疹均有局部肤色的改变，紫斑呈点状者需与出疹的疹点区别。紫斑隐于皮内，压之不褪色，触之不碍手；疹高出于皮肤，压之褪色，摸之碍手，且二者成因、病位均有不同。

10. 紫斑与温病发斑 紫斑与温病发斑在皮肤方面的表现区别不大，但两者病情、病势、预后有别。温病发斑发病急骤，常伴有高热烦躁、头痛如劈、昏狂谵语、四肢抽搐、鼻衄、齿衄、便血、尿血、舌质绛红等，病情险恶多变；杂病发斑（紫斑）常有反复发作史，也有突然发生者，虽时有热毒亢盛表现，但一般舌不红绛，不具有温病传变急速的特点。

三、辨证施护

【辨证要点】

1. 辨虚实 血证由火热熏灼，迫血妄行引起者为多。但火热之中，有实火与虚火的区别。血证有实证及虚证的不同，一般初病多实，久病多虚；由实火所致者属实，由阴虚火旺，气虚不摄，甚至阳气虚衰所致者属虚。

2. 辨脏腑 同一血证，可以由不同的脏腑病变而引起，应注意辨别。如同属鼻衄，病变脏腑有在肺、在胃、在肝的不同；吐血有病在胃及病在肝之别；齿衄有病在胃及在肾之分；尿血则有病在膀胱、肾或脾的不同。

3. 辨病证 由于引起出血的原因以及出血部位的不同，可导致不同的血证。如从口中吐出的血液，有吐血与咯血之分；小便出血有尿血与血淋之别；大便下血则有便血、痔疮、痢疾之异。

应根据临床表现、病史等加以鉴别。

【证候分型】

血证的证候分型见表 2–24–1。

表 2–24–1　血证证候分型

病名	证型	证候表现	证机要点	护治法则	代表方
鼻衄	热邪犯肺	鼻燥衄血，口干咽燥，或兼有身热，咳嗽痰少等，舌质红，苔薄，脉数	燥热伤肺，血热妄行，上溢清窍	清泄肺热，凉血止血	桑菊饮
	胃热炽盛	鼻衄，或兼齿衄，血色鲜红，口、鼻干燥，口臭，口渴欲饮，烦躁，便秘，舌红苔黄，脉数	胃火上炎，迫血妄行	清胃泻火，凉血止血	玉女煎
	肝火上炎	鼻衄，头痛目眩，目赤口苦，烦躁易怒，舌红苔黄，脉弦数	火热上炎，迫血妄行，上溢清窍	清肝泻火，凉血止血	龙胆泻肝汤
	气血亏虚	鼻衄或见齿衄、肌衄，病多久延不愈，头晕耳鸣，神疲乏力，心悸，面色㿠白，舌质淡，脉细	气虚不摄，血溢清窍，血去气伤，气血两亏	益气摄血	归脾汤
咯血	燥热伤肺	喉痒咳嗽，痰中带血，口干鼻燥，或有身热，舌红少津，苔薄黄，脉数	燥热伤肺，肺失清肃，肺络受损	清热润肺，宁络止血	桑杏汤
	肝火犯肺	咳嗽阵作，痰中带血或纯血鲜红，胁肋胀痛，口苦，烦躁易怒，舌质红，苔薄黄，脉弦数	木火刑金，肺失清肃，肺络受损	清肝泻肺，凉血止血	泻白散合黛蛤散
	阴虚肺热	咳嗽，痰少，痰中带血或反复咯血，口干咽燥，潮热，颧红，盗汗，舌红，脉细数	虚火灼肺，肺失清肃，肺络受损	滋阴润肺，宁络止血	百合固金汤
吐血	胃热壅盛	脘腹胀闷，甚或作痛，吐血黯红，常混有食物残渣，口臭，便秘或大便色黑，舌红，苔黄，脉滑数	胃热内郁，热伤胃络	清胃泻火，化瘀止血	泻心汤合十灰散
	肝火犯胃	吐血色红或紫黯，胁痛，口苦，心烦易怒，寐少梦多，舌质红，脉弦数	肝火横逆，胃络损伤	泻肝清胃，凉血止血	龙胆泻肝汤
	脾不统血	吐血反复不止，时轻时重，血色黯淡，胃脘隐痛，喜按，神疲畏寒，心悸气短，自汗，便溏色黑，面色苍白，舌质淡，苔白，脉弱	中气亏虚，统血无权，血液外溢	健脾养心，益气摄血	归脾汤
便血	肠道湿热	便血鲜红，大便不畅或稀溏，腹痛，口苦，舌质红，苔黄腻，脉濡数	湿热蕴积，灼伤血络，血溢肠道	清化湿热，凉血止血	地榆散或槐角丸
	气虚不摄	便血鲜红或紫黯，食少，体倦，面色萎黄，心悸，少寐，舌质淡，脉细	中气不足，气虚不摄，血溢胃肠	益气摄血	归脾汤
	脾胃虚寒	便血紫黯，或呈黑便，腹部隐痛，便溏，喜温，喜热饮，面色不华，倦怠懒言，舌质淡，脉细	脾胃虚寒，脾不统血，血溢胃肠	健脾温中，养血止血	黄土汤
	胃肠积热	便干夹血，色鲜紫或黯红，口苦口干，嘈杂烦渴，脘腹痞满胀痛，舌红，苔黄燥，脉洪数	热积胃肠，热伤肠络，血溢胃肠	清胃泻火，化瘀止血	泻心汤合十灰散
尿血	下焦热盛	小便黄赤灼热，尿血鲜红，心烦，夜寐不安，面赤，口疮，口渴，舌质红，脉数	热伤阴络，血渗膀胱	清热泻火，凉血止血	小蓟饮子
	肾虚火旺	小便短赤带血，头晕耳鸣，神疲体倦，腰膝酸软，颧红潮热，舌质红，脉细数	虚火内炽，灼伤脉络	滋阴降火，凉血止血	知柏地黄丸
	脾不统血	久病尿血，甚或兼见齿衄，肌衄，食少，体倦，气短声低，面色不华，舌质淡，脉细弱	脾气亏损，气虚不摄，血溢膀胱	补中健脾，益气摄血	归脾汤
	肾气不固	久病尿血，血色淡红，头晕耳鸣，精神困惫，腰背酸痛，舌质淡，脉沉弱	肾虚不固，血失藏摄	补益肾气，固摄止血	无比山药丸

续表

病名	证型	证候表现	证机要点	护治法则	代表方
紫斑	血热妄行	皮肤出现紫红色斑点或斑块，或兼见鼻衄，齿衄，尿血，便血，发热，口渴，便秘，舌质红，苔黄，脉弦数	热壅经络，迫血妄行，血溢肌腠	清热解毒，凉血止血	犀角地黄汤合十灰散
	阴虚火旺	皮肤青紫斑点或斑块时发时止，或兼见鼻衄，齿衄，月经过多，颧红，心烦，手足心热，或潮热，盗汗，舌质红，苔少，脉细数	虚火内炽，灼伤脉络，血溢肌腠	滋阴降火，宁络止血	茜根散
	气不摄血	反复肌衄，病程较长，过劳加重，食欲不振，神倦乏力，头晕目眩，心悸气短，面色苍白，舌质淡，脉细弱	中气亏虚，统摄无力，血溢肌腠	益气摄血	归脾汤

【护理措施】

1. 起居护理 保持病室整洁安静，温度适宜，及时清除污物。出血已止或少量出血的患者，可适当活动，以不感到疲劳为度。出血量多和体虚的患者应卧床休息。气血亏虚者应安排温暖向阳病室，室温宜偏高；阴虚火旺者室温宜偏低，清静凉爽；胃热炽盛者出现口臭可用银连含漱液漱口；阴虚口干者用麦冬或地骨皮煎水代茶饮。齿衄患者为防止出血，宜用软毛牙刷，禁用牙签剔牙。牙龈出血时用冷水漱口，若出血不止，可于局部涂云南白药或三七粉等止血。咯血、吐血量多时，应保持呼吸道通畅，取侧卧位，头偏向一侧，防止窒息，加强口腔护理。便血及尿血患者保持肛周及会阴部清洁。紫斑患者保持皮肤清洁，避免搔抓，防止损伤。

2. 病情观察 观察出血部位、颜色、性质、量、诱因和持续时间，注意患者神志、面色、血压、脉象、舌象、汗出及皮肤肢温等变化，若血色鲜紫深红，质浓而稠，多为热盛；若血色黯淡，质稀散漫，多为气虚；若血色鲜紫夹杂血块，多为血瘀；若出现头晕、心慌、面色苍白、汗出、四肢湿冷、呼吸急促、脉细数等休克征象，或有头痛、喷射性呕吐、视物模糊、意识障碍等颅内出血时，应及时报告医生，配合救治，备好各种急救物品，并做好配血、备血等。急性大出血患者及时测量生命体征，并做好记录。

3. 饮食护理 饮食宜清淡、易消化、富含蛋白质和维生素，如瘦肉、蛋、奶、新鲜蔬菜等，忌生硬、辛辣、大热、煎炸、炙煿之品，禁烟酒，以免辛燥动火，迫血妄行。出血期间宜选清热凉血、收敛止血的食物，如藕汁、荸荠汤、黑木耳等。吐血和大量便血时一般需暂禁食，少量出血无呕吐者，可给予偏温凉的流质饮食，出血停止后改为半流质饮食。疑是过敏性紫癜引起的出血，应忌食腥臊等致敏物质。偏热盛者宜食凉性食物，如荠菜、莲藕、苦瓜、菠菜、梨、百合等；渴饮者，可用鲜茅根、鲜藕节或鲜小蓟煎水饮以清热止渴；肝火上炎者宜食解郁理气之品，如佛手煲瘦肉粥、麦片粥等，也可用夏枯草、白茅根煎水代茶饮；气血亏虚者宜食牛奶、山药粥、藕粉莲子羹、莲子桂圆粥、红枣、瘦肉等补益脾气以固摄止血。

4. 情志护理 血证的发生与肾、脾、心等脏腑关系密切，患者常因出血而感到恐惧紧张，或心烦失眠。长期反复出血体质虚弱者情绪更易波动、烦躁，对治疗缺乏信心，应体贴和同情患者，做好心理安慰，指导患者自我调整情绪，使之安心接受治疗，避免因情绪而致病情加重。

5. 用药护理 中药汤剂虚证者宜温服，热证者宜凉服。服药时不宜与西药止血剂同服，以利观察药后反应。中成药丸剂应研成细末加凉盐水吞服，服用散剂切勿直接倒入口腔，避免吸入气管引起呛咳，加重出血。阴虚火旺咯血者可用新鲜仙鹤草半斤，捣汁加入藕汁一盅，煎煮后凉服；脾气亏虚者可口服归脾丸；肾气亏虚者可口服肾气丸；气阴亏虚者可用参麦注射液静脉滴注；脾肾气虚者可遵医嘱静脉滴注参附注射液，以益气回阳，健脾补肾。

6. 适宜技术　根据不同的出血部位采取相应的止血方法，凡出血者均不宜运用热敷、热熨、艾灸等。鼻衄时取坐位，按压鼻根或冷毛巾敷额，亦可用棉球蘸云南白药或三七粉塞鼻，以压迫止血。齿衄可用冰水漱口，或用吸收性明胶海绵敷贴止血。咯血量多伴双足不温者，可用温水泡双足后用大蒜捣烂敷于涌泉穴。可采用针刺疗法或穴位按摩，邪热犯肺型的鼻衄者，可选迎香、尺泽、少商、合谷等穴位；阴虚火旺型的齿衄者，可选肾俞、合谷、太溪等穴位；燥热伤肺型咯血，可选取迎香、大椎、尺泽、鱼际等穴位；胃热壅盛型的吐血者，可选上脘、曲池、内关、合谷等穴位；肠道湿热型的便血者，可选下脘、血海、足三里、太冲等穴位；下焦热盛的尿血者，可选肾俞、膀胱俞、中极、合谷等穴位。

【健康教育】

1. 生活起居有常，劳逸结合，避免过劳或接触过敏原。加强体育锻炼，如保健操、太极拳等，以增强机体正气。

2. 饮食有节，宜进食清淡、易消化、富营养的食物，如新鲜蔬菜、水果、瘦肉、蛋等，忌辛辣、生冷、刺激性食物，不饮浓茶、咖啡等。

3. 注意精神调摄，保持良好的心境及乐观的生活态度。

4. 加强病证相关知识宣教，使患者及家属了解可能发生出血的诱因，加强针对性的预防，积极治疗原发病，定期门诊随访，发现出血应立即就诊。

复习思考题

1. 血证预后的相关因素。
2. 咳血与吐血的辨别。
3. 吐血的病情观察要点。
4. 肝火旺盛引起出血的类型。
5. 紫斑的病因病机。

第二十五节　消　渴

消渴是因先天禀赋不足，复加饮食不节、情志失调、劳倦内伤等导致机体阴虚燥热，以多饮、多食、多尿、形体消瘦或尿有甜味等为主要临床表现的病证。根据本证“三多”症状的主次，可分为上消、中消、下消。消渴病常在中年后发病，或见于嗜食膏粱厚味、醇酒炙煿之人，初起多形体肥丰，日久渐消瘦，疲乏无力，并出现多种并发症，严重危害人体健康。若在青少年期间即患本病者，一般病情较重。

消渴之名首见于《素问・奇病论》，根据病机及症状的不同，《黄帝内经》还有“消瘅”“肺消”“膈消”“消中”之称谓，认为五脏虚弱、过食肥甘、情志失调是引起消渴的原因，而内热是其主要病机。汉・张仲景《金匮要略》有消渴专篇，提出三消症状及治疗方药。隋・巢元方《诸病源候论・消渴候》：“其病变多发痈疽。”元・张子和在《儒门事亲・三消论》中有“夫消渴者，多变聋盲、疮、痤痱之类”，明确指出消渴易发痈疽、眼疾、水肿等并发症。明・王肯堂《证治准绳・消瘅》在前人论述的基础上，对三消的临床分类做了规范，提出：“渴而多饮为上消（《内经》谓膈消）；消谷善饥为中消（《内经》谓消中）；渴而便数有膏为下消（《内经》谓肾消）。”

西医学中的糖尿病、尿崩症等疾病，以口渴、善饥、尿多、消瘦为主要表现者，可参照本节辨证施护。

一、病因病机

消渴病位主要在肺、胃、肾，尤以肾为关键。各脏腑虽各有侧重，但又相互影响。其病因主要有禀赋不足、饮食不节、情志失调、劳欲过度等；病机主要是阴津亏耗，燥热炽盛；病性为本虚标实，虚实兼夹。病势发展的趋势是由上焦及中焦，进而至下焦。若病程迁延日久，则阴损及阳，见气阴两伤或阴阳俱虚证候，甚则表现为肾阳衰微危候。

1. 禀赋不足 早在春秋战国时期，即已认识到先天禀赋不足是引起消渴病的重要因素，其中以阴虚体质最易得病。

2. 饮食不节 长期过食肥甘、醇酒厚味、辛辣香燥，损伤脾胃，致脾胃运化失职，积热内蕴，化燥伤津，消谷耗液，发为消渴。

3. 情志失调 长期过度的精神刺激，如郁怒伤肝，肝气郁结，或劳心竭虑，营谋强思等，郁久化火，火热内燔，消灼肺胃阴津，发为消渴。

4. 劳欲过度 房事不节，劳欲过度，致肾精亏损，虚火内生，火因水竭而益烈，水因火烈而益干，终致肾虚肺燥胃热俱现，发为消渴。

二、诊断与鉴别诊断

（一）诊断依据

1. 凡以口渴、多饮、多食易饥、尿频量多、形体消瘦或尿有甜味为临床特征者，即可诊断为消渴。

2. 初起可“三多”症状不显著，病久常并发眩晕、肺痨、胸痹、中风、雀目、疮痈等。严重者可见烦渴、恶心、腹痛、呼吸短促，甚则昏迷厥脱危象。

3. 由于本病的发生与禀赋不足关系较为密切，故消渴病的家族史可供诊断参考。

4. 血糖（空腹、餐后 2 小时）、尿糖、糖化血红蛋白、葡萄糖耐量试验、电解质等检查有助于明确诊断。

（二）病证鉴别

1. 消渴与口渴症 二者均有口渴、多饮的症状。口渴症是指口渴饮水的一个临床症状，可出现于多种疾病过程中，尤以外感热病多见。但这类口渴各随其所患病证的不同而出现相应的临床症状；不伴见多食、多尿、尿甜、瘦削等消渴的特点。

2. 消渴与瘿病 瘿病中气郁化火、阴虚火旺的证型，以情绪激动、多食易饥、形体日渐消瘦、心悸、眼突、颈部一侧或两侧肿大为特征。其中的多食易饥、消瘦，类似消渴病的中消，但眼球突出，颈前生长肿物则与消渴有别，且无消渴病的多饮、多尿、尿甜等症。

三、辨证施护

【辨证要点】

1. 辨脏腑 消渴病的三多症状往往同时存在，但根据其表现程度的轻重不同，而有上、中、下三消之分，及肺燥、胃热、肾虚之别。通常把以肺燥为主，多饮症状较突出者，称为上消；以胃热为主，多食症状较突出者，称为中消；以肾虚为主，多尿症状较突出者，称为下消。

2. 辨标本　本病以阴虚为主，燥热为标，两者互为因果，常因病程长短及病情轻重的不同，而阴虚和燥热之表现各有侧重。本虚以肺、胃、肾三脏阴虚为本，尤以肾虚为主，病至中期则以气阴两虚为主。标实以燥热、阳亢为主，常可并见瘀血、痰浊。日久则以阴虚为主，进而由于阴损及阳，导致阴阳俱虚之证。

3. 辨本证与并发症　多饮、多食、多尿和乏力、消瘦为消渴病本证的基本临床表现，而易发生诸多并发症为本病的另一特点。本证与并发症的关系，一般以本证为主，并发症为次。多数患者先见本证，随病情的发展而出现并发症。但亦有少数患者与此相反，如少数中老年患者，“三多”及消瘦的本证不明显，常因痈疽、眼疾、心脑病证等为线索，最后确诊为本病。

【证候分型】

消渴的证候分型见表 2–25–1。

表 2–25–1　消渴证候分型

证型		证候表现	证机要点	护治法则	代表方
上消	燥热伤肺	烦渴多饮，口舌干燥，尿频量多，舌边尖红，苔薄黄，脉洪数	肺脏燥热，津液失布	清热润肺，生津止渴	消渴方
中消	胃热炽盛	多食易饥，口渴，尿多，形体消瘦，大便干燥，苔黄，脉滑实有力	胃火炽盛，胃热消谷，耗伤津液	清胃泻火，养阴增液	玉女煎
	气阴亏虚	口渴引饮，多食与便溏并见，或饮食减少，精神不振，四肢乏力，体瘦，舌质淡红，苔白而干，脉弱	气阴不足，脾失健运	益气健脾，生津止渴	七味白术散
下消	肾阴亏虚	尿频量多，混浊如脂膏，腰膝酸软，失眠心烦，乏力，头晕耳鸣，口干唇燥，皮肤干燥，瘙痒，舌红苔少，脉细数	肾虚阴亏，肾失固摄	滋阴固肾，润燥止渴	六味地黄丸
	阴阳两虚	小便频数，甚至饮一溲二，混浊如膏，面色黧黑，耳轮干焦，腰膝酸软，形寒肢冷，阳痿早泄或月经不调，舌淡苔白有齿印，脉沉细无力	阴损及阳，肾阳衰微，肾失固摄	温阳滋阴，补肾固摄	金匮肾气丸

【护理措施】

1. 起居护理　起居有常，劳逸结合，不宜食后即卧或终日久坐。合理安排有规律的体育锻炼，保持一定的日运动量，以不感到疲劳为度。寒冷季节应注意保暖，以免血行瘀滞。衣服鞋袜穿着宜宽松，加强四肢末端保暖，做好足部护理，避免袜紧、鞋硬，以免影响局部血液循环。剪短磨平指甲，避免搔抓、摩擦皮肤或热水烫洗。保持皮肤和会阴部的清洁，以减轻瘙痒和痈疖的发生。皮肤干燥者可用润肤类油膏涂擦。注意视力变化，定期检查眼底，减少使用手机、电脑时间，宜闭目养神。肾阴亏虚或阴阳两虚者注意休息，减少房事，以恢复正气。

2. 病情观察　观察患者饮水量、进食量及种类、尿量、体重及 24 小时出入量等，并做好记录。定期监测血糖，密切观察有无低血糖等并发症的发生。若患者出现心慌、头晕、汗出过多、面色苍白、饥饿、软弱无力、视物模糊等症状，应立即进食高糖食物，如糖果、饼干、糖块等。注意观察有无并发症的早期征象，若见烦渴、头痛呕吐、呼吸深快、目眶内陷、唇舌干红、息深而长、烦躁不安、口有烂苹果气味等阴津耗伤征象，为酮症酸中毒，应立即配合抢救；若见四肢麻木，应考虑周围神经病变。

3. 饮食护理　控制饮食是消渴病最基本的治疗措施。嘱患者遵医嘱严格控制饮食，定时、定量进食，避免随意添加食物，忌甜食及油腻、辛辣饮食，忌烟酒。主食提倡粗制米面和适量杂粮，多食新鲜蔬菜。碳水化合物摄入量每日 250 ～ 300g，勿暴饮暴食，维持理想体重（身高 -105）（kg）。选择复合糖类，最好选用吸收较慢的多糖类谷物，如玉米、荞麦、燕麦、红薯等，限制小分子糖，如蔗糖、葡萄糖的摄入。限制脂肪，避免进食高胆固醇的食物，可用植物油代替，禁用油炸煎烤方式。食用不饱和脂肪酸含量高的油，如大豆油、花生油、玉米油、葵花油等。燥热伤肺者宜多食清热养阴生津之品，如百合、水梨、银耳、鸭肉、兔肉、鳝鱼等，也可用鲜芦根、麦冬、沙参等泡水代茶饮，或食五汁饮、天花粉粥；胃燥阴伤者可食瘦肉、番茄汤、石斛汤、萝卜汤等，可多食燕麦片、荞麦面等粗杂粮；肾阴亏虚者宜多食滋肾养阴之品，可选黄芪瘦肉汤、地黄粥、枸杞粥、桑椹汁和猪胰汤等；阴阳两虚者可用枸杞子、山药、海参、猪肾、黑豆、黑芝麻等补肾，可食海参粥、滋膵饮、五味枸杞饮等。

知识拓展

糖尿病前期病证预防之茶疗

1. 健脾消瘅茶　治法：健脾祛湿。适应病证：糖尿病前期脾虚痰湿证。常用药：党参、山药各 15g，山楂、决明子、荷叶、佩兰、玫瑰花各 10g。制作方法：以上中药磨粉。服用方法：每天泡茶饮服，20 克 / 次，2 ～ 3 次 / 日，12 周为 1 个疗程。临床证据：证据类别：3b 级，推荐级别：B。

2. 益气生津袋泡茶　治法：益气生津。适应病证：糖尿病前期气阴两虚证。常用药：西洋参、麦冬、玉竹、石斛、枸杞子各 10g，玄参 6g，砂仁 3g。制作方法：以上中药磨粉制成袋泡茶，5 克 / 袋。服用方法：每天泡茶饮服，每袋以 150mL 开水浸泡 20 分钟，1 袋 / 次，2 ～ 3 次 / 日，16 周为 1 个疗程。临床证据：证据类别：3b 级，推荐级别：B。

3. 绞股蓝山楂茶　治法：健脾利湿。适应病证：糖尿病前期脾虚痰湿证。常用药：山楂、绞股蓝各 30g。制作方法：山楂、绞股蓝泡开水；茯苓、泽泻、佩兰、猪胰煲汤。食用方法：每天泡开水代茶饮；煲汤分 2 餐吃，按量食用，24 周为 1 个疗程。临床证据：证据类别：3b 级，推荐级别：B。

4. 情志护理　本病病程长，易产生急躁或悲观心理，指导患者掌握疾病相关知识，认识血糖控制的重要性，消除轻视、麻痹思想，养成良好的行为习惯，有效减少并发症的发生。开展同伴教育，组织寓教于乐的病友活动，增强其战胜疾病的信心。对五志过极、郁怒气逆者，可选择商调音乐如《江河水》《晚霞钟鼓·商调阳》，以悲制怒，使患者平静、安宁；还可采用以情胜情、劝说开导、释疑解惑、移情易性等方法，如培养书法、养花等有意义的兴趣爱好，以调适患者情志，避免因七情过极而加重病情。

5. 用药护理　降糖药物应遵医嘱按时准确服用，一般于饭前 30 分钟服用或注射，用药后 30 分钟应进餐，以免发生低血糖，可在三餐用药前先测量血糖，根据测量结果，调整胰岛素注射剂量。用药后注意观察药物疗效及不良反应。中药汤剂一般宜温服。燥热伤肺口干烦渴者，可口服玉泉丸，或用鲜芦根煎汤代茶，或用生地黄、玄参、天花粉泡水代茶。便秘者可用番泻叶泡服。肾阴亏虚者可服用知柏地黄丸，或枸杞子煎水代茶，以滋养肝肾。阴阳两虚者汤剂宜文火久煎，顿服，或长期服用金匮肾气丸和消渴丸。用药后注意观察药物疗效及不良反应。

6. 适宜技术　肾阴亏损患者可按摩足少阴肾经、足厥阴肝经及任、督二脉，取肾俞、三阴交、太白、太溪、涌泉等穴，以疏通脉络、舒筋活血。皮肤瘙痒时以温盐水或苏打水擦拭后涂以尿素霜。阴部瘙痒用苦参、蛇床子煎水坐浴或熏洗。肢痛、肢麻者用中药沐足或熏洗。阴阳两虚者取神阙、气海、关元、足三里、三阴交等给予督灸治疗。肥胖者可取饥点、脾、渴点、内分泌、三焦等穴，用王不留行籽行耳穴贴压治疗。视物模糊者，可穴位按摩睛明、四白、丝竹空等穴。一般而言，消渴病患者不宜针刺。

【健康教育】

1. 养成良好的生活习惯，提高自护能力。坚持有规律的体育锻炼，如散步、打太极拳、练养生功等，运动量以不感到疲乏为宜。注意体重、尿量变化，控制病情发展。

2. 加强个人卫生习惯，注意皮肤、口腔、足部的清洁卫生，预防感染的发生，寒冷季节应注意四肢末端的保暖，预防糖尿病足的发生。

3. 注意饮食宜忌，饮食以清淡为主，宜多食清热润燥、养阴生津食物，不可过饱，平时可常用山药煮熟代食，具有养阴生津止渴作用，口渴多饮时可用鲜芦根煎汤代茶饮。

4. 学会自我监测血糖，掌握低血糖的症状观察及处理方法。掌握预防酮症酸中毒的知识。按医嘱定时服药或注射胰岛素，防止并发症的发生。外出活动时，可随身携带糖果、饼干及低血糖急救卡。

复习思考题

1. 消渴的证候特征。
2. 消渴的常见病因。
3. 消渴的辨证要点。
4. 消渴常见并发症的预防。
5. 消渴的饮食护理措施。

第二十六节　内伤发热

内伤发热是指因情志、饮食、劳倦等内伤，导致脏腑功能失调，气血阴阳亏虚或气血痰湿郁遏，以发热为主要临床表现的病证。与外感发热不同，内伤发热起病缓慢，病程长，多为低热或仅自觉发热，或五心烦热，而体温并不升高，但有时也可见高热。

《内经》有关于发热的记载，《素问·调经论》曰："阴虚则内热。"汉·张仲景在《金匮要略·血痹虚劳病脉证并治》中以小建中汤治疗阴阳两虚所致的虚热，可谓开后世甘温除热治法的先河。隋·巢元方《诸病源候论·虚劳热候》论阴阳发热的病机为"虚劳而热者，是阴气不足，阳气有余，故内外生于热，非邪气从外来乘也"。金元时期，李东垣提出了脾胃气虚发热，并以补中益气汤治疗，使升阳补气法即甘温除大热之法在治疗内伤发热中发挥了重要作用。元·朱丹溪对阴虚发热论述较多，认为阳有余而阴不足，强调泻火以保阴，反对滥用辛燥之品。明·秦景明《症因脉治·内伤发热》最先提出"内伤发热"这一病证名称。清·李用粹《证治汇补·发热》将外感以外的发热进行了较系统的归纳，分为阴虚、郁火、阳郁、骨蒸、内伤、阳虚、血虚、痰证、伤食等类型。

西医学中的功能性低热、结缔组织病、肿瘤、慢性感染性疾病、内分泌疾病等引起的发热，以及某些原因不明的发热，均可参照本节辨证施护。

一、病因病机

内伤发热的病因主要是饮食劳倦、情志失调、久病体虚及外伤出血，其病机主要有气、血、阴、阳亏虚，阴阳失衡，及气、血、水等郁结壅遏化热两类。由肝经郁热、瘀血阻滞及内湿停聚所致者属实；由中气不足、血虚失养、阴精亏虚及阳气虚衰所致者属虚。

1. 饮食劳倦 饮食失调，过度疲劳，或久病失于调理，造成中焦脾胃气虚，中气不足，阴火内生而引起发热。由于饮食失调、忧思气结等使脾胃受损、运化失职，以致湿邪内生，郁而化热，进而引起内伤发热。

2. 情志失调 情志抑郁，肝气不调，气郁化火，或因恼怒过度，肝火内盛而导致发热。

3. 久病体虚 素体阴虚或热病日久，耗伤阴液，或误用、过用温燥药物等，导致阴精亏损，阴不敛阳，水不制火，阳气偏盛而引起发热。由于寒证日久，或久病气虚，气损及阳，或脾肾阳气亏虚，以致火不归原，虚阳外浮而引起发热。

4. 外伤出血 因外伤、劳倦、出血等原因导致瘀血，阻滞经络，气血郁遏不通，郁久化火生热。因产后或手术后失血过多，或久病心肝血虚，或脾虚不能生血，血虚失于濡养，阴血不足无以敛阳，而引起发热。

二、诊断与鉴别诊断

（一）诊断依据

1. 起病缓慢，病程较长。多为低热，或自觉发热，表现为高热者较少，不恶寒，或虽有怯冷，但得衣被则温。常兼头痛、神疲、自汗、盗汗、脉弱等症状。

2. 一般有气、血、痰湿壅遏或气血阴阳亏虚的病史，或有反复发热的病史。

3. 无感受外邪所致的头身疼痛、鼻塞、流涕、脉浮等症。

4. 临床诊疗时需监测体温，在完善血常规、尿常规、大便常规、血生化、心电图、胸片等检查的基础上，必要时行甲状腺功能、肿瘤标志物、免疫学、风湿三项、骨髓穿刺等检查。

（二）病证鉴别

内伤发热与外感发热的主要鉴别要点，详见表 2-26-1。

表 2-26-1 内伤发热与外感发热的鉴别要点

	病因	起病	病程	发热程度	其他证候表现
内伤发热	情志、饮食、劳倦等内伤	缓	长	低热或自觉发热但体温正常	不恶寒，头晕，神倦，自汗盗汗，脉弱无力
外感发热	六淫、疠气等外邪	急	短	高热为主	恶寒，头身疼痛，鼻塞，流涕，咳嗽，脉浮

三、辨证施护

【辨证要点】

1. 辨证候之虚实 确诊为内伤发热的前提下，应依据病史、症状、脉象等辨明证候虚实。由气郁、血瘀、湿停所致的内伤发热属实；由气虚、血虚、阴虚、阳虚所致的内伤发热属虚。邪实伤正及因虚致实者，则既有正虚，又有邪实的表现，发展为虚实夹杂的证候。

2. 辨病情之轻重 病程长久，热势亢盛，持续发热或反复发作，经治不愈，胃气衰败，正气虚甚，兼夹病证多，均为病情较重的表现；轻症反之。

【证候分型】

内伤发热的证候分型见表 2-26-2。

表 2-26-2　内伤发热证候分型

证型	证候表现	证机要点	护治法则	代表方
气郁发热	低热或潮热，热势随情绪而波动，抑郁，烦躁易怒，胸胁胀闷，口苦而干，纳少，舌红苔黄，脉弦数	气郁日久，化火生热	疏肝解郁，清肝泄热	丹栀逍遥散
血瘀发热	午后或夜晚发热，或自觉身体局部发热，口干咽燥而不多饮，躯干或四肢有固定痛处或肿块，甚或肌肤甲错，面色萎黄或黯黑，舌质青紫或有瘀点、瘀斑，脉弦或涩	血行瘀滞，瘀热内生	活血化瘀	血府逐瘀汤
气虚发热	发热常在劳累后发生或加剧，热势不定，头晕乏力，气短懒言，自汗易感冒，食少便溏，舌淡苔薄白，脉细弱	中气不足，阴火内生	益气健脾，甘温除热	补中益气汤
血虚发热	发热多为低热，头晕眼花，身倦乏力，心悸不宁，面白少华，唇甲色淡，舌质淡，脉细弱	血虚失养，阴不敛阳	益气养血	归脾汤
阴虚发热	午后潮热，或夜间发热，不欲近衣，手足心热，少寐多梦，盗汗，口干咽燥，舌红或有裂纹，苔少或无苔，脉细数	阴虚阳盛，虚火内炽	滋阴清热	清骨散
阳虚发热	发热，形寒怯冷，四肢不温或下肢发冷，面色㿠白，头晕嗜寐，腰膝酸痛，舌质淡润或有齿痕，苔白润，脉沉细而弱，或浮大无力	肾阳亏虚，火不归原	温补肾阳	金匮肾气丸
湿郁发热	低热或午后较甚，胸闷身重，不思饮食，渴不欲饮，甚或呕恶，舌苔白腻或黄腻，脉濡数	痰湿内蕴，壅遏化热	宣化畅中，利湿清热	三仁汤

【护理措施】

1. 起居护理　病室整洁，温湿度适宜。患者因久病体虚，应寒暖有节，防止复感外邪。血虚者应卧床休息，阴虚发热者勿房劳。气郁发热者常汗出不畅，宜温水泡脚，促其微微发汗，使营卫调和，利于降温，也可用热粥助其发汗，一般不用解表发汗剂。气虚者卫表不固，以自汗为主。血虚发热者以盗汗为主，出汗后及时用干毛巾擦身，更换衣被。阴虚发热盗汗者，棉被勿太厚，睡前可用糯稻根须煎剂擦身或沐浴。阳虚发热者，多有四肢不温，宜加盖衣被，避免当风受凉。

2. 病情观察　注意观察发热的时间、程度、诱因、规律、神志、肤温、面色、舌苔、脉象等。时觉身热心烦，热势随情绪波动而起伏为肝郁发热；午后或夜晚发热，五心烦热或骨蒸潮热者为阴虚发热；若午后或夜晚发热，或自觉身体某些局部发热，有痛处或肿块为瘀血发热；热势或低或高，常在劳累后发生或加剧为气虚发热；血虚发热则多表现为低热。若出现身热烦躁，反欲盖衣被，精神萎靡，面色浮红，时隐时现，或大汗淋漓，面色苍白，四肢厥冷，脉微欲绝等，为真寒假热或阳气欲脱之象。

3. 饮食护理　内伤发热常伴有食欲不振等脾胃功能不足的表现，故饮食宜清淡、细软、易消化，忌油腻、煎炸、辛辣、生冷之品，以免更伤脾胃。气郁发热者宜食理气解郁食物，如金橘、芹菜、香菇、黄花菜、玫瑰花等，可选食疗方三花茶、佛手陈皮茶，若胁痛明显，可醋炒青皮煎服或研末吞服；瘀血发热者多食活血祛瘀之品，如山楂、黑木耳、香菇、油菜等，可食山楂粥、蒜蓉茄子、洋葱葡萄酒；气虚发热者宜食甘温补气的食物，如大枣、薏苡仁、山药、南瓜等，可常食白扁豆山药粥、参枣汤；血虚发热者宜食滋阴补血食物，如甲鱼、银耳、红枣、猪肝、蜂蜜等，宜食糯米阿胶粥、菠菜猪肝汤、龙眼桑椹汤；阴虚发热者多食养阴生津的食品，如牛奶、鱼、雪梨、芝麻、燕窝、蜂蜜等，食用冬虫夏草炖水鸭、甘蔗白藕汁、百合莲子粥等。

4. 情志护理　向患者解释内伤发热的原因，嘱患者正确对待疾病，积极配合治疗，忌思虑过多，劳累过度，恼怒生气，以免耗伤脾气或肝郁犯脾，加重病情。气郁发热者多因情志失和，肝气郁结所致，应加强情志调摄，鼓励患者选择合适的途径宣泄不良情绪，如挥泪痛哭、倾诉衷肠等，以保持心境平和，心情舒畅。

5. 用药护理　气郁发热、瘀血发热、阴虚发热者中药汤剂宜温服，气虚发热者、血虚发热者宜饭前空腹热服。高热者遵医嘱予以退热剂。气阴两虚者可静脉滴注参麦注射液，以益气养阴。气滞血瘀者可用川芎嗪注射液，以活血化瘀，通脉止痛。

6. 适宜技术　如出现口腔溃疡可用银连漱口液含漱，或口腔溃疡散、喉风散、冰硼散喷敷患处。瘀血发热者可按摩足厥阴肝经或疼痛部位，以疏理气血；四肢、肌肤瘀肿疼痛者可用七厘散酒调后外敷，或止痛散瘀膏外敷，以消肿止痛。失眠患者可按摩手少阴心经、手厥阴心包经及安眠、百会、四神聪等穴位，或针刺神门、三阴交、四神聪等穴位，或耳穴按压皮质下、心、肾、肝及耳背心等穴位。阴虚盗汗者可用五倍子粉醋调敷神阙穴。

【健康教育】

1. 注意冷暖变化，防止感受外邪。加强精神调摄，避免焦虑、忧思、恼怒等负性情绪。适当锻炼身体，增强体质，避免过劳。

2. 内伤发热与季节密切相关，往往表现为夏重冬轻，或在季节交替时出现，或潮湿季节亦易发生，故应提前加强个人调摄，调整生活环境，以获得更好的效果。

3. 长期患病脾胃功能欠佳者，注意饮食调护，食物宜清淡、易消化、富营养，避免寒凉、肥甘及辛辣刺激之品。

4. 积极治疗原发病，早期诊断，早期治疗，定时复诊，以免延误病情。

复习思考题

1. 内伤发热的诊断要点。
2. 内伤发热的健康教育内容。

第二十七节　肥　胖

肥胖是由于先天禀赋或过食、缺乏体力活动等多种原因导致体内膏脂堆积过多，体重超过一定范围，或伴有头晕乏力、神疲懒言、少动气短等症状的一种疾病，是多种其他疾病发生的基础。

《内经》把肥胖分为肥、膏、肉三个类型。《灵枢·卫气失常》曰："人有肥、有膏、有肉……䐃肉坚，皮满者，肥；䐃肉不坚，皮缓者，膏；皮肉不相离者，肉。"其中以膏人"纵腹垂腴"为首。《灵枢·阴阳二十五人》中认识到肥胖者特有"气有余"体质，《内经》还记载了肥胖与消渴、中风、偏枯、痿厥等多种疾病有关，均由摄食过多所致。后世医家在《内经》的基础上，不断丰富对肥胖的认识。汉·张仲景《金匮要略·血痹虚劳病脉证并治》提出"夫尊荣人骨弱肌肤盛"，发现肥胖者易发生骨病。元·朱丹溪《丹溪心法》及清·喻昌《医门法律》均提及肥人多痰湿。明·张景岳《景岳全书·杂证谟》认为肥人多气虚。清·吴道源《女科切要》

认为：“肥白妇人，经闭而不通者，必是湿痰与脂膜壅塞之故也。”在治疗方面，《素问·奇病论》提出：“治之以兰，除陈气也。”主张通过芳香清化之品来治疗肥胖及其并发病证。而《丹溪心法·中湿》提到肥胖应从湿热及气虚两方面着手。

西医学中的单纯性（体质性）肥胖、继发性肥胖病、代谢性综合征等，可参照本节辨证施护。

一、病因病机

肥胖的病因为先天禀赋不足、饮食失节、缺乏运动、年老体弱等。病机为气虚阳衰，痰湿瘀滞。胃强脾弱之人，在病因作用下，酿生痰湿，导致气机运行不畅，血行瘀滞，郁遏生热，引起肥胖及相应病理变化。

1. 先天禀赋　现代研究发现，肥胖具有一定的遗传特性，呈现出家族多发性。体质与遗传关系密切，中医学认为阳热体质，胃热偏胜，食欲亢进，摄入过多水谷，困遏脾运，痰浊内生，堆积而发为肥胖。

2. 饮食失节　暴饮暴食之人，常胃热偏胜，腐化水谷之功能亢旺。大量摄入肥甘厚味，困遏脾运，久则致脾之运化功能受损，运化无权，不能布散水谷精微及运化水湿，使得湿浊内生，聚湿成痰，痰湿随郁气之流窜而停于筋膜腔隙，形成肥胖。

3. 缺乏运动　动则生阳，静则生阴。喜坐懒动之人，阴盛而阳弱，气血运行不畅，可致津液不归正化，停为痰湿，化为脂膏而致肥胖。

4. 年老体弱　肥胖的发生与年龄有关，特别是 40 岁后体重增加明显。这是由于壮年之后，正气渐衰，脾的运化功能减退，肾阳虚衰亦不能化气行水，酿生水湿痰浊，体重随之增加。

二、诊断与鉴别诊断

（一）诊断依据

1. 长期食欲旺盛，有恣食膏粱厚味的不良饮食习惯，或同时缺乏体力活动。可有肥胖家族史。

2. 身体肥满超过常人，腹大膏厚，甚者腹凸脂壅，纵腹垂腴。可伴有头身困重、腹胀满、神疲乏力、少气懒言、倦怠懒动等。

3. 排除水液潴留等非膏脂堆积导致的身体肥满或腰腹肥大。体质指数 ≥ 24［体质指数（BMI）＝体重（kg）/ 身高 ^{2}（m^2）］。

4. 可行血液生化、血清胰岛素、黄体生成素等检查，必要时行 CT 或 MRI 计算皮下脂肪或内脏脂肪量检查。

（二）病证鉴别

肥胖与水肿　水肿严重时体重也增加，严重腹水者也出现腹部胀满。但水肿有阴水和阳水的不同，或从下肢肿起，或从头面部肿起，甚则全身皆肿，其特点是压之常可形成凹陷。

三、辨证施护

【辨证要点】

1. 辨虚实　本病辨证虽有虚、实之不同，但由于实邪停滞是导致体重增加的根本，故总体上是实多而虚少。实主要在于胃热、痰湿、气郁血瘀；虚主要是脾气亏虚，进而可出现脾肾阳气不足；虚实相兼者，又当细辨其虚与实孰多孰少之不同。

2. 辨标本　本病之标主要是膏脂堆积，可同时兼有水湿、痰湿壅郁，而导致膏脂堆积的根本，多在于胃热消灼、脾虚失运、脾肾阳气不足等，痰湿、气郁、瘀血久留，也是导致膏脂堆积不化的原因。

3. 辨脏腑　病位以脾、胃为主，涉及五脏。肥胖而多食，或伴口干，大便偏干，病多在胃；肥胖伴乏力，少气懒言，疲倦少动，或伴大便溏薄，四肢欠温者，病多在脾；若伴腰酸背痛，或腿膝酸软，尿频清长，畏寒足冷，病多在肾；久病入络，或痰凝血瘀，则常病及心、肝。

【证候分型】

肥胖的证候分型见表 2–27–1。

表 2–27–1　肥胖证候分型

证型	证候表现	证机要点	护治法则	代表方
胃热火郁	肥胖多食，消谷善饥，大便不爽，甚或干结，尿黄，或有口干口苦，喜饮水，舌红苔黄，脉平或偏数	胃热脾湿，精微不化，膏脂淤积	清胃泻火，佐以消导	白虎汤合小承气汤
痰湿内盛	身体沉重肥胖，肢体困倦，或伴脘痞胸满，或伴头晕，口干而不欲饮，大便少行，嗜食肥甘醇酒，喜卧懒动，舌淡胖或大，苔白腻或白滑，脉滑	痰湿内盛，困遏脾运，阻滞气机	化痰利湿，理气消脂	导痰汤合四苓散
脾虚不运	肥胖臃肿，神疲乏力，身重，脘腹痞闷，或有四肢轻度浮肿，晨轻暮重，劳累后加重，饮食如常或偏少，有暴饮暴食史，小便不利，大便溏或便秘，舌淡胖边有齿印，苔薄白或白腻，脉濡细	脾虚气弱，运化无力，水湿内停	健脾益气，渗利水湿	参苓白术散合防己黄芪汤
脾肾阳虚	形体肥胖，颜面虚浮，面色㿠白，神疲乏力，腹胀便溏，自汗，动后更甚，畏寒肢冷，下肢浮肿，尿昼少夜频，舌淡胖，苔薄白，脉沉细	脾肾阳虚，气化不行，水饮内停	补益脾肾，温阳化气	真武汤合苓桂术甘汤

【护理措施】

1. 起居护理　维持健康的生活方式，适当控制饮食，调整饮食结构，进食时应细嚼慢咽，不可速度过快。胃热火郁者居室应通风，凉爽舒适；脾肾阳虚及痰湿内盛者居室应朝南，平时多晒太阳，注意保暖，以通达气机。痰湿内盛者，运动应循序渐进，可根据自身情况，选择能长期坚持的运动，如散步、慢跑、乒乓球、羽毛球、游泳、武术、广场舞等；脾肾阳虚者，冬日运动要“必待日光”，避免大量出汗。

2. 病情观察　肥胖者因代谢紊乱和多脏器功能障碍，产生气急、关节痛、浮肿及肌肉酸痛等躯体症状，心血管病、糖尿病等相关疾病可增加，因此需密切注意患者血糖、血压、血脂等情况，同时定期监测体重，并关注其情绪变化。

3. 饮食护理　饮食治疗适合各种证型的肥胖患者。应养成良好的饮食习惯，忌多食和暴饮暴食，不吃夜宵，少吃零食。饮食宜清淡、低脂、低盐，忌肥甘醇酒厚味、辛香燥烈的高热量饮食，多食蔬菜、水果，适当补充蛋白质。脾虚不运者可选青鸭羹、茯苓赤豆粥、党参鸡丝冬瓜粥等；痰湿内盛者，可食鲜拌莴苣、赤小豆鲤鱼汤、荷叶茶；脾肾阳虚者，宜食用杜仲腰花、附片鲤鱼汤；胃热火郁者，宜食冬瓜瓤汤、荸荠汤、雪羹汤；重度肥胖患者，可选用加味赤小豆粥等。

4. 情志护理　肥胖对人体健康危害极大，一旦形成本病，多数患者伴有自卑、抑郁、焦虑等负性情绪。根据患者的情绪状态，结合中医辨证分型，分别进行说理开导、节制郁怒、移情易性或疏泄法等，以减轻患者的心理压力，同时减少“情志为病”的因素，使患者能积极配合治疗和护理，达到最佳效果。

5. 用药护理　中药汤剂宜温热服。对使用药物辅助减肥者，指导患者正确服用，密切观察不良反应，并能及时处理。

6. 适宜技术　选饥点、内分泌、胃、口、贲门、三焦等耳穴，用王不留行籽行耳穴贴压，脾肾阳虚者，加脾、肾穴。可选背部、腹部和四肢行刮痧疗法。也可行循经点穴推拿减肥，循肺、胃、脾、肾经走行经络进行推拿，点中府、云门、提胃、升胃、腹结、府舍、中脘、气海、关元等穴位，然后换俯卧位，推拿膀胱经，点脾俞、胃俞、肾俞等穴位。也可选取外陵、天枢、滑肉门、水分等行针灸治疗；或选天枢、中脘、丰隆、阴陵泉、足三里、关元等穴位进行埋线。大腹便便者，可循足太阴脾经、足阳明胃经、足少阳胆经、任脉的走向在腹部走罐。

【健康教育】

1. 起居有常，适当参加体育锻炼或体力劳动，制定活动计划，注意逐渐增加活动量，避免运动过度和过猛。

2. 坚持长期有规律运动，包括散步、跑步、游泳、打球、登山、打太极拳、跳广场舞等。长期肥胖者，应在医生指导下制定合理的减重计划。

3. 改变不良饮食行为，调整饮食结构，严格控制进食量，饮食宜清淡、低脂、低盐，忌食肥甘厚味、辛香燥烈之品。

复习思考题

1. 肥胖的证候分型。
2. 肥胖的饮食调护。

第二十八节　虚　劳

虚劳亦称虚损，是指多种慢性虚弱性疾病发展到严重阶段的总称，是以脏腑功能衰退、气血阴阳虚衰、久虚不复成劳为主要病机，以形神疲惫、心悸气短、面容不华等慢性虚弱性症状为主要临床表现的病证。本病发病缓慢，病程较长，缠绵难愈。

《素问·宣明五气》认为本病因“五劳所伤”。《素问·通评虚实论》将虚劳的病机概括为“精气夺则虚”。《难经》创“五损”之说，并提出五脏虚损的治法。汉·张仲景《金匮要略·血痹虚劳病脉证并治》首创“虚劳”病名，详述证因脉治，分阳虚、阴虚、阴阳两虚三类，治疗重在温补脾肾，兼提出扶正祛邪、祛瘀生新等治法。隋·巢元方《诸病源候论·虚劳病诸候》较为详细地论述了虚劳的病因及各类症状，对五劳、六极、七伤的具体内容做了说明。金元时期，李东垣对虚劳内伤之证从脾胃之气虚立论，着重用甘温补中法调理脾胃虚损。元·朱丹溪创“阳常有余，阴常不足”的理论，对阴虚者从肝肾论治，善用滋阴降火及泻火保阴之法，重视调养精血。明·张景岳从阴阳互根之论，提出“阴中求阳，阳中求阴”的治则，所创制的左归丸、右归丸等方剂，对肾脏虚损的治疗有所创新。

西医学中多个系统的多种慢性消耗性和功能衰退性疾病，如造血功能障碍、代谢紊乱、营养缺乏、内分泌功能紊乱、自身免疫功能低下及各系统器官功能衰退出现类似虚劳的临床表现时，均可参照本病进行辨证施护。

一、病因病机

虚劳的病位主要在五脏，尤以脾肾为主。病理性质为五脏虚损，气血阴阳亏耗。病因概括起来不外先天、后天两方面。具体而言，与禀赋薄弱，素体不强；烦劳过度，损伤五脏；饮食不节，损伤脾胃；大病久病，失于调理；失治误治，损耗精气密切相关。幼年患虚劳者多以先天为主因，因虚而致病；成年以后患病，多属后天失养，劳伤过度，久病体虚成劳。其病变过程，往往首先导致某一脏的气血阴阳亏损，渐及他脏，或由气及血，由阴及阳等，使病情趋于复杂。

1. 禀赋薄弱，素体不强 父母体虚多病，年老体衰，勉强受孕后，则胎气不足；或胎中失养，孕育迟缓；妇女在孕期服用伤胎之药，或临产受损，或产后喂养失当，水谷精气不充等原因，皆能使小儿脏腑不健，气血不充，生机不旺，造成形气薄弱，禀赋不足。如此则后天易于罹患疾病，并在病后不易治愈，导致脏腑气血阴阳亏虚日甚，而成虚劳。

2. 烦劳过度，损伤五脏 烦劳过度主要是劳力、劳神及房劳太过。《素问·宣明五气》曰："久视伤血，久卧伤气，久坐伤肉，久立伤骨，久行伤筋"。长期的劳力过度，损伤机体正气而积劳成疾；忧思积虑，所欲未遂等可致劳神过度，易使心失所养，脾失健运，心脾两伤，气血受损，久则成劳；早婚多育，房事不节易使肾精耗损，精不化血，肾之阴阳亏损，日久渐成虚劳。

3. 饮食不节，损伤脾胃 暴饮暴食，饥饱失调，食有偏嗜，营养不良，饮酒过度或过用伤胃药物，均可损伤脾胃，日久则脾胃虚弱，气血化源不足，脏腑经络失于濡养，日久形成虚劳。

4. 大病久病，失于调理 大病邪气过盛，脏气损伤，耗伤气血阴阳，正气短时难以恢复，加之病后失于调养，每易发展成虚劳。久病迁延失治，日久不愈，病情传变日深，损耗人体的气血阴阳，或产后失于调理，正虚难复，均可演变为虚劳。

5. 失治误治，损耗精气 由于用药不当，久用寒凉伤阳，过用燥热伤阴，攻破克伐伤气；或反复泻下伤脾，通利无度伤肾；亦有因辨证有误，失治误治，既延误疾病的治疗，又使阴精或阳气受损难复，从而导致虚劳的发生。

二、诊断与鉴别诊断

（一）诊断依据

1. 多见形神疲惫，身体羸瘦，甚则大肉尽脱，心悸气短，面色不华，自汗盗汗，不思饮食，或五心烦热，或畏寒肢冷，脉虚无力等症，久虚不复者，症状可呈进行性加重。

2. 有长期慢性病史，或存在引起虚劳的其他致病因素，多见于大病、久病之后。

3. 排除内科其他病证中的虚证。

（二）病证鉴别

1. 虚劳与肺痨 肺痨是感染痨虫所致，具有传染性，病位在肺，其病理特点主要为阴虚或阴虚火旺，临床以咳嗽、咯血、潮热、盗汗为主要表现，与虚劳久虚不复，病程较长，无传染性，可见脏腑气血阴阳亏虚的多种症状不同。

2. 虚劳与内科其他病证中的虚证 一般虚证各以其病证的主要症状为突出表现，虽然也以久病属虚者为多，但病程较短，病变脏器较为单一。虚劳为多种慢性虚弱性疾病发展到严重阶段，以出现一系列精气亏虚的症状为特征，多个脏腑受累，病程较长，病势缠绵。

三、辨证施护

【辨证要点】

1. 辨病性　虚劳辨证时，应明确虚损脏腑，是一脏还是多脏，并辨清是气血亏虚还是阴阳亏虚。虚劳的证候虽多，但总不离乎五脏，辨证时须以气血阴阳为纲，以五脏虚候为目。由于气血同源，阴阳互根，五脏相关，所以各种原因所致的虚损往往互相影响，由一虚渐致多虚，由一脏而累及他脏，使病情趋于复杂和严重，辨证时应加以注意。

2. 辨有无兼夹病证　虚劳一般均有较长的病程，辨证施护时还应注意有无兼夹病证，尤其应注意下述 3 种情况：

（1）因病致虚、久虚不复者，应辨明原有疾病是否还继续存在。如因热病、寒病或瘀结致虚者，原发疾病是否已经治愈。

（2）有无因虚致实的表现。如因气虚运血无力，形成瘀血；脾虚不能运化水湿，以致水湿内停等。

（3）是否兼夹外邪。虚劳之人由于卫外不固，易感外邪为患，且感邪后不易恢复，治疗用药也与常人感邪有所不同。

【证候分型】

虚劳的证候分型见表 2–28–1。

表 2–28–1　虚劳证候分型

证型	证候表现	证机要点	护治法则	代表方
肺气虚	短气不足以息，动则加剧，少气懒言，咳嗽无力，自汗乏力，痰液清稀，时寒时热，易感冒，面色苍白或萎黄，舌淡脉虚无力	肺气不足，卫表不固	补益肺气，益卫固表	补肺汤
心气虚	心悸怔忡，胸闷气短，活动时加重，面色淡白或㿠白，自汗，舌淡苔白，脉结代	心气不足，心失所养	益气养心，宁心安神	七福饮
脾气虚	食少腹胀，食后更甚，大便溏薄，脱肛，倦怠乏力，面色萎黄，舌淡苔白，脉弱	脾虚失运，生化乏源	健脾益气	加味四君子汤
肾气虚	腰膝酸软，耳鸣耳聋，小便频数而清，或尿后余沥不尽，或夜尿频多，女子白带清稀，舌淡苔白，脉沉弱	肾气不足，腰督失养，固摄无权	补肾益气	大补元煎
心血虚	心悸怔忡，眩晕健忘，失眠多梦，面色淡白无华，唇甲色淡，舌淡苔白，脉细弱	心血不足，心失所养	养血宁心，安神定志	养心汤
肝血虚	眩晕耳鸣，视力减退，面色无华，肢体麻木，筋脉拘急，或惊惕肉瞤，妇女月经不调，量少色淡，舌淡苔白，脉细弦	肝血亏虚，筋脉失养	补血养肝，柔筋明目	四物汤
肺阴虚	干咳或痰少而黏，或痰中带血，咽干或声嘎失音，潮热盗汗，颧红，舌红少津，脉细数	肺阴亏虚，肺失濡润	润肺止咳，清热养阴	沙参麦冬汤
心阴虚	心烦，失眠，或口舌生疮，潮热盗汗，舌红少津，脉细数	心阴亏虚，心失濡养	滋阴清热，养心安神	天王补心丹
脾胃阴虚	口燥咽干，脘部灼热隐痛，饥不欲食，干呕呃逆，便干，舌干少苔，脉细数	脾胃阴虚，失于濡养	滋阴养液，调胃和中	益胃汤
肝阴虚	头晕耳鸣，两目干涩，急躁易怒，筋惕肉瞤，面部烘热，舌干红，脉弦细数	阴虚阳亢，上扰清空	滋养肝阴，养血柔肝	补肝汤

续表

证型	证候表现	证机要点	护治法则	代表方
肾阴虚	腰膝酸软或两足痿弱，眩晕，耳鸣耳聋，男子遗精，女子经少或闭经，五心烦热，舌红少津，脉细数	肾精不足，失于濡养	滋补肾阴，强壮腰膝	左归丸
心阳虚	心胸憋闷或疼痛，心悸自汗，神倦嗜卧，面色苍白，舌淡或紫黯，脉细弱或沉迟	心阳虚衰，心气亏虚，运血无力	温通心阳，健脾益气	保元汤
脾阳虚	腹胀纳少，腹痛喜温喜按，便溏或完谷不化，形寒肢冷，乏力，面色萎黄，每因受凉或饮食不慎而加重，舌淡苔白，脉弱	脾阳虚衰，温煦乏力，运化失职	益气健脾，温阳祛寒	附子理中汤
肾阳虚	腰膝冷痛，畏寒肢冷，男子遗精阳痿，女子宫冷不孕，多尿，下利清谷或五更泄泻，面色苍白，舌淡胖有齿痕，苔白，脉沉弱	肾阳虚弱，失于温煦，固摄无权	补肾助阳，滋养精血	右归丸

【护理措施】

1. 起居护理 居室宜安静、整洁，光线柔和，空气流通，温湿度适宜，避免强光和噪音刺激。虚劳患者由于正气不足，卫外不固，易受外邪侵袭，故应注意保暖，避风寒，防感冒。患者平时多休息，避免劳倦所伤，病情严重者，绝对卧床休息。卧床患者应加强基础护理，保持皮肤与口腔的清洁，减少并发症的发生。根据患者虚损的程度，进行适当的体育锻炼，可选择动静结合的传统健身法，如太极拳、八段锦、五禽戏等以增强体质，做到循序渐进，避免疲劳。作息规律，避免熬夜，保证睡眠质量。气虚、血虚、阳虚患者病室宜向阳，阴虚患者病室宜凉爽、湿润。

2. 病情观察 虚劳病程较长，多为久病痼疾，应了解原发病的治疗情况。重点观察体温、心率、心律、饮食、睡眠、大小便及全身营养状况的变化情况；病重及老年患者，密切观察其生命体征，并做详细记录。尤应注意观察面色、舌苔、脉象的变化，邪正虚实的夹杂，胃气的存亡，气血阴阳亏虚的程度和脏腑虚损的情况，为辨证提供依据，并观察护治效果，及时调整护理计划，采取相应的护理措施。

3. 饮食护理 饮食应富有营养，易消化。气虚者宜食用大枣、山药、猪肚、白扁豆以补气，可食猪肺粥、黄精蒸鸡、参归山药猪腰；血虚者宜多食补血类食物，如猪肝、菠菜、瘦肉、鸡蛋、龙眼肉等，可食当归黄芪蒸鸡、龙眼肉粥、归参鳝鱼；阴虚者可选百合、绿豆、甲鱼、黑木耳、银耳、淡菜等滋阴之品，可食玉竹沙参焖老鸭、酸枣仁粥、人参炖鸡汤，忌烟酒及辛辣刺激、温燥动火伤阴之品；阳虚者宜多食羊肉、狗肉等温阳之品，可食薤白粥、阳春白雪糕、冬虫夏草鸭。夜寐不佳者，晚餐不宜过饱，睡前1小时可食莲子百合红枣羹或饮热牛奶，忌浓茶、咖啡等兴奋性饮料。

4. 情志护理 患者久病体虚，易产生悲观、失望等不良情绪。护理过程中，注意观察患者情绪变化，综合运用移情、疏导等方法，使其保持乐观平和的心态，以积极的态度接受治疗和护理。尽量让患者怡情悦志，避免过度紧张、焦虑、抑郁、惊恐等不良刺激，做到喜怒有节，保持心情舒畅。

5. 用药护理 重视汤药的煎煮方法。虚劳者，用药多以补益为主，宜武火煮沸后，文火久煎使药效尽出。汤剂宜温服，散剂、粉剂可用温开水送服或装胶囊吞服，膏剂用温开水冲服，危重患者要少量多次频服。积极观察药效及药后反应。气虚、阳虚、血虚者，中药汤剂宜温热服；阴虚者宜凉服。

6. 适宜技术　神疲乏力者，可穴位按摩气海、关元、肺俞、肾俞等，亦可艾灸气海、关元、神阙等，或隔盐灸神阙穴。心悸者，可按摩内关、神门、心俞等。夜寐不安者，宜睡前热水沐足，或双手交替按摩涌泉穴，或用吴茱萸膏敷贴涌泉穴，或取神门、交感、心等耳穴，用王不留行籽行耳穴贴压。腰膝冷痛者，可热熨患处，或按摩足少阴肾经、足厥阴肝经及任督二脉，或艾灸肾俞、关元、三阴交等穴。便溏、完谷不化者，可灸天枢、足三里、命门、关元等穴。

【健康教育】

1. 起居有常，避风寒，适寒温，减少伤风感冒。劳逸适度，根据体质状况，可适当进行散步、气功锻炼及打太极拳等活动，注意节制房事。

2. 畅情志，少烦忧，保持情绪稳定，舒畅乐观。消除及避免引起虚劳的病因是预防虚劳的根本措施。

3. 调饮食，戒烟酒，饮食以富营养、易消化、不伤脾胃为原则。对辛辣厚味、过分滋腻、生冷不洁之物，则应少食甚至禁食。吸烟嗜酒有损正气，应戒除。

复习思考题

1. 虚劳的病因病机。
2. 虚劳脾气虚的证候表现。

第二十九节　癌　病

癌病是多种恶性肿瘤的总称，以脏腑组织发生异常增生为其基本特征。临床主要表现为肿块逐渐增大，表面高低不平，质地坚硬，并伴发热、疼痛、纳差、乏力、日渐消瘦等全身症状。

远在殷墟甲骨文就有“瘤”的记载。“癌”字首见于宋代东轩居士的《卫济宝书》，该书将“癌”作为痈疽五发之一。中医学古籍中多根据各种癌病的临床特点予以相应的病名，如“石瘿”“肝积”等；对某些癌病的主症、分类、病因病机、治疗、预后、预防亦有记载，如《素问·玉机真脏论》描述了肺癌晚期的临床表现：“大骨枯槁，大肉陷下，胸中气满，腹内痛，心中不便，肩项身热，破䐃脱肉，目匡陷，真脏见，目不见人，立死……”隋·巢元方《诸病源候论·积聚病诸侯》描述了本病病因病机为：“诸脏受邪，初未能为积聚，留滞不去，乃成积聚。”关于本病的治疗，明·张景岳《景岳全书·积聚》对治疗大法做了高度概括：“凡积聚之治……然欲总其要，不过四法，曰攻，曰消，曰散，曰补，四者而已。”历代医家发展了包括内治法、外治法、单方治疗、复方治疗、手术治疗等多种干预手段。

西医学中的脑瘤、肺癌、大肠癌、肾癌和膀胱癌等疾病，出现癌病的临床表现时，可参考本节进行辨证施护。其他部分癌病如肝癌、食道癌、胃癌、甲状腺癌等可参照积聚、噎膈、胃痛、瘿病等辨证施护。

一、病因病机

不同癌病其病变部位不同，脑瘤病位在脑，肺癌病位在肺，大肠癌病位在肠，肾癌及膀胱癌病位在肾与膀胱。但由于肝主疏泄，条达气机，脾为气血生化之源，肾主髓，藏元阴元阳，故癌病的发生发展与肝、脾、肾三脏关系密切。癌病多由于正气内虚、感受邪毒、情志不遂、饮食损伤、宿有旧疾等因素引起，使脏腑功能失调，气血津液运行失常，日久渐积而成。病理性质多为本虚标实，多是因虚而致实，故以气、血、阴、阳亏虚为本，以郁、痰、瘀为标。初期以气滞、血瘀、痰凝、湿浊、热毒等实证为主，中晚期多出现阴伤、气血亏虚、阴阳两虚的变化。

1. 六淫邪毒　正气亏虚，外感六淫之邪，由表入里，正不抗邪，致使客邪滞留，脏腑气血阴阳失调，而致气滞、血瘀、痰浊、邪毒等病变，久而搏结成块。同时，自然界中的化学、物理及生物致癌物质，如工业废气、石棉、放射性物质等，亦可归为六淫范畴。

2. 情志不遂　情志不遂，七情内伤，气机郁结，久而导致气滞血瘀，或气不布津，久则津凝为痰，痰浊与瘀血互结，渐而成块。

3. 饮食失调　饮食不节，过食辛辣肥腻之品，或恣饮酒浆，或腌炸烧烤，或海腥发物，积湿生热，脾胃失于健运，水谷反为湿滞，凝聚成痰，影响气血运行，导致痰浊、气滞、血瘀产生，留积成癌。

4. 禀赋不足　体质状况决定了正气的强弱和癌病的易患性和倾向性，先天禀赋不足，正气内虚，脏腑阴阳气血失调，外邪、情志、饮食、劳倦等致病因素易乘虚而入，导致客邪留滞不去，气机不畅，毒瘀互结而为癌。

5. 宿有旧疾　机体脏腑阴阳的偏盛偏衰，气血功能紊乱，如治不得法或失于调养，病邪久羁，损伤正气，或正气本虚，祛邪无力，加重或诱发气、痰、食、湿、水、血等凝结阻滞体内，邪气壅结成块。

二、诊断与鉴别诊断

（一）诊断依据

癌病的共性特点是体内出现肿块，肿块逐渐增大，表面高低不平，质地坚硬；常伴发热、疼痛、纳差、乏力、日渐消瘦等全身症状；多因情志不遂、饮食不当、外感六淫等诱发。

1. 脑瘤

（1）以头痛、呕吐、视力下降、感觉障碍、运动障碍、人格障碍等为主要临床表现。

（2）可伴倦怠、精神迟钝、性格改变、行为异常及思维活动能力障碍等症状。

（3）本病可发于任何年龄，但以青壮年或中年人常见。

2. 肺癌

（1）以近期发生呛咳、顽固性干咳持续数周不愈，或反复咯血痰，或不明原因的顽固性胸痛、气急、发热，或伴消瘦、疲乏等为主要临床表现。

（2）可伴随代谢性和神经肌肉性紊乱的副癌综合征。

（3）本病多发生于年龄在 40 岁以上、有长期吸烟史的男性。

3. 大肠癌

（1）以血便或黏液脓血便、大便性状或习惯发生改变、腹痛、腹部包块为主要临床表现。

（2）可伴乏力、贫血等症状。

（3）本病多为隐匿发病，常有血吸虫病、良性腺瘤、大肠慢性炎症病史和多发性结肠息肉症家族史及高脂肪、低纤维饮食倾向。

4. 肾癌和膀胱癌

（1）以血尿、腰部不适、消瘦、乏力等为主要临床表现。

（2）男性多于女性，40 ～ 70 岁多发。

实验室酶学检查、免疫学检查、胸部影像学检查、电子胃镜、肠镜、纤维支气管镜等检查，有助于进一步明确诊断。

（二）病证鉴别

1. 癌病（恶性肿瘤）与良性肿瘤　良性肿瘤以局部肿块为主，一般不伴有明显的全身症状，预后较好。癌病好发于中老年人，且起病较为隐匿，早期症状多较轻或不明显，中晚期伴明显的全身症状，如神疲、乏力、进行性消瘦等，预后不良。鉴别时应借助西医学的辅助检查，如B超、CT、MRI、胃镜、肠镜等。

2. 脑瘤与脑血管疾病　部分脑瘤与脑血管疾病患者均可见颅内压增高、偏瘫等症状。脑血管疾病多见于老年人，常有高血压和动脉硬化病史，多突然出现昏迷。

3. 肺癌与肺痨　两者均有咳嗽、咯血、胸痛、发热、消瘦等症状。但肺痨多见于青壮年，而肺癌好发于40岁以上的中老年男性，由多种原因所致，病机特点为痰、瘀、毒互结，早期主要表现为不易缓解的阵发性呛咳和咳血。肺痨为痨虫蚀肺，是一种慢性传染性疾病，常伴潮热、盗汗，其病理性质主要是阴虚火旺。

4. 肺癌与肺痈　两者均有发热、咳嗽、咳痰等症状，但肺痈多急性发病，高热、寒战，咳吐大量腥臭脓血痰，伴有胸痛；肺癌发病较缓，热势一般不高，呛咳，咳痰不爽或痰中带血，伴神疲乏力、消瘦等全身症状。

5. 大肠癌与痢疾　两者在腹痛、里急后重、排脓血便等临床表现上有相似点。但痢疾起病急，多首见发热、呕吐，以阵发性腹痛、里急后重、赤白脓血便为主症，便次较多，粪便呈胶冻状或脓血状；而大肠癌起病较隐匿，早期症状多轻或不典型，中晚期见明显全身症状，如神疲体倦、消瘦、贫血等，常为持续性隐隐腹痛，便次不多，多为泄泻与便秘交替出现。

6. 大肠癌与痔病　两者均有大便带血、肛门坠胀或异物感的症状。但痔病为外科疾患，起病缓，病程长，一般无全身症状，以大便时或便后出血为特征，常有肛门坠胀或异物感，多因劳累过度、过食辛辣等诱发或加重。

7. 肾癌与多囊肾　多囊肾常有腰腹疼痛，血尿或蛋白尿，出现肾功能障碍和高血压的患者较多，往往合并其他多囊脏器，B超、CT、MRI等检查有助于鉴别诊断。

8. 肾癌、膀胱癌与石淋　石淋多有急性疼痛，可见尿液突然中断，或见有砂石排出，伴血尿，B超、腹部X线等检查有助于诊断。

9. 肾癌、膀胱癌与肾及膀胱结核　肾及膀胱结核亦可见尿血、腰部不适，并伴有低热、盗汗、消瘦等症状，但结核者，尿中可查到结核杆菌，抗结核治疗有效，与肾癌、膀胱癌有别。

三、辨证施护

【辨证要点】

1. 辨脏腑　癌病涉及的病变范围较广，可根据患者的临床表现，结合脏腑功能特点来定位。如脑瘤多以头痛、呕吐、视觉障碍为主要临床表现；肺癌以咳嗽、胸痛、气急、咳痰带血为主要临床表现；大肠癌以下腹部肿块、腹痛、大便脓血、大便习惯改变为主要临床表现；肾癌、膀胱癌多以血尿、腰痛、肿块、消瘦乏力为主要临床表现，临床上应辨明属脑、肺、大肠、肾、膀胱等不同脏腑病位之癌病。

2. 辨标本虚实　癌病以气血阴阳亏虚为本，气滞、血瘀、痰凝、湿浊、热毒为标。疾病的初期，以标实为主，进一步发展则表现为邪盛正虚，晚期以正虚为主，但邪实仍留而不去。偏实者，须辨气滞、血瘀、痰凝、湿浊、热毒之主次；偏虚者，应辨气血阴阳亏虚偏重之不同，可从病程、体质，结合兼症、舌苔、脉象加以鉴别。

【证候分型】

癌病的证候分型见下列各表（表 2–29–1 至表 2–29–4）。

表 2–29–1 脑瘤证候分型

证型	证候表现	证机要点	护治法则	代表方
痰瘀阻窍	头晕头痛，项强，目眩，视物不清，纳呆，呕吐，失眠健忘，肢体麻木，面唇黯红或紫黯，舌质紫黯，或有瘀斑、瘀点，脉涩	痰瘀互结，蔽阻清窍	息风化痰，祛瘀通窍	通窍活血汤
风毒上扰	头痛头晕，耳鸣目眩，视物不清，呕吐，面红目赤，失眠健忘，肢麻，咽干，大便干，重则抽搐，震颤，或偏瘫，或角弓反张，或神昏谵语，项强，舌红或绛，苔黄，脉弦	阳亢化风，热毒内炽	平肝潜阳，清热解毒	天麻钩藤饮合黄连解毒汤
阴虚风动	头痛头晕，神疲乏力，虚烦不宁，肢麻，语言謇涩，颈项强直，手足蠕动或震颤，口眼㖞斜，偏瘫，口干，小便短赤，大便干，舌红苔薄，脉弦细或细数	肝肾阴亏，虚风内动	滋阴潜阳息风	大定风珠

表 2–29–2 肺癌证候分型

证型	证候表现	证机要点	护治法则	代表方
瘀阻肺络	咳嗽不畅，胸闷气憋，胸痛，痛有定处，如锥如刺，或痰中带血，唇甲紫黯，舌质黯或有瘀斑、瘀点，苔薄，脉细弦或细涩	气滞血瘀，痹阻于肺	行气活血，散瘀消结	血府逐瘀汤
痰湿蕴肺	咳嗽咳痰，质黏，色白或黄白相兼，气急，胸闷胸痛，纳呆便溏，神疲乏力，舌质淡，苔白腻，脉滑	脾虚生痰，痰湿蕴肺	健脾燥湿，行气祛痰	二陈汤合瓜蒌薤白半夏汤
阴虚毒热	干咳无痰或痰少而黏，或痰中带血，甚则咯血不止，气促，胸痛，心烦不寐，低热盗汗，或热势壮盛，久稽不退，咽干口燥，小便短赤，大便干结，舌质红，苔黄或少苔，脉细数或数大	肺阴亏虚，热毒炽盛	养阴清热，解毒散结	沙参麦冬汤合五味消毒饮
气阴两虚	咳嗽少痰，痰中带血，咳声低弱，气短喘促，神疲乏力，自汗或盗汗，口干少饮，舌质红或淡，苔薄少津，脉细弱	气虚阴伤，肺痿失用	益气养阴	生脉散合百合固金汤

表 2–29–3 大肠癌证候分型

证型	证候表现	证机要点	护治法则	代表方
湿热郁毒	腹部阵痛，便中带血或黏液脓血便，里急后重，或大便干稀不调，肛门灼热，或有发热，胸闷，脘腹胀闷，纳呆口干，尿黄，舌红苔黄腻，脉滑数	肠腑湿热，灼血为瘀，热盛酿毒	清热利湿，化瘀解毒	槐角丸
瘀毒内阻	腹痛拒按，或腹内结块，里急后重，大便脓血，血色紫黯，量多，烦热口渴，面色晦黯，或有肌肤甲错，舌质紫黯或有瘀斑、瘀点，脉涩	瘀血内结，瘀滞化热，热毒内生	活血化瘀，清热解毒	膈下逐瘀汤
脾肾阳虚	腹痛喜温喜按，或腹内结块，下利清谷或五更泄泻，或见大便带血，面色苍白，少气乏力，畏寒肢冷，腰膝酸冷，舌质淡胖，边有齿痕，苔薄白，脉沉细弱	脾肾气虚，气损及阳	温补脾肾	大补元煎
肝肾阴虚	腹痛隐隐，或腹内结块，便秘，大便带血，腰膝酸软，头晕耳鸣，视物昏花，五心烦热，口咽干燥，盗汗，遗精，月经不调，形瘦纳差，舌红少苔，脉弦细数	肝肾阴伤，阴虚火旺	滋养肝肾	知柏地黄丸

表 2–29–4 肾癌、膀胱癌证候分型

证型	证候表现	证机要点	护治法则	代表方
湿热蕴毒	腰痛，腰腹坠胀不适，尿血，尿频，尿急，尿痛，发热，消瘦，纳差，舌红苔黄腻，脉濡数	湿热内蕴下焦，膀胱气化不利	清热利湿，解毒通淋	八正散

续表

证型	证候表现	证机要点	护治法则	代表方
瘀血内阻	面色晦黯，腰腹疼痛，甚则腰腹部肿块，尿血，发热，舌质紫黯或有瘀斑、瘀点，苔薄白，脉涩	瘀血蓄结，壅阻气机	活血化瘀，理气散结	桃红四物汤
脾肾两虚	腰痛腹胀，尿血，腹部肿块，纳差，呕恶，消瘦，气短乏力，便溏，畏寒肢冷，舌淡胖有齿痕，苔薄白，脉沉细弱	脾肾气虚，气损及阳	健脾益肾，软坚散结	大补元煎
阴虚内热	腰痛，腰腹部肿块，五心烦热，口咽干燥，小便短赤，便秘，消瘦乏力，舌红，苔薄黄少津，脉细数	肝肾阴亏，虚火内生	滋阴清热，化瘀止痛	知柏地黄丸

【护理措施】

1. 起居护理　病室安静、整洁、舒适，光线充足，定时通风换气，避免吹对流风，以防感冒。非急性期患者可适当运动，急性期应绝对卧床休息。长期卧床者应定时翻身，以防发生压疮。各种导管应妥善固定，避免受压、扭曲、脱出。脑瘤伴神志不清者，应剪短指甲，取下义齿，设置床栏，以防跌仆或损伤。肺癌患者若突然出现面色苍白、心慌、头晕、出冷汗、脉细、大咯血等，应立即取去枕平卧位，头偏向一侧，尽量将血咯出，同时安抚患者，稳定其情绪。肠癌患者应注意保持肛周皮肤的清洁干燥，每次便后及时擦干，可用温水清洗。癌病伴有骨转移的患者，应尽量减少活动，睡硬板床，走路时使用手杖，防止跌倒。

2. 病情观察　观察肿瘤的部位、大小、质地、边界及活动度；观察有无疼痛及疼痛的部位、性质、范围、程度。密切监测病情变化。脑瘤患者应注意观察瞳孔、血压、呼吸等；肺癌患者应观察咳嗽、咯血的情况及面色、呼吸的变化，特别是咳嗽的性质、程度及痰的性质、痰量、出血量的估计，以及有无窒息等情况；大肠癌患者注意观察腹痛的性质、部位及大便的色、质、量、次数，以及有无体重下降、贫血等，并做好大便标本采集；肾癌和膀胱癌的患者则重在观察其尿量、色、味等，有血尿者，注意出血量的估计，同时注意观察腰腹疼痛的情况。

3. 饮食护理　癌病患者饮食宜清淡、易消化、富营养，宜进高蛋白、高碳水化合物、高维生素的食物，禁烟酒、辛辣、海腥发物。早期患者，胃肠功能尚好，可进普通饮食；晚期或术后的患者，宜予软食或半流质饮食。鼓励患者多食扶正祛邪或抗肿瘤作用的食物，如海参、甲鱼、山药、薏苡仁、香菇、百合等。痰湿蕴肺者宜多食健脾化痰之物，如茯苓、桔梗、梨、荸荠、薏苡仁等；阴虚毒热者宜食清热滋阴之品，如百合、麦冬、银耳、绿豆等；瘀血内阻者，多食活血化瘀的食物，如山楂、红花、玫瑰、茄子、洋葱等；脾肾阳虚者，多食温补脾肾的食物，如羊肉、黑豆、桂圆、枸杞子等；气阴两虚者，宜多食益气滋阴的食物，如参芪乌鸡汤、虫草花杞大枣汤等；湿热郁毒者，多食清热利湿的食物，如薏苡仁、冬瓜、马齿苋等；肝肾阴虚者，多食滋养肝肾、软坚散结之品，如昆布、桔梗、枸杞子、猪肝、黑芝麻、麦冬等。有出血倾向者，食物温度宜温凉。

4. 情志护理　癌病确诊后，患者会出现恐惧、焦虑、悲伤等负性情绪，对生活丧失信心，此时护士应关心、同情、体贴患者，了解其生活习惯、兴趣爱好、性格特点、对疾病的认知，用实事求是的态度为患者分析病情，启发患者自我分析，适当地让患者了解疾病的进展和治疗情况，或者让患者参与治疗计划的确定。治疗中，由于手术及多次放化疗带来的影响，患者多会有悲观、绝望的情绪。护士应向患者及家属解释治疗中可能出现的各种毒副反应和应对措施，耐心听取患者讲述心理负担，同时争取患者家属的配合和支持，通过语言、行动等方式转移其注意力，如下棋、书法、听音乐等；也可以通过增加患者与他人的交流，鼓励患者多参加社交活动，增强其战胜疾病的信心。晚期重症期，患者心理活动复杂，有眷念难舍的亲情，有期盼求生的欲望，更多的可能是出现极度悲观、绝望的情绪。此时医护人员要有高度的同情心与责任心，以语言、态度、表情、姿势和行为等方式尽可能地给予安慰，稳定其情绪，尽量减轻患者的痛苦。

5. 用药护理　指导、督促患者按时按量服药，观察服药后的效果及反应，并告知药物的相关知识，以取得配合。中药汤剂一般宜温服，中西药同服时应间隔 1 小时；出血的患者宜凉服中药，如有恶心、呕吐，汤药浓煎，少量多次服用，并可滴 2 ～ 3 滴姜汁于舌面，或直接用姜片擦舌面以减轻不适。晚期癌病患者发生剧烈的癌痛时，应遵医嘱予以止痛药。肺癌患者中药汤剂一般饭后温服。阴虚毒热者，中药汤剂宜凉服，平时用石斛、麦冬煎煮代茶；气阴两虚者，中药汤剂多为补益滋阴之品，以饭前空腹服用为佳，服药后稍事活动，以助脾胃运药。自汗、盗汗者，可用黄芪 12g、浮小麦 9g、瘪桃干 9g、红枣 10 个，适量水煎服，以达益气敛阴、止汗的功效。服用中药汤剂时，大肠癌湿热郁毒者宜偏凉服、顿服；瘀血内阻者宜温服，久煎；脾肾阳虚者宜热服；肝肾阴虚者宜凉服。肾癌和膀胱癌胃肠道反应较重的患者，可于饭后给药。湿热蕴毒者，所服中药多性寒通利，久服易伤脾肾，有胃脘不适、进食减少等情况，应及时汇报医生，服药期间鼓励患者多饮水，可助通利之药效；瘀血内阻者，汤剂宜饭前温热服，服药期间需观察药效及不良反应；阴虚内热者，汤剂宜凉服，如服丸剂，可用荸荠茶或西瓜汁送服；脾肾两虚者，汤剂宜饭前空腹温服为佳，服药后稍事活动，以助药效。

6. 适宜技术　癌痛者，可用中药外敷止痛，如脑瘤头痛者，可用姜辛散外敷，左侧头痛可将药敷在右侧鼻孔中，右侧头痛则敷左侧鼻孔，全头痛则两鼻孔均放入少许温经散寒、化瘀止痛的药物；亦可针刺足三里、内关、三阴交、合谷、阿是穴止痛。脑瘤各期患者可使用七叶一枝花、浙贝母、黄药子、蒲公英、莪术、冰片、麝香等药研末做成的药枕。肾癌疼痛可用加味麝香散，取适量敷于患处，以解毒止痛。癌病术后腹胀者，可行中药热奄包外敷神阙。患者并发呕吐、便秘、咯血等，相关技术参考各相应章节。

【健康教育】

1. 积极配合治疗，起居有节，劳逸结合，适量、适时的运动有利于患者的康复，避免过劳。
2. 保持心情舒畅，加强必要的防护措施，以积极的心态面对疾病，树立战胜疾病的信心。
3. 饮食宜清淡、富营养、易消化，忌辛辣腌炸、海膻发物。多食新鲜蔬菜、水果，膳食均衡，宜摄入高热量、高蛋白、高维生素及富含膳食纤维的食物。
4. 定期门诊复查，及早发现复发、转移，及时采取干预措施。

复习思考题

1. 癌症的病理属性。
2. 肺癌的饮食原则及辨证施食措施。
3. 大肠癌的健康教育。

第三十节　头　痛

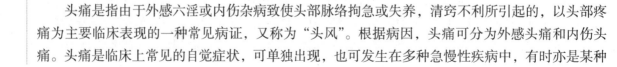

头痛是指由于外感六淫或内伤杂病致使头部脉络拘急或失养，清窍不利所引起的，以头部疼痛为主要临床表现的一种常见病证，又称为“头风”。根据病因，头痛可分为外感头痛和内伤头痛。头痛是临床上常见的自觉症状，可单独出现，也可发生在多种急慢性疾病中，有时亦是某种相关疾病加重或恶化的先兆。头痛常反复发作，大多经祛邪治疗后可逐渐好转，甚至痊愈。若头痛进行性加重，或伴视力障碍，或伴肢体半身不遂者，多病情较重。

《素问·风论》称头痛为“脑风”“首风”，把头痛之因责于外来之邪，因于风寒之气侵犯头脑而致头痛。汉·张仲景《伤寒论》中论及太阳、阳明、少阳、厥阴病头痛的见症，列举了治疗头痛的不同方药，如“干呕，吐涎沫，头痛者，吴茱萸汤主之”。元·李东垣《东垣十书》指出，外感与内伤均可引起头痛，根据病因和证候表现的不同而有伤寒头痛、湿热头痛、偏头痛、真头痛、气虚头痛、血虚头痛、气血俱虚头痛及厥逆头痛等。元·朱丹溪在《丹溪心法·头痛》中还记载有痰厥头痛和气滞头痛。清·王清任《医林改错·血府逐瘀汤所治之症目》大力倡导瘀血头痛学说，创立血府逐瘀汤治疗头痛顽疾，指出：“查患头痛者，无表证，无里证，无气虚、痰饮等证，忽犯忽好，百方不效，用此方一剂而愈。”至此，丰富了对头痛的认识。

西医学中的血管神经性头痛、高血压、脑动脉硬化等颅脑疾病，以头痛为主要表现者，均可参照本节辨证施护。

一、病因病机

头痛病位在脑，常涉及肝、脾、肾诸脏。其病因责之于六淫外邪上犯清窍或情志失调、饮食不节、劳倦体虚及跌仆损伤等，导致肝阳上扰，痰瘀痹阻脑络；或精气亏虚，脑脉失养。其基本病机为不通则痛和不荣则痛。外感头痛为外邪上扰清空，壅滞经络，络脉不通；内伤者头痛与肝、脾、肾三脏的功能失调有关。

1. 外感头痛 多因起居不慎，坐卧当风，感受风、寒、湿、热等外邪，而以风邪为主。风为百病之长，多夹时气而发病。若夹寒邪，寒凝血滞，络道被阻，而为头痛；若夹热邪，风热上炎，侵扰清空，而为头痛；若夹湿邪，湿蒙清空，清阳不展，而致头痛。

2. 内伤头痛 内伤头痛发病原因与肝、脾、肾三脏有关。因于肝者，一因情志所伤，肝失疏泄，郁而化火，上扰清空，而为头痛；二因火盛伤阴，肝失濡养，或肾水不足，水不涵木，导致肝肾阴亏，肝阳上亢，上扰清空而致头痛。因于肾者，多由禀赋不足，肾精久亏，脑髓空虚而致头痛，亦可阴损及阳，肾阳衰微，清阳不展，而为头痛。因于脾者，多是饥饱劳倦，或病后产后体虚，脾胃虚弱，生化不足，或失血之后，营血亏虚，不能上荣于脑髓脉络，而致头痛；或饮食不节，嗜酒肥甘，脾失健运，痰湿内生，上蒙清空，阻遏清阳而致头痛。

此外，外伤跌仆，久病入络，则络行不畅，血瘀气滞，脉络失养而易致头痛。

二、诊断与鉴别诊断

（一）诊断依据

1. 以头部疼痛为主要症状。头痛部位多在头部一侧，额颞，前额，颠顶，或左或右辗转发作，或呈全头痛，可伴见恶心呕吐、畏光、烦躁等症。

2. 头痛的性质多为跳痛，刺痛，胀痛，昏痛，隐痛，或头痛如裂等。头痛每次发作可持续数分钟，数小时，数天，也有持续数周者。

3. 外感头痛者多有起居不慎、感受外邪的病史，起病较急，病势较剧；内伤头痛者常有饮食不节、劳倦、房事不节、病后体虚等病史，起病较慢，反复发作。外伤性头痛多有头部外伤史。

4. 必要时进行精神和心理检查，头颅 CT 或 MRI、脑电图、腰椎穿刺脑脊液等检查，有助于诊断。

（二）病证鉴别

1. 头痛与眩晕 眩晕可单独出现，亦可与头痛同时并见。如头痛甚，兼有眩晕者，可诊断为头痛；若以眩晕为主，兼见头痛者，可诊断为眩晕。头痛病因有外感、内伤两端，眩晕病因以内伤为主。头痛实证为多，眩晕虚证为主。

2. 经期头痛 经期头痛为妇女常见病证之一，属西医学“经前期紧张综合征”范畴。临床表现为经来前 3 ～ 7 天头痛发作，经来或行经后缓解或消失。

三、辨证施护

【辨证要点】

1. 辨外感内伤 外感头痛，一般发病较急，病势较剧，多表现跳痛、胀痛、掣痛、重痛、痛无休止，每因外邪所致；内伤头痛，一般起病缓慢，痛势较缓，多表现空痛、昏痛、隐痛、痛势悠悠，遇劳则剧，时作时止。

2. 辨疼痛性质 头痛部位固定，刺痛者，常为瘀血；冷感而刺痛，为寒厥；跳痛、掣痛多为阳亢；痛而胀者，多为阳亢、火热所致；重痛多为痰湿；隐痛绵绵或空痛者，多精血亏虚；痛而昏晕者，多气血不足。

3. 辨疼痛部位 气血、肝肾阴虚者，多为全头作痛；阳亢者痛在枕部，多连颈肌；寒厥者痛在颠顶；肝火者痛在两颞。就经络而言，前部为阳明经，后部为太阳经，两侧为少阳经，颠顶为厥阴经。

4. 辨诱发因素 因气候变化而发，常为寒湿所致；因饮酒或暴食而加重，多为阳亢；外伤之后而痛，应属瘀血；因劳倦而发，多为内伤，气血阴精不足；因情志波动而加重，与肝火有关。

【证候分型】

头痛的证候分型见表 2-30-1。

表 2-30-1 头痛证候分型

证型		证候表现	证机要点	护治法则	代表方
外感头痛	风寒头痛	头痛连及项背，常有拘急收紧感，恶风畏寒，遇风尤剧，口不渴，苔薄白，脉浮紧	风寒外袭，上犯颠顶，凝滞经脉	疏散风寒止痛	川芎茶调散
	风热头痛	头痛而胀，甚则头痛如裂，发热或恶风，面红目赤，口渴欲饮，便秘溲黄，舌质红，苔黄，脉浮数	风热外袭，上扰清空，脉络失和	疏风清热和络	芎芷石膏汤
	风湿头痛	头痛如裹，肢体困重，纳呆胸闷，小便不利，大便或溏，苔白腻，脉濡	风湿之邪，上蒙头窍，困遏清阳	祛风胜湿通窍	羌活胜湿汤
内伤头痛	肝阳头痛	头痛而眩，心烦易怒，夜眠不宁，或兼胁痛，面红口苦，苔薄黄，脉弦有力	肝失条达，气郁化火，阳亢风动	平肝潜阳息风	天麻钩藤饮
	肾虚头痛	头痛且空，每兼眩晕，腰痛酸软，神疲乏力，遗精带下，耳鸣少寐，舌红少苔，脉细无力	肾精亏虚，髓海不足，脑窍失荣	养阴补肾，填精生髓	大补元煎
	血虚头痛	头痛而晕，心悸不宁，神疲乏力，面色㿠白，舌质淡，苔薄白，脉细弱	气血不足，不能上荣，窍络失养	养血滋阴，和络止痛	加味四物汤
	痰浊头痛	头痛昏蒙，胸脘满闷，呕恶痰涎，苔白腻，脉滑或弦滑	脾失健运，痰浊中阻，上蒙清窍	健脾燥湿，化痰降逆	半夏白术天麻汤
	瘀血头痛	头痛经久不愈，痛处固定不移，痛如锥刺，或有头部外伤史，舌质紫，苔薄白，脉细或细涩	瘀血阻窍，脉络滞涩，不通则痛	活血化瘀，通窍止痛	通窍活血汤

【护理措施】

1. 起居护理　病室应安静、整洁，空气新鲜，温湿度适宜，避免直接吹风。风热头痛者室温不宜过高，光线应柔和；风寒和风湿头痛者病室应温暖，恶风严重时可用屏风遮挡，风湿者病室还应干燥。头痛重者需卧床休息，待疼痛缓解后方可下床活动。平时应保证睡眠充足，避免用脑过度，酌情进行体育锻炼，注意劳逸结合，养成起居规律的生活习惯。肾虚、血虚伴有头晕者，外出需有人陪同，防跌倒。

2. 病情观察　观察疼痛的部位、性质、程度、发作时间，与气候、饮食、情志、劳倦等的关系。风寒头痛者，多头痛剧烈且痛连项背；风热者，头胀痛如裂；风湿者，头痛如裹；头胀痛兼见目眩者，多为肝阳上亢；瘀血头痛者，多为刺痛、钝痛，痛处固定不移；夹痰者，常见昏痛、胀痛；阴虚而致的头痛，其疼痛性质多表现为空痛、隐痛；气血亏虚所致的头痛常头痛绵绵；肝肾阴虚所致的头痛则为头痛且空。风热者观察发热与头痛的关系。痰浊伴眩晕较甚者，变动体位时动作宜缓慢，随时观察病情变化。密切观察神志、瞳孔、血压、呼吸、脉搏、面色、四肢活动等变化，如出现异常，应及时采取措施。观察头痛的伴随症状，有无畏寒发热或高热，有无贫血现象，若头痛屡发，经久不愈，且进行性加剧，伴恶心呕吐、视力减退等症状，注意观察有无神经系统的定位体征。

3. 饮食护理　饮食宜清淡、富营养、易消化。根据证候辨证施食，戒烟酒、浓茶、咖啡、肥甘厚腻等。外感头痛膳食应清淡、易消化，慎用补虚之品；风寒头痛者宜食有助于疏风散寒的食物，如生姜、葱白、大蒜等，可食用防风粥；风热头痛者宜食具有清热泻火作用的食物，如绿豆、苦瓜、生梨等，可食用葛根粥，忌食辛辣、香燥之品；风湿头痛者忌生冷、油腻、甘甜之类等助湿生痰之品，可用荷叶、藿香、佩兰等水煎代茶饮，以芳香化湿；气血亏虚者饮食应注意营养，多食血肉有情滋补之品，如瘦肉、蛋类、奶类、蜂乳等以补养气血；肝肾阴虚者宜多食补肾填精食物，如脊髓、牛乳、核桃、芝麻、黑豆、甲鱼等。

4. 情志护理　情志变化可诱发或加重头痛，头痛患者常伴有恼怒、忧伤等负性情绪。向患者解释头痛的原因，使其对疾病有正确的认识，减轻焦虑和恐惧心理。指导患者消除不良情绪，保持心情舒畅，以积极的态度和行为配合治疗。血虚头痛者睡前应放松，避免不愉快的交谈和情绪激动，卧时枕头不宜过高。积极疏导患者，使其了解情志调摄对疾病康复的重要性。

5. 用药护理　遵医嘱服药，注意药物的不良反应，如大剂量使用止痛剂，可能导致药物依赖。慢性病患者，遵医嘱坚持服药治疗，切忌自行中断。中药汤剂一般宜温服。外感头痛多用疏散外邪的中药，汤药不宜久煎，以温热服为好，服药后稍加衣被，并进适当的热饮料或热粥，助其微微汗出，以助药力；风湿头痛者服药后宜食薏苡仁粥以助药力。治疗内伤头痛的多为补益药，汤剂宜久煎，以利于有效成分的析出，宜空腹服药。瘀血头痛痛有定处者，可用全蝎粉、蜈蚣粉冲服；肾阴不足者可服六味地黄丸，以补肝益肾；肾阳不足者可服金匮肾气丸，以温阳补肾；瘀血阻络者可用血府逐瘀汤，以活血理气，通络止痛。

6. 适宜技术　头痛者可针刺太阳、风池、合谷、大椎等穴，前额痛加刺印堂、攒竹、内庭；偏头痛加刺头维、外关、列缺、足临泣；枕后头痛加刺天柱、后溪、涌泉。按摩印堂、头维、百会、风池、太阳、鱼腰等穴位，以舒经活络，疏通血脉而止痛。风寒头痛发作时用清凉油涂擦或用生姜切片贴太阳穴，或用开天门法头部按摩，鼻塞流涕者，可热敷迎香穴；肝阳头痛发作伴灼热者，局部可用清凉油外擦或头部冷敷；风热头痛发热时不宜用冰水或冰块降温，以免妨碍风热之邪的表散；瘀血头痛痛有定处者，可进行药熨法或穴位封闭疗法。根据不同的证候选用耳穴疗法、体针疗法、耳络放血治疗等。伴有便秘者可用开塞露或大黄泡水饮用。

【健康教育】

1. 慎起居，劳逸结合，保证充足睡眠。加强锻炼，增强体质。生活中注意安全，避免外伤。怡养性情，保持乐观情绪，勿忧思、郁怒。

2. 加强饮食调养，指导患者及家属进行辨证施食。饭后勿急跑或做其他剧烈活动。避免可诱发或加重头痛的因素，如精神紧张、饮酒等。

3. 指导患者了解头痛发生原因、护治方法等，积极治疗原发病。

复习思考题

1. 头痛的辨证要点。
2. 风寒头痛与风热头痛的护治区别。
3. 肝阳头痛与痰浊头痛的辨证要点。

第三十一节 痹 证

痹证是因风、寒、湿、热等外邪入侵，闭阻经络，影响气血运行，引起以肢体、筋骨、关节、肌肉等处发生疼痛、重着、酸楚、麻木，或关节屈伸不利、僵硬、肿大、变形等为主要临床表现的病证。轻者病在四肢关节肌肉，重者可内舍于脏，临床上具有渐进性或反复发作的特点。

痹证的最早记载首见于《内经》，《素问·痹论》指出："风、寒、湿三气杂至，合而为痹。其风气胜者为行痹，寒气胜者为痛痹，湿气胜者为着痹也。"对痹证的病因病机、证候分类以及演变均有记载。汉·张仲景《金匮要略·中风历节病脉证并治》中的"历节"病的特点是遍历关节疼痛，即指痹证，所创桂枝芍药知母汤、乌头汤等方，至今仍为临床常用。隋·巢元方《诸病源候论·卷二》又称为"历节风"。唐·王焘《外台秘要·卷十三》述其症状痛如虎咬，昼轻夜重，又称"白虎病"。元·朱丹溪《格致余论》又称"痛风"。清·李中梓《医宗必读·痹》阐明"治风先治血，血行风自灭"的治则，对临床均有较大指导意义。

西医学中的风湿性关节炎、类风湿关节炎、坐骨神经痛、风湿热、强直性脊柱炎、痛风、增生性骨关节炎等出现痹证的临床表现时，可参照本节辨证施护。

一、病因病机

痹证的发生主要是由于正气不足，感受风寒湿热之邪所致。邪气痹阻经脉为其病机根本，病变部位在经脉，累及肢体、筋骨、肌肉、关节，日久则耗伤气血，损伤肝肾，痹证日久可累及脏腑，出现脏腑痹。正虚卫外不固是痹证发生的内在基础，感受外邪是痹证发生的外在条件。

1. 外因

（1）感受风寒湿邪　久居潮湿之地，贪凉露宿，严寒冻伤，睡卧当风，暴雨浇淋，水中作业或汗出入水等，使外邪注于肌腠经络，滞留于关节筋骨，导致气血痹阻而发为风寒湿痹。因感受风寒湿邪各有所偏盛，而有行痹、痛痹、着痹之别。若素体阳气偏盛，内有蓄热，复感风寒湿邪，可从阳化热；或风寒湿痹经久不愈，亦可蕴而化热。

（2）感受风湿热邪　久居炎热潮湿之地，外感风湿热邪，袭于肌腠，壅于经络，痹阻气血经脉，滞留于关节筋骨，发为风湿热痹。

2. 内因

（1）劳逸不当　劳欲过度，将息失宜，精气亏损，卫外不固；或激烈活动后体力下降，防御机能降低，汗出肌疏，外邪乘袭。

（2）久病体虚　老年体虚，肝肾不足，肢体筋脉失养；或病后、产后气血不足，腠理空疏，外邪乘虚而入。如《济生方·痹》所云："皆因体虚，腠理空疏，受风寒湿气而成痹也。"

此外，恣食肥甘厚腻或酒热海腥发物，导致脾失健运，湿热痰浊内生；或跌仆外伤，损及肢体筋脉，气血经脉痹阻，亦与痹证发生有关。

二、诊断与鉴别诊断

（一）诊断依据

1. 突然或逐渐肢体关节、肌肉疼痛、屈伸不利，或疼痛游走不定，甚则关节剧痛、肿大、强硬、变形。病前多有咽痛、乳蛾史，或涉水淋雨、久居湿地史。

2. 肢体关节疼痛或游走不定，恶风寒；或痛剧，遇寒则甚，得热则缓；或重着而痛，四肢沉重，活动不灵，肌肤麻木不仁；或肢体关节疼痛，痛处焮红灼热，筋脉拘急；或关节剧痛、肿大、僵硬、变形；或绵绵而痛，麻木尤甚，伴心悸、乏力。

3. 本病可发生于任何年龄，但不同年龄的发病与疾病类型有一定关系。

4. 血沉、C 反应蛋白、类风湿因子、血清抗核抗体、抗溶血性链球菌"O"等检查有助于诊断；X 线或 CT、心电图、心脏彩超等检查有助于进一步诊断和治疗。

（二）病证鉴别

痹证与痿证　痹证与痿证虽同是肢体疾患，但二者临床表现、病因病理都不同。鉴别要点首先在于痛与不痛，痹证以关节疼痛为主，而痿证则为肢体痿弱，无疼痛症状。其次观察肢体的活动障碍，痿证是无力运动，痹证是因痛而影响活动。再者，部分痿证病初即有肌肉萎缩，而痹证则是由于疼痛甚或关节僵直不能活动，日久废而不用导致肌肉萎缩。

三、辨证施护

【辨证要点】

1. 辨病邪　痹痛游走不定者为行痹，属风邪盛；痛势较甚，痛有定处，遇寒加重者为痛痹，属寒邪盛；关节酸痛、重着、漫肿者为着痹，属湿邪盛；关节肿胀，肌肤焮红，灼热疼痛为热痹，属热邪盛。关节疼痛日久，肿胀局限，或见皮下结节者为痰；关节肿胀、僵硬，疼痛不移，肌肤紫黯或瘀斑等为瘀。

2. 辨虚实　痹证新发，风、寒、湿、热之邪明显者为实；痹证日久，耗伤气血，损及脏腑，肝肾不足为虚；病程缠绵，日久不愈，常为痰瘀互结，肝肾亏虚之虚实夹杂证。

【证候分型】

痹证的证候分型见表 2-31-1。

表 2-31-1　痹证证候分型

证型		证候表现	证机要点	护治法则	代表方
风寒湿痹	行痹	肢体关节、肌肉疼痛酸楚，屈伸不利，可涉及肢体多个关节，疼痛呈游走性，初起可见恶风、发热等表证，舌苔薄白，脉浮或浮缓	风邪兼夹寒湿，留滞经脉，闭阻气血	祛风通络，散寒除湿	防风汤
	痛痹	肢体关节疼痛，痛势较剧，部位固定，遇寒则痛甚，得热则痛缓，关节屈伸不利，局部皮肤或有寒冷感，舌质淡，苔薄白，脉弦紧	寒邪兼夹风湿，留滞经脉，闭阻气血	散寒通络，祛风除湿	乌头汤
	着痹	肢体关节、肌肉酸楚、重着、疼痛，或有肿胀，关节活动不利，肌肤麻木不仁，舌质淡，苔白腻，脉濡缓	湿邪兼夹风寒，留滞经脉，闭阻气血	除湿通络，祛风散寒	薏苡仁汤
风湿热痹		关节疼痛，局部灼热红肿，痛不可触，得冷则舒，常伴有发热、恶风、汗出口渴、烦躁不安等全身症状，舌质红，苔黄或黄腻，脉滑数或浮数	风湿热邪，壅滞经脉，气血闭阻不通	清热通络，祛风除湿	白虎加桂枝汤合宣痹汤
痰瘀痹阻		痹证日久，肌肉关节刺痛，固定不移，或关节肌肤紫黯、肿胀，按之较硬，肢体顽麻或重着，或关节僵硬变形，屈伸不利，有硬结、瘀斑，面色黯黧，眼睑浮肿，或胸闷痰多，舌质紫黯或有瘀斑，苔白腻，脉弦涩	痰瘀互结，留滞肌肤，闭阻经脉	化痰行瘀，蠲痹通络	双合汤
肝肾亏虚		痹证日久不愈，关节屈伸不利，肌肉瘦削，腰膝酸软，或畏寒肢冷，阳痿，遗精，或骨蒸劳热，心烦口干，舌质淡红，苔薄白或少津，脉沉细弱或细数	肝肾不足，筋脉失于濡养、温煦	培补肝肾，舒筋止痛	独活寄生汤

【护理措施】

1. 起居护理　本病发生多与气候和生活环境有关，故应防风、防寒、防湿，避免长久居住暑湿之地。痛痹患者尤应注意保暖，可在痛处加护套，避免风寒湿之邪侵入人体；热痹者虽不畏寒，但也不宜直接吹风，劳动或运动后不可乘身热汗出入水洗浴等。患者应加强个体调摄，养成良好的生活习惯。关节肿胀、疼痛及发热患者需卧床休息。脊柱变形者宜睡硬板床。长期卧床患者应注意定时更换体位，受压部位用软垫保护，防止压疮发生。将罹患关节保持功能位置。保持衣被清洁干燥，汗多者及时擦干，更换衣被。病情稳定，疼痛减轻后，应鼓励和协助患者进行肢体运动，从被动到主动、由少而多、由弱而强，循序渐进，以加强肢体功能锻炼，恢复关节功能。

2. 病情观察　观察疼痛的部位、持续时间、性质、特点、诱发因素以及皮肤、汗出、体温、舌脉及伴随症状等。如关节红肿灼热疼痛者为风湿热痹；关节疼痛，但无局部红肿灼热者为风寒湿痹；如伴关节酸痛，游走不定者为行痹；痛有定处，疼痛剧烈，遇寒加重，得热痛减者为痛痹；肢体关节肿胀、重着、酸痛，痛有定处，肌肤麻木不仁者为着痹。本证病程日久可伤及脏腑，热痹病程呈进行性并有反复发作的倾向，容易累及脏腑，出现并发症，注意观察有无脉结代、心悸、气促、发热、皮疹等病情变化，以及少尿、水肿等累及脏腑情况，出现异常，及时报告医生。

3. 饮食护理　饮食宜营养丰富，以清热疏利食品为主，如丝瓜、苋菜、绿豆、冬瓜、菱角、藕、香蕉、西瓜等。忌食辛辣刺激、油腻、生冷之物。酒类性热，又能通经活络，可酌情选用。风寒湿痹者应进食温热食物，适当饮用药酒，如蛇酒、木瓜酒、五加皮酒；行痹者可食荆芥粥、蚕蛹、豆豉等以祛风除湿；痛痹患者可多食羊肉、狗肉、乌头粥等；着痹者宜选用薏苡仁、扁豆、山药等具有健脾除湿作用的食品，或选用具有温阳性质的食物，如羊肉、狗肉等；肝肾亏虚者可适当配合药膳，如木瓜粥、羊肉汤等进行调养。

4. 情志护理　痹证病程缠绵，行动不便。不仅治疗时间较长，还需一段较长的卧床休息时间。尤其病证后期常会出现关节变形、肌肉萎缩等后遗症，造成生活能力下降，患者容易产生悲观情绪，对生活失去信心。应积极给予情志疏导，消除悲观、忧伤情绪，增强患者治疗信心，使之积极配合治疗，避免因不良情绪而加重疼痛程度。尤其病久发生关节变形的患者，需经常给予精神安慰，消除其恐惧、自卑心理，使其树立战胜疾病的信心，坚持治疗。

5. 用药护理　风寒湿痹者，中药汤剂宜热服；热痹者，汤剂宜偏凉服。应用川乌、附子等有毒性的药物时，应从小剂量开始，逐渐加量，并先煎 30 ～ 60 分钟，以缓解毒性。注意服药后的效果及反应，若出现唇舌手足麻木、恶心、心慌等症状时，及时报告医生。对于药性比较峻猛、毒副作用较大的虫类药物，如全蝎、蜈蚣等，可研末装入胶囊内吞服。用药酒治疗时注意有无酒精过敏反应。祛风利湿药或抗风湿药物宜在饭后服用，并观察药物的疗效和反应。有消化道溃疡病及新近出血患者禁用水杨酸制剂。

6. 适宜技术　局部肿痛者可采用按摩、针刺、艾灸、熏洗、贴敷等方法，以疏通经络、缓解疼痛，亦可用活血化瘀、消肿止痛、疏风通络的中药做离子导入治疗。使用外用药熏洗时，应注意药液的温度，避免皮肤烫伤和过敏反应。穴位按摩可取曲池、尺泽、合谷、外关、足三里、阳陵泉、委中等穴位。风寒湿痹者可用坎离砂调醋热熨患处；或食盐、大葱数段，炒热后布包热熨患处；亦可用活血化瘀、消肿止痛的膏药外贴。风湿热痹者可用双柏散、黄金散、四黄散等外敷；或用活地龙加白糖适量捣烂，敷红肿处。也可根据痹证性质、发病部位、循经穴位分布进行针刺和艾灸，行痹、热痹用毫针浅刺，用泻法，并可用皮肤针叩刺；痛痹多灸，深刺留针。

【健康教育】

1. 痹证常因起居不慎复感外邪而反复发作，故应起居有常，注意防寒、保暖、防湿，随气温变化增减衣被，避免诱因。

2. 调畅情志，保持心情舒畅，并指导其家人共同关心、体贴、安慰患者，使其消除顾虑，增强战胜疾病信心。

3. 宜食高蛋白、清淡可口、易消化饮食。风寒湿痹者忌生冷，可多食温性食物，如羊肉、姜等；热痹忌辛辣、肥甘等食物，宜清淡食品，可多饮水。

4. 疼痛患者注意局部保暖，可给予热水袋或坎离砂热敷，同时指导患者局部按摩、揉搓擦交替运用，手法要轻，以局部热感为度。

5. 痹证的发作与扁桃腺炎、牙龈炎等有关，应积极治疗。根据病情进行适当的运动锻炼，促使筋脉舒通，气血运行通畅，有利于肢体功能的恢复。功能锻炼以患者不觉疲劳为度，如缓步慢行、器械操（握力圈、健身球）。

复习思考题

1. 行痹、痛痹和着痹的鉴别要点。

2. 痹证的病情观察要点。

3. 痹证的康复指导内容。

第三十二节 痿 证

痿证是由邪热伤津，或气阴不足而致筋脉失养，以肢体软弱无力，筋脉弛缓甚则肌肉萎缩或瘫痪为主要临床表现的病证。临床以下肢痿弱较多见，亦称“痿躄”。多见于温热病后期，或由体虚久病、肝肾亏虚、精血不足，不能濡养筋骨，或瘀阻脉络等原因而成。

有关痿证的记载首见于《内经》。《素问·痿论》是讨论痿证的专篇。指出本病的主要病机是“肺热叶焦”，肺燥不能输精于五脏，因而五体失养，产生痿软证候，并根据其病因、证候的不同将痿证分皮、脉、筋、骨、肉五痿，提出“治痿独取阳明”的重要法则。《素问·生气通天论》指出“因于湿，首如裹，湿热不攘，大筋緛短，小筋弛长，緛短为拘，弛长为痿”，说明湿热是痿证发病原因之一。朱丹溪力纠“风痿混同”之弊，在治法方面又提出“泻南方则肺金清而东方不实……补北方则心火降而西方不虚……”提出了“泻南方，补北方”的治疗原则。明·张景岳《景岳全书·痿证》认为痿证非尽为火证，强调“元气败伤则精虚不能灌溉，血虚不能营养者，亦不少矣”。清·叶天士《临证指南医案·痿》中，邹滋九指出本病为“肝肾肺胃四经之病”。

西医学中的多发性神经根神经炎、运动神经元病、重症肌无力、肌营养不良症、急性脊髓炎、进行性肌萎缩、周期性瘫痪、癔症性瘫痪和中枢神经系统感染后遗症等，当出现肢体痿弱无力，不能随意运动时，均可参照本节辨证施护。

一、病因病机

痿证的病因主要有外感温热毒邪、湿热浸淫、内伤情志、饮食劳倦、先天不足、房事不节以及跌打损伤、接触神经毒性药物等。其病机为五脏受损，精津不足，气血亏耗，肌肉筋脉失养，而发为痿证。病变部位在筋脉、肌肉，但根底在于五脏虚损。痿证以热证、虚证为多，虚实夹杂者亦不少见。痿证因内伤、外感累及五脏，但病机常常相互传变。

1. 温热犯肺 感受温热毒邪，高热不退，或病后余热燔灼，伤津耗气，皆令“肺热叶焦”，津伤失布，不能润泽五脏，致五体失养而痿弱不用。

2. 湿热浸淫 久处湿地，或涉水淋雨，湿邪浸淫经脉，使营卫运行受阻，郁遏生热，久则气血运行不畅，筋脉肌肉失于濡养而弛纵不收，成为痿证。正如《素问·痿论》而言“有渐于湿，以水为事，若有所留，居处相湿，肌肉濡渍，痹而不仁，发为肉痿”。

3. 饮食毒物所伤 脾胃为后天之本，素体脾胃虚弱，或久病成虚，中气受损，则受纳、运化、输布的功能失常，气血津液生化之源不足，无以濡养五脏，以致筋骨失养，关节不利，肌肉瘦削，肢体痿弱不用；或嗜食肥甘酒酪辛辣之品，损伤脾胃，脾虚湿滞，运化失职；或湿郁化热，湿热下注，均可致痿。此外，服用或接触毒性药物，损伤气血经脉，经气运行不利，脉道失畅，亦可致痿。

4. 劳欲久病 先天不足，素来肾虚；或因房事太过，乘醉入房，精损难复；或因劳役太过，罢极本伤，阴精亏损，导致肾中水亏火旺，筋脉失其营养，而成痿证。也可因五志失调，火起于内，肾水虚不能制，以致火灼肺金，肺失治节，不能通调津液以溉五脏，脏气伤则肢体失养，发生痿躄。此外，脾虚湿热不化，流注于下，久则亦能损伤肝肾，导致筋骨失养。

5. 跌仆瘀阻 跌打损伤，瘀血阻络，新血不生，经气运行不利，脑失神明之用，发为痿证；或产后恶露不尽，瘀血流注于腰膝，以致气血瘀阻不畅，脉道不利，四肢失其濡润滋养。

二、诊断与鉴别诊断

（一）诊断依据

1. 肢体筋脉弛缓，上肢或下肢一侧或双侧软弱无力，活动不利，甚则肌肉萎缩，弛纵瘫痪。

2. 可伴有肢体麻木、疼痛，或拘急痉挛。由于肌肉痿软无力，可有睑废、声嘶低喑等，严重者可见排尿障碍、呼吸困难、吞咽困难等。

3. 具有感受外邪与内伤积损的病因，或有神经毒性药物接触史或家族遗传史。

4. 肌电图、脑脊液检查、血清酶学检查、肌肉活组织检查、乙酰胆碱受体抗体检查等有助于明确诊断。头颅 MRI 或 CT 检查，有助于疾病的鉴别诊断。

（二）病证鉴别

1. 痿证与痹证 痿证与痹证之鉴别见第三十一节（痹证）病证鉴别。

2. 痿证与偏枯 两者均有肢体痿弱不用表现。偏枯亦称半身不遂，是中风症状，病见一侧上下肢偏废不用，常伴有语言謇涩、口眼㖞斜，久则患肢肌肉枯瘦，其瘫痪是由于中风而致。两者临床不难鉴别。

三、辨证施护

【辨证要点】

1. 辨虚实 病程短，发病较急，初起见发热等外感症状者，多属实证。实证者肌肉萎缩不明显，初起可有轻微的疼痛、拘急、麻木等症状。若病程长，起病较缓，经久不愈者，多属虚证。虚证者肌肉萎缩明显，无疼痛。

2. 辨病位 痿证初起，症见发热，咳嗽，咽痛，或在热病之后出现肢体软弱不用者，病位多在肺；凡见四肢痿软，食少便溏，面浮，下肢微肿，纳呆腹胀，病位多在脾胃；凡以下肢痿软无力明显，甚则不能站立，腰脊酸软，头晕耳鸣，遗精阳痿，月经不调，咽干目眩，病位多在肝肾。

【证候分型】

痿证的证候分型见表 2–32–1。

表 2–32–1 痿证证候分型

证型	证候表现	证机要点	护治法则	代表方
肺热津伤	起病急，病起发热或热退后突然出现肢体软弱无力，渐致肌肉瘦削，皮肤干燥，心烦口渴，咳呛咽干，小便黄赤，大便燥结，舌质红，苔黄，脉细数	肺燥伤津，五脏失润，筋脉失养	清热润肺，养阴生津	清燥救肺汤
湿热浸淫	起病较缓，逐渐出现四肢痿软，身体困重，尤以下肢多见，或兼见微肿，手足麻木，或发热，胸脘痞闷，小便赤涩热痛，苔黄腻，脉濡数	湿热浸渍，壅遏经脉，营卫受阻	清热利湿，通利经脉	加味二妙散
脾胃虚弱	起病缓慢，肢体痿软无力日重，甚则肌肉萎缩，食少，腹胀，便溏，面浮而色不华，神疲乏力，舌苔薄白，脉细	脾虚不建，生化乏源，气血亏虚，筋脉失养	补中益气，健脾升清	参苓白术散合补中益气汤

续表

证型	证候表现	证机要点	护治法则	代表方
肝肾亏损	起病缓慢，渐见下肢痿软无力，腰膝酸软，不能久立，或伴眩晕，耳鸣，遗精早泄，或妇女月经不调，甚至步履全废，腿胫大肉渐脱，舌红少苔，脉细数	肝肾亏损，阴精不足，筋脉失养	补益肝肾，滋阴清热	虎潜丸
脉络瘀阻	久病体虚，四肢痿弱，肌肉消瘦，手足麻木不仁，唇紫舌青，四肢青筋显露，伴活动时肌肉隐痛不适，舌质黯淡或有瘀点、瘀斑，脉细涩	气虚血瘀，阻滞经脉，筋脉失养	益气养营，活血行瘀	圣愈汤合补阳还五汤

【护理措施】

1. 起居护理 病室宜整洁、安静。室内应有防护设施，以利患者活动和防止跌倒。生活不能自理者，应做好生活护理。下肢腰背痿软者，要注意皮肤干燥，定时翻身，保持肢体功能位置，防止垂足。急性期，病情发展加重时，应卧床休息至病情稳定。恢复期，协助和指导家属做被动肢体活动和肢体按摩，鼓励患者做主动运动，逐步增加运动量。对于感觉迟钝或失去知觉的肢体不宜使用热水袋，以免烫伤。长期卧床患者要防止压疮、坠积性肺炎等并发症的发生。

2. 病情观察 注意观察痿证发生的时间、部位、程度及病情的进展情况。观察患者肢体自主运动的能力是否减退或丧失，肢体活动度和肌张力有无减退，以及肌肉是否出现萎缩、萎缩的程度如何，皮肤感觉、浅反射有无减弱或消失等，从而判断病情轻重和转归趋向。如肢体痿软部位逐渐增加，程度不断加重，说明病情处于进展期。若痿证患者出现溲短、便干，或气短、颜面虚浮，或目眩、脱发、咽干、耳鸣、遗精、遗尿等全身各个脏腑的伴发症状，是热邪伤津或气虚，或肝肾精血亏损的表现，属痿之重症，应积极护治。若在较短时间内见下肢痿软明显加重，上延至腹部、胸部肌肉，甚至出现呼吸困难、呼吸肌麻痹等情况，说明病情危急，应进行抢救。

3. 饮食护理 饮食宜清淡、易消化。急性期或发热患者给流质或半流质饮食，热退后改为软食，多给予滋养肺胃阴津作用的食品，如雪梨、鲜藕、西瓜、番茄等，忌食辛辣及肥甘厚味。慢性期应改善营养状况，增强机体抵抗力，可给予清淡、高热量、高蛋白、高维生素且易消化的饮食，并多给新鲜水果，慎用辛辣、肥甘、炙煿之品。肝肾亏损者饮食以补益为主，多食猪牛羊脊髓、芝麻、银耳、甲鱼等；脾胃虚弱者宜多食益气健脾之品，如鸡蛋、瘦肉、牛奶、羊肉、红枣、桂圆等；湿热浸淫者，可选用赤豆、冬瓜、鲤鱼，食疗可选薏苡仁粥；瘀阻脉络者，可选用红枣赤豆汤、红花汤等。进食自理缺失或咀嚼无力者，应协助进食，若患者出现进食呛咳、无法吞咽时，应尽早放置胃管给予鼻饲流食。

4. 情志护理 痿证患者因部分肢体丧失功能，失去正常的活动能力，会随着病程的延长和病情的加重而产生绝望情绪，应多与患者交流，鼓励患者表达自己的感受。根据患者的个人情况不同，正确运用语言技巧，采取劝说开导法、愉悦开导法、以疑释疑法、转移注意力法等，鼓励患者正确对待疾病，消除忧郁、恐惧心理和悲观情绪。向患者介绍有关疾病知识，取得家属的配合，帮助患者树立战胜疾病的信心，积极配合治疗。

5. 用药护理 中药汤剂以饭前或空腹温服为佳，服药期间忌油腻、生冷、辛辣、炙烤的食物。观察药物的作用及不良反应，指导患者遵医嘱正确服药。实证者，护治当祛邪为主，予以清热、利湿、润燥等方法；虚证者，护治当补养为主，予以健脾益气、滋养肝肾等方法；若虚实夹杂，则宜分清主次兼顾护治，如兼瘀、夹痰者，酌配祛瘀、化痰、通络等方法。服用通腹泄热药后观察大便排泄情况。

6. 适宜技术　可行针灸、推拿、按摩等综合护治方法，选肝俞、肾俞、脾俞、委中、肩髃、阳陵泉、足三里、曲池、合谷、阳溪、梁丘、解溪等穴。也可用维生素 B_{12} 进行穴位注射。病重者应协助其行床上被动运动，防止肌肉萎缩。肢体拘挛时可使用热敷，避免温度过高，以免烫伤。疾病恢复期，适当加强功能锻炼，注意安全，避免跌倒外伤。

【健康教育】

1. 生活起居有常，避免过劳。加强精神调养，坚持合理的锻炼。恢复期患者，可适当运动，如打太极拳、五禽戏等。病情较重者，可经常用手轻轻拍打患肢，以促进肢体气血运行，有利于康复。

2. 注意脾胃功能的调养，多食高蛋白、富有营养的食物，如鸡、鸭、鱼、瘦肉、蛋类、豆制品及新鲜蔬菜水果，忌食生冷、辛辣食物以及烟酒等刺激物。

3. 痿证的发生常与居住湿地、感受温热湿邪有关，应避居湿地，防御外邪侵袭。对瘫痪者，应注意患肢保暖，保持肢体功能位，防止肢体挛缩和关节僵硬。肌肤麻木，知觉障碍，在日常生活与护理中，应避免冻伤或烫伤。

复习思考题

1. 痿证的病机要点。
2. 痿证的情志护理措施。

第三十三节　痉　证

痉证是因外感风寒湿邪壅阻经络而致筋脉失养，以项背强直、四肢抽搐，甚至口噤、角弓反张为主要临床表现的一种病证，是一种临床危急重症，大多起病急骤，变化迅速，预后较差。可见于多种疾病。

《内经》对本病的证治已有初步认识，如《素问·至真要大论》有“诸痉项强，皆属于湿”“诸暴强直，皆属于风”，指出痉病的发生与风、寒、湿、热等外邪有关。汉·张仲景《金匮要略·痉湿暍病脉证并治》中明确提出外感表实无汗为刚痉，表虚有汗为柔痉，并认为表证过汗、风寒误下、疮家误汗以及产后血虚、汗出中风等误治、失治也可以致痉。明·张景岳《景岳全书·痉证》说：“凡属阴虚血少之辈，不能养营筋脉，以致抽挛僵仆者，皆是此证。”强调阴虚精血亏损致痉。清·吴鞠通《温病条辨·痉有寒热虚实四大纲论》指出：“六淫致痉，实证也；产后亡血，病久致痉，风家误下，温病误汗，疮家发汗者，虚痉也；风寒、风湿致痉者，寒证也；风温、风热、风暑、燥火致痉者，热痉也。”他进一步将痉证概括为虚、实、寒、热四大纲领。清·王清任《医林改错》提出了气虚血瘀可以致痉。

西医学中的热性惊厥及中枢神经系统病变，如流行性乙型脑炎、流行性脑脊髓膜炎、中毒性脑病、脑血管疾病等出现痉证表现，符合本证临床特征者，可参照本节辨证施护。

一、病因病机

痉证的病因可分为外感和内伤两个方面。外感因感受风、寒、湿、热等六淫之邪，壅阻经脉，气血不畅，或热盛动风而致痉；内伤是肝肾阴虚，肝阳上亢，阳亢化火而致痉，或阴虚血少，筋脉失养，虚火内动而致痉。外感风（寒、湿）、热致痉者以邪实为主；内伤久病、失治误治，导致气血津液不足而致痉者以正虚为主。病位在筋脉，由肝所主，与心、脾、胃、肾等脏腑有关。

1. 感受外邪 风寒湿邪侵袭人体，壅阻经络，气血运行不畅，筋脉拘急成痉；外感湿热之邪，或寒邪郁而化热，邪热入里，伤津耗液，筋脉失于濡养，引起痉证；或热病邪热内传营血，引动肝风，扰乱神明，发为痉证。

2. 久病体虚 素体阴血亏虚，或久病不愈，气血耗伤，气虚血行不畅，瘀血内阻，血虚不能濡养筋脉，因而成痉。

3. 失治误治 误用或过用汗、吐、下法，如表证过汗及产后失血、风寒误下、疮家误汗等，导致阴精耗伤；或汗证、血证、体虚等病证失治，伤津损液，导致津伤液脱，筋脉失养，而致痉证。

二、诊断与鉴别诊断

（一）诊断依据

1. 多起病急，以项背强急，四肢抽搐，甚至角弓反张为其基本特征。部分危重患者可有神昏谵语等意识障碍。

2. 发病前多有外感或内伤，或其他病史。

3. 必要时做颅脑 CT、MRI 或脑脊液等检查，有助于明确诊断。

（二）病证鉴别

1. 痉证与痫证 两者均有四肢抽搐。痫证是一种发作性的中枢神经系统疾病，其大发作的特点为突然仆倒，昏不知人，口吐涎沫，两目上视，四肢抽搐，或口中如作猪羊声，大多发作片刻即自行苏醒，醒后如常人。痫证多为突然发病，其抽搐、痉挛症状发作片刻可自行缓解，既往有类似发病史。痉证的抽搐、痉挛发作多呈持续性，不经治疗难以自行恢复，且多有发热、头痛等伴发症状。

2. 痉证与厥证 厥证是由于阴阳失调，气机逆乱，以致突然昏倒、不省人事、四肢逆冷为主要表现的一种病证。其鉴别要点为厥证多四肢逆冷，无项背强硬、四肢抽搐等表现。厥证严重者可一厥不复而危及生命。

3. 痉证与中风 中风以突然昏仆、不省人事，或不经昏仆，而以半身不遂、口舌㖞斜为主要特点。痉证以项背强直、四肢抽搐、无偏瘫症状为临床特点。

三、辨证施护

【辨证要点】

1. 辨外感与内伤 外感发痉，为风、寒、湿邪壅滞经络，气血运行不畅，筋脉失养所致，故起病多急骤，同时伴见恶寒、发热、脉浮等外感表证；内伤发痉，系因久病体虚，气血耗伤，或产后血亏，致筋脉失养，或误下、误汗，痰瘀内阻，津伤液脱而致，病多渐起，病情缓慢，可同时兼有内伤之症。

2. 辨虚实 从病情分辨，如见四肢抽搐有力，牙关紧闭，谵语昏狂，舌红，脉弦数等多为实证；若手足蠕动，神昏气竭，脉细数或虚而无力多为虚证。从病因分辨，因风、寒、湿邪浸淫筋脉或痰瘀内阻而致痉者，多为实证；因耗伤津液，损伤气血而致不能荣养筋脉者为虚证。

3. 辨轻重缓急 病起较缓，痉作次数少，程度轻，多表示病情较轻，预后多良；起病急骤，且伴颈项强直，甚至角弓反张，频频发作，说明病情严重。若见口张目瞪，昏愦无知，为肝脾精竭；若见手足瘛疭，汗出如油如珠，为热毒内耗心营，心液外脱；若见角弓反张，离席一掌，为肝之精血亏耗，筋脉失养，均属预后不良。热盛所致的痉证，出现痉厥并见，为热毒内陷，病情凶险，危及生命。

【证候分型】

痉证的证候分型见表 2–33–1。

表 2–33–1　痉证证候分型

证型	证候表现	证机要点	护治法则	代表方
邪壅经络	头痛，项背强直，恶寒发热，肢体酸重，甚至口噤不语，四肢抽搐，舌苔薄白或白腻，脉浮紧	风寒湿邪侵于肌表，壅滞经络	祛风散寒，燥湿和营	羌活胜湿汤
肝经热盛	高热，口噤龂齿，手足躁动，甚则项背强急，四肢抽搐，角弓反张，舌质红绛，苔薄黄或少苔，脉弦细而数	邪热炽盛，动风伤津，筋脉失和	清肝潜阳，息风镇痉	羚角钩藤汤
阳明热盛	发热胸闷，心烦急躁，口噤龂齿，项背强直，甚则角弓反张，手足挛急，腹胀便秘，苔黄腻，脉弦数	阳明胃热亢盛，腑气不通，热盛伤津，筋脉失养	清泄胃热，存阴增液	白虎汤合增液承气汤
心营热盛	高热烦躁，神昏谵语，项背强急，四肢抽搐，甚则角弓反张，舌质红，苔黄少津，脉细数	热灼营血，神明被扰，灼伤阴津，筋脉失养	清心透营，开窍止痉	清营汤
痰浊阻滞	头痛昏蒙，神识呆滞，项背强急，四肢抽搐，胸脘满闷，呕吐痰涎，苔白腻，脉滑或弦滑	痰浊阻滞，上蒙清窍，经络阻塞，筋脉失养	豁痰开窍，息风止痉	导痰汤
阴血亏虚	素体阴亏血虚，或在失血、汗、下太过之后，项背强急，四肢抽搐，头目昏眩，自汗，神疲，气短，舌淡红，脉弦细	失血或伤津，阴血亏耗，筋脉失养	滋阴养血，息风止痉	四物汤合大定风珠

【护理措施】

1. 起居护理　病室应整洁、安静，光线暗淡，避免噪声刺激。有计划地集中安排各种检查、治疗、护理操作。发痉时应尽量避免不必要的操作，减少对患者的刺激，避免诱发抽搐。急性发作时，患者绝对卧床休息，专人陪护，床边加床栏，以防跌仆损伤，患者取平卧位，头偏向一侧，解开衣领扣带，以利呕吐物、分泌物流出，保持呼吸道通畅；有义齿、发夹者应取下，以免自伤或义齿脱落堵塞气道。抽搐较重时，将压舌板裹多层纱布垫于上下臼齿之间，以防患者咬伤舌。牙关紧闭者，可用开口器将其慢慢撬开，切勿强力撬齿，以免损伤牙齿。连续发作者应予吸氧以减轻缺氧及脑损伤。病情稳定三天以上及原发病的症状已减轻时，可下床适当活动。外感发痉，应每日用温水擦澡，保持皮肤清洁，做好口腔护理。

2. 病情观察　密切观察发痉前有无先兆、发痉的时间及持续时间、规律、次数、诱发因素、发作时的伴随症状、发作后的情况及体温、呼吸、血压、舌象、脉象、神志、面色、汗出、二便等情况，准确记录出入量。如发作时间长，出现神志不清、反复呕吐、持续惊厥、血压上升、呼吸浅表或不规则者，应立即给氧，并建立静脉通道，报告医生救治。抽搐较重者，应用舌钳将舌拉出，以防舌根后坠，阻塞呼吸道，引起窒息。行气管切开术者，做好气管切开术后护理。

3. 饮食护理　痉证发作时，应禁食。缓解期以营养丰富、高热量、易消化饮食为宜，多食果汁、藕汁等。痉作不止者，应给予鼻饲，以保证营养供给。鼻饲流质以温为佳，不可过热。对抽搐初停，尚易引起再发者，慎防进食引起再发，如有留鼻饲管者，可从鼻饲管缓慢灌注。一般痉证初止者，食欲不佳，应给半流食或软食。外感发痉者，应积极疏散外邪，避免邪郁化热或转化为瘀血、痰浊，可饮用苏叶、厚朴水，服用葱、姜、韭菜等辛温散寒的食物，以助散寒温通经络。热甚发痉者，饮食宜清淡性凉，鼓励多饮水，或频饮西瓜汁、藕汁、绿豆汤、五汁饮等，以清热生津，忌辛辣、油腻之品；痰浊阻滞者，饮食清淡，忌肥甘厚味、辛辣黏滑之品；阴血亏虚者，多食补血养阴、濡养经脉之品，如牛奶、鸡蛋、阿胶、甲鱼、海参等。

4. 情志护理　患者因发痉常有紧张、恐惧心理，应安慰患者，耐心解释。使患者保持镇静，劝慰患者消除急躁、恐惧的不良情绪，避免情绪过激。并告知家属不可在床前议论病情，以免影响情绪。对患者家属进行有关疾病知识宣教，以配合治疗。

5. 用药护理　遵医嘱按时、正确给药。病情较轻者，可根据辨证口服汤剂，一般中药汤剂宜温服，少量频饮；吞咽困难者，鼻饲给药，用药后注意药效及反应。注意服药期间的饮食宜忌。如病情较重者，应立即选用紫雪丹、羚羊角粉，并采取相应的急救措施。静脉注射苯巴比妥时速度宜慢。若应用氯丙嗪止痉，用药后应绝对卧床休息，防止起床后引起体位性低血压。用10%水合氯醛做保留灌肠，可达到较好的止痉效果。如因药物过量抑制呼吸中枢，出现呼吸缓慢浅表、面色苍白、全身瘫软等呼吸衰竭症状时，应立即报告医生进行抢救。

6. 适宜技术　发作时可针刺或手掐水沟、十宣、百会、合谷、内关等穴强刺激。高热惊厥者，及时采取降温措施，可用冰袋冷敷、酒精或中药煎汤剂擦浴泄热。痉后四肢活动不利者，可采用按摩推拿或针灸疗法，以通经活络，上肢取肩髃、曲池、合谷穴；下肢取环跳、犊鼻、内膝眼、承山穴。风寒湿邪阻滞经络发痉者可选用局部针灸、拔罐、按摩、热敷等方法止痉。口噤不语可针刺下关、颊车等穴。若有肌肉酸痛等症，可用热敷或擦红花油。

【健康教育】

1. 生活起居有规律，冷暖适宜，避免感受外邪或外伤感染，劳逸结合，加强运动锻炼，增强体质。一旦感受外邪，要积极进行治疗，避免邪壅经络。

2. 痉证发作前往往有先兆表现，应密切观察，如发现双目不瞬，眼球活动不灵活，口角抽动，即可用全蝎、僵蚕等研粉顿服，或配合针灸治疗。

3. 保持情志舒畅，心情乐观，避免不良的情志刺激，而致疾病复发。根据体质注意饮食宜忌，养成良好的饮食习惯，忌生冷、油腻、炙煿之品。

4. 积极治疗颅内及颅外感染等原发病，按医嘱定时、定量服药，定期门诊随访。如出现痉证发作的危重征象，应及时救治。

复习思考题

1. 痉证的主要发病机理。
2. 痉证的病情观察要点。

第三十四节　厥　证

厥证是由阴阳失调、气机逆乱、气血运行失常所引起的，以突然昏倒，不省人事，或伴有四肢逆冷为主要临床表现的一种急危病证。病情轻者，发病后一般在短时内苏醒，醒后无偏瘫、失语、口眼㖞斜等后遗症；病情重者，则昏厥时间较长，甚至一厥不复而导致死亡。厥证是一个证候，可见于多种疾病之中。临床上有“气厥”“血厥”“痰厥”“暑厥”等之分。

厥证之名首见于《内经》，如《素问·生气通天论》曰："大怒则形气绝，而血菀于上，使人薄厥。"其记载厥证有以暴死为厥，有以四末逆冷为厥，有以气血逆乱病机为厥，有以病情严重者为厥。概括说可分为两类表现：一类是突然昏倒，不知人事，如《素问·大奇论》曰："暴厥者，不知与人言。"另一类是指肢体手足厥冷，如《素问·厥论》说："寒厥之为寒也，必从五指而上于膝。"元·张子和《儒门事亲》对厥证立有专篇论述，不仅记载了手足逆冷之厥，还论证了昏不知人之厥，并将昏厥分为尸厥、酒厥、痰厥、气厥、风厥等。明·张景岳《景岳全书·厥逆》总结明代以前对厥证的认识，提出以虚实论治厥证，切中临床。此后医家对厥证的理论不断充实，提出气、血、痰、食、暑、尸、酒、蛔等厥，并以此作为辨证的重要依据。

西医学中多种原因所致的昏厥，如癔症、高血压脑病、低血糖、脑血管痉挛、出血性或心源性休克等，均可参照本节辨证施护。

一、病因病机

引起厥证的病因主要有情志内伤、饮食劳倦、亡血失津、痰饮内伏等方面。其基本病机主要为气机逆乱，升降乖戾，气血运行失常，气血阴阳之气不相顺接。病机性质有虚实之分，病位主要在心，涉及脑（清窍），与肝、脾、肾密切相关。

1. 情志内伤　七情内伤，气逆为病。以恼怒致厥者多见。"怒则气上""惊则气乱""恐则气下"等均可致气逆上冲或清阳不升，致清窍失灵发生昏仆而厥；或恼怒惊骇，忧愁思虑，情志过极，以致气机厥乱，上壅心胸，蒙闭清窍，而引起昏聩。由于肝阳素旺，又加暴怒，肝阳化火动风，以致血随气逆，气血上壅，清窍不利，昏聩无知。

2. 饮食不节　饮食不节，积滞内停，运化失常，气机受阻，以致窒闷而厥。此类情况常见于儿童，但成人饱食之后，骤逢恼怒，气逆夹食，食填中脘，上下痞隔，阴阳升降受阻，壅塞清窍，亦可导致昏厥。嗜食酒酪肥甘，脾胃受伤，运化失常，以致聚湿生痰，痰阻中焦，气机不利，日积月累，痰愈多则气愈阻，气愈滞则痰更甚，如痰浊一时上壅，清阳被阻则发为昏厥。

3. 亡血失津　大汗吐下，气随液耗，或创伤出血，或血证失血过多，以致气随血脱，阳随阴消，津液亏虚，不能上荣，神明失主，而发为厥证。

4. 体虚久病　体质虚弱是形成厥证的内在因素。多因亡血失津，如因大汗吐下，气随液耗，或因创伤出血，产后大量失血等，以致气随血脱，阳随阴消，神明无主，均可出现昏厥。元气素虚者，如因过度饥饿，体位骤变，以致中气不足，脑海失养，或过度疲劳，睡眠不足，阴阳气血暗耗，也是其常见病因。

二、诊断与鉴别诊断

（一）诊断依据

1. 发病前常有先兆症状，如心悸、头晕、视力模糊、面色苍白、出汗等。突然发生昏仆，不知人事，移时苏醒。常伴有恶心、汗出，或四肢逆冷，醒后感头晕、口干、疲乏，但无失语、瘫痪等后遗症，缓解时如常人。

2. 应了解既往有无类似病证发作史。发病前常有明显的情志刺激史，或大失血病史，或有暴饮暴食史及痰盛宿疾。注意询问发作时的体位、持续时间以及厥证发作前后的表现。

3. 脑电图、脑干诱发电位、颅脑 CT、MRI、心电图等检查有助于诊断。

（二）病证鉴别

1. 厥证与痫证 二者均表现为突然昏倒。但痫病常有先天因素或头部外伤史，痫之重者亦为突然昏仆，不知人事，发作时间短暂，发作时常伴有嚎叫、抽搐、两目上视、口吐涎沫、小便失禁等，常反复发作，每次症状均相似，苏醒后如常人。厥证除突然仆倒，昏不知人之外，还可见面色苍白、四肢厥冷，昏倒后虽亦逐渐苏醒，但无上述表现。

2. 厥证与中风 二者均有突然昏倒。中风以中老年人多见，中脏腑者，突然昏仆，伴口眼㖞斜，言语不利，半身不遂，神昏时间较长，苏醒后有偏瘫、失语等后遗症。厥证可发生于各种年龄，有明显的诱发因素，其昏倒时间较短，发时可伴有四肢逆冷，醒后无明显的后遗症。

3. 厥证与昏迷 昏迷为多种疾病发展到一定阶段所出现的危重证候。一般来说发生较为缓慢，有一个昏迷前的临床过程，先轻后重，由烦躁、嗜睡、谵语渐次发展，一旦昏迷后，持续时间一般较长，恢复较难，苏醒后原发病仍然存在。这与厥证发作前一如常人有所区别。

三、辨证施护

【辨证要点】

1. 辨虚实 辨虚实为厥证辨证关键。实证者表现为突然昏仆，面红气粗，声高息促，口噤握拳，或夹痰涎壅盛，舌红苔黄腻，脉洪大有力；虚证者表现为眩晕昏厥，面色苍白，声低息微，口开手撒，或汗出肢冷，舌胖或淡，脉沉细微。

2. 辨病位 厥之实证与肝的关系最为密切，肝郁则全身之气皆郁，肝气逆则全身之气皆逆，气血并走于上则昏不知人，阳郁不达则四肢逆冷；厥之虚证，与肺脾的关系最为密切，肺脾气虚，清阳不升，气陷于下，血不上达，致神明失主，发为厥证。此外，心主神明，为精神活动之主，心病则神明失用，而致昏厥；肾为元气之根，肾中真阴真阳不能上注，而致神明失养，发为厥证。

3. 辨病因 厥证的发生常有明显病因。如气厥、血厥实证，多形体壮实，且发病多与精神刺激有关；气厥虚证，多平素体质虚弱，且厥前有过度疲劳、睡眠不足、饥饿受寒等诱因；血厥虚证则与失血有关，常继发于大出血后；痰厥好发于恣食肥甘，体丰湿盛之人。

【证候分型】

厥证的证候分型见表 2–34–1。

表 2–34–1 厥证证候分型

证型		证候表现	证机要点	护治法则	代表方
气厥	实证	多因精神刺激而诱发，表现为突然昏倒，不省人事，口噤拳握，呼吸气粗，或四肢厥冷，苔薄白，脉沉或沉弦	肝郁不舒，气机上逆，壅阻心胸，内闭神机	开窍顺气解郁	五磨饮子
	虚证	常因情绪紧张、恐惧、疼痛或站立过久而诱发，表现为眩晕昏仆，面色苍白，呼吸微弱，汗出肢冷，舌质淡，脉沉微	元气素虚，清阳不升，神明失养	补气回阳醒神	生脉注射液或参附汤合四味回阳饮
血厥	实证	多因急躁恼怒而诱发，表现为突然昏倒，不省人事，牙关紧闭，面赤唇紫，舌黯红，脉沉弦有力	怒则气上，血随气脱，菀阻清窍	开窍活血，顺气降逆	羚角钩藤汤或通瘀煎
	虚证	常因失血过多而发，表现为突然昏厥，面色苍白，口唇无华，目陷口张，四肢震颤，自汗肢冷，呼吸微弱，舌质淡，脉芤或细数无力	血出过多，气随血脱，神明失养	补养气血	独参汤灌服，继服人参养荣汤

续表

证型	证候表现	证机要点	护治法则	代表方
痰厥证	平素咳喘宿痰，多痰多湿，因恼怒或剧烈咳嗽后而发突然晕厥，喉有痰声，或呕吐涎沫，呼吸气粗，舌苔白腻，脉沉滑	肝郁肺痹，痰随气升，上闭清窍	行气豁痰	导痰汤
食厥证	暴饮暴食后突然昏厥，气息窒塞，脘腹胀满，舌苔厚腻，脉滑实	食填中脘，胃气不降，气逆于上，清窍闭塞	消食和中	昏厥若在食后不久，应先用盐汤探吐以去实邪，再以神术散合保和丸

【护理措施】

1. 起居护理 病室整洁、安静，光线宜暗，温湿度适宜，避免噪音和各种声光刺激。牙关紧闭者，可使用开口器将口慢慢撬开，但不可强撬，有舌根后坠者，应用拉舌钳，以免舌根后坠，阻塞呼吸道。虚证者卧床休息，以免劳则伤气。床旁加床档保护，防止坠床。抽搐时切忌强加约束，以免造成骨折。保持大小便通畅，便秘者可用芦荟或番泻叶煎汤服用。剪短患者指甲，有义齿、发夹者应取下，以免自伤或义齿脱落堵塞气道。血厥虚证者，盖好衣被，做好保暖，防止感受风寒加重病情。

2. 病情观察 密切观察患者的生命体征、面色、肤温、汗出、舌象、二便等。厥证发作时，立即平卧，略抬高下肢，头转向一侧，解开衣领裤带，测心率、脉搏、血压，给氧。如患者神志不清，应使其颈部后仰，伸展，并托起下颌，以防舌根后坠阻塞气道。详细观察厥证发作的持续时间及发作后的症状，以辨别病性，明确诊断。如气厥实证可出现血压升高，血厥、气厥虚证可出现血压下降，应定时观察血压变化。血厥虚证者，做好输血准备。若出现窒息情况，应立即进行人工呼吸，准备气管切开器械，按气管切开护理，防止感染。如出现心悸、喘促、水肿、尿闭、呼吸微弱、脉沉细微结代或四肢厥逆，大汗淋漓，不省人事，或服用大量参附汤后出现口唇四肢发麻、出汗流涎、心悸、心慌等中毒症状，均应立即报告医生进行抢救。

3. 饮食护理 饮食宜营养丰富、易消化的流质或半流质，禁食烟酒及辛辣、香燥之品。发作时暂禁食，待病情缓解后，针对不同的证型予以不同的饮食调养，如气厥实证可予佛手、柑橘皮、木蝴蝶泡茶饮；气厥虚证者宜食益气回阳之品，如扁豆、山药、薏苡仁、蛋类、牛肉等食物。血厥实证可予芹菜、番茄、绿茶、菊花等，食疗方可选山楂决明茶；血厥虚证者饮食宜给予补血食品，如瘦猪肉、牛肝、鸡蛋等食物；痰厥者多给予健脾化痰、理气和胃之品，如柑橘、枇杷、莲子、山药等，忌食高脂肥甘、油腻、黏滑等助热生痰的食品；暑厥者宜给予清凉素淡饮食，并多进食鲜水果或果汁；食厥者醒后应暂禁饮食，可用盐水催吐，以祛实邪。病情稳定后，逐渐由流食向普食过渡，宜清淡素食。

4. 情志护理 患者发病常与情志过激有关，应向患者及家属讲解七情对人体健康的影响，同时取得家属的配合。切忌在病床前谈论病情或影响情志的话题。气厥可因情绪的波动或受到刺激而反复发作，更应加强情志护理，避免忧思恼怒。食厥者应注意在餐前和餐后，避免一切不良情志刺激，以防止诱发。对癔症性晕厥，可采用暗示疗法，终止疾病的发作。如因突遭惊吓而发厥证者，应安慰患者，消除其紧张恐惧心理。因过度悲痛、郁怒而导致气厥者，应鼓励患者发泄情绪。厥证缓解后，关心体贴患者，给予精神上的安慰，勿恼怒，少劳累，保持心身舒畅。

5. 用药护理 严格按医嘱用药，密切观察药物不良反应。急性发作气厥虚证患者，可静脉滴注参麦注射液，或参附注射液，以回阳救逆。给予急救中药汤剂灌服时，应少量多次缓慢喂服，防止误入气管。气厥实证者可化服苏合香丸，不能口服者可进行鼻饲。清醒后，可用四味回阳饮，或用独参汤，以补元气。血厥之实证者可吞服羚羊角粉、牛黄清心丸；血厥之虚证者可服独参汤，以益气摄血，按时正确服用，可少量多次饮服。痰厥者频服竹沥水，可口服或鼻饲安宫牛黄丸、猴枣散。中药汤剂宜温服，可少量、多次口服或鼻饲，预防吐药可加少许姜汁。若因过量饮食后不久出现食厥，可先用盐汤探吐以祛时邪，再用汤剂少量多次口服或鼻饲，或大承气汤加味灌肠导滞。

6. 适宜技术　气厥之实证者可针刺水沟、十宣、太冲、内关等穴；气厥之虚证艾灸百会、关元、膻中等穴位。血厥之实证者针刺十宣，或曲池、委中放血，并针刺水沟、内关穴，昏迷者加刺涌泉穴。痰厥者可针刺水沟、中脘、足三里开窍顺气导滞，伴喉中痰鸣、喘促者，可针刺肺俞、大椎、风门、定喘等穴；虚寒者取背部穴加灸。因中暑而表现晕厥者，可针刺大椎、曲池、合谷、委中等穴或十宣穴放血降温，或取瓷匙或刮痧板蘸植物油沿脊柱两侧自上而下刮拭，以局部皮肤红紫为度，伴抽搐者可用针刺合谷、太冲穴，也可用刮痧法或挤拧法泄热救厥。

【健康教育】

1. 起居有常，劳逸结合，以免感受外邪，防止正虚邪袭，变生他证。根据自身情况适当锻炼，促进气血流畅，增强机体抵抗力。

2. 保持心情舒畅，避免情绪过激及各种诱因，注意晕厥前的先兆症状。饮食有节，养成良好的饮食习惯，忌生冷、油腻刺激之品，禁烟酒，忌暴饮暴食。

3. 积极治疗原发病，因气血亏虚而致晕厥者，应注意休息，遵医嘱按时准确服药，定期复查。

复习思考题

1. 厥证的应急处理措施。

2. 气厥的护理措施。

第三十五节　脱　证

脱证是指邪毒内陷或内伤脏气或亡津失血等原因所致的气血运行不畅，正气耗脱，以突然汗出、目合口开、二便自遗、脉微细欲绝、神志淡漠或烦躁不安、四肢厥冷为主要临床表现的急危病证。本证多见于各种病变的危重阶段，四季皆可发生。

“脱”之名首见于《内经》。如《素问·阴阳应象大论》曰：“厥气上行，满脉去形。”《灵枢·血络论》曰：“阴阳之气，其新相得而未和合，因而泻之，则阴阳俱脱，表里相离，故脱色而苍苍然。”《灵枢·决气》指出：“精脱者，耳聋；气脱者，目不明；津脱者，腠理开，汗大泄；液脱者，骨属屈伸不利，色夭，脑髓消，胫酸，耳数鸣；血脱者，色白，夭然不泽，其脉空虚，此其候也。”《难经·二十难》将脱证概述为阴脱、阳脱。《景岳全书·厥逆》中曰：“气并为血虚，血并为气虚，此阴阳之偏败也。今其气血并走于上，则阴虚及于下，而神气无根，是即阴阳之气相离之候，故致厥脱。”《金匮翼·卒中八法》曰：“猝然之候，但见目合口开，遗尿自汗者，无论有邪无邪，总属脱证。”近代以来，对脱证的病因病机及治疗均有了新的认识和突破，并在治疗剂型上有了改革，用于脱证的急救。

西医学中各种原因如失血、创伤、中毒，以及心源性、代谢性所引起的休克，可参照本节辨证施护。

一、病因病机

脱证的病因主要有外感六淫、内伤七情、伤津失血、汗吐下太过、剧痛、中毒或久病体虚等，致人体正气耗竭，脏腑功能失调，导致脱证。本病病位虽与五脏有关，但以心、肾为主。

1. 外感六淫　外感温、热、火邪或疫毒；或外感寒湿阴邪，化热入里，正气抗邪，邪正斗争愈剧则热毒愈炽。在这一斗争过程中，消耗大量的阳气与阴液，令正气大伤，尤其是火热暑邪，最易炽盛猖獗而耗散正气，亡竭津液而致脱证。

2. 脉络受损　气为血之帅，血为气之母，血赖气以生，气赖血以附。一旦因外伤或脏腑病变等导致脉络受损，血溢脉外，量多不止，亡失阴血，附随于有形之血的无形之气便由于失去了依附的母体而散脱，导致气随血脱之脱证。

3. 大汗大下　病邪势盛，或正气不固，或过用发汗吐下，致使津液亡失，气无所载而致脱证。

4. 内伤七情　大怒、大恐、惊吓、疼痛等强烈刺激亦可导致脱证。

5. 元气虚损　久病耗血伤气，或房事不节，肾精亏耗；或劳力过度，心神暗伤，则正气已虚，再遇邪实则正气更虚而致脱证。

二、诊断与鉴别诊断

（一）诊断依据

1. 起病急骤，多见于久病体虚，亡血脱液，暴吐暴泻，热毒内陷，严重烧伤者。神情淡漠或烦躁，面色苍白、灰白或紫赤，息微而促，语声低弱，大汗淋漓，尿少或无尿，舌淡白而干，脉沉细数，甚则猝然昏仆，目合口开，手撒肢冷，二便自遗，脉芤或伏。

2. 常见血压下降，其中收缩压低于 90mmHg，或原基础血压下降 30% 以上，或因脱液血细胞比容升高，或因失血，血红蛋白、中心静脉压等明显低于正常。

3. 颅脑 CT、MRI、脑电图、心电图、血液实验室等检查有助于诊断。

（二）病证鉴别

1. 脱证与中风　中风以猝然昏仆、不省人事为主症，急性发作可有四肢厥冷、汗出、遗尿、脉微细之脱象。但昏倒多在先，继之肢冷、汗出且伴有口舌㖞斜、半身不遂、失语等症状，而脱证者则无此症状。

2. 脱证与厥证　厥证以突然昏仆、不省人事，或伴有四肢厥冷为特征，多属实证，而脱证则有目合口开、汗出、手撒遗尿、脉细微欲绝等特点，以虚证为主。

三、辨证施护

【辨证要点】

1. 辨阴阳　脱证可分阴脱、阳脱。阴脱以面唇苍白、发热烦躁、心悸多汗、口渴喜饮、尿少色黄、肢厥不温、脉细数或沉微欲绝为特征；阳脱以面色㿠白、四肢厥逆、气促息微、冷汗如珠、神情淡漠、尿少或遗尿、下利清谷、脉沉微绝为特征。

2. 辨气血　若神志淡漠，倦怠乏力，声低息微，汗漏不止，四肢微冷，舌淡，苔白润，脉微弱者，为气虚欲脱；若神情恍惚，枯涩无神，面色苍白，心悸气短，动则汗出，头晕目暗，舌质淡白而干燥，脉沉微欲绝者，为血虚不固。

3. 辨轻重 脱证之轻重当视其脉象、气息变化、神志有无异常、尿之有无而定。一般而论，身之冰凉愈甚、时间愈久者重，反之较轻；气息愈急促，并见痰鸣者重，气息平和，无痰阻气乱者轻；神志昏迷愈久、愈深者重，无神志异常者轻；无尿者重，有尿者轻。

【证候分型】

脱证的证候分型见表2-35-1。

表2-35-1 脱证证候分型

证型	证候表现	证机要点	护治法则	代表方
气脱	眩晕昏仆，面色苍白，呼吸微弱，汗出肢冷，舌淡，脉沉细微	气脱阳微，清阳不升，神明失养	益气固脱	四味回阳饮
血脱	呕血、咯血、便血或外伤出血量多，突然昏厥，面色苍白，口唇失华，四肢厥冷，眼窝深陷，自汗肤冷，呼吸微弱，舌质淡，脉芤或细数微软	血出过多，气随血脱，神明失养	补气养血	人参荣汤
阴脱	面色苍白或潮红，发热，烦躁，心悸，多汗，其汗热如油，口渴喜饮，尿少色黄，肢厥不温，舌干红少苔，脉虚细而疾，或沉微欲绝	阴液欲绝，阴亏内热，心神受扰	救阴固脱	参麦饮
阳脱	面色㿠白，口唇晦黯，四肢厥逆，畏寒蜷卧，气促息微，冷汗如珠，神情淡漠，精神萎靡，尿少或遗尿，下利清谷，舌淡苔白润，脉沉微绝	元阳衰微，气不摄津，心神耗散	回阳固脱	参附汤

【护理措施】

1. 起居护理 病室宜安静舒适，避免强光、噪音等不良刺激。重症患者应安置于抢救室或监护室内，备各种急救物品和药品。病床设置床栏，由专人护理。患者取仰卧中凹位，头偏向一侧，左肩下垫一小枕，可与平卧位交替进行，以减少舌根后坠和气道阻塞的可能。保持呼吸道通畅，随时吸出气道中的分泌物。注意保暖，肢冷严重者，可放置热水袋取暖，但温度不宜过高，防止烫伤。保持口腔清洁、湿润，做好口腔护理。张口呼吸者，可在口腔上敷盖湿纱布。昏迷伴眼睑闭合不全者，应做好眼睛护理，可用凡士林或0.9%等渗盐水纱布敷盖双眼。烦躁不安者，病床设置床栏，或用约束带妥善约束，由专人护理，防止意外发生。尿失禁者予留置导尿并定时冲洗膀胱，保持外阴清洁。大便失禁者，保持肛周皮肤清洁、干燥，预防压疮的发生。

2. 病情观察 密切观察体温、脉搏、呼吸、血压的变化，以及面色、肤温、汗出、舌象等情况。观察静脉输液情况，以保证各种药物的输入。给予氧气吸入，正确记录24小时出入量等。若24小时尿量达1000～1800mL，则为病情好转的表现。若患者每24小时尿量少于500mL，或出现尿闭者（每昼夜尿量少于100mL）应按急性肾功能不全进行救治。若生命体征异常，出现心悸、水肿、喘促、尿闭、呼吸微弱、脉沉细微或结代；或出现四肢厥冷、大汗淋漓、不省人事等危象时，应立即报告医生，配合抢救。

3. 饮食护理 高热昏迷者予以禁食。一般患者宜给予营养丰富、易消化的流质或半流质饮食。必要时应予以喂食，并防止呛咳，避免窒息的发生。阴阳俱脱，口渴欲饮者，可频服淡盐水、参汤或果汁等饮料。病情稳定后，可给予补气养阴之食品，如扁豆、蚕豆、莲子、大枣、牛羊肉等。饮食宜清淡，亡阴者忌甜食及肥甘、油腻之品。

4. 情志护理 患者元气已弱，如遇悲恐等情志波动，使阳气消乏、清阳不升而致病情加剧，故应安定患者的情绪，尤其要避免情志过激，注意静养。做好患者家属的劝慰工作。家属勿在病床前议论病情，以免影响患者情绪。危重患者避免探视。

5. 用药护理　迅速建立有效的静脉输液通道。选择粗大而易固定的静脉，必要时开放两路或以上静脉输液通道，以利于急救给药补液。在使用血管活性药物时，要密切观察血压的动态变化，注意有无药液外渗，以免造成局部组织的坏死。服用四逆汤、参附汤后，患者宜卧床休息，四肢保温，并忌食寒凉生冷之品。参附注射液为回阳救逆之针剂，静脉注射过程中应严密监测血压及心率（律）的动态变化。中药汤剂中的四逆汤、参附汤皆有附子，故应注意附子的毒性作用。若出现乌头碱中毒的表现（如心律失常，甚至心室颤动、停搏等；口唇发麻、四肢麻木、眩晕、出汗流涎、视力模糊及言语不清等）时，应立即停药，及时报告医生配合处理，可给予口服绿豆汤解毒，或遵医嘱给予阿托品或异丙肾上腺素等，必要时洗胃。

6. 适宜技术　发作时可针刺素髎、百会、神阙、关元、内关等穴位。神志昏迷者加中冲、涌泉；阳脱者可针刺或指掐水沟、十宣、涌泉等穴位，亦可选用艾灸法，选百会、膻中、神阙、关元、气海，灸至脉复汗出为止；四肢不温汗出者，可予四肢放置热水袋等保暖，艾灸关元、三阴交等穴，或给予参附汤口服。高热者，给予十宣放血或针刺退热如合谷、大椎、曲池等。尿潴留者，可予针灸、热敷或点按关元、中极等穴位。药物过敏引起的脱证，可针刺水沟、涌泉等穴配合抢救。

【健康教育】

1. 久病初愈，应注意生活起居有常，随气候变化增减衣被，注意保暖，避风寒，防止正虚邪袭，变生他证。根据自身情况适当锻炼，如太极拳、五禽戏、八段锦等，避免过劳。

2. 调摄情志，疏通气机，避免情志过激，化生肝火，动血伤阴。

3. 养成良好的饮食习惯，宜食补气益血、营养丰富之品，忌食肥甘厚味及辛辣刺激之品，以防脾土受损。饮食有节，忌暴饮暴食。

4. 积极治疗原发病，可选择健脾益气、收敛止血、调补阴阳、清热解毒等方法调整体质，增强正气。按时服药，门诊随访。

复习思考题

1. 脱证的急救处理措施。

2. 阳脱的临床表现。

第三十六节　疫　病

疫病是指感受疫疠之邪而引起的具有传染性并能造成流行的一类疾病。这类疾病在性质上有寒、热、湿、燥的不同，包括范围较为广泛。本节主要介绍温热疫和湿毒疫。

温热疫

温热疫是由温热疠气引起的急性外感热病，以初起即见但热不恶寒、头身痛、口干咽燥、烦躁便干等里热外发症状为临床特点的一种病证。疠气致病暴戾，病情险恶，复杂多变，病发沿门阖户，具有强烈的传染性。本病四季皆可见，以春季为多。

《素问·本病论》云："温疠暖作，赤气彰而化火疫。"《内经》不仅提出了"疫"的病名，而且把具有强烈传染性和致病性的疫病皆归属于温热属性的"火疫"。明清时期，中医学防治瘟疫进入理论成熟时期。明代吴又可编写中医学第一部瘟疫专著《温疫论》，认为"温疫之为病，非风、非寒、非暑、非湿，乃天地间别有一种异气所感”。清代杨栗山著《伤寒瘟疫条辨》指出瘟病之由来是因杂气由口鼻入三焦，怫郁内炽，他阐明瘟疫皆言热，火热是病机基础，常用升降散治疗“温热疫”。对于此类温疫的治疗，杨栗山倡导逐秽解毒为第一，并分治于上中下三焦，“上焦如雾，升而逐之，兼以解毒；中焦如沤，疏而逐之，兼以解毒；下焦如渎，决而逐之，兼以解毒”。

西医学中的甲型 H1N1 流感、流行性脑脊髓膜炎、人感染高致病性禽流感、新型冠状病毒肺炎等表现为本病特征者，可参照本节辨证施护。

知识拓展

温病与温疫、瘟疫

温病是所有具有温热性质外感疾病的总称，既包括具有强烈传染性和流行性的一类温病，也包括传染性、流行性较小及少数不具传染性的温病。温疫则是指温病中具有强烈传染性和流行性的一类，所以温疫属于温病范围。为了体现其传染和流行的特点，区别于一般温病，所以称为温疫。王孟英在《温热经纬·湿热病篇》中引喻嘉言的话说“湿温一证，即藏疫疠在内，一人受之则为湿温，一方受之则为疫疠”，认为湿温在散发的情况下称为湿温，若引起大范围传染流行时，则可称之为温疫。由此可见，温病与温疫概念的区别就在于其传染性和流行性的强弱方面。

另外，在古代文献中还有“瘟疫”名称的记载，它与温疫的含义不同。其所说的“瘟”实与“疫”相同，亦是指疾病的强烈传染和流行，而不是指疾病的温热性质。所以瘟疫为一切疫病的总称，既包括温疫，也包括寒疫、湿疫、燥疫等。

一、病因病机

温热疫的病因为温热疠气。多发于兵荒和大灾之年，由“疵疠旱潦之杂气”产生。温热疫的发生虽不拘年龄，但正气不足者，病邪更易深入。

1. 外感温热疠气 温热疠气从口鼻而入，怫郁于里，流布三焦，散漫不收，受病于血分，或由饮食、情志等因素触发，或里热郁蒸自发，其发皆为火毒之候。初起里热炽盛，热浮越于表，大部分患者可在此阶段掩藏数日而突然加重，温热疠气充斥表里三焦，各随其气导致多种变化，可出现多脏腑同病。如温病疫毒可充斥心经，躁扰心神，或邪结胃肠或与瘀热搏结，或血蓄下焦，甚则出现热邪极盛，阳气内郁，而出现阳厥证。重症患者存在“温邪上受，首先犯肺，逆传心包”的情况，可出现危重症。温热疫后期，邪热伤及气阴，可出现气阴两虚。疠气还可乘侵宿损之处，导致头风痛、腰腿痛、痰火喘嗽、崩带淋漓等旧病复发。

2. 正气不足 若患者劳倦过度，起居失调，或素有肾虚，或房劳太过，正气不足，疫邪可速陷下焦，导致气道不施，出现便闭腹胀或至夜发热等表现。

总之，温热疫邪从口鼻而入，怫郁于里，初起即见里热炽盛之证，邪热充斥三焦，可见多脏腑同病，亦可内扰心神，迫血动血，后期温热疫邪伤及气阴，出现气阴两虚。

二、诊断与鉴别诊断

（一）诊断依据

1. 四时皆有，多发于春季。

2. 起病以里热外发为主要表现，突然加重出现温热疠气充斥表里三焦，并出现复杂多变的病理传变。后期邪热伤及气阴，可出现气阴两虚。

3. 有本病接触史。

4. 血液学相关检查、痰培养、胸部影像学检查等有助于诊断和治疗。

（二）病证鉴别

1. 温热疫与感冒 温热疫初起由于疫邪扰乱在表，出现恶寒发热、头项强痛、肢体酸痛等症状，须注意与感冒相区别。疫邪致病除上述卫表症状外，常伴有口渴唇焦、腹胀便结等气分症状。

2. 温热疫与风温肺热 风温肺热是由于感受风热之邪，侵袭肺脏所致，虽有发热、恶寒，但以咳嗽较重、痰多为主症，无传染性；而温热疫可有咳嗽咯痰，发病迅速，初起即高热，头痛及全身酸痛，体倦乏力，咳嗽，喘憋，以传染性强、传变较快为辨证要点。

3. 温热疫与春温 二者均多发于春夏之际，病初即见发热、口渴等里热证候。但春温是温热病邪内伏而发的急性热病，属于温热类温病的范畴，传染性不强。温热疫是温热疠气所致，病发急暴，病情凶险，具有强烈的传染性和流行性。

三、辨证施护

【辨证要点】

1. 辨有无表邪 温热疫因感受温热疠气之邪，邪由口鼻直行中道，伏郁于里，充斥内迫三焦。故临床辨证首先应辨别有无表邪，温热疫的表证由怫郁于内的疫毒之邪，浮越于表而发，诚如杨栗山"虽有表证，实无表邪"之论，故初起可见凛凛恶寒，很快出现但热不恶寒而口渴烦躁等症。

2. 辨兼夹病邪及主要病位 要注意辨别主要病位及兼夹病邪。若出现壮热、腹痛、便秘，多为邪热与糟粕结于阳明胃肠；若谵妄发狂，多为疫毒之邪充斥心经，逆乱心神；若出现斑疹、出血，多为邪入血分，迫血动血；若出现发黄，多为瘀热搏结。

【证候分型】

温热疫的证候分型见表 2-36-1。

表 2-36-1 温热疫证候分型

证型	证候表现	证机要点	护治法则	代表方
卫气同病	发热恶寒，无汗或有汗，头痛项强，肢体酸痛，口渴唇焦，恶心呕吐，腹胀便结，或见精神不振，嗜睡，或烦躁不安，舌边尖红，苔微黄或黄燥，脉浮数或洪数	疫邪在表与卫气相争，腠理开闭失常，攻窜头身，气机郁阻，内结肠腑	透表清里	增损双解散
邪炽阳明	壮热口渴，大汗出，舌苔黄燥，脉洪大而数；或身热烦渴，午后热甚，鼻如烟煤，腹满硬痛，通舌变黑起刺，脉数而实	疫毒搏炽阳明气分，瘀结成实，腑气不通	清热生津，或急下存阴	白虎汤
正气欲脱	吐泻不止，目眶凹陷，指纹皱瘪，面色苍白，呼吸短促，声嘶，疲软无力，心烦，口渴引饮，尿少或尿闭，舌质干红，脉细数；或恶寒蜷卧，精神萎靡，呼吸微弱，语声低怯，汗出身凉，四肢厥冷，舌质淡白，脉沉细，甚则细微欲绝	阴液大伤，气随液脱，或亡阳之证，元气大伤，阴阳分离	亡阴须益气养阴，生津救逆；亡阳则益气固脱，回阳救逆	亡阴者，宜用生脉散、大定风珠；亡阳者，宜用参附汤

续表

证型	证候表现	证机要点	护治法则	代表方
余邪留恋，痰瘀滞络	身热，口不渴，默默不语，神识不清，或胁下刺痛，或肢体时疼，脉数	素有内伤，复感疫邪，或疫病日久不解，气钝血滞而疫邪不得外泄，深入厥阴，脉络凝滞	化痰祛瘀，透邪通络	吴氏三甲散

【护理措施】

1. 起居护理 按传染性疾病管理要求安置病房，执行隔离防护措施，病室温湿度适宜。发热、乏力气短者，卧床休息，取舒适体位，防寒保暖，缓解后可适当下床活动。加强皮肤护理，汗出及时擦干，更换汗湿的衣被，忌当风受凉，复感外邪；呼吸困难、喘憋甚至呼吸窘迫者取端坐位，按医嘱予以呼吸机辅助呼吸，按需吸痰，保持呼吸道畅通。注意患者口腔护理，有创机械通气患者防止误吸。卫气同病与邪炽阳明者，室内宜通风凉爽，汗后注意避免当风；正气欲脱者，室内温度稍偏高，并注意保暖；余邪留恋，痰瘀滞络者，宜适度锻炼身体，增强正气，避免过度疲劳。

2. 病情观察 密切观察体温、呼吸、神志、瞳孔、心率、血压、汗出等情况。观察发热的时间及程度，每 4 小时测量 1 次体温，必要时随时测量，并做好记录。观察咳嗽及痰液的色、质、量。如出现神昏、谵语、烦躁、体温骤降、呼吸短促或微弱、大汗淋漓、四肢厥冷、脉微欲绝，为阴竭阳脱之危候，应立即报告医师，并配合抢救。

3. 饮食护理 饮食宜清淡富营养、易消化，忌辛辣、香燥、油腻、炙煿、海腥发物。卫气同病者，宜表里双解，高热时宜进热汤，多饮温开水以助汗出，便秘患者以清热润肠、通便饮食为佳，可食用白萝卜、蜂蜜汁；邪炽阳明者，可给半流质或全流质饮食，口渴者给生津止渴的绿豆汤、梨汁、芦根水等；正气欲脱者出现神志障碍或吞咽困难时，根据病情遵医嘱予禁食或鼻饲喂服，以补充足够的水分及富有营养的流质品，如果汁、米汤、肉汤、菜汤、匀浆膳等；余邪留恋，痰瘀滞络者，宜进食健脾化痰祛瘀的食品，如山楂、荸荠、黄瓜、茯苓、陈皮等，忌肥甘厚味等生湿助火之品。

4. 情志护理 由于瘟疫病势凶险，病程缠绵，而患者处于隔离状态。往往引起恐惧、焦虑、烦躁、悲观等不良情绪，应密切观察患者的心理状态，加强与患者沟通，进行针对性疏导，消除不良情绪，树立战胜疫病的信心。

5. 用药护理 注意观察用药后的病情变化。卫气同病者重点观察服药后发汗与发热的变化，药物降温后半小时复测体温；邪炽阳明者热结肠腑出现大便秘结，有消亡阴液之势，宜急下存阴，故应注意药后大便的情况，亦可通过灌肠涤除肠道积滞，达到通肠降温的目的；正气欲脱者病情极其危重，临床当遵医嘱配合选用生脉注射液或参附注射液等静脉缓慢注射或静脉滴注，以固脱为急务；余邪留恋，痰瘀滞络者须注意药后正虚与余邪的轻重。

6. 适宜技术 高热不退者，可选耳尖、少商放血，或用刮痧法，从第七颈椎起，沿着督脉由上而下刮至第五腰椎，然后从第一胸椎旁开肋间向外侧斜刮；腹胀痞满、便秘者，可腹部按摩，顺时针手法为泻，逆时针手法为补；恶心呕吐时，可给予按揉内关穴、合谷穴等。

【健康教育】

1. 疫病流行期间，尽量避免到人群密集、通风不良的公共场所。做好个人防护，外出后及时洗手。

2. 控制传染源，由于瘟热疫具有传染性，应做到早发现、早隔离、早报告、早治疗。与患者有过密切接触者，按照卫生防疫部门的要求进行隔离观察。

3. 适量运动，如散步、太极拳、八段锦等，提高正气，增强抗病能力。

4. 发病期间，保证充足的休息，劳逸结合。饮食宜清淡、易消化、富营养。忌辛辣炙博之品，戒烟酒。保持心情舒畅、情绪稳定。慎避外邪，防寒保暖，防止疾病复发。

湿毒疫

湿毒疫是因湿毒疠气侵犯人体，以湿毒为典型特点的疫病。临床表现以低热或身热不扬、乏力、痞满、纳呆、呕恶、便溏或黏滞不爽、脉滑、舌苔偏腻等为主，符合湿邪致病的特点。病性以“湿”为主，可夹杂热、毒、寒等地域特征变化。起病缓慢而隐匿，部分病例传变迅速，发病凶险，死亡率高，具有强烈的传染性、流行性。四季皆发病，尤以冬季为多见。本病初期，寒湿郁阻，进而伤阳，兼见初期即有化热者；进展期疫毒闭肺，内热丛生，若热势鸱张，气阴大伤，可见闭脱诸证；恢复期疫病初愈，肺脾皆有亏损。

吴鞠通在《温病条辨》中曰：“温疫者，厉气流行，多兼秽浊，家家如是，若役使然也。”秽浊则为湿毒所化，因其夹湿，故疫病多缠绵难愈。温病学派当中，湿邪致病有着重要的研究意义。《医理・湿气论》中阐述：“湿之为病最多，人所不觉，从来但知避寒避风，不知避湿者，以其最缓最隐而难察也。”《温病条辨・中焦篇寒湿》曰：“湿邪者藏垢纳污，无所不受，其间错综变化，不可枚举……盖土为杂气，兼证甚多，最难分析。”吴鞠通指出治湿重在行气，肺主人体一身之气，“气化则湿化”。

西医学中的新型冠状病毒肺炎等表现为本病特征者，可参照本节内容进行辨证施护。

知识拓展

我国近20年三次重大疫病中医证候比较

近20年来，我国经历较大的疫病主要有2003年的传染性非典型性肺炎（简称非典）、2009年的甲型H1N1流感（简称甲流），以及2019年的新型冠状病毒肺炎（简称新冠肺炎）。有学者结合临床症状及各地方案，认为非典以温热夹湿为主，甲流以热毒为主，新冠肺炎病因为湿毒疫气，其病当为“湿毒疫”。并总结此三次重大疫病中医证候特点，详见下表。

疫病	初起 / 早期	进展期 / 中期	重症期	危重期	恢复期	基本病机
传染性非典型性肺炎	疫毒犯肺	疫毒壅肺	肺闭憋喘	内闭外脱	气阴亏虚，痰瘀阻络	邪毒壅肺，湿痰瘀阻，肺气郁闭，气阴亏虚
甲型H1N1流感	风热犯卫	热毒袭肺	热毒壅肺	气营两燔，毒热内陷，内闭外脱	气阴两虚，正气未复	毒袭肺卫，毒犯肺胃，毒壅气营
新型冠状病毒肺炎	湿邪郁肺，寒湿郁肺，温邪犯肺	湿热蕴肺，热邪壅肺	湿毒闭肺，疫毒闭肺	内闭外脱，阴竭阳脱	脾肺气虚，气阴两虚	湿毒蕴肺

近代流行疫病多湿，新冠肺炎疫情尤为明显。因此，在防治过程中应充分发挥中医药作用，注意在化湿解毒、辟秽化浊的基础上因证施治。

一、病因病机

湿毒疫病位在肺与脾，涉及肾、心多脏。肺失宣降，脾失健运，气血津液不能布散。湿毒壅肺为核心病机。证素要点包括“湿、毒、寒、热、闭、虚”。病因为湿热毒性疠气所致，湿性缠绵易兼他邪，结合当地特点，可寒化、热化，也可燥化。

1. 外感湿毒疠气 湿毒疠气自口鼻而入，外邪袭表，据其卫气强弱，则患病或有或无，感邪或强或弱，而人口鼻为孔窍之所，易受戾气侵袭而染病，此为疫病“无论老少强弱，触之者即病”的原因。湿属阴邪，湿邪为患，起病隐匿，易与其他邪气杂合而为毒，可寒化、热化，也可燥化。夹风则浸淫肌肤，夹寒则阻滞经络，夹热则郁肺闭肺，湿毒化热则耗气伤血；湿邪致病，病程长，缠绵难愈，胶固难解，上蒙清窍，中阻枢机，下注旁流，常阻遏气机，湿蕴化毒而伤络。病情发展到后期，病势可急转直下，传变迅速，复杂多变，病在气分或气营两燔阶段胶结，成为重症。

2. 正气不足 正气亏虚贯穿于本病发生发展的全过程。《温疫论·上卷》言：“凡人口鼻之气，通乎天气，本气充满，邪不易入，本气适逢亏欠，呼吸之间，外邪因而乘之。”同时邪实日久，或以峻药攻伐，亦会导致正虚。正虚邪实，互为因果，导致病情进一步加重。

二、诊断与鉴别诊断

（一）诊断依据

1. 具有强烈的传染性和流行性，应根据流行特点作为重要诊断依据。

2. 有本病接触史，曾旅居疫区，并发病前 14 天内与湿毒疫病者有接触史。

3. 湿性病证是其核心病变，而且贯穿始终。湿为重浊之邪，其性黏腻、停滞、弥漫，容易与其他邪气相合，如寒湿、湿热、风湿、暑热等。湿邪作为有形之邪气不容易被祛除，病情表现为缠绵难愈，湿困日久有从阳化热、从阴化寒两种转归。其从热化者，可化燥化火伤阴，深入营血，甚者出现内闭外脱而危及生命；其从寒化者，甚则耗伤肾阳，水湿内停，则出现湿胜阳微之重症。

4. 血液实验室检查、胸部影像学检查、痰液培养、血流动力学检查等有助于诊断。

（二）病证鉴别

1. 湿毒疫与湿温 湿温是由湿热病邪所引起的以脾胃病变为中心的急性外感热病，好发于暑夏季节，传染性不强。湿毒疫是以湿毒为典型特点的疫病，好发于冬季，具有强烈的传染性与流行性。

2. 湿毒疫与感冒 湿毒疫初起由于邪气先犯机体上焦心肺，故出现发热、微恶风寒、咳嗽、咳痰、胸闷等症状，须注意与感冒相区别。感冒是由外感六淫夹杂时气引起，临床以“伤风”症状和发热、恶风寒、咽痛、咳嗽为主症，病位一般局限在卫分、气分和肺窍，很少传变于营血和五脏；而湿毒疫发病之初，虽以卫分证或气分证轻症为主，但随着疫毒与湿互结，病情传变迅速，且因湿困往往难以治疗，邪入营血或成瘀，逆传心包，而成为重症。

三、辨证施护

【辨证要点】

1. 辨感邪之轻重　外邪袭表后，据其卫气强弱，感邪有轻有重。轻者以发病初期不发热或低热，乏力、咳嗽、周身酸楚等邪犯上焦心肺症状程度较轻；重者湿毒壅肺、邪入营血或成瘀，逆传心包，可出现神昏，呼吸困难，部分患者迅速出现毒热内陷和内闭外脱证候。

2. 辨湿从寒化热化　湿困日久有从阳化热、从阴化寒两种转归。其从热化者，可化燥化火伤阴，深入营血，出现大热烦渴，喘憋气促，谵语神昏，视物错瞀，或发斑疹，或吐血、衄血，或四肢抽搐，舌绛，少苔或无苔，甚者出现内闭外脱而危及生命；其从寒化者，可出现脘痞，或呕恶，便溏，舌质淡或淡红，苔白或白腻，甚则耗伤肾阳，水湿内停，则出现湿胜阳微之重症。

【证候分型】

湿毒疫的证候分型见表 2-36-2。

表 2-36-2　湿毒疫证候分型

证型		证候表现	证机要点	护治法则	代表方
轻型	寒湿郁肺	发热，乏力，周身酸痛，咳嗽，咳痰，胸紧憋气，纳呆，恶心呕吐，大便黏腻不爽，舌质淡胖有齿痕或淡红，苔白厚腐腻或白腻，脉濡或滑	湿毒与风寒相得，病邪从膜原分布三焦，肺不得宣肃，脾不得运化	清肺解毒，化湿透邪	寒湿疫方
	湿热蕴肺	低热或不发热，微恶寒，乏力，头身困重，肌肉酸痛，干咳痰少，咽痛，口干不欲多饮，或伴有胸闷脘痞，无汗或汗出不畅，或见呕恶纳呆，便溏或大便黏滞不爽，舌淡红，苔白厚腻或薄黄，脉滑数或濡	湿毒入里，气滞湿停，郁而化热，湿热毒胶结不解	清热解毒，宣肺化湿	甘露消毒丹
普通型	湿毒郁肺	发热，咳嗽痰少，或有黄痰，憋闷气促，腹胀，便秘不畅，舌质黯红，舌体胖，苔黄腻或黄燥，脉弦滑或滑数	湿毒化热郁肺，湿重于热	化湿解毒，辟秽化浊	宣肺败毒方
	寒湿阻肺	低热，身热不扬，或不发热，干咳，少痰，倦怠乏力，胸闷，脘痞，或呕恶，便溏，舌质淡或淡红，苔白或白腻，脉濡	寒湿阻肺，以湿邪为主	祛寒利湿，健脾和胃，通利三焦	清肺排毒汤
重型	疫毒闭肺	发热面红，咳嗽，痰黄黏少，或痰中带血，喘憋气促，疲乏倦怠，口干苦黏，恶心纳呆，大便不畅，小便短赤，舌红，苔黄腻，脉滑数	疫毒不能透达，阻碍三焦水火之通路，疫毒内陷，秽浊闭阻肺络	宣肺化湿，活血解毒，益气扶正	化湿败毒方
	气营两燔	大热烦渴，喘憋气促，谵语神昏，视物错瞀，或发斑疹，或吐血、衄血，或四肢抽搐，舌绛，少苔或无苔，脉沉细数，或浮大而数	湿毒邪气从阳明热化，阳明气分热盛，影响血分，迫血妄行，气营两燔	清热泄肺利湿兼以凉营透气	清营汤
危重型	内闭外脱	呼吸困难，动辄气喘或需要机械通气，伴神昏，烦躁，汗出肢冷，舌紫黯，苔厚腻或燥，脉浮大无根	毒热内陷，耗气夹瘀，内闭外脱	清心开窍，益气固脱，凉血养阴	人参、附子送服苏合香丸或安宫牛黄丸
恢复期	肺脾气虚	气短，倦怠乏力，纳差呕恶，痞满，大便无力，便溏不爽，舌淡胖，苔白腻，脉弱	正气损伤，邪气留恋，肺脾气虚	补肺益脾，扶正祛邪	清暑益气汤
	气阴两虚	乏力，气短，口干，口渴，心悸，汗多，纳差，低热或不热，干咳少痰，舌干少津，脉细或虚无力	正气损伤，邪气留恋，余热未清	益气滋阴，扶正祛邪	生脉饮合补中益气汤

【护理措施】

1. 起居护理 按传染性疾病管理要求安置病房，执行隔离防护措施，病室温湿度适宜。保持病室整洁、空气流通，避免刺激性气味。根据患者喘憋气促的程度及伴随症状，取适宜体位，如高枕卧位、半卧位或端坐位，必要时安置床上桌，以利患者休息，鼓励患者缓慢深呼吸，以减缓呼吸困难。指导患者进行缩唇腹式呼吸功能锻炼。指导有效咳嗽及咳痰方法，翻身拍背。嘱患者卧床休息，注意保暖，勿汗出当风，及时更衣。保持口腔清洁，做好口腔护理，可用金银花液含漱，或中药口腔护理。口腔护理时操作人员加戴面屏。勤巡视，将常用物品放置于患者随手可及的地方，注意患者安全，防止跌倒、坠床的发生，必要时加床档。

2. 病情观察 密切监测患者生命体征、喘息气短的程度、持续时间、指氧饱和度，评估缺氧的程度。观察咳嗽的性质、程度、持续时间及痰液的量、颜色、性状等。观察心率、血压、呼吸、指氧饱和度、汗出、乏力情况。如呼吸困难，动辄气喘，伴神昏，烦躁，汗出肢冷，舌紫暗，苔厚腻或燥，为内闭外脱之危候，应立即报告医师，并配合抢救。

3. 饮食护理 饮食宜清淡富营养，忌辛辣、香燥、油腻、炙煿、海腥发物。烹饪以蒸、煮为宜，宜软烂，以利于消化吸收。纳呆伴呕恶者，以健脾除湿、开胃易消化食物为宜，应少量多餐，可食用白扁豆粥、小米粥、山药薏米粥、荷叶粥、淮山药芡实薏米汤等；呕恶严重者可在食物中加少许姜汁、柠檬汁；高热者，以清热滋阴之品为宜，以流食或半流食为主，如米汤、粥、面片汤等；发热伴口干喜饮者，宜多饮温开水、新鲜果汁，如鲜芦根水、枇杷汁、梨汁、冬瓜汤等；发热伴口干不欲饮者，饮食以素半流质为宜，如白粥、薏米粥、芡实粥、茯苓粥、赤小豆粥等。疫毒闭肺证者每次进食量不宜过多，可食用杏仁粥、萝卜生姜冰糖饮、冬瓜生姜冰糖饮；内闭外脱证者可予鼻饲饮食，必要时应用肠外营养治疗；肺脾气虚证者以健脾补肺益气的食物如陈皮、山药、黄芪、薏苡仁等熬药膳粥或煮水服；气阴两虚证者以益气养阴食物为宜，如蜂蜜炖梨、沙参麦冬汤、莲子百合粥、皮蛋瘦肉粥、西洋参田七炖瘦肉汤等。

4. 情志护理 评估患者心理状态和情绪问题，指导患者了解疫病的发生、发展过程，帮助其树立战胜疫病的信心，积极配合治疗。

5. 用药护理 注意观察用药后的病情变化。中药汤剂寒湿型宜热服，湿热型宜温服。服用辟秽化浊、宣肺透邪中药宜趁热服，药后加被安卧或啜热稀粥，以助汗出，以遍身微汗为佳，不宜过汗，如大汗不止，应及时报告医师。纳差、腹胀、便秘者应用宣肺通腑类中药时注意观察大便情况。

6. 适宜技术 发热者可采用十宣、耳尖放血疗法；穴位按摩选取列缺、合谷、大椎、风池等穴位；小儿患者，可使用推天河水的退热疗法；刮痧疗法可选择大椎、风池、肺俞、脾俞等穴位。咳嗽者耳穴贴压取肺、气管、神门、皮质下、下屏尖等穴；穴位贴敷可选择肺俞、定喘、膏肓、膻中、丰隆等穴位；穴位按摩：干咳者可选择鱼际、尺泽、孔最等穴位；拔罐法：恢复期可采用拔罐法，以背俞穴为主，如肺俞、膏肓、脾俞、肾俞、大椎等穴位。纳呆腹胀者可摩腹，或按摩合谷、曲池、梁丘、天枢、足三里等穴位；耳穴贴压可选择脾、胃、三焦、胰、胆等穴位。

【健康教育】

1. 出院后建议继续进行必要的隔离管理和健康状况监测，并佩戴口罩。疫病流行期间，尽量避免到人群密集、通风不良的公共场所。保持室内空气流通，做好个人防护，外出后及时洗手。

2. 控制传染源，由于湿毒疫具有传染性，应做到早发现、早隔离、早报告、早治疗。与患者有过密切接触者，按照卫生防疫部门的要求进行隔离观察。

3. 适量运动，如散步、太极拳、八段锦等，提高正气，增强抗病能力。随着体力的恢复逐渐增加运动量，避免劳复。

4. 发病期间保证充足的休息，劳逸结合。饮食宜清淡、易消化、富营养。忌辛辣炙博之品，戒烟酒。保持心情舒畅、情绪稳定。慎避外邪，防寒保暖，防止疾病复发。

复习思考题

1. 温热疫的发病特点及临床证候类型。
2. 不同证型温热疫的饮食护理措施。
3. 湿毒疫的发病特点及临床证候类型。
4. 疫毒闭肺和肺脾气虚湿毒疫的辨证施护措施。

附：病案 4 例

病案一：杨某，女，58 岁，公务员，已婚。2015 年 8 月 5 日上午 10 时入院。

主诉：左侧肢体乏力伴头晕 2 天。

病史：患者近 2 个月因工作繁忙，昨日晨起时自觉头晕，左侧肢体乏力，行走不稳，言语不利，口角㖞斜，家人急将其送至医院急诊，当时测血压 150/95mmHg，脑 CT 未见明显异常，给予“灯盏细辛针”等活血化瘀治疗。今日查脑 MRI 示右侧基底节区急性脑梗死，为求进一步诊治遂住院治疗。入院时症见：神清，面色晦黯，言语不清，口角㖞斜，伸舌左偏，左侧肢体瘫痪，纳呆，二便尚调。既往有高血压病 10 余年。否认糖尿病、肺结核等其他疾病史。平素嗜食肥腻食物。

查体：T 36.7℃，P 82 次 / 分，R 18 次 / 分，BP 145/85mmHg。神清，精神疲倦，形体肥胖，巩膜无黄染，双瞳孔等大等圆，直径约 3.5mm，左侧鼻唇沟变浅，伸舌偏左，颈软，心肺无殊，腹平软，无压痛、反跳痛，肝脾肋下未及，左侧肢体张力低，上下肢肌力Ⅱ级，左肱二、三头肌反射阳性，膝腱反射阳性，左侧巴氏征阳性，右侧肢体肌力无殊。舌质淡黯，舌下脉络迂曲，苔白腻，脉滑。

实验室检查：血常规中白细胞计数 6.8×10^9/L，中性粒细胞比例 55%，红细胞计数 3.6×10^{12}/L，血小板计数 132×10^9/L。生化检查：血糖 5.10mmol/L，甘油三酯 3.70mmol/L，胆固醇 6.7mmol/L。

脑 MRI：右侧基底节区急性脑梗死。

心电图：窦性心律，正常心电图。

［辨证施护］

1. 辨证要点　患者以神清、言语不清、口舌㖞斜、左侧肢体瘫痪为主症，结合脑 CT，诊断为中风。中风病的诊断以神清或突然昏仆、口舌㖞斜、言语謇涩或不语、半身不遂或偏身麻木为主症，神清为中经络，神识不清为中脏腑。本案例患者神清，故诊断为中风病中经络。其发病原因为气血虚衰，阴虚阳亢，复因工作繁忙、烦劳过度等诱因而发病；病位在头，涉及的病变脏腑以肝脾为主，病性属虚实夹杂，病机为痰浊瘀血，痹阻脉络。故本患者应辨为风痰瘀血，痹阻脉络证。

2. 证候分析　患者平素饮食不节，嗜食肥腻之品，致使脾胃受伤，脾失运化水湿，痰浊内生，久则生瘀。患者年近六十，加之近日烦劳过度，易使阳气升张，引动风阳，内风旋动，兼夹内生之痰浊瘀血上壅清窍，导致脑脉痹阻，发为中风。神清为中经络；痰瘀痹阻经络，症见口舌㖞斜，言语不利，肢体瘫痪。患者面色晦暗、形体肥胖、纳呆、舌质淡暗、舌下脉络迂曲、苔白腻、脉滑，均为脾气虚弱所致的痰浊瘀血内阻之征。

3. 病证鉴别 根据患者的神清、言语不清、口舌㖞斜、左侧肢体不利主症及伴随的面色晦暗、形体肥胖、纳呆、舌质淡暗、舌下脉络迂曲、苔白腻、脉滑等，初步诊断为中风（风痰瘀血，痹阻脉络）。本病应与口僻、痿证等相鉴别。口僻俗称吊线风，不同年龄均可患病，以口眼㖞斜、口角流涎、言语不清为主症，常伴耳后疼痛，而无半身不遂或神昏等表现，多因正气不足，风邪侵入脉络，气血痹阻所致，常伴外感表证。痿证起病缓慢，多见双下肢或四肢肌肉萎缩，活动无力，而中风起病急骤，以偏瘫不遂为主；另外，中风半身不遂日久不能恢复者，亦可出现肌肉萎缩，活动无力。

4. 护治法则 息风豁痰，化瘀通络。

5. 护理措施

（1）观察三大常规、凝血三项、血生化等相关检查情况，进一步评估患者是否存在脑血管病的相关危险因素，如高血糖、高血脂等，必要时施行相应治疗措施。监测血压，了解患者血压变化，必要时行24小时动态血压检查。

（2）中风起病急骤，变化迅速，应密切观察病情变化。如观察瞳孔、面色、呼吸、汗出、脉象之变化。若患者渐至神昏，瞳孔变化，甚至呕吐、头痛、项强者，说明正气渐衰，邪气日盛，病情加重。应及时复查脑CT或MRI。

（3）若出现瞳孔大小不等，或突见呃逆频频，或突然昏愦、四肢抽搐不已，或背腹骤然灼热而四肢发凉等，均属病情恶化。

（4）保持呼吸道通畅，给予氧气吸入，头高足低位降颅内压。如半身不遂未再加重或有恢复者，病由重转轻，病势为顺，预后多好。

（5）病室环境应安静，光线柔和，空气流通，温湿度适宜。患者需卧床休息，减少探视，注意患肢保暖。头稍垫高，枕头以15°～30°为宜，以免气血上逆，加重病情。

（6）卧床期间，加强口腔、皮肤、眼睛护理，预防压疮，注意保持肢体功能位，用沙袋或软枕辅助，防止关节挛缩。

（7）饮食以清淡、低盐、低脂、易消化为原则。宜食清热平肝潜阳、祛风化痰通络之品，可予以半流质或软食，如菠菜面、芹菜粥等；忌肥甘、辛辣和发物，如公鸡、猪头肉、海产品等，戒烟酒。

（8）嘱患者注意克制情绪激动，尤其是要特别强调“制怒”，从而使气血运行通畅，减少复发的因素。

（9）中药汤剂宜温热、少量频服。遵医嘱正确使用降压药、脱水剂，药后注意观察血压、尿量、神志等变化。

（10）急性期过后应尽早进行偏瘫肢体和语言的康复训练，从被动运动开始，循序渐进，增加训练强度，并逐渐过渡到主动运动。

（11）对症措施：①半身不遂可按摩、针灸肩髃、曲池、外关、合谷、阳陵泉、足三里、下关、委中、阴陵泉、三阴交等穴位，使气血运行通畅。避免患肢受压，可使用被架支撑防肢体变形，安置合适体位，保持瘫痪肢体功能位置，加强锻炼，防止废用性萎缩。②言语謇涩者，应指导语言训练，可配合针灸、循经推拿、按摩、理疗等综合康复治疗护理方法。

6. 健康指导

（1）起居有常，避免过劳，谨避四时虚邪贼风，尤其是寒邪，预防复中。适当进行体育锻炼，使气机宣畅，血脉畅通。

（2）饮食宜清淡、易消化，忌食肥甘厚味、动风、辛辣刺激之品，戒烟酒。多食瓜果蔬菜，保持大便通畅。发生便秘时，切忌怒责，可适当服用缓泻剂以润肠通便。

（3）保持心情舒畅，戒恼怒、忧思等不良情绪。保证睡眠，睡前可循经按摩督脉、心经，点按三阴交、百会、安眠穴等或按揉劳宫、涌泉穴以助眠。

（4）坚持康复训练，增强自理能力，早日回归社会。康复训练循序渐进，肢体训练从被动运动过渡到主动运动，从卧床过渡到坐立行走。语言训练从手势、笔谈沟通，训练唇、舌运动，发展到单字、单词、单句、会话、朗读。告知患者起坐或低头系鞋带等体位时，动作要慢，转头不宜过急，洗澡时间不宜过长。

（5）积极治疗原发病，原有高血压、高血脂、糖尿病、冠心病等患者，坚持遵医嘱服药治疗。每天定时监测血压变化，出现手指麻木，头痛眩晕频发时，提示中风先兆，应及早诊治。

病案二： 陆某，女，56岁，退休。2014年3月24日就诊。

主诉：反复右上腹隐痛二十余年，身目尿黄2年。

病史：患者20年前无明显诱因下出现右中上腹疼痛，时轻时重，伴恶寒发热，恶心呕吐，尿黄，曾在当地医院住院“消炎”治疗，症状好转。病情稳定期间无明显腹痛，自觉神疲乏力，未进一步诊治。近2年来病情反复发作，发作日益频繁，10年前患者因急性胆管炎在外院行“胆囊切除”，术后1年又出现手术前症状，经抗炎治疗能缓解。6年前再次行“胆管十二指肠吻合”，并输血，术后2年，上述症状加重，并出现皮肤巩膜发黄，尿黄，腹胀，纳差。为进一步治疗来院就诊。症见：神清，神疲乏力，全身肤黄、目黄、小便黄，腹胀，纳呆，皮肤瘙痒，齿衄，大便干结，舌干红，边有瘀点，少苔，脉细弦。既往体质一般，无其他内科重大疾病；否认家族遗传病病史；否认药物、食物过敏史。

查体：T 37.0℃，P 78次/分，R 18次/分，BP 135/80mmHg。精神差，巩膜黄染，皮肤晦黯，有抓痕，形体消瘦；全身浅表淋巴结未触及；心率78次/分，律齐，两肺未闻及干湿啰音；腹壁静脉曲张，腹膨隆，全腹软，无压痛及反跳痛，肝脾肋下未及，肝区叩痛（+），移动性浊音（±）；双下肢稍肿；舌干红，边有瘀点，少苔，脉细弦。

实验室检查：血常规中白细胞计数3.8×10^{9}/L，中性粒细胞比例55%，红细胞计数3.1×10^{12}/L，血小板计数82×10^{9}/L。肝功能：球蛋白25g/L，白蛋白24.1g/L，谷丙转氨酶80U/L，谷草转氨酶56U/L，γ-谷氨酰转肽酶143U/L，碱性磷酸酶243U/L，总胆红素183μmol/L，结合胆红素91μmol/L，总胆汁酸18μmol/L。乙肝病原学：乙肝表面抗原（+）、E抗体（+）、核心抗体（+），丙肝抗体（-）。

腹部CT：肝内胆管扩张，左肝内有少量积气，脾肿大。

［辨证施护］

1. 辨证要点　患者患胆管结石病多年，胆管结石病诊断虽不难，但治疗不易。反复急性发作急性胆管炎是其特点，故患者虽经先行胆囊切除，后行胆肠吻合等积极治疗，但多次手术并没有解决根本问题。患者患病时间长，久病入络，水湿不化，病位在肝胆脾胃，病性为虚实错杂、本虚标实之证。该患者发病时间长，腹部隐痛，脉细，多为虚证。

2. 证候分析　胆汁的正常分泌，有赖于肝阴（血）的生化；胆汁贮藏、排泄，受肝气（阳）

的疏泄、调节。患者胆石症日久，耗伤肝阴，精血亏损，肝络失养，故胁肋隐痛，悠悠不休，绵绵不已；精血亏损，不能上荣，则头晕目眩，神疲乏力；患者胆管结石病迁延不愈，湿毒留滞经脉，阻遏气血流通，而致气滞血瘀，肝失条达，胆汁失泄，胆汁不循常道，外溢肌肤则身黄，瘀血阻滞血运阻碍新血化生，肌肤失养，故黄色晦暗；舌干红，边有瘀点，少苔，脉细弦等亦为肝肾不足、气血两亏、瘀血内阻之象。

3. 病证鉴别 根据患者反复右上腹隐痛二十余年主症和伴随的神疲乏力，全身肤黄、目黄、小便黄，腹胀，纳呆，皮肤瘙痒，齿衄，大便干结，舌干红，边有瘀点，少苔，脉细弦等症状，初步诊断为胁痛（肝肾不足、气血两亏证）、黄疸（肝郁血瘀证）。本病应与急性胰腺炎、胃穿孔等引起的腹痛相鉴别，急性胰腺炎引起的疼痛部位多在中上腹或稍偏左，胆囊区无明显的触痛，血、尿淀粉酶显著增高，B 超或 CT 等检查可辨别；胃穿孔引起的腹痛多突发腹部剧痛，为持续刀割样剧痛，板状腹，肝浊音界消失，X 线透视见膈下有游离气体。

4. 护治法则 滋养肝肾，补益气血；佐以活血化瘀，疏肝解郁。

5. 护理措施

（1）观察腹痛的情况。如出现急性发作性绞痛，应考虑胆石发生嵌顿梗阻，应密切观察疼痛的部位、性质程度、持续时间、诱因、舌苔、脉象及伴随症状等，判断病情的轻重，及时报告医生处理。

（2）观察生命体征和肤色变化。注意黄疸的进退情况。若见高热寒战、上腹剧痛、腹肌紧张、呕吐等症，提示胆石症发作，密切注意出血情况，观察有无呕血或黑便的发生。

（3）患病期间，应卧床休息。恶寒发热者及时增减衣被，腹痛剧烈者应做好及时抢救的准备。保持皮肤清洁，禁止用手搔抓或热水洗烫皮肤。患者为乙肝病人，应严格执行消化道和血液隔离制度，以防疾病传播。

（4）饮食有节，以低脂易消化为宜，避免生冷、粗糙及不洁食物，戒烟酒，少食油腻肥甘。可食沙参枸杞粥、麦冬粥等补肝肾、益气血扶助正气，亦可多食水果及新鲜蔬菜，如西瓜、梨、藕、百合等。

（5）情志抑郁、所愿不遂是胁痛发生的重要诱因，故应保持精神愉快，情绪稳定，戒恼怒，远忧愁，以防动火伤阴。

（6）中药汤剂宜温服，胁痛时可用温水调服延胡索粉，以理气止痛。皮肤瘙痒者可用炉甘石洗剂，或用苦参煎汤外洗。避免滥用药物，以免肝脾损伤。

（7）对症措施：①取肝、胆、神门、十二指肠、交感等耳穴，用王不留行籽行耳穴贴压，每日按摩 3～5 次，每次 3～5 分钟。②胁痛发作时，可用生姜、葱白、韭菜、艾叶，加盐同炒后，热敷患处。③也可用电针疗法，取疼痛相应节段的夹脊穴、支沟，采用疏密波，通电 20 分钟，隔日 1 次。④选用肝俞、肾俞、期门、三阴交等穴，用 10% 葡萄糖注射液行穴位注射，以补肝益肾。

6. 健康指导

（1）生活起居有常，注意防寒保暖，保证充足的休息和睡眠。轻者可适当活动，如散步、打太极拳等，活动中不要用力过猛，避免碰撞伤及胁肋。

（2）注意个人卫生，防止外邪入侵，做好消毒隔离，防止交叉感染。

（3）饮食有节，少食辛辣、海腥、油腻之品，禁烟酒。保持精神乐观，戒烦躁，禁忧郁。

病案三：方某，女，62岁，退休。2014年1月23日就诊。

主诉：反复尿频、小便淋沥不尽3年，加重2天。

病史：患者3年前因劳累后出现尿频，小便淋沥不尽，此后常因劳累、受凉或饮食不慎复发，发作时伴有尿痛，或腰酸、小腹不舒，服用抗生素后症状缓解。2天前因劳累再次出现尿频，小便淋沥不已，尿急，偶有小便失禁，自觉小腹坠胀发凉，腰酸痛，无肉眼血尿，无发热，大便干。既往有糖尿病史8年，冠心病史5年，长期服用格列喹酮、硝酸异山梨酯等药物治疗。

查体：T 36.7℃，P 77次/分，R 18次/分，BP 130/85mmHg。神清，心肺无异常，双肾区叩击痛（–），双下肢无浮肿。舌质淡，苔微黄，脉滑细。

实验室检查：尿常规中蛋白（±），镜检白细胞118/HP，红细胞18/HP；血常规中白细胞计数8.7×10^9/L，中性粒细胞比例73%。

［辨证施护］

1. 辨证要点　患者为老年女性，反复发作尿频，小便淋沥不已3年。劳累是其发病的主要诱因，时作时止，病情轻重不一，有时伴有明显尿痛，有时则有腰酸、小腹不舒。本次发病亦是遇劳而发，小便不甚赤涩，溺痛不甚，但淋沥不已，应属劳淋，证型为脾肾两虚，湿热留恋。其病位在膀胱与肾，亦与肝、脾有关。病理因素为湿热之邪。病机主要是湿热蕴结下焦，导致肾及膀胱气化不利。

2. 证型分析　患者淋证日久，加之劳累，伤及脾肾，湿浊留恋不去，故小便不甚赤涩，但淋沥不已，遇劳即发，腰酸膝软，神疲乏力；舌质淡，苔微黄，脉滑细，均为脾肾亏虚，湿热留恋之象。

3. 病证鉴别　根据患者的病史及临床表现，患者中医诊断为淋证（劳淋）。应注意淋证与癃闭鉴别。两者都有小便量少、排尿困难之症状，但淋证尿频而尿痛，且每日排尿总量多为正常；癃闭则无尿痛，每日排尿量少于正常，严重时甚至无尿。癃闭复感湿热，常可并发淋证，而淋证日久不愈，亦可发展成癃闭。

4. 护治法则　补脾益肾，兼清湿热。

5. 护理措施

（1）观察小便的颜色和量，必要时记录24小时出入量。注意排尿时的伴随症状，如尿道灼热涩痛、排尿中断等。

（2）淋证基本病机为肾虚而膀胱热，因此病室应通风凉爽，空气新鲜，室内安静，避免噪声刺激，防止惊恐伤肾。保持外阴清洁，减少细菌感染。

（3）淋证日久转为虚证，多迁延难愈，患者易产生悲观情绪。应多与患者交谈，向患者讲解疾病知识，使其对疾病及治疗有正确的认识。

（4）汤药宜温热服，散剂可以入胶囊或蜂蜜水调服。使用抗生素者应严格遵医嘱，观察并记录用药后的反应。尿路刺激征明显者可予阿托品、普鲁苯辛等抗胆碱能药物，也可口服碳酸氢钠碱化尿液，减轻尿路刺激征。

（5）饮食宜进食益气补肾，富含营养之品以培补正气，如山药、核桃、莲子、百合、鲫鱼、鸡肉等，也可多食冬瓜、西瓜、萝卜、鲜藕等滋阴清热，利尿通淋之品。少食肥甘厚腻，忌食辛辣刺激，特别应忌煎炸食物和烟酒。多饮水，多吃新鲜蔬菜和水果，以通利湿热。

（6）对症措施：①耳穴贴压：取肾、膀胱、交感、尿道、三焦等穴用王不留行籽贴压。②灸法：灸肾经穴位或气海、关元、中极等穴位。

6. 健康指导

（1）起居有常，动静结合，避免过劳。避免各种外邪入侵和湿热内生的因素，宜淋浴，浴具自备，避免交叉感染。

（2）调节情志，释放不良情绪，心情愉悦，则气血和畅，营卫流通，有利于体质的改善。

（3）注意饮食宜忌，多食新鲜蔬菜、水果。保证每日饮水量在 2000mL 以上。

（4）积极治疗消渴、痨瘵等原发病，减少不必要的侵入性泌尿道检查，以防止淋证的发生。

病案四：谢某，男，66 岁，退休，已婚。2021 年 2 月 20 日就诊。

主诉：发现血糖升高 18 年余。

病史：患者 18 年前因头晕就诊于某医院，测随机血糖达 19.9mmol/L，无多饮多食，无多尿，消瘦，后服用二甲双胍、格列齐特缓释片、阿卡波糖治疗，但血糖控制不理想，空腹血糖波动在 8.0mmol/L 左右，餐后 2 小时血糖波动在 13 ～ 14mmol/L。6 年前，患者再次住院，调整降糖方案为“甘精胰岛素 10IU 皮下注射，每晚一次；格列齐特缓释片 30mg，每日一次；二甲双胍 0.5g，每日两次”，出院后患者自行调整降糖方案为“重组甘精胰岛素 12IU 早、12IU 晚皮下注射；格列齐特缓释片 30mg，每日两次；二甲双胍缓释片早、中各 1 粒”，现空腹血糖控制在 6.8mmol/L 左右，餐后 2 小时血糖波动在 8.5mmol/L 左右。

半个月前患者自觉夜间出现双手、双膝以下发凉，下肢发胀沉重，得温则减，患者为求进一步系统治疗来院就诊。症见神清，动作协调，两眼灵活，面色晦黯，表情自然，发育正常，体形适中，营养中等，无头晕，无口干口渴、无多饮多尿，无头痛、乏力、心慌胸闷，无视物模糊。双手、双下肢发凉，记忆力下降，右耳耳聋，小便有泡沫，皮肤干燥、瘙痒，纳寐可，大便正常，近期体重增加 3.5kg，舌质黯红，苔白，脉沉细涩。

平素健康状况一般，既往有脂代谢紊乱，运动控制，患神经性耳聋（右）5 年，母亲、姑妈患糖尿病，否认冠心病、高血压、脑梗塞等内科疾病史；否认外伤手术史；否认输血史；无药物、食物过敏史。

查体：T 36.5℃，P 81 次 / 分，R 20 次 / 分，BP 148/98mmHg。神清，慢性病面容，自主体位，查体合作。皮肤黏膜：躯干见散在抓痕，全身浅表淋巴结未触及肿大。颈软，无颈静脉怒张，气管居中，双侧甲状腺无肿大。心肺无殊。腹软无压痛和反跳痛，肝脾肋下未触及，双肾区无叩击痛，双下肢不肿。生理反射正常，病理反射未引出。

实验室检查：TG 1.65mmol/L；HDL-C 0.95mmol/L；HbA1C 7.3%；尿常规中蛋白（±）；尿糖（++）；入院指测随机血糖 8.6mmol/L；2019 新型冠状病毒核酸（–）。

［**辨证施护**］

1. 辨证要点　患者因“发现血糖升高 18 年余”，入院辨病属于“消渴”范畴。本病重在控制血糖，然而患者随意调整降糖方案，导致血糖控制欠佳。患者患病时间长，久病入络，血脉瘀滞，肌肤失养，故出现手足麻木，下肢发凉，口唇紫绀，皮肤瘙痒，舌质黯红，苔白，脉沉细涩，四诊合参，辨证属于气阴两虚夹瘀证。

2. 证候分析　患者平素嗜食肥甘厚腻之品，损伤脾胃，运化失职，积热内蕴，久而耗伤津液，发为本病。脾胃受燥热所伤，脾阴不足，胃津亦伤，气血生化乏源，肌肤失养，则有皮肤干燥、瘙痒；肾脏受损，固摄失职，精微物质随小便而出，故见尿有泡沫；病久入络，血脉瘀滞，且阴虚内热，耗伤津液，亦使血行不畅而致血瘀，见肢体麻木发凉、口唇紫绀；舌脉皆为“气阴两虚夹瘀证”之佐证。

3. 病证鉴别　患者因“发现血糖升高18年余”，入院辨病属于“消渴”范畴。①本病应与瘿病相鉴别，瘿病以情绪激动、多食易饥、形体消瘦为主要症状，但瘿病亦可见心悸、眼突以及颈部一侧或两侧有肿大为特征，且无消渴病多饮多尿症状，可鉴别。②本病应与“阴阳两虚证”相鉴别，后者多伴小便频数，浑浊如脂如膏，五心烦热，口干咽燥，神疲，耳轮干枯，面色黧黑；腰膝酸软无力，畏寒肢凉，浮肿，舌质淡，苔白而干，脉沉细无力，以资鉴别。③本病应与继发性高血糖相鉴别，后者多继发于胰腺相关病史，或甲亢、库欣综合征、嗜铬细胞瘤等病史，或继发于长期服用糖皮质激素，或噻嗪类利尿剂，或继发于重症感染、大手术、外伤等，与该患者不同，可鉴别。

4. 护治法则　益气养阴，活血通络。

5. 护理措施

（1）监测患者三餐前及餐后2小时、睡前、凌晨3点的血糖，及时报告医生。指导患者自我观察低血糖的反应，如面色苍白、头晕、心慌、出冷汗等。外出活动时应随身携带糖果、饼干及低血糖急救卡，掌握必要的自救知识。

（2）加强病情观察，如出现头痛头晕、恶心呕吐、烦躁不安、皮肤干燥或潮红、口渴、心动过速，甚至出现嗜睡、呼吸深快、皮肤弹性差、呼气有烂苹果味等提示酮症酸中毒，应立即报告医生。同时观察患者足部皮肤温度、感觉、触觉等的变化。

（3）遵医嘱给予低盐低脂糖尿病饮食。制定饮食处方：主食6.4两（约320g），蔬菜1斤（约500g），浆乳类250mL，肉2～3两（100～150g），鸡蛋1个，豆制品1～2两（50～100g），烹油20～30g，盐3g。定时定量进餐，主食应粗细搭配，改变进餐顺序，先喝汤、吃蔬菜，再吃肉类，最后吃主食。手足麻凉，宜多食活血化瘀的食物，如黄鳝、木耳、油菜、茄子、洋葱等。气阴两虚者宜多食黄芪山药粥、猪脊羹、胡萝卜山药排骨汤等食疗方，忌食辛辣及腥膻发物，以免加重皮肤瘙痒。

（4）劳逸结合，根据自身情况选择合适的运动，如散步、慢跑、瑜伽、八段锦、太极拳、游泳等，运动宜在饭后1小时进行，以不觉疲惫为度。运动应循序渐进，持之以恒。

（5）烦躁是皮肤瘙痒的重要诱因，反过来会加重病情，延长病程。因此，应根据其情绪变化耐心开导，灵活运用各种情志护理方法，如五行音乐、“以情胜情”、移情易性等，帮助其戒恼怒、远忧愁，以防动火伤阴。

（6）对症措施：①近期体重增加较多，取饥点、脾、渴点、内分泌、三焦等耳穴，用王不留行籽行耳穴贴压，每日按压3～5次，每次3～5分钟。②手足发凉时，可用丁香、桂枝、小茴香、红花、透骨草、五加皮、白芷、石菖蒲各10g，加大粒海盐同炒后，将中药热罨包敷于患处。③穴位按摩，指导患者进行足部、手部按摩，如足三里、手三里等穴。④也可将中药（干姜10g，川花椒15g，川牛膝30g，赤芍20g，川芎20g，桂枝20g，黄柏10g，细辛10g，附片15g，水蛭10g，络石藤30g）煎汤后熏洗患处，每日1次，每次半小时，药液温度以38～40℃为宜，避免烫伤。⑤遵医嘱给予督灸治疗，取神阙、气海、关元、足三里、三阴交等穴以培补元气，隔日一次。⑥皮肤瘙痒时，可用中药湿敷患处（蛇床子、地肤子、白鲜皮、苦参各30g，桃仁、红花、生甘草各20g），每日2～3次，每次30分钟。

6. 健康指导

（1）生活起居有常，顺应四时，注意防寒保暖。坚持体育锻炼，避免体重过快增长，选择合适的运动方式，如散步、八段锦、太极拳等，以增强体质，保持合适的体重，运动以不感到疲乏为宜。

（2）注意皮肤、口腔、足部的清洁卫生，以预防感染。寒冷季节注意四肢末端的保暖，预防糖尿病足的发生。

（3）重视饮食护理，控制每日总热量，定时定量进餐。宜多食清热润燥、养阴生津的食物，忌烟、酒、浓茶、咖啡及辛辣食物。适当食用具有降糖作用的食物，如山药、玉竹、百合、麦芽、罗汉果、枸杞子、蘑菇等。

第三章

中医外科病证护理

扫一扫，查阅本章数字资源，含 PPT、音视频、图片等

中医外科病证护理是以中医学理论为指导，阐述外科常见病证的病因病机、辨证要点及诊治规律等内容，并提出相应护理措施的过程。外科病证大多发生于体表，易于诊断，但致病因素、发病机理各不相同。常用的护治法则是内外并重，局部与整体并重。中医外科病证范围较广，病证较多，包括疮疡、乳房疾病、皮肤性疾病、肛肠疾病、周围血管及其他疾病等，本章选择 10 种常见的外科病证，分别就其基本概念、病因病机、辨证要点、证候分型、外治法、护理措施、健康教育等内容进行阐述。

第一节　疮　疡

疮疡是各种致病因素侵袭人体后引起的体表感染性疾病，是中医外科最常见的疾病，相当于“外科感染”。根据发病特点分为急性和慢性。疮疡的致病因素分外因（外感六淫邪毒、感受特殊之毒、外来伤害等）和内因（情志内伤、饮食不节、房事损伤等）两大类。外因引起的疮疡以“火毒”“热毒”最为常见，急性者为多；内伤因素引起的疮疡，大多因虚致病，慢性者居多。对疮疡的辨证治护是中医外科的特色，内治法的总则为消、托、补。即初期尚未成脓时，用消法使之消散；中期脓成不溃或脓出不畅，用托法以托毒外出，又分透托法和补托法；后期体质虚弱者，用补法以恢复正气，使疮疡早日愈合。中医外科疮疡疾病包括疖、疔、痈、发、有头疽、丹毒等，本节主要阐述疖、痈、有头疽辨证施护的相关内容。

疖

疖是指肌肤浅表部位因火毒蕴于肌肤、阻塞经络，以局部红肿热痛为主要临床表现的急性化脓性病证，好发于夏秋季。根据病因和证候不同可分为有头疖、无头疖、蝼蛄疖、疖病等。其特点为肿势局限，范围多小于 3cm，突起根浅，红肿疼痛，易脓、易溃、易敛。疖为临床常见病证，好发于体弱小儿或消渴病患者。

历代中医文献对疖的病因病机、临床表现与治疗都有描述。唐·孙思邈的《备急千金要方·痈疽》指出：“凡肿，根广一寸以下者名疖。”宋·王怀隐所撰的《太平圣惠方·治热毒疖诸方》曰：“夫疖者，由风湿冷气搏于血，结聚所生也。人运役劳动，则阳气发泄，因而汗出，遇冷湿气搏于经络，血得冷折，则结涩不通，而生疖。”明·王肯堂《证治准绳·疡医》又说：“疖者，初生突起，浮赤而无根脚，肿见于皮肤间，止阔一二寸，有少疼痛，数日后则微软，薄皮剥起，始出清水，后自破脓出，如不破，用替针丸、拔毒膏贴之，脓出即愈。”

西医学中的疖、化脓性汗腺炎、头皮穿凿性脓肿、疖病等，可参照本节辨证施护。

一、病因病机

疖的病位在肌肤，多因暑毒浸淫、饮食不节、体虚毒恋等，导致肌肤浅表部位发生化脓性感染，属阳证、实证、热证。

1. 感受暑毒 多由夏秋天气炎热或经日光暴晒，感受暑毒而生；或因天气闷热，汗出不畅，暑湿热毒蕴蒸肌肤，引起痱子，搔破皮肤染毒而成。

2. 内郁湿火 多因素体肥胖，痰湿过剩，或恣食生冷，过食肥甘，内伤脾胃，而致脾失健运，湿浊中生，久郁化火，蕴阻肌肤所致。

3. 脓毒潴留 多因素体虚弱，气血双亏，患疖病后若处理不当，疮口过小，引流不畅，脓毒潴留所致；或搔抓染毒，导致脓毒旁窜，彼此蔓延、腐蚀肌肉所致。

二、诊断与鉴别诊断

（一）诊断依据

1. 症状 局部皮肤红肿疼痛，可伴有发热、口干、便秘、苔黄、脉数等。

（1）有头疖 红色结块，范围多小于3cm，灼热疼痛，突起根浅，中心有一脓头，出脓即愈。

（2）无头疖 红色结块，范围多小于3cm，无脓头，表面灼热，触之疼痛，2～3天化脓，溃后多迅速愈合。

（3）蝼蛄疖 多发于儿童头部。临床可见两种类型，一是坚硬型，疮形肿势虽小，但根脚坚硬，疮口愈合后还会复发；二是多发型，疮大如梅李，相连三五枚，溃破脓出，不易愈合，日久头皮窜空，如蝼蛄串穴之状。

（4）疖病 好发于项后发际、背部、臀部。几个到几十个，也可散发，反复发作，缠绵难愈。多发于皮脂腺分泌旺盛的青壮年，或消渴病、习惯性便秘或体弱者。

2. 专科检查 局部皮肤色红，肿势局限，范围约3cm，触摸皮肤灼热感，患处触痛。

3. 发病特点 病位表浅，少有传变，病程短，预后良好。

4. 辅助检查 必要时可做血常规、血糖、免疫功能等方面检查。

（二）病证鉴别

疖与痈、颜面疔疮的病证鉴别要点见表3-1-1。

表3-1-1 疖与痈、颜面疔疮的病证鉴别要点

病名	好发部位	范围	局部症状	全身症状
疖	头面、枕部、臀部	3cm左右	红肿热痛	一般无
痈	体表任何部位	6～9cm	初起无头，局部顶高色赤，表皮紧张光亮，肿块范围较大，肿势较小	全身症状明显
颜面疔疮	颜面	3～6cm	初起有粟粒状脓头，根脚较深，状如钉丁，肿势散漫范围较大，肿块范围小，出脓时间较晚，且有疔栓	多伴全身症状

三、辨证施护

【辨证要点】

1. 辨虚实　疖以实证更为多见。实证者疮面易脓、易溃，伴发热，口渴，溲赤，便秘，苔黄或薄腻，脉滑数。虚证者疮面成脓、收口时间均较长，脓水稀薄，常伴面色萎黄，神疲乏力，纳少便溏，舌质淡或边有齿痕，苔薄，脉濡；或伴口干唇燥，舌质红苔薄，脉细数。

2. 辨脏腑　疖的病位虽在肌肤，但与肺、脾、肾三脏关系密切。肺合皮毛，皮毛为人体之卫表，肺气充足则卫外之气固守，而外邪不得侵犯；反之风热毒邪易染肤而生疖。脾主运化水谷之精微，输布津液，脾虚则气血不足，湿邪内阻；肾为元阴元阳之府，肾阴不足，虚热内生，兼感暑湿热邪而生疖。

【证候分型】

疖的证候分型见表 3–1–2。

表 3–1–2　疖证候分型

证型	证候表现	证机要点	护治法则	代表方
热毒蕴结	常见于素有实热内火之人。发病轻者疖肿只有 1 ～ 2 个，重者数目较多，可散发全身，或簇集一处，伴有发热，口渴，便秘，溲赤，舌红，苔黄，脉数	脏腑蕴热，热盛伤津	清热泻火，解毒散结	五味消毒饮合黄连解毒汤
暑热浸淫	多发于夏秋季节，儿童及产妇多见。皮肤红肿结块，灼热疼痛，根浅，范围局限，可伴有发热，口干，便秘，溲赤，舌尖边红，苔薄腻，脉滑数	暑湿相兼，热毒壅结，阻塞经络，暑热伤津	清热解毒，祛暑化湿	清暑汤
体虚毒恋	多见于消渴病或脾胃虚弱之人。疖肿常此愈彼起，可散发全身各处，疖肿较大，易转变成有头疽或颜色黯红，脓水稀少，常伴低热，烦躁口渴，或乏力肢软，舌红，苔薄黄，脉细数	正虚邪恋，热毒侵袭，湿热阻络，脾胃虚弱，气血乏源	清热解毒，养阴生津	仙方活命饮合增液汤

【外治法】

1. 初起　可用千捶膏盖贴或三黄洗剂外搽；病灶大者可用金黄散或玉露散，以金银花或菊花露调成糊状敷于患处；也可用鲜野菊花叶、蒲公英、芙蓉叶、马齿苋、鲜丝瓜叶等取其一种，洗净捣烂敷于患处。

2. 成脓　宜切开排脓。用九一丹掺金黄膏、太乙膏盖贴；深者，用药捻蘸八二丹引流。脓尽后改用生肌散、红油膏或白玉膏收口。

3. 蝼蛄疖　宜作十字形切开。如遇出血，可用垫棉法加绷带缚扎以压迫止血，使皮肉粘连而愈合；若有死骨者，可待松动时用镊子夹出。

【护理措施】

1. 起居护理　病室宜清洁，空气新鲜，保持室内凉爽，切忌在阳光下暴晒，尤其是炎热的夏秋季节。注意个人卫生，保持局部皮肤清洁，出汗后应及时沐浴，更换衣服，衣服以宽松柔软、棉质为宜，防止局部摩擦导致疮疖破溃。颜面部疖肿切忌挤压、碰撞，以免脓毒扩散。

2. 病情观察　注意观察疮形、颜色、肿势变化、脓水的量和色及疼痛程度等；如疖肿破溃需放置引流，要注意观察引流是否通畅；观察患者有无发热、恶寒症状；观察患者舌苔、脉象及二便；消渴病患者还需观察血糖变化，指导患者合理用药及饮食以调控血糖。如患者出现高热、烦躁等，应及时告知医生。密切观察头顶皮肉较薄之处的疖，如脓成不予早泄，或切口太小，引流不畅，可致头皮窜空，转变为蝼蛄疖；而颜面部疖，如伴有恶寒、发热、口渴、便干、溲赤、肿势扩大、疼痛加剧，可能转变成面部疔疮，应立即报告医生。

3. 饮食护理 饮食宜清淡，营养丰富，多食新鲜蔬菜、水果，少食辛辣、炙煿助火之物及肥甘厚腻之品。热毒蕴结与暑热浸淫者，宜食清凉流质及半流质饮食，以解毒清热利湿，如金银花、菊花、生甘草等煎汤代茶饮，暑天可饮西瓜汁、绿豆薏苡仁汤等，可常食蒲公英粥；体虚毒恋者，应加强营养，消渴病患者宜低糖饮食，可多食蛋类、鸭肉及百合粥、莲子粥等滋阴之品；脾胃虚弱者，可多食红枣、党参、茯苓及山药粥、薏苡仁粥等健脾益气化湿之品。

4. 情志护理 让患者了解病情，做好心理疏导，避免焦虑、紧张和急躁情绪，保持乐观的心态，可使营卫流通，气血和畅，有利于疾病的痊愈。鼓励体虚者选择适合自己的体育运动和娱乐活动，以使身心状态良好，增强抗病能力。

5. 用药护理 清热和营托毒中药煎煮时间不宜过长，一般武火煮开后转文火 20 ～ 30 分钟，药物宜在进食后半小时服用。气虚毒滞者，中药汤剂宜温服；清热解毒和祛暑剂宜温凉服。服药后注意肿疡消散、托毒外出或收口情况及不良反应。疖病多用清热解毒药，药性寒凉，易伤脾胃阳气，故不宜久服。指导或协助患者外敷药物。

6. 适宜技术 在溃烂化脓的疮口周围，用毫针点刺后，再拔火罐以泻火解毒，消肿排脓；或取委中穴，三棱针点刺放血。实证者耳尖部三棱针点刺放血，大椎穴刺络拔罐，脊背第 1 胸椎至第 9 胸椎两侧刮痧以泻火解毒；虚证者可取内分泌、心、肺、脾等耳穴用磁珠贴压以扶正祛邪，或取肾俞、脾俞、命门、关元等穴进行热敏灸，以增强正气，透毒外出。

【健康教育】

1. 养成良好的卫生习惯，勤洗澡，勤理发，勤修指甲，勤换衣服，保持皮肤清洁。注意劳逸结合，提高机体抗病能力。选择适合自身体质状态的健身运动，如散步、打太极拳等。

2. 饮食应多食清淡、易消化、营养丰富的食物，忌食辛辣肥甘厚味之品；脾胃虚寒者，少食生冷食物。

3. 保持平和心态，学会自我调适情志，避免急躁情绪，减轻生活压力，防止实火内生。

4. 对于消渴病患者或体虚者，发生疖病后应及时就医，积极治疗。避免耽误病情，致使毒邪内陷。消渴病患者应定期检查血糖，保持血糖正常。

痈

痈是指因火热之毒，阻于经络，气血凝滞，热盛肉腐而成的发生在皮肉之间的急性化脓性疾病。以局部光软无头，红肿疼痛，肿胀范围多在 6 ～ 9cm，发病迅速，易肿、易脓、易溃、易敛为临床表现，多伴有恶寒、发热、口渴等全身症状。其有内痈与外痈之分，病变部位在脏腑者为内痈，在体表者为外痈，两者虽同属痈证范围，但在治疗及护理上多有不同。本节主要阐述外痈。痈发无定处，随处可生，因其发病部位不同，名称各异。如生于颈部的称颈痈，多见于儿童，冬春易见；生于腋下的称腋痈；生于脐部的称脐痈；生于委中穴的称委中毒等。它们在病因病机及症状方面除具有一般痈的共性外，又各有特征。

“痈”作为病名，首见于《五十二病方》。《内经》对痈的特点、病因病机、预后等已有较系统的论述。《灵枢·痈疽》曰：“痈者，其皮上薄以泽。”“热胜则肉腐，肉腐则为脓，然不能陷，骨髓不为焦枯，五脏不为伤，故命曰痈。”汉·张仲景在《金匮要略·疮痈肠痈浸淫病脉证并治第十八》中提出“诸浮数脉，应当发热，而反洒淅恶寒，若有痛处，当发为痈”，对痈肿初起的脉症进行了较详细的描述。明·张景岳《景岳全书·外科钤·论记》曰：“痈者，热壅于外，阳毒之气，其肿高，其色赤，其痛甚，其皮薄而泽，其脓易化，其口易敛，其来速者，其愈亦速。”更加详细描述了痈的临床表现及转归。

西医学中的皮肤浅表脓肿、急性化脓性淋巴结炎等病证，可参照本节辨证施护。

一、病因病机

痈的病位在肌肤。其病因为外感六淫、饮食不节、外来伤害，聚湿生浊，邪毒湿浊留阻于肌肤，郁结不散，致营卫不和、气血凝滞、经络壅遏、化火为毒而成，多属实证、阳证、热证。

1. 感受外邪　六淫之邪，侵袭人体，郁于肌表，而六气皆从火化，致使湿热火毒内蕴，壅聚肌肤所致。

2. 饮食不节　恣食肥甘，聚湿生浊，留阻肌肤，营卫失和，气血凝滞，经络壅遏，化热化火，乃成痈肿。

3. 外伤染毒　体表肌肤直接受损，局部瘀血阻络，气血失运，复染毒邪，或瘀血化火，结于肌肤所致。

二、诊断与鉴别诊断

（一）诊断依据

1. 症状　痈可发生于体表任何部位。

（1）初起患处皮肉之间突然肿胀，光软无头，迅速结块，红肿疼痛，少数病例初起皮色不变。结块范围多在 6 ～ 9cm。

（2）轻者无全身症状，重者可伴有恶寒，发热，头痛，泛恶，舌红苔黄腻，脉弦滑或洪数等全身症状。

2. 发病特点　发病迅速，易肿、易脓、易溃、易敛，一般不会损筋伤骨，也不会造成陷证。

3. 辅助检查　血常规检查提示白细胞总数和中性粒细胞比例可增高。

（二）病证鉴别

痈与疖、有头疽的病证鉴别要点见表 3–1–3。

表 3–1–3　痈与疖、有头疽的病证鉴别要点

病名	好发部位	红肿范围	局部症状	全身症状
痈	体表任何部位	6 ～ 9cm	初起无头，局部顶高色赤，表皮紧张光亮，肿势范围较大	全身症状明显
疖	头面、枕部、臀部	3cm 左右	红肿热痛	一般无
有头疽	项背肌肉丰厚处	9 ～ 12cm 或更大	初起有多枚粟米样脓头，溃破形成蜂窝状，发展较慢，病程较长	全身症状明显

三、辨证施护

【辨证要点】

1. 辨虚实　痈以实证为多见。一般新病多实，久病多虚；体壮者多实，体弱者多虚。实证见疮面肿势高突，红、肿、热、痛明显，易脓、易溃、易敛，伴发热恶寒、口渴等，苔黄腻，脉弦滑或洪数；虚证见疮面成脓，收口时间均较长，脓水稀薄，疮面新肉不生，愈合缓慢，常伴面色无华，神疲乏力，舌淡胖，苔少，脉沉细无力。

2. 辨脏腑 本病病位虽在肌肤，但与肺、脾脏关系较为密切。肺外合皮毛，皮毛为人体之卫表，外邪侵袭，首先犯肺，若肺气充则卫外亦固，六淫邪气不得以侵犯，反之，外感邪气侵袭人体，郁于肌表，化热化火，乃生痈肿。脾主运化水谷精微，脾虚则运化失司，积湿生浊，郁结日久，化热生火，结聚肌肤。

【证候分型】

痈的证候分型见表 3–1–4。

表 3–1–4 痈证候分型

证型	证候表现	证机要点	护治法则	代表方
火毒凝结	多见于初起阶段，局部突然肿胀，光软无头，迅速结块，红肿热痛，逐渐肿大，高肿发硬，伴恶寒，发热，头痛，泛恶，口渴，苔黄腻，脉弦滑或洪数	邪郁化火，火毒内蕴，气血凝滞，营卫失和	解毒消肿，活血止痛	仙方活命饮
热盛肉腐	多见于成脓阶段，局部红肿明显，肿势高突，疼痛剧烈，痛如鸡啄，溃后脓出则肿痛消退，舌红，苔黄，脉数	热毒壅盛，腐肉成脓	清热散结，透脓消疮	仙方活命饮合五味消毒饮
气血两虚	多见于溃后阶段，脓水稀薄，疮面新肉不生，色淡红不鲜或暗红，久不愈合，痛势减轻，伴面色无华，神疲乏力，纳少，舌质淡胖，苔少，脉沉细无力	脾胃虚弱，气血不化，疮口不敛	补气养血，托毒生肌	托里消毒散

【外治法】

1. 初起 宜清热消肿，可用金黄膏或玉露膏外敷；或用金黄散、玉露散以冷开水或醋等调成糊状外敷；或太乙膏掺红灵丹或阳毒内消散外贴。

2. 成脓 宜切开排脓，以得脓为度。

3. 溃后 宜提脓祛腐，用八二丹或九一丹，并用药线引流，再用金黄膏或玉露膏盖贴。

4. 收口 脓腐已尽，宜生肌收敛，以生肌散掺入疮口中，并用红油膏、太乙膏或生肌玉红膏盖贴。如脓出不畅或有袋脓者，可先用垫棉法加压包扎，或行扩疮引流。

【护理措施】

1. 起居护理 病室宜清洁，空气宜新鲜，温湿度适宜。注意个人卫生，保持皮肤清洁干爽，勤洗澡更衣，勤修指甲，切勿用手搔抓、挤压、挑刺等。服装穿着宜舒适、宽松，勤洗、勤换、勤晒。有全身症状者宜卧床休息，并减少患肢活动。

2. 病情观察 密切观察疮形、肿势、色泽、疼痛程度、脓液的量及性质、有无恶寒发热、舌脉及其他全身情况；高热时嘱患者多饮温开水，及时给予物理降温或根据医嘱予以药物降温。如有高热不退、烦躁不安、神昏谵语等，应及时告知医生处理。

3. 饮食护理 饮食宜清淡，忌油腻、辛辣刺激之品及腥膻发物，多食新鲜蔬菜及水果，如白菜、胡萝卜、番茄、油菜、葡萄、苹果等。火毒凝结和热盛肉腐者宜多食清热食物，如苦瓜、西瓜、猕猴桃、金银花、蒲公英等，或竹叶粥、马齿苋绿豆粥、公英地丁绿豆汤；气血两虚者宜多食益气养血之品，如红枣、山药、西洋参、乌鸡、菠菜、黑木耳、龙眼肉、阿胶等，或黄芪炖鸡、糯米阿胶粥、桂圆桑椹汤。

4. 情志护理 关心体贴患者，经常与之交谈并开导患者，耐心讲解病因及治疗过程，使患者了解病情，以消除其紧张、恐惧、焦虑心理，保持心情舒畅，积极配合治疗。

5. 用药护理　一般药物宜在进食后半小时服用，中药汤剂以温热服用为宜，清热解毒剂煎熬时间宜短，一般武火快煎即可，宜温凉服。外敷膏药时，应紧贴患处，药膏范围大于肿胀直径，脓出不畅，若有袋脓者，可根据情况配合使用垫棉法或扩创法。颈痈早期忌用苦寒冰伏之剂治疗。

6. 适宜技术　若患处疼痛较重者，可用紫花地丁、苍耳草、半枝莲等洗净，捣烂外敷，或针刺大椎、合谷、曲池以清泄热毒。或取内分泌、肾上腺、交感、肝、脾、耳背肝、耳背脾等穴用磁珠行耳穴贴压。痈之初期，可取阿是穴或痈之顶部，隔蒜灸；或局部用敷药疗法，取黄连、大黄、乳香、没药共研末，醋调外敷，绷带固定。颈痈取肩井、风池、委中等穴，臀痈取膈俞、委中、大肠俞等穴，用强刺激手法行毫针刺法；也可用刺血拔罐疗法，取大椎并配合病灶近部或远部取穴，用三棱针在所选穴位处点刺，然后以闪火法或抽吸法拔罐，一般以出血 3mL 为宜，若血出如涌，应立即去罐。

【健康教育】

1. 生活起居有常，劳逸结合，保持局部皮肤清洁，养成良好的生活习惯。适当进行体育锻炼，增强体质。

2. 饮食宜清淡有营养、易消化之品，忌生冷、辛辣、鱼腥发物及肥甘厚味之品，忌烟酒。

3. 保持情绪平和，控制紧张、焦虑情绪，避免七情致病。伴有消渴等慢性病者，须积极治疗原发病。

有头疽

有头疽是因外感风温、情志内伤或恣食膏粱厚味而致湿热，邪毒凝聚结于肌肤间的急性化脓性疾病。其特点是初起即有粟粒样脓头，焮热红肿胀痛，迅速向深部及周围扩散，脓头相继增多，溃烂后状如莲蓬、蜂窝，范围常超过 9 ～ 12cm，大者可在 30cm 以上。好发于项后、背部等皮肤厚韧之处，发病部位深而病情较重。中老年人及消渴病患者易发病，并容易发生内陷。因发病部位、发病原因、形态等不同有多种病名，如生在头部的百汇疽，生在颈后的脑疽，生在胸部的膻中疽。

我国最早的医书《五十二病方》中就已有“肉疽倍黄芪”的记载。《灵枢·痈疽》曰：“何谓疽……热气淳盛，下陷肌肤，筋髓枯，内连五脏，血气竭，当其痈下，筋骨良肉皆无余，故命曰疽。”元·朱丹溪《丹溪心法》提到“已溃，开疮看视，务宜密室中揭膏，拭脓，收拾。切忌外风袭人，以免漫肿、抽搐之虞”，又云“凡痈疽勿食羊、鸡、鱼、面、煎炒炙煿醇厚等味，犯之必发热”，在护理方面，提出忌外受风邪，防止染毒及饮食护理的方法。

西医学中发生于肌肤间的急性化脓性疾病，可参照本病辨证施护。

一、病因病机

本病病位在肌肤。其病因为外邪侵袭、情志内伤、饮食不节，致营卫不和、气血凝滞，而成结块。

1. 感受外邪　外感风温、湿热，邪毒凝聚肌表，气血运行失常。

2. 脏腑蕴热　情志内伤，郁怒伤肝，思虑伤脾，肝脾郁结，气郁化火；或恣食膏粱厚味，脾胃积热而发。

3. 正气虚弱　劳伤虚损，恣欲伤肾，劳伤精气，肾水亏损，相火炽盛。

二、诊断与鉴别诊断

（一）诊断依据

1. 症状 按局部症状可分为四候，每候 7 天左右。《疡科心得集·辨脑疽对口论》云："对疽、发背必以候数为期，七日成形，二候成脓，三候脱腐，四候生肌。"

（1）初期 局部红肿结块，肿块上有粟粒状脓头，作痒作痛，逐渐向周围和深部扩散，脓头相继增多，色红，灼热疼痛，伴有恶寒，发热，头痛，纳呆，舌苔白腻或黄腻，脉多滑数或洪数等明显的全身症状。此为一候。

（2）溃脓期 疮面腐烂，形似蜂窝，其面积大小不一，范围超过 10cm，在项后的大者可上至枕骨，下至大椎，旁及两耳；在背部的可大如手掌或如茶盘，甚至更大，伴高热烦渴，便秘溲赤。如脓液畅泄，腐肉脱落，红肿热痛逐渐减轻，全身症状也减轻或消失。此为二至三候，病变范围大者需 3 ～ 4 周。

（3）收口期 脓腐渐尽，新肉渐长，肉色红活，逐渐收口而愈。少数病例，亦有腐肉虽脱，但新肉生长迟缓者。此为四候，常需 1 ～ 3 周。

若兼见神昏谵语，气息急促，恶心呕吐，腰痛尿少，尿赤，发斑等严重全身症状者，为合并内陷。内陷变证以脑疽、背疽为多见。凡发于项、背部者，不易透脓托毒，病情较重，内陷变证多见；发于四肢的病情较轻，易于透脓，内陷变证少见。体虚或消渴病患者易并发内陷。

2. 体征 有头疽初起粟粒样脓头，色红肿胀，触之灼热胀痛，范围多在 9 ～ 12cm，甚至更大，容易向深部和周围扩散。

3. 发病特点 好发于皮肤坚韧、肌肉丰厚之处，以项、背部为多见。多发于成年人，以中老年及体弱多病、消渴患者居多。

4. 辅助检查 血常规、脓液培养、血糖等检查有助于诊断和治疗。

（二）病证鉴别

有头疽与发际疮、脂瘤染毒的病证鉴别要点见表 3–1–5。

表 3–1–5 有头疽与发际疮、脂瘤染毒的病证鉴别要点

病名	好发部位	红肿范围	局部症状	全身症状
有头疽	项背肌肉丰厚处	9 ～ 12cm，甚至更大	初起有粟米样脓头，逐渐形成多头，溃后状如蜂窝，病程较长	全身症状明显
发际疮	项后部	多小于 3cm	小而浅，或多个簇生在一起，易脓、易溃、易敛，易反复发作	无明显全身症状
脂瘤染毒	头面部、胸背部、臀部等	多 3 ～ 6cm	平素已有结块，与表皮粘连，基底部可推动，中心皮肤可见粗大黑色毛孔，挤之有臭味脂浆样物	全身症状轻

三、辨证施护

【辨证要点】

1. 辨虚实 有头疽以实证为多见；一般新病多实，久病多虚；体壮者多实，体弱者多虚。症见疮面肿势高突，红、肿、热、痛明显，易脓、易溃、易敛，伴恶寒、发热、口渴等全身症状，舌苔黄或黄腻，脉弦滑或洪数者多实；症见疮面平塌，成脓、收口时间均较长，脓水稀薄，淋沥不尽，疮面新肉难生，腐肉难去，伴面色无华，神疲乏力，舌淡胖，苔少，脉沉细无力等多虚。

2. 辨脏腑　本病病位虽在肌肤，但与肺、脾两脏关系较为密切。肺为脏腑之外卫，外合皮毛，故肺气充则卫外固，六淫邪气不得侵犯；反之，外邪侵袭，首先犯肺，郁久化火，乃生疽肿。脾为后天之本，脾脏健运，气血得以充养；反之，脾虚则运化失健，湿浊内生，化火生毒，结于肌肤而成。

【证候分型】

有头疽的证候分型见表 3–1–6。

表 3–1–6　有头疽证候分型

证型	证候表现	证机要点	护治法则	代表方
火毒凝结	多见于壮年正实邪盛者。局部红肿高突，灼热疼痛，根脚紧束，迅速化脓脱腐，脓液稠黄，伴发热，口渴，尿赤，苔黄，脉数有力	邪热壅聚，经络阻塞，气血充盛，毒邪受束，火毒耗津	清热和营，解毒泻火	黄连解毒汤
湿热壅滞	局部症状与火毒凝结相同，伴全身壮热，朝轻暮重，胸闷呕恶，舌苔白腻或黄腻，脉濡数	正实毒盛	清热利湿，托毒透脓	仙方活命饮
阴虚火炽	多见于消渴病患者。肿势平塌，根脚散漫，皮色紫黯，脓腐难退，脓水稀薄或带血水，剧痛，伴发热烦躁，口渴喜饮，纳差，大便干结，小便短赤，舌红，苔黄燥，脉弦细数	阴虚毒胜，火毒炽盛，气阴两虚，水亏火炽	养阴生津，泻火托毒	竹叶黄芪汤
气虚毒滞	多见于年迈体虚，气血不足患者。肿势平塌，根脚散漫，皮色灰黯不鲜，难以成脓，腐肉难退，脓液稀少，或带灰绿色，闷肿胀痛，易成空腔，伴高热，或身热不扬，大便溏薄，小便频数，口渴喜热饮，神疲乏力，面色少华，舌淡红，苔白或微黄，脉数无力	气虚毒存，正不束邪，气血俱亏	益气养血，扶正托毒	八珍汤合仙方活命饮

【外治法】

1. 初起未溃　患处红肿，脓头尚未破溃，属火毒凝结证或湿热壅滞证，用金黄膏或千捶膏外敷。阴虚火炽证或气虚毒滞证，用冲和膏外敷。

2. 酿脓期　以八二丹掺疮口，如脓水稀薄而带灰绿色，改用七三丹，外敷金黄膏。待脓腐大多脱落，疮面渐洁，改掺九一丹，外敷红油膏。

3. 收口期　疮面脓腐已净，新肉渐生，以生肌散掺疮口，外敷白玉膏。若疮口有空腔，皮肤与新肉一时不能黏合，可用垫棉法加压包扎。

4. 后期　腐肉已脱，但脓液蓄积，引流不畅者，可用五五丹药线或八二丹药线多枚分别插入疮口，蚀脓引流。或用棉球蘸五五丹或八二丹，松松填于脓腔以祛腐。脓液积蓄难出而有波动时，可按疮形大小采用“十”字、双“十”字，或平行纵切开术，手术的原则是广泛切开，清除坏死组织，充分引流。

【护理措施】

1. 起居护理　保持环境舒适、整洁，病室空气新鲜，温湿度适宜。保持皮肤清洁干爽，勤洗澡更衣，勤修指甲，戒除用手搔抓、挤压皮肤等不良习惯。服装穿着宜舒适、宽松，勤洗、勤换、勤晒。患在背部者，睡时宜侧卧；患在上肢者宜用三角巾悬吊；在下肢者宜抬高患肢，减少活动；有全身症状者宜卧床休息。气血两虚者注意保暖，避免感受外邪。

2. 病情观察　注意观察局部的肿胀范围、皮肤色泽、脓腐的量及色等；观察疼痛程度，是否伴有发热。密切观察有无疽毒内陷之危症，如局部出现疮顶不高或陷下，根盘散漫，疮色紫滞或晦黯，疮口脓少或干枯无脓，脓水灰薄或偶带绿色，腐肉虽脱而新肉难生，灼热疼痛或闷胀疼痛或不痛；或全身出现高热寒战，或体温不升，头痛烦躁，或精神不振，甚至神昏谵语，气粗喘急或气息低微，胸闷胸痛，恶心呕吐，腹胀腹痛，便秘或泄泻，汗多肢冷或痉厥或黄疸等，应及时报告医生。

3. 饮食护理　饮食宜清淡，忌食辛辣荤腥及甜腻食物。消渴病患者应给予消渴病饮食。火毒凝结者，宜选菊花叶、绿豆、冬瓜、马齿苋佐餐，有利于疽毒消散，如鱼腥草饮等；湿热壅滞者宜食清热利湿之品，如薏苡仁、赤小豆、荷叶、丝瓜花鲫鱼汤等；阴虚火炽者，初起宜选健脾养阴之品，如百合汤、莲子汤等，恢复期宜食滋阴清热清补之品，如甲鱼、淡菜、银耳、百合，或益寿鸽蛋汤、怀药芝麻糊、鲜石斛煎汤等；气虚毒滞者宜食健脾益气养血食物，并给予温补，可用黄芪蒸鸡、人参猪肚等，忌生冷寒凉食物，如西瓜、梨、苦瓜等，以免损伤脾阳，有碍运化；肿势平塌下陷者，宜服笋尖汤，有托毒外出的作用。

4. 情志护理　心情愉快，严防恼怒，以利于增强正气，驱邪外出。经常关心体贴患者，耐心讲解病因及治疗过程，使患者了解病情，以消除其紧张、焦虑心理，便于积极配合治疗。

5. 用药护理　一般药物宜在进食后半小时服用，中药汤剂以温热服用为最佳，清热解毒剂应武火快煎，宜温凉服；气虚毒滞者，中药汤剂宜温服。外敷膏药时，要紧贴患处，敷药范围大于肿胀直径，若疮口有空腔，疮面难以愈合，需用垫棉法加压包扎。消渴病患者应服降糖药以控制血糖，必要时可使用胰岛素以有效控制血糖。

6. 适宜技术　实证者耳尖部三棱针点刺放血，大椎穴刺络拔罐；虚证者可取内分泌、肺、脾等耳穴，用王不留行籽或磁珠等贴压以扶正祛邪，或取肾俞、脾俞、命门、关元等穴进行热敏灸，以增强正气，透毒外出。患处疼痛较重者，可做局部冷敷，或针刺大椎、合谷、曲池等穴以清泄热毒。

【健康教育】

1. 生活起居有规律，避免过度疲劳。注意个人卫生。保持疮周皮肤清洁，可用 2% ～ 10% 黄柏溶液或生理盐水清洗疮面。适当进行体育锻炼，以助正气。

2. 饮食宜清淡、富含营养、易消化之品，忌生冷、辛辣、鱼腥发物及肥甘厚味之品，忌烟酒。保持心情舒畅。避免紧张、恐惧等负性情绪，以免加重病情。

3. 有消渴等基础疾病者，发病后应及时就医，积极治疗；日常定期监测血糖，有效控制血糖。

复习思考题

1. 痈的主要病机和常见证型。
2. 疖的临床证候表现及护治法则。
3. 有头疽的护理措施。

第二节　乳　痈

乳痈是发生在乳房的最常见的急性化脓性疾病，多由肝郁气滞与阳明之热相互郁结，致使乳络阻塞，营气不从而发生。其特点是乳房局部结块，红肿热痛，伴全身发热，且容易发生“传囊”之变。乳痈多见于产后哺乳妇女，尤以初产妇多见。好发于产后 3 ～ 4 周，也可在孕期，或非哺乳期及非怀孕期发生。发生在哺乳期的称“外吹乳痈”；发生在怀孕期的称“内吹乳痈”；发生在非哺乳期和非怀孕期的称“不乳儿乳痈”。临床上以外吹乳痈多见。乳痈大多数情况下病程较短，预后良好，但若治疗不当，也会使病程迁延，可形成传囊乳痈、乳漏等。

乳痈病名首见于晋·皇甫谧的《针灸甲乙经·卷十二·妇人杂病》。对于疾病的分类，明·龚廷贤《寿世保元·卷七·乳痈》提出“外吹”“内吹”之名。对于其临床症状、病因病机的描述，隋·巢元方《诸病源候论·妬乳候》曰：“此由新产后，儿未能饮之，乃饮不泄，或断儿乳，捻其乳汁不尽，皆令乳汁蓄积，与气血相搏，即壮热大渴引饮，牢强掣痛，手不得近也。”清·王洪绪《外科全生集·卷一·有阴有阳症门·乳痈》：“又未产谓内吹，已产谓外吹。”《医宗金鉴·外科心法要诀》和《外科理例·卷四·乳痈》对乳痈的描述更为详尽，并且指出脓成宜早期切开，否则有“传囊”之变。

西医学中的急性乳腺炎可参照本节辨证施护。

一、病因病机

乳痈的病位在乳络。外吹乳痈总因肝郁胃热，或夹风热毒邪侵袭，引起乳汁淤积，乳络痹阻，气血瘀滞，热盛肉腐而成脓；内吹乳痈多由妊娠期胎气上冲，结于阳明胃络而成，色红者多热，色白者气郁而兼胎旺。

1. 乳汁淤积　因乳头破碎，乳头畸形和内陷，乳汁多而少饮，或断乳不当，均可使乳汁淤积，乳络不畅，乳管阻塞，败乳蓄积，久而化热，酿脓所致。

2. 肝郁胃热　因情志不畅，肝郁气结，厥阴肝经失于疏泄，或产后饮食不节，脾胃运化失司，阳明胃热壅滞，乳络闭阻不畅，气滞血瘀积热成脓，而成乳痈。

3. 感受外邪　产妇体虚，汗出腠理疏松；或露胸哺乳，复感风邪；或乳儿含乳而睡，口中热毒之气侵入乳孔，均可使邪热蕴阻于肝胃之经，乳络郁滞不通，化热成痈所致。

二、诊断与鉴别诊断

（一）诊断依据

1. 症状　初起乳房局部肿胀疼痛，乳汁排出不畅，或有结块，伴恶寒发热、头痛骨楚、胸闷纳呆、大便干结等全身症状；成脓期乳房结块逐渐增大，疼痛加重，或焮红灼热，同侧腋窝淋巴结肿大压痛，伴壮热不退，口渴喜饮，便秘溲赤，7 ～ 10 天成脓。

2. 专科检查　乳房结块，红肿疼痛，腋下可触及肿大的淋巴结。

3. 发病特点　外吹乳痈多见于产后 3 ～ 4 周的哺乳期妇女，初产妇尤为多见，常有乳汁排泄不畅或乳头破损；内吹乳痈多发生在妊娠后期；不乳儿乳痈多缘于不在哺乳期假吸诱发。

4. 辅助检查　血常规、C 反应蛋白、脓液培养、乳腺 B 超等有助于诊断和治疗。

（二）病证鉴别

乳痈与炎性乳癌的病证鉴别要点见表 3–2–1。

表 3-2-1 乳痈与炎性乳癌的病证鉴别要点

鉴别要点	乳痈	炎性乳癌
性质	乳腺急性化脓性病证	乳腺恶性肿瘤
好发人群	哺乳期妇女	妊娠期或哺乳期妇女
临床特点	乳房肿痛，白细胞明显升高	病变局部皮肤呈黯红或紫红色，肿胀增厚且有韧硬感，毛孔深陷呈橘皮样改变，局部无疼痛或轻度压痛。同侧腋窝常可扪及明显肿大的淋巴结，质硬固定
全身症状	恶寒发热，头痛，周身不适	较轻
预后	及时治疗，预后良好	预后不良

三、辨证施护

【辨证要点】

1. 辨虚实 乳痈以实证为多。新病多实，久病多虚；体壮者多实，体弱者多虚。实证可见患乳肿胀，疼痛，皮肤焮红，脓汁稠厚，伴发热，口渴，便秘溲赤，舌红，苔黄腻，脉洪数；虚证可见患乳成脓，收口时间较长，疮口脓水淋沥，脓汁清稀，常伴全身乏力，面色少华，或低热不退，饮食减少，舌淡，苔薄，脉弱无力。

2. 辨分期 初期，乳房胀痛，皮肤或焮红或不红，肿块或有或无，乳汁分泌不畅，可伴有恶寒发热，头痛，胸闷不舒等全身症状，舌苔薄黄或黄腻，脉弦数；成脓期，患乳肿块逐渐增大，局部疼痛加重，皮肤焮红灼热，同侧腋窝淋巴结肿大压痛，随病情进展，肿块中央逐渐变软，按之应指有波动感，全身症状加剧，壮热不退，口渴喜饮，小便短赤，舌红，苔黄腻，脉洪数；溃脓期，脓肿成熟，破溃出脓，肿消痛减，身热渐退，纳少寐差，肢软乏力，面色少华，舌淡苔薄，脉弱无力。亦有溃后乳汁自疮口溢出形成乳漏，或有袋脓、传囊之变，全身低热不退，心烦潮热，此为乳痈之变证。

【证候分型】

乳痈的证候分型见表 3-2-2。

表 3-2-2 乳痈证候分型

证型	证候表现	证机要点	护治法则	代表方
气滞热壅	乳汁结块，排乳不畅，皮色不变或微红，肿胀疼痛，伴恶寒发热，周身酸楚，胸闷呕恶，纳差，大便秘结，舌质正常或红，苔薄，脉数	肝气郁积，热邪壅滞	疏肝清热，通乳消痈	瓜蒌牛蒡汤
热毒炽盛	乳房结块增大，肿痛加重，皮肤焮红灼热，结块变软，有应指感；或切开排脓后引流不畅，红肿热痛不减，有“传囊”现象，伴壮热不退，口渴喜饮，舌红，苔黄腻，脉洪数	化热生火，火毒炽盛，热胜肉腐	清热解毒，透脓消肿	透脓散合五味消毒饮
正虚毒恋	溃脓后乳房肿痛虽轻，但疮口脓水清稀不尽，愈后缓慢或形成乳漏，伴全身乏力，面色少华，或低热不退，纳差，舌淡，苔薄，脉弱无力	气血亏虚，余毒留滞	益气补血，和营托毒	托里消毒散

【外治法】

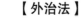

1. 初起 皮肤焮红灼热者，宜玉露散或金黄散外敷；或用鲜菊花叶、鲜蒲公英、仙人掌去刺

捣烂外敷；亦可用 50% 芒硝溶液湿敷。皮色微红或不红者，宜冲和膏外敷；有肿块者改用太乙膏掺红灵丹外贴。

2. 成脓　宜切开排脓。切口呈放射状，以免损伤乳络；切口位置宜取低位，以免形成袋脓。若脓肿小而浅着，可用针穿刺抽脓或用火针放脓。

3. 溃后　八二丹或九一丹药线引流，外敷金黄膏。待脓净仅有黄稠滋水时，改用生肌散收口。如有袋脓现象，可在脓腔下方用垫棉法加压，以免脓液滞留。如有乳汁从疮口流出，可用垫棉法束紧患侧乳房，促使收口；若成传囊乳痈，可在疮口一侧用垫棉法加压，如无效则另做一切口以便引流。

【护理措施】

1. 起居护理　病室宜安静，光线柔和，温湿度适宜，保持室内空气新鲜。气滞热壅者，病室宜通风、凉爽，忌直接吹风；热毒炽盛者，病室温度宜稍低；正虚毒恋者，病室宜阳光充足，随气候变化增减衣被。产妇产后常因气虚汗出过多，故应经常淋浴，及时更换内衣，并注意避免外邪侵袭。保持乳房及乳头清洁，协助患者按需哺乳，哺乳后排空剩余乳汁；高热或脓肿形成时停止哺乳。使用三角巾或宽松的胸罩托起患乳，减少上肢活动。

2. 病情观察　观察乳房皮肤的色泽、温度、乳房肿块的大小、波动感、疼痛性质和程度，以判断证候类型及预测疾病的发展，便于治疗。观察溃后脓液的量、色、质、气味及有无乳汁淤积、疮口有无溢乳，观察溃后脓出是否通畅。定时测量体温，观察有无发热，是否伴有胸闷头痛、恶心呕吐及同侧腋窝淋巴结是否肿大、有无压痛等情况。

3. 饮食护理　饮食宜清淡、富营养、易消化。多饮水，多食蔬菜水果、豆制品、瘦肉、鸡蛋等，忌食肥甘厚味及生冷、辛辣之品。气滞热壅证宜食用疏肝清热、通乳消痈的食品，如白萝卜、白菜等，食疗方可选用萝卜丝汤；热毒炽盛证宜食用清热解毒、透脓消肿的食品，如鲜蒲公英、鲜藕、绿豆等，食疗方可选用蒲公英薄荷饮；正虚毒恋证宜食用益气补血、和营托毒的食品，如鸡蛋、鱼肉、动物肝脏、豆制品、牛奶等，食疗方可选用黄芪粥、黑鱼山药汤、当归牛肉汤等以补益气血。

4. 情志护理　乳痈患者多因产后气血不足，体质虚弱，加之患部疼痛，不能正常授乳而情绪急躁，注意调节患者的情绪，消除其焦虑、恐惧等负性情绪。特别是严重感染或脓肿形成者，劝导患者解除烦恼，注意情绪调理，避免肝气郁积而影响泌乳和排乳。

5. 用药护理　局部给予清热解毒、消肿止痛类中草药外敷。局部红、肿、热、痛严重者，可服中药回乳。内服中药汤剂宜温服；正虚毒恋者中药汤剂宜早晚温服，服药期间忌饮浓茶。乳痈初期外敷药物如有过敏反应，应立即停用，并用青黛散香油调敷局部。成脓期外敷药时应暴露乳头，保持乳汁分泌通畅，尽量减少上肢活动，用乳罩托起患乳，避免牵拉，使脓液畅流，防止袋脓。溃脓期应及时更换敷料，保持疮周皮肤清洁。

6. 适宜技术　初起可按外治法取膏剂外敷。乳痈初起未成脓者，可用葱白、大蒜捣烂，铺于乳房患处，用艾条熏灸；或用耳穴贴压疗法，取胸、胃、肝、内分泌、肾上腺、神门等穴位；或取膺窗、梁丘、足三里、丰隆、天池、内关、期门、肩井、膈俞等穴行穴位贴敷以凉血消肿止痛；也可用轻手法穴位按摩天宗及局部阿是穴以减轻疼痛；或用毫针刺法，取肩井、膻中、乳根、期门、内关、少泽穴，用泻法，肝郁甚者加太冲，偏于胃热者加内庭，火毒盛者加厉兑、大敦、少泽。

【健康教育】

1. 做好妊娠期乳房护理，可经常做提拉运动以纠正乳头凹陷。从孕期开始，佩戴乳罩，使其托起而不压迫乳房。怀孕6个月后，用木梳沿乳腺导管方向梳理，可预防乳痈。

2. 乳母宜心情舒畅，情绪稳定。饮食宜清淡，富有营养，少食肥甘厚腻之品；忌食辛辣炙煿之物。

3. 按需哺乳，哺乳后要排空剩余乳汁。哺乳后用胸罩将乳房托起，切勿让婴儿含乳头睡觉。身体其他部位有化脓感染时，或乳儿有口疮等口腔疾患时，应及时治疗。

4. 若有乳头擦伤、皲裂，可外搽蛋黄油或麻油，并停止哺乳，改用吸乳器排乳。断乳时应先逐渐减少哺乳时间和次数，再断乳。断乳前可用生麦芽、生山楂煎汤代茶饮，并用皮硝装入纱布袋中外敷。

复习思考题

1. 乳痈的常见病因和预防措施。
2. 乳痈的临床特点。
3. 乳痈各期的临床表现及外治护理方法。

第三节　乳　癖

乳癖是因情志内伤，冲任失调，痰瘀凝结所致的一种乳腺组织的良性增生性疾病。其特点为单侧或双侧乳房疼痛并出现肿块，肿块大小不等，形态不一，边界不清，质地不硬，活动度好，乳房肿块和疼痛与月经周期及情志变化密切相关。本病好发于25～45岁的中青年女性，是临床最常见的乳房疾病，其发病率占乳房疾病的首位。根据研究资料发现，本病有一定的癌变风险，尤其是有乳癌家族史的患者，更应引起重视。

隋·巢元方《诸病源候论·卷二十·癖病诸侯·癖候》："癖者，谓僻侧在于两胁之间，有时而痛是也。"宋代《圣济总录·卷二十痈疽门乳痈》对本病的病因病机及症状做了具体描述："妇人以冲任为本，若失于调理，冲任不和，或风邪所客，则气壅不散，结聚乳间，或硬或肿，疼痛有核。"明确提出了冲任在发病中的重要性。明·龚居中《外科活人定本·卷之二》设独立篇章，曰："乳癖，此症生于正乳之上。乃厥阴、阳明之经属也……何谓之癖，若硬而不痛，如顽核之类，过久则成毒，如初起用灸法甚妙。"

西医学中的乳腺增生症，可参照本节辨证施护。

一、病因病机

乳癖病位在乳房，与肝、脾、胃及冲任密切相关。其病因与情志内伤、冲任失调有关，基本病机为气滞痰凝，冲任失调。病理性质有虚实两端，其中冲任失调为发病之本，肝气郁结、痰凝血瘀为发病之标。

1. 肝郁气滞　由于情志不遂，久郁伤肝，或受到精神刺激，急躁恼怒，可致肝气郁结，气血不畅，蕴结于乳络。肝气郁结日久则化热，热灼津液为痰；或思虑伤脾，脾失健运，酿痰生浊，气滞痰凝血瘀即可形成乳房肿块，乳络经脉阻塞不通，则引起乳房疼痛。

2. 冲任失调　冲任二脉起于胞宫，冲任之气血，上行为乳，下行为月水。冲任失调，则气血瘀滞，积聚于乳房、胞宫，导致乳房肿块疼痛，或月经不调。

二、诊断与鉴别诊断

（一）诊断依据

1. 症状　乳房有不同程度的胀痛、刺痛或隐痛，可放射至腋下、肩背部，疼痛多与月经、情绪变化相关，连续 3 个月或间断疼痛 3 ～ 6 个月不缓解。

2. 专科检查　单侧或双侧乳房发生单个或多个大小不等、形态各异的结块，结块可分散于全乳，与皮肤或深部组织不粘连，推之可动，可有触痛，结块多于经前增大，经后缓解，部分患者乳头可有溢液或瘙痒。

3. 相关检查　钼靶 X 线摄片、B 超、核磁共振、组织学检查等辅助检查有助于明确诊断，排除乳房良恶性肿瘤等。

（二）病证鉴别

乳癖与乳岩、乳核的病证鉴别要点见表 3–3–1。

表 3–3–1　乳癖与乳岩、乳核的病证鉴别要点

鉴别要点	乳癖	乳岩	乳核
性质	乳腺良性增生	乳腺恶性肿瘤	乳腺良性肿瘤
好发人群	25 ～ 45 岁妇女	绝经前后妇女	20 ～ 25 岁妇女
临床特点	乳房肿痛，经前加剧，经后减轻	乳房肿块无周期性变化，初期无痛	一般无乳房肿痛，少数可有轻微胀痛，但与月经无关
肿块特点	形态不一，边界清楚，活动度好	坚硬，边界不清，固定不移	形如丸卵，质地坚实，表面光滑，边界清楚，活动度好
皮肤改变	无	可伴橘皮样改变	无
淋巴结肿大	无 / 质中或质软，边界清，活动度可	无 / 质硬，边界欠清，活动度差	无
预后	及时治疗，预后良好	预后不良	预后良好

三、辨证施护

【辨证要点】

1. 辨虚实　乳癖以实证为多见。实证者乳房胀痛或刺痛，伴胸闷胁胀，善郁易怒，失眠多梦，心烦口苦，苔薄黄，脉弦滑；虚证者乳房疼痛较轻或无疼痛，伴腰酸乏力，神疲倦怠，月经不调，量少色淡，舌淡苔白，脉沉细。

2. 辨病性　乳房肿块，伴疼痛，胸闷胁胀，善郁易怒，失眠多梦，脉弦细涩，为肝郁痰凝；月经周期紊乱，量少色淡，甚或闭经，伴神疲乏力，头晕，则为脾失健运、气血亏虚所致；伴腰酸乏力，舌淡，脉沉细，为肝肾不足、冲任失调所致。

【证候分型】

乳癖的证候分型见表 3–3–2。

表 3-3-2 乳癖证候分型

证型	证候表现	证机要点	护治法则	代表方
肝郁痰凝	多见于青壮年女性或病程较短者，乳房肿块随喜怒消长，质韧不坚，胀痛或刺痛，伴胸闷胁胀，善郁易怒，失眠多梦，心烦口苦，苔黄腻，脉滑数	肝郁气滞，脾失健运，痰湿内结	疏肝行气，化痰散结	逍遥蒌贝散
冲任失调	多见于中年女性，乳房肿块月经前加重，经后缓解，乳房疼痛较轻或无疼痛，偶有乳房溢液，伴腰酸乏力，神疲倦怠，月经失调，量少色淡，甚或闭经，舌淡苔白，脉沉细	肝肾亏虚，气血不足，经络不畅	调摄冲任，和营散结	二仙汤合四物汤

【外治法】

本病可用阳和解凝膏掺黑退消或桂麝散盖贴；或用大黄粉以醋调敷。过敏者慎用。

【护理措施】

1. 起居护理 起居有常，合理安排工作、学习与休息，注意劳逸结合。肝郁痰凝者，应早睡早起，适当锻炼，增强免疫力；冲任失调者，需避风寒，以防外邪乘虚而入，引起冲任不和。乳房疼痛者，可用胸罩托起，以减轻疼痛。保持乳房清洁、干燥。伴月经失调者应嘱其及时治疗，调节情志，疏通经脉。

2. 病情观察 观察证候特点，注意肿块位置、范围、增大速度、是否单发、质地、表面是否光滑、是否与周围组织分界不清、活动度及有无溢液等；乳房肿块疼痛有无规律，与情志及月经周期的关系，观察服药后肿块变化情况。

3. 饮食护理 向患者介绍合理的膳食结构，忌肥甘厚味、辛辣刺激食物。少吃高脂肪、高蛋白食物，以免雌激素、催乳素含量增高。少饮酒，常饮绿茶，多食五谷杂粮、新鲜蔬菜、水果。肝郁痰凝者宜多食疏肝理气之品，如陈皮、佛手、夏枯草当归粥等；冲任失调者可多食调补冲任食物，如红枣、豆制品、瘦肉、当归黄芪羊肉粥等。

4. 情志护理 本病与情绪密切相关，应鼓励患者表达自己的感情，倾诉内心不快，发泄负性情绪，给予积极疏导。耐心向患者讲解疾病相关的知识，安慰开导患者，强调情志对本病治疗的影响，使其消除顾虑及紧张情绪，保持心情愉快。

5. 用药护理 冲任失调、气血亏虚者，中药汤剂宜早晚温热服。活血化瘀药物在月经期暂停服用。妊娠期禁服行气活血中药，避免流产。使用外敷中药应观察用药后乳房肿块的变化情况，若出现过敏应立即停用。有急性病变的患者，应先行治疗急性病。

6. 适宜技术 取交感、乳腺、胸、内分泌、肝、皮质下、肾等穴用磁珠行耳穴贴压；或取乳中、足三里，肝火盛者加太冲，气血双亏加气海，肝肾阴亏加太溪，用灸法，灸至胸内发热，或下肢有热、酸、胀感为佳；亦可按揉行间达太冲，或自乳头向下直接按推至期门，并压期门穴上轻揉。

【健康教育】

1. 养成良好的卫生习惯，保持乳房清洁，勤换内衣，以免感染。指导患者经常自我检查乳房，最好选择月经来潮后 7 ～ 10 天进行。乳头有溢液者，及时就诊。

2. 注意调和情志，避免情绪激动、抑郁等，保持心情舒畅，情绪稳定。起居有常，避免过度劳累。

3. 应多食高维生素、低脂食物，多食新鲜水果、蔬菜，忌食生冷、油腻、腥发、辛辣之品；忌食咖啡、巧克力等含有大量黄嘌呤食物，以免促使乳腺增生。忌烟酒。

4. 及时治疗月经不调等妇科疾病和其他内分泌疾病。高危人群要定期检查。避免使用含有雌激素的面霜或药物，以免体内雌激素水平增高，诱发乳腺增生。

复习思考题

1. 乳癖的肿块特点。
2. 乳癖和乳岩的鉴别要点。
3. 乳癖的证候分型及护治法则。

第四节　湿　疮

湿疮是一种由多种内外因素作用引起的反复发作的过敏炎症性皮肤病，因皮损总有湿烂、渗液、结痂而得名。其临床特点是：皮损对称分布，多形损害，剧烈瘙痒，有渗出倾向，反复发作，易成慢性。根据发生部位及皮损形态的不同，其名称也各异，如浸淫遍体，滋水极多者，称为浸淫疮；发生在耳部者，称旋耳疮；发生在乳头者，称乳头风；发生在手足部者，称病疮；发生在肘、膝弯曲部者，称四弯风；发生在脐部者，称脐疮；发生在阴囊部者，称肾囊风；发于小腿部的称“下注疮”“湿毒疮”“湿濂疮”；丘疹为主者，称血风疮或粟疮。本病男女老幼皆可罹患，但以先天禀赋不耐者为多，无明显季节性，冬季常复发。根据病程和皮损特点，一般可分为急性、亚急性、慢性三类。

历代中医文献对湿疮的病因病机、临床表现及治疗皆有描述，清·沈金鳌《杂病源流犀烛·湿病源流》指出：“湿之气病，内外因固俱有之。其由内因者，则本脾土所化之湿，火盛化为燥热，水盛化为寒湿。”清·吴谦《医宗金鉴·外科心法要诀》记载：“浸淫疮，此证初生如疥，搔痒无时，蔓延不止，抓津黄水，浸淫成片，由心火、脾湿受风而成。”“血风疮，此证由肝脾二经湿热，外受风邪，袭于皮肤，郁于肺经，致遍身生疮，形如粟米，搔痒无度。抓破时，津脂水浸淫成片，令人烦躁、口渴、瘙痒，日轻夜甚。”提出了浸淫疮、血风疮的病名、病因病机、临床表现及预后。

西医学中的湿疹，可参照本节辨证施护。

一、病因病机

湿疮的病位在肌肤，与肝、脾相关。病因为素体禀赋不耐，饮食不节，感受外邪。基本病机为风湿热邪浸淫肌肤。其病理性质有虚实两端，初起以湿热为主，病性属实；日久脾虚湿恋，虚实夹杂；病久耗伤阴血，血虚生风生燥，而成虚证。

1. 禀赋不耐　脾胃虚弱，脾为湿困，肌肤失养或因湿热蕴久，耗伤阴血，化燥生风，而致血虚风燥，肌肤失养。

2. 饮食不节　过食辛辣、刺激、荤腥发物，伤及脾胃，失其健运，湿热内生，浸淫肌肤。

3. 感受外邪　久病体虚，卫外不固，腠理疏松，风邪客于肌肤而发。

二、诊断与鉴别诊断

（一）诊断依据

1. 症状　根据病程及皮损特点可分为急性、亚急性、慢性三种类型。

（1）急性湿疮　多为粟粒大小红色丘疹、丘疱疹或水疱，伴有糜烂、渗出、结痂，皮损边界不清；合并感染者可出现脓疱及脓痂。相当于西医学的急性湿疹。

（2）亚急性湿疮　多由急性湿疮病程迁延所致，也可初病即呈亚急性湿疮，皮疹以丘疹、斑丘疹、结痂、鳞屑为主，仅有少量水疱及轻度糜烂、渗出。相当于西医学的亚急性湿疹。

（3）慢性湿疮　常由急性或亚急性湿疮长期不愈，反复发作而来，部分患者开始发病即为慢性。皮损为暗红色或棕红色斑丘疹，常融合增厚呈苔藓样变，表面有脱屑、抓痕、血痂，周围散在少数丘疹、丘疱疹。皮损在一定诱因下可急性发作，并有渗出倾向。相当于西医学的慢性湿疹。

2. 特定部位湿疮　某些特定部位湿疮，临床表现有一定的特异性。

（1）耳部湿疮　好发于耳窝、耳轮上部及外耳道。皮损为红斑、流滋、结痂及皲裂，多对称发生。

（2）头部湿疮　呈弥漫性分布，甚至累及整个头皮，皮肤潮红、糜烂，可有脓性流滋，结黄色厚痂，有时将头发粘结成团。

（3）面部湿疮　常见于额部、眉部、耳前等。皮损为淡红色斑片，上覆以细薄的鳞屑，常对称分布，自觉瘙痒。

（4）乳房湿疮　主要见于女性，皮损局限于乳头，表现为皮肤潮湿、糜烂、流滋，上覆以鳞屑，或结黄色痂皮，反复发作可出现皲裂、疼痛，自觉瘙痒，一般不化脓。

（5）手部湿疮　多发于手背及指端掌面，可蔓延至腕部，皮损形态多种，边界不清，表现为潮红、糜烂、流滋、结痂。反复发作，可致皮肤粗糙肥厚。伴干燥皲裂、疼痛，病程较长。

（6）脐部湿疮　局限于脐窝，皮损为鲜红色或暗红色斑片，有糜烂、流滋、结痂，边界清楚，不累及外周正常皮肤，常有臭味，自觉瘙痒，且易染毒而出现红肿热痛，伴发热畏寒，便秘溲赤。

（7）阴囊湿疮　局限于阴囊皮肤，有时延及肛门及阴茎部。有潮湿型和干燥型两种。潮湿型表现为整个阴囊肿胀、潮红、糜烂、流滋、结痂，日久皮肤肥厚，皮色发亮，色素加深；干燥型表现为肿胀、潮红比前者轻，皮肤浸润变厚，呈灰色，上覆鳞屑，伴有裂隙，剧烈瘙痒，夜间更甚。

（8）小腿部湿疮　多见于小腿下 1/3 的内外侧，常伴有青筋暴露，皮损呈局限性暗红色，弥漫密集丘疹、丘疱疹，糜烂、流滋，日久皮肤肥厚粗糙，色素沉着。

（9）钱币状湿疮　是湿疮的一种特殊类型。常发于冬季，与皮肤干燥同时发生。皮损好发于手足背、四肢伸侧、肩、臀、乳房等处。皮损为红色小丘疹或丘疱疹，密集而呈钱币状，滋水较多。慢性者皮肤肥厚，表面有结痂及鳞屑，皮损的周围散发丘疹、水疱，常呈“卫星状”。自觉瘙痒剧烈，反复发作，不易治愈。

3. 相关检查　可进行过敏原检测以协助明确病因，有可疑外因接触史者（如手部湿疮）可做皮肤斑贴试验。

（二）病证鉴别

1. 急性湿疮与接触性皮炎　两者的鉴别要点见表 3–4–1。

表 3–4–1　急性湿疮与接触性皮炎的鉴别要点

鉴别要点	急性湿疮	接触性皮炎
病因	常不明确	有明确病因
病位	不固定，常对称发生	常限于接触部位
皮损特点	多形性：红斑，丘疹，水疱等边界弥漫不清	多形性：红斑，水肿，水疱，边界清楚
症状	瘙痒剧烈	瘙痒或灼热感
转归	常有复发倾向	病因去除后很快痊愈，不接触不复发

2. 慢性湿疮与牛皮癣　两者的鉴别要点见表 3–4–2。

表 3–4–2　慢性湿疮与牛皮癣的鉴别要点

鉴别要点	慢性湿疮	牛皮癣
病因	不明确	情志内伤，风热侵扰
病位	手足、小腿、乳房、肚脐、外阴、肛门等处	好发于颈项、肘部、尾骶部
皮损特点	色素沉着，抓痕，血痂，苔藓样变	初为多角形扁平丘疹，后融合成片，皮损边界清楚，搔抓后皮损肥厚，皮沟加深，皮嵴隆起，无糜烂渗出
症状	瘙痒剧烈难忍	剧烈瘙痒
转归	病情迁延，难以痊愈	极易形成苔藓样变

三、辨证施护

【辨证要点】

1. 辨虚实　实证起病急，病程短，皮损色潮红，可见丘疱疹，糜烂，流滋，灼热瘙痒，伴有心烦口渴，身热不扬，舌红苔黄，脉滑数；虚证发病较缓，病程长，皮疹淡红或暗，以鳞屑为主，皮损粗糙肥厚，瘙痒时作，糜烂渗出较轻，病情缠绵难愈，伴头晕乏力，纳呆，寐差，舌淡苔白或白腻，脉弦细或弦缓。

2. 辨脏腑　湿疮的病位虽在肌肤，但与心、脾、肝三脏关系密切。心绪烦扰，心火内炽，则热郁肌肤，兼感湿邪而发湿疮；脾主运化，健运失司，生湿化热，若外邪伤及脾阳，导致体内水湿内停，湿盛郁于肌肤，发为本病；日久耗血伤阴，肝失所养，风自内生，风胜则燥，致肌肤失养，乃成湿疮。

【证候分型】

湿疮的证候分型见表 3–4–3。

表 3–4–3　湿疮证候分型

证型	证候表现	证机要点	护治法则	代表方
湿热蕴肤	多见于急性泛发型湿疮。发病快，病程短，皮损潮红，见丘疱疹，糜烂，流滋，自觉灼热瘙痒，伴心烦口渴，身热不扬，便干溲赤，舌红，苔白或黄，脉滑或数	风湿热邪，蕴阻肌肤	清热利湿，祛风止痒	龙胆泻肝汤合萆薢渗湿汤

续表

证型	证候表现	证机要点	护治法则	代表方
脾虚湿蕴	多见于亚急性湿疮。发病较缓，皮疹多以红斑、丘疹、水疱、鳞屑为主，抓破后糜烂渗出，瘙痒时作，缠绵难愈，伴乏力，纳呆，腹胀，便溏，舌淡胖，苔白腻，脉弦缓	正虚邪恋，脾虚湿蕴	健脾益气，利湿止痒	除湿胃苓汤或参苓白术散
血虚风燥	多见于慢性湿疮。病程久，反复发作，皮疹色黯或色素沉着，皮肤粗糙肥厚，干燥，瘙痒剧烈，常反复发作，经久不愈，伴头晕乏力，寐差，口干不欲饮，舌淡苔白，脉弦细	久病正虚，血虚失养	疏风养血，润燥止痒	四物消风散

【外治法】

1. 急性湿疮 初起仅有皮肤潮红而无流滋者，以清热解毒为原则，可选用中药苦参、黄柏等煎汤外洗，或用10%黄柏溶液、炉甘石洗剂外搽；若糜烂、水疱、流滋较多者，以收敛清热止痒为原则，可选用马齿苋水洗剂或蒲公英、龙胆草、炉甘石、明矾各20g，煎水待冷后湿敷；急性湿疮后期，滋水减少、结痂时，以保护皮损、避免刺激、促进角质新生、消除残余炎症为原则，可选用黄连软膏、青黛膏外搽。

2. 亚急性湿疮 以清热止痒、燥湿收敛为原则，无流滋者，可选用青黛散、祛湿散、新三妙散等油调外敷或黄柏霜外搽；有少量流滋者，选用三黄洗剂外搽。

3. 慢性湿疮 以收敛止痒为原则，可用青黛膏、硫黄软膏加热烘疗法。皮损肥厚者，加用封包疗法。

【护理措施】

1. 起居护理 室内通风干燥，温度适宜，避免蚊虫叮咬。适当修剪指（趾）甲，必要时戴手套，防止搔抓及不良刺激。勿用肥皂热水洗烫。病变部位应注意清洁，渗出较多者，要勤换床单、衣被，以防感染。生活有规律，保证充足睡眠，保持床铺衣物清洁、干燥，内衣应宽大柔软，以棉织品为宜。

2. 病情观察 密切观察皮疹变化、瘙痒程度及全身情况。观察患者舌苔、脉象、二便及睡眠。若发现患者皮肤反复滋水淋沥，浸润成片，奇痒难耐，及时告知医生处理，同时观察和分析影响病情的各种因素，例如生活环境、饮食习惯等，及时给予调整。

3. 饮食护理 饮食宜清淡，多食新鲜蔬菜、水果。忌食辛辣刺激及荤腥发物，如海鲜、香菇、牛肉、羊肉、香菜、韭菜、蒜等。过敏性体质者食用异性蛋白食物，如牛奶、鸡蛋等也易引发湿疮。湿热内盛者宜食清热利湿之品，如茯苓车前粥、绿豆百合薏苡仁汤等；脾虚湿蕴者宜健脾利湿食物，如赤小豆薏苡仁粥、莲子粥等；血虚风燥者宜食养血润肤之品，如龙眼莲子粥、何首乌桑椹大枣粥、菠菜瘦肉粥等。

4. 情志护理 湿疮患者常因病情反复发作，奇痒难忍，造成较大的心理压力，易产生急躁、恼怒或悲观情绪，对治疗失去信心。因此，加强情志疏导尤为重要。鼓励患者保持乐观情绪，正确对待病情，树立信心，坚信“湿疮并非不治之症”，积极配合治疗，以利疾病的恢复。

5. 用药护理 一般药物宜在进食后半小时服用。热重于湿者汤药宜温凉服用，湿重于热者应温服。湿热浸淫者初期仅有丘疹、水疱而无渗液时，可选用清热止痒的苦参、黄柏、地肤子、荆芥等煎汤温洗；若水疱糜烂、渗出明显时，可用10%黄柏溶液或野菊花、蒲公英等煎汤待凉后湿敷，以起到收敛、清热、止痒、消炎作用。后期滋水减少时，可选洗剂、霜剂涂药。脾虚湿蕴者皮疹糜烂渗出时，可用马齿苋溶液湿敷。血虚风燥者以滋养为主，局部可选用各种软膏剂外涂。

6. 适宜技术　急性湿疮有糜烂、渗液者，以湿敷为佳；亚急性湿疮以油剂外敷为佳；慢性湿疮以软膏外敷为佳。可取肺、神门、肾上腺、皮质下、交感等穴行耳穴贴压；取病变局部，用梅花针叩刺法，叩刺至轻微出血为宜，或取脊柱两旁，叩刺至潮红为度。或用灸法，取穴曲池、血海、大椎、足三里、三阴交或皮损局部，气虚者加气海、关元，脾虚者加天枢、中脘。

【健康教育】

1. 保持皮肤清洁，避免用热水及肥皂水烫洗，勤剪指甲，以免搔抓，穿柔软、宽松的棉质内衣。注意休息，保证充足睡眠，适当锻炼身体，增强体质。使用抗组胺药物治疗时，避免驾驶及高空作业。

2. 消除刺激因素，保持情志舒畅，注意劳逸结合。瘙痒时可以分散注意力，如看书、看报、听音乐或聊天等。饮食应清淡，多食新鲜蔬菜、水果，禁食荤腥刺激发物，戒烟酒。

3. 正确并坚持用药，直至痊愈。应定期复查，发现新起皮疹及瘙痒剧烈时应及时就诊。湿疮患儿，在急性发作期应暂缓注射各种预防疫苗。

复习思考题

1. 湿疮的病因病机。
2. 湿疮的分类和护理措施。
3. 湿疮的预防与调摄。

第五节　白　疕

白疕因其“肤如疹疥，色白而痒，搔起白屑”而得名，是一种常见以红斑、丘疹、鳞屑损害为主要表现的慢性复发性鳞屑性皮肤病，俗称“牛皮癣”。其特点是在红斑上有松散的银白色鳞屑，抓之有薄膜及露水珠样出血点。好发于四肢伸侧，尤多见于肘、膝关节伸侧，且多为对称性，头部亦常发生。病程长，病情变化多，时轻时重，易于复发，不易根治。本病好发于青壮年男性，有一定遗传倾向。多数患者初次发病有明显的季节性，冬季加重而夏季减轻，但部分患者可相反，数年之后则季节性不明显。根据其皮损特点，临床分为寻常型、脓疱型、关节型、红皮病型四型。

历代中医文献对白疕的病因病机、临床表现与治疗都有描述。本病的相关记载首见于《诸病源候论·干癣候》，曰：“干癣，但有匡部，皮枯索痒，搔之白屑出是也。”清·许克昌、毕法合撰的《外科证治全书·卷四·发无定处证》指出：“白疕（一名疕风），皮肤燥痒，起如疹疥而色白，搔之屑起。”“白疕”之名首见于清·祁坤所著《外科大成·白疕》：“白疕，肤如疹疥，色白而痒，搔起白屑，俗呼蛇虱，由风邪客于皮肤，血燥不能荣养所致。”清·吴谦《医宗金鉴·外科心法要诀》记载：“白疕之形如疹疥，色白而痒多不快。”

西医学中的银屑病，可参照本节辨证施护。

一、病因病机

白疕的病位在肌肤。其病因为素体血亏，血热内蕴，化燥生风，肌肤失养。素体营血亏虚，复感风寒、风热之邪，致热蕴血分，营卫失和，气血运行不畅，阻于肌表，或兼湿热蕴积，外不能宣泄，内不能利导，阻于肌表而发。病久则气血耗伤，血虚风燥，肌肤失养更甚。或营血不足，气血循行受阻，以致瘀阻肌表而成。

1. 初起 多因内有蕴热，复感风寒或风热之邪，阻于肌肤，蕴结不散而发；或机体蕴热偏盛，或性情急躁，心火内生，或外邪入里化热，或恣食辛辣肥甘及荤腥发物，伤及脾胃，郁而发热，内热之邪相合，蕴于血分，血热生风而发。

2. 病久 耗伤营血，阴血亏虚，生风化燥，肌肤失养，或加之素体虚弱，气血不足，病程日久，气血运行不畅，以致经脉阻塞，气血瘀结，肌肤失养而反复不愈；或热蕴日久，生风化燥，肌肤失养；或流窜关节，闭阻经络，或热毒炽盛，气血两燔而发。

二、诊断与鉴别诊断

（一）诊断依据

1. 症状 根据白疕的临床特征，可以分为寻常型、脓疱型、关节型、红皮病型四种类型。

（1）寻常型 临床最常见。皮损好发于头皮及四肢伸侧。初起为针头至粟粒大小的丘疹，逐渐扩大为绿豆、黄豆大小的淡红色或鲜红色丘疹或斑丘疹，也可融合成形态不同的斑块，表面覆盖多层银白色干燥鳞屑，刮除鳞屑可见半透明薄膜，再刮除薄膜可见多个筛状出血点。发生在头部，其发呈束状；发生在甲部，甲板呈顶针状；发生在黏膜，则口腔为灰白色斑片，四周红晕，基底浸润；发生在龟头，则为光滑、干燥性红斑，境界清晰，刮之有白色鳞屑。病程缓慢，易反复发作，病程一般可分为三期：①进行期：新疹不断出现，原皮疹不断扩大，颜色鲜红，鳞屑较多，"同形反应"阳性，即针刺、摩擦、外伤处可出现皮疹。②静止期：基本无新疹出现，原皮疹消退缓慢，颜色暗红，鳞屑减少，既不扩大，也不消退。③退行期：皮损缩小，颜色变淡，鳞屑变薄，遗留暂时性的色素沉着斑或色素减退斑。

（2）脓疱型 临床较少见，一般分为泛发性和掌跖性两种：①泛发性脓疱型：初发多为炎性红斑，或在寻常型的皮损上出现密集针尖到粟粒大小黄白色浅在小脓疱，其上覆有鳞屑。2 周左右消退，再发新脓疱。②掌跖性脓疱型：皮损仅限于手、足部，掌跖部出现对称性红斑，其上密集针头至粟粒大小的脓疱，不易破溃，约 2 周干枯、结痂、脱皮，脓疱反复发生，顽固难愈。

（3）关节型 既有寻常型的基本损害，又有关节的酸痛、肿胀、活动受限，甚至变形。多侵犯指（趾）末端关节，严重时累及大关节。关节红肿热痛，可见骨质破坏，可伴发热、恶寒等全身症状。

（4）红皮病型 常因寻常型银屑病发展而成；或因治疗不当；或外用刺激性较强的药物；或长期大量应用激素后，突然停药导致。全身皮肤弥漫性潮红、肿胀、浸润，大量脱屑，掌跖角化，指（趾）甲增厚甚至脱落。可伴有发热、畏寒、浅表淋巴结肿大等全身症状。

以上四型可合并发生或相互转化。

2. 相关检查 脓疱型者血白细胞增高但细菌培养阴性。关节型者血沉加快。急性感染引起的寻常型银屑病血白细胞增高。

（二）病证鉴别

白疕与白屑风的病证鉴别见表 3-5-1。

表 3–5–1　白疕与白屑风的病证鉴别

鉴别要点	白疕	白屑风
皮损	头皮有斑片，皮损为厚积的银白色鳞屑性斑片，有薄膜现象及筛状出血点	细薄鳞屑
头发	头发呈束状，红斑范围可超出发际	无束状，红斑范围局限在毛发范围内
季节性	冬重夏轻	无

三、辨证施护

【辨证要点】

1. 辨虚实　白疕以实证多见。实证者皮疹颜色鲜红，层层银屑，瘙痒剧烈，或见红斑脓疱，伴有发热，口渴，便秘，溲赤，苔黄或薄腻，脉滑数；虚证者皮损肥厚干燥，颜色淡红，鳞屑较薄，自觉瘙痒，伴口燥咽干，舌质淡红，苔少，脉沉细。

2. 辨病性　小儿和初发病例，或关节型多见于风寒；皮损不断增多，颜色焮红，筛状出血点明显，夏季加重者，多为风热血燥；病程久，病情稳定，皮损不扩大，皮疹颜色淡红，皮肤干燥，或有苔藓样变，伴头晕眼花，面色白，为血虚风燥；病程长，反复发作，多年不愈，皮损紫黯或有色素沉着，舌紫黯或瘀斑，多为气血瘀滞。

【证候分型】

白疕的证候分型见表 3–5–2。

表 3–5–2　白疕证候分型

证型	证候表现	证机要点	护治法则	代表方
血热内蕴	皮疹多呈点滴状，颜色鲜红，层层银屑，瘙痒剧烈，抓之有点状出血，可伴发热，咽痛，便干溲赤，舌质红，苔薄黄，脉弦滑或数	血分受热，热毒壅滞	清热解毒，凉血活血	犀角地黄汤
血虚风燥	病程较长，皮损多呈斑片状，颜色淡红，局部皮肤干燥，肥厚，脱屑，状如牛皮，瘙痒阵作，无休无止，伴体虚乏力，口咽干燥，舌质淡红，舌苔少或薄白，脉沉细	久病耗血，血虚生风	养血活血，润燥止痒	当归饮子
气血瘀滞	皮损反复，不易消退，多呈肥厚斑块状，颜色黯红，鳞屑较厚，舌质紫黯，或有瘀点、瘀斑，脉涩或细缓	气血不畅，瘀血阻络	行气活血，化瘀通络	桃红四物汤
湿毒蕴阻	皮疹多发生在腋窝，腹股沟等皱褶部位，红斑糜烂，痂屑黏厚，瘙痒剧烈，或掌跖红斑，脓疱，或伴关节酸痛，肿胀，下肢沉重，舌质红，苔黄腻，脉滑数	蕴久化热，湿热壅盛	清热解毒，利湿通络	萆薢渗湿汤
火毒炽盛	全身皮肤弥漫潮红，肿胀，大量脱屑，灼热痒痛，或有密集小脓疱，伴壮热口渴，头痛畏寒，大便干燥，小便黄赤，舌红绛，苔黄腻，脉滑数	火毒炽盛，气血两燔	清热凉血，泻火解毒	清瘟败毒饮

【外治法】

1. 寻常型进行期　宜用温和制剂，如青黛散麻油调搽，或黄连膏外涂，5% ～ 10% 的硼酸软膏外涂。禁用刺激性药物。

2. 寻常型静止期、退行期　可用 5% ～ 10% 的硫黄软膏外涂或用内服中药渣再煎水，待温凉后洗浴浸泡患处，再外搽黄连膏。

3. 脓疱型、红皮病型　可用紫草油外搽。

【护理措施】

1. 起居护理　病室宜温暖舒适，干爽通风，安静整洁。冬天避免着凉，夏天避免暴晒，因时制宜，促进疾病康复。适当锻炼身体，增强抵抗力，预防外感。宜选用干净柔软的纯棉衣服，可用手轻轻拍打痒处。避免外伤，防止搔抓及强力刺激，以免产生新的皮损。寻常型白疕患者可经常用温水及中性温和洗浴之品洗浴、护肤，不仅可以去除厚积的鳞屑、清洁皮肤，也可改善微循环，促进新陈代谢。忌热水烫洗或摩擦患处。急性期或红皮病型患者不宜用过强、刺激的药物。重症患者，若全身大疱湿烂、疮面暴露，应注意床上用品消毒与更换。

2. 病情观察　观察皮损形态、颜色、鳞屑多少、瘙痒程度及有无出血点或同形反应，有无伴随发热、关节肿痛、全身不适等症状。如出现大量鳞屑、皮肤潮红等症状，应尽量安排单人房间，实行保护性隔离，协助生活护理，局部避免外伤及注射等刺激；若突然出现全身弥漫性潮红，大量脱屑，伴有高热，痛痒剧烈，烦躁不安者，应立即报告医生，并配合救治。

3. 饮食护理　饮食宜清淡，多饮水，多食富含植物蛋白的豆类食品和新鲜蔬菜、瓜果，忌烟酒及鱼蟹、牛羊肉、辛辣食物，少食油炸及甜腻的食物，避免浓茶、咖啡等刺激性饮品。血热者宜食清热解毒、凉血活血之品，如紫草橄榄茶、茯苓槐花粥；血虚者宜多食养血滋阴、润肤息风之品，如熟地黑豆甲鱼汤等；血瘀者宜食活血通络、祛风利湿之品，如三七川芎炖母鸡等。

4. 情志护理　白疕较顽固，易复发，应加强与患者的沟通，因人而异，做好情志护理。患者应避免急躁不安情绪，忌怒，保持心情舒畅，正确对待自身疾病，解除顾虑和烦恼，增强战胜疾病的意志和信心，积极配合治疗。

5. 用药护理　一般药物宜在进食后半小时温服，血热证以清热解毒凉血为主，血瘀证以清热凉血活血为主，血虚、燥证以清热养血润燥为主。注意观察服药后的反应，向患者解释药物的性能、疗效和副作用，如出现异常变化，做好相应的护理。换药时严格消毒，防止继发感染。对顽固性皮损，擦药后宜用油纸或纱布敷贴，以保持疗效。皮损全身泛发者，不宜大面积使用浓度较高、刺激性较强的药物，应分区交替用药，以免药物吸收过多，发生不良反应。鳞屑较多的患者宜在擦药前温水洗浴，轻轻去除鳞屑；皮损处留有其他药物时宜用棉球蘸植物油将其拭去；当患处结痂较厚时，用植物油或清热解毒软膏，如黄连膏、化毒散膏厚涂，待痂皮软化去除后再行涂药。头皮部位的皮损，擦药前宜把头发剪短；女患者不愿剪发时，可用梳子将头发分开再上药。

6. 适宜技术　血燥、血瘀者可行中药熏洗；血虚风燥者，可行中药药浴，水温适宜，防止烫伤皮肤；气血瘀滞、皮损肥厚者，给予中药膏剂外擦，涂后可用塑料薄膜或纱布封包患处。皮损色红者，可行中药湿敷；对顽固型皮损，可用耳穴贴压法，取肺、神门、内分泌、心、大肠穴等；或用艾条灸局部阿是穴。斑块肥厚性皮损者，可用三棱针点刺，取大椎、肝俞、脾俞等穴，然后在穴位上留罐；或采用走罐疗法。静止期、退行期，可采用针刺疗法，取大椎、肺俞、曲池、合谷、血海、三阴交等穴；头面部加风池、迎香；在下肢加足三里、丰隆，中等强度刺激。

【健康教育】

1. 生活有规律，劳逸结合，坚持适度体育锻炼，预防外感。勤剪指甲，避免搔抓，以防继发感染。

2. 饮食宜清淡，多食新鲜蔬菜、水果，少食高脂肪食品，忌食辛辣腥膻发物，戒烟酒。

3. 帮助患者学会自我调节，了解不良心理对本病的影响，保持情绪稳定，树立战胜疾病的信心。

4. 了解本病发生、发展的过程，积极配合治疗，控制病情发展及并发症的发生。

复习思考题

1. 白疕的皮损特点。
2. 白疕的证候分型和护理措施。

第六节 痔 疮

痔疮是直肠末端黏膜下和肛管皮肤下的静脉丛发生扩大、曲张所形成的柔软静脉团，或肛缘皮肤结缔组织增生或肛管皮下静脉曲张破裂形成的隆起物。根据发病部位不同，可分为内痔、外痔及混合痔。内痔是指生于肛门齿线以上，直肠末端黏膜下的痔内静脉扩大、曲张和充血所形成的柔软静脉团。外痔是指发生于肛管齿线之下，由痔外静脉丛扩张、曲张或痔外静脉破裂，或反复炎症，纤维增生而成的疾病。混合痔是指内痔、外痔静脉丛曲张，相互沟通混合，使内痔部分和外痔部分形成一个整体者，兼有内外痔的双重症状。痔是临床常见病、多发病，男女老幼均可发病，且多见于20岁以上的成年人。

本病最早记载于《内经》，如《素问·生气通天论》中有“因而饱食，筋脉横解，肠澼为痔”，奠定了痔疮的病因理论基础。明·楼英《医学纲目》中说：“痔者，峙也。”唐·王焘《外台秘要》按部位将痔分为内痔和外痔，比西方医学论述内痔、外痔早一千多年。明·申斗垣《外科启玄》中将痔分为24种，记有里外痔（混合痔）的病名，并完善了枯痔、结扎、挂线、割治等痔疮的外治方法，并确立了以外治为主，内治为辅的治疗原则。

西医学中的痔属本病证的讨论范围，可参照本节辨证施护。

一、病因病机

痔疮的病位在肛门、直肠。其病因主要与外邪侵袭、劳累过度、饮食不节、情志内伤、妊娠多产、大便失调等有关，导致脏腑阴阳失调，气血运行不畅，经络阻滞，瘀血浊气下注肛门而形成。

1. 外邪侵袭 外受风、暑、燥、热之邪，伤及津液，津亏便秘，瘀血浊气阻于魄门，发为痔疾。

2. 劳累过度 劳力过度，久坐久立，负重远行，气血暗耗，血行不畅；房劳过度，损伤阴精，精亏血少，经脉瘀阻，均可发为本病。

3. 饮食不节 经常饮食过饱或食用肥腻、炙煿、辛辣之品，易生湿积热，湿热下注肛门，使肛门充血灼痛，引发痔疮。

4. 情志内伤 郁怒、忧伤等久郁化火，脏腑气机失调，生湿生热，湿热下注肛门，则发为痔疾。

5. 妊娠多产 妇人孕育胎产，产时用力过度均可使气血不畅，魄门阴络纵横，血脉瘀滞；或产后血虚津亏，肠燥便结，肛门努责而发为本病。

6. 大便失调 体内素有湿热，日久化燥，肠胃燥结，久则腑气不通，便秘难下；或泄泻日久，气机逆乱，气血不畅，阻于肛门脉络，则发为此病。

若痔疮日久不愈，中气下陷，不能摄纳则可致痔核脱出。

二、诊断与鉴别诊断

（一）诊断依据

1. 内痔

（1）症状　①便血：是内痔最主要的症状。初起多为无痛性便血，血色鲜红，不与粪便相混，多在排便时滴血或射血。出血呈间歇性，每因饮酒、过劳、便秘或腹泻时便血复发和加重。出血严重时可引起贫血。②脱出：是内痔中晚期的主要表现。随着痔核增大，在排便或咳嗽时可脱出肛外，若不及时回纳，可形成内痔嵌顿，出现剧烈疼痛。③肛门潮湿、瘙痒：痔核反复脱出，常有分泌物溢于肛门外，可出现肛门潮湿、瘙痒。④便秘：患者常因出血而人为地控制排便，造成习惯性便秘，干燥粪便又极易擦伤痔核表面黏膜而出血，形成恶性循环。

（2）专科检查　指诊可触及柔软、表面光滑、无压痛的黏膜隆起，窥肛镜下见齿线上黏膜呈半球状隆起，色黯紫或深红，表面可有糜烂或出血点。

（3）分期　根据病情轻重程度不同，可分为四期：

Ⅰ期：痔核较小，不脱出，以便血为主。

Ⅱ期：痔核较大，便时脱出肛外，便后可自行回纳，便血或多或少。

Ⅲ期：痔核更大，大便时痔核脱出肛外，甚至行走、咳嗽、喷嚏时也会脱出，不能自行回纳，须平卧、热敷或用手推时才能回纳，便血较少。

Ⅳ期：痔核脱出，不能及时回纳，嵌顿于外，因充血、水肿和血栓形成，以致肿痛、糜烂和坏死，即嵌顿性内痔。

2. 外痔

（1）症状　其临床特点是肛门坠胀、疼痛、有异物感。

（2）分类　根据临床表现和病理特点不同可分为结缔组织外痔、静脉曲张性外痔和血栓性外痔等。①结缔组织外痔：多见肛门边缘赘生皮瓣，逐渐增大，质地柔软，一般不痛，无出血，仅觉肛门异物感，当染毒肿胀时才觉疼痛。发生于截石位 6、12 点处的外痔常由肛裂引起；发生于 3、7、11 点处的外痔，多伴内痔。②静脉曲张性外痔：发生于肛管或肛缘皮下，局部有椭圆形或长形肿物，触之柔软，排便或下蹲致腹压增大时，肿物增大，呈紫黯色，按之较硬，便后或按摩后肿物缩小变软。平时仅觉肛门部坠胀不适，若便后肿物不缩小，可致周围组织水肿而引起疼痛。有静脉曲张外痔的患者，多伴有内痔。③血栓性外痔：好发于膀胱截石位的 3、9 点处，起病时肛门部突然剧烈疼痛，肛缘皮下可见黯紫色圆形肿块，触痛明显，分界清楚，排便、坐下、行走甚至咳嗽等动作均可使疼痛加剧。待 3 ～ 5 天疼痛缓解，有时小血块可自行吸收。

3. 混合痔

（1）症状　便血及肛门部肿物，可有肛门坠胀、疼痛或异物感，局部可有分泌物或伴瘙痒。

（2）专科检查　肛检可见肛管内齿线上、下同一方位出现肿物。

4. 辅助检查　血常规检查有助于进一步诊断。

（二）病证鉴别

1. 内痔与下列病证鉴别

（1）直肠脱垂　两者均见肛门脱出物。直肠脱垂时脱出物呈环状或螺旋状，长 2 ～ 10cm 或更长，表面光滑，色淡红或鲜红，无静脉曲张，一般无出血。

（2）直肠息肉　两者均见肛门脱出物和便血。直肠息肉多见于儿童，脱出息肉一般为单个，表面光滑，头圆而有长蒂，质地较痔核稍硬，易出血，但多无射血及滴血现象。

（3）直肠癌　两者均有便血。直肠癌多见于中年以上，经常在粪便中夹有脓血、黏液、腐臭的分泌物，便次增多，大便变形，肛门指检时触及菜花状肿块或凹凸不平的溃疡，质地坚硬，推之不移，触之易出血。

（4）肛乳头肥大　两者均有肿物脱出。肛乳头肥大为齿线附近的锥形、灰白色的表皮隆起，质地较硬，一般无便血。常有疼痛或肛门坠胀，肛乳头过度肥大时，便后可脱出肛门外。

（5）下消化道出血　两者均有便血。溃疡性结肠炎、克罗恩病、直肠血管瘤、憩室病、息肉病等，均可有不同程度的便血，需做乙状结肠镜检查方可鉴别。

2. 结缔组织外痔与肛乳头肥大　前者是赘皮，形状不规则，质软；后者是位于齿线以上的黏膜，多呈锥形，质硬色灰白。

3. 混合痔与肛管直肠癌　肛管直肠癌于齿线上方或下方，可触及肿块隆起，质硬，表面不平，常呈菜花状，且有溃疡面，多与周围组织粘连，有分泌物，气味奇臭，伴肛门坠胀，便血，病理切片可确诊。

三、辨证施护

【辨证要点】

1. 辨虚实　内痔实证者，如症见下血鲜红，或便前便后，或量多量少，或如射如滴，多为风夹热所形成；如症见血色污浊，腹胀满闷，疼痛拒按，苔黄或腻，脉弦滑者，多为湿热下注所形成。虚证者，可见下血色淡而清，或晦而不鲜，伴腹满喜按，头晕眼花，心悸，自汗，舌质淡，苔薄，脉细无力。内痔较大者伴有肛门脱垂，需辨气虚和血虚。气虚者，痔核脱出不纳，肛门有下坠感；血虚者，痔核脱出，便血量多色淡。

2. 辨内外痔　生于肛门齿线以上，黏膜下的痔上静脉丛发生扩大和曲张所形成的静脉团为内痔；生于肛管齿线以下，痔外静脉丛扩大、曲张或反复发炎而形成的为外痔。内痔的主要症状为便血，较大的内痔伴有脱垂；外痔的主要症状为坠胀、疼痛和异物感。

【证候分型】

1. 内痔的证候分型见表 3–6–1。

表 3–6–1　内痔证候分型

证型	证候表现	证机要点	护治法则	代表方
风热肠燥	大便带血，滴血或喷射而出，血色鲜红，或伴口干，大便秘结，舌红，苔黄，脉数	风热下迫，热积肠道，耗伤津液，迫血妄行	清热凉血，祛风润燥	凉血地黄汤
湿热下注	便血色鲜红，量较多，痔核脱出嵌顿，可自行回纳，肛门灼热，重坠不适，苔黄腻，脉弦数	湿热下迫，蕴阻肛门，经络阻塞，气血瘀滞	清热利湿，消肿止血	脏连丸
气滞血瘀	肛内肿物易脱出，易因炎症、水肿而发生嵌顿，触痛明显，肛管紧缩，坠胀疼痛，甚则肛缘有水肿，舌黯红，苔白，脉弦细涩	气机阻滞，血脉瘀阻，聚于下焦	行气活血，逐瘀通络	止痛如神汤
脾虚气陷	肛门坠胀，痔核脱出，需用手托还，大便带血，色鲜红或淡红，病程日久，面色少华，神疲乏力，纳少便溏，舌淡，苔薄白，脉弱	素体虚弱，脾气亏虚，运化失常，中气下陷	健脾益气，升阳举陷	补中益气汤

2. 外痔的证候分型见表 3–6–2。

表 3–6–2 外痔证候分型

证型	证候表现	证机要点	护治法则	代表方
湿热下注	便后肛缘肿物隆起不缩小，坠胀明显，甚则灼热疼痛或有滋水，便干或便溏，舌红，苔黄腻，脉滑数	湿热下迫，蕴结肠道，经络阻塞，气血瘀滞	清热利湿，活血散瘀	萆薢化毒汤合活血散瘀汤
血热瘀结	肛缘肿物突起，剧痛难忍，肛门坠胀，排便、走路、坐下时加重，局部可触及硬性结节，其色紫黯，伴口干，便秘，舌紫，苔薄黄，脉弦涩	血分有热，血热妄行，溢于脉外，气血瘀滞	清热凉血，散瘀消肿	凉血地黄汤合活血散瘀汤

【外治法】

1. 内痔

（1）*熏洗法* 适用于各期内痔及内痔脱出时，将药物加水煮沸，先熏后洗，或湿敷。具有活血止痛、收敛消肿等作用，常用五倍子汤、苦参汤等。

（2）*敷药法* 适用于各期内痔及手术后换药，将药膏或药散敷于患处，具有消肿止痛、收敛止血、生肌收口等作用。常用药物有马应龙痔疮膏、桃花散、生肌玉红膏等。

（3）*塞药法* 适用于各期内痔，将药物制成栓剂，塞入肛内，具有消肿、止痛、止血的作用，如化痔栓。

2. 外痔

（1）可用苦参汤煎水冲洗，以预防感染。

（2）外痔肿痛时，用痔疮膏或黄连膏外涂。

【护理措施】

1. 起居护理 保持环境舒适、整洁，病室宜空气新鲜，温湿度适宜。起居有常，劳逸适度，避免劳累。保持肛门清洁卫生，便后温水坐浴。宜穿干净、柔软、宽松的纯棉内裤。养成定时大便的习惯。起床前可行腹部顺时针按摩，促进肠蠕动。风热肠燥和湿热下注者病室宜通风凉爽；气滞血瘀者病室宜偏温；脾虚气陷者病室宜偏温，避免劳累，多休息，便后、睡前做深呼吸及肛门上提的动作。排便时如痔核脱出，应及时回纳；内痔下血量多者，宜卧床休息。内痔脱出嵌顿疼痛剧烈者，取健侧卧位。外痔伴有感染或发生嵌顿，或突发血栓者应卧床休息并报告医师处理。

2. 病情观察 注意观察患者排便困难及肛门疼痛情况，观察疼痛部位、性质、程度、伴随症状和持续时间；观察痔核大小及脱出情况；观察出血是否与粪便相混，或是排便前后滴血或射血；观察出血量、色及患者面色、神态、脉象等。出血多者注意观察面色、脉搏、神志、血压等变化，并做好配血输血的准备。

3. 饮食护理 饮食宜清淡，多吃新鲜蔬菜与水果，忌辛辣刺激、肥甘厚味之品，忌饮酒，以免助湿内生，加重病情。避免暴饮暴食，以免加重胃肠负担。风热肠燥者宜食性味偏凉的食物，如鲜藕、荠菜、芹菜、菠菜、木耳、香蕉等，食疗方可选用槐花饮；湿热下注者可食清热利湿之品，如绿豆、赤小豆、薏苡仁等；气滞血瘀者宜食理气通络、活血化瘀之品，如萝卜、山楂、玫瑰花茶等；脾虚气陷者宜多食补中益气之品，如大枣、山药、茯苓、薏苡仁等，忌酸冷食物。

4. 情志护理 本病缠绵，经久不愈。每遇下血，患者精神紧张，有恐惧感，且疼痛导致坐立不安，情志不遂，烦躁易怒，应予解释开导，消除紧张恐惧感，随时解释与疾病有关的医疗常识，使其保持心情舒畅，配合治疗。

5. 用药护理　润肠通便药，宜在早晨空腹或睡前 1 小时服用；清热泻火中药汤剂宜凉服，以助药力降泄；中成药宜在睡前服用，注意观察用药后效果与不良反应。局部疮面换药，注意无菌操作，防止交叉感染。

6. 适宜技术　内痔突发性嵌顿者，用中药苦参汤煎水熏洗坐浴。疼痛者，耳针取直肠下端、神门穴，体针取承山、足三里、长强等穴；气滞血瘀者，加用艾条灸肛周止痛；水肿者，用石榴皮、芙蓉叶、蒲公英、黄柏、五倍子、厚朴、芒硝煎汤熏洗；风热肠燥者用具有活血消肿、止痛止痒、收敛作用的药液熏洗肛门；湿热下注者可用清热解毒熏洗剂坐浴；脾虚气陷者可配合艾灸以升阳举陷，穴位可选百会、关元、气海等。术后并发小便困难，针灸关元、三阴交、中极等穴，或用车前子代茶，或小腹部热敷。便秘患者可遵医嘱予穴位按摩，可取天枢、承山、足三里等穴。

【健康教育】

1. 起居有常，经常锻炼身体。避免久站、久坐、久蹲及长期负重远行，导致病情加重或复发。

2. 养成定时排便的习惯，预防便秘。保持肛门清洁卫生，便后用温水冲洗，促进血液循环。手纸、内裤要清洁柔软。

3. 保持情志平和，让患者了解痔疮的形成原因，避免不良情绪干扰。

4. 饮食宜清淡、易消化，多食蔬菜、水果，忌辛辣刺激之品及助热生痰之物。

5. 积极防治引起腹内压增高的疾病，如便秘、腹泻、肝硬化门静脉高压症等。经常做提肛运动。

复习思考题

1. 痔疮的中药外治法。
2. 内痔的临床特点和分期。
3. 外痔的分类和各自临床特点。
4. 混合痔的诊断和治疗要点。
5. 痔疮的健康教育内容。

第七节　肛　裂

肛裂是指由于反复损伤和感染引起的肛管皮肤全层裂开，并形成溃疡，经久不愈，以周期性肛门疼痛、大便带血、便秘为主要临床特征的病证。好发于肛门后、前正中位，以肛门后部居多。多见于青壮年，在肛门直肠疾病中，其发病率仅次于痔疮。

中医文献早期对本病无专门论述，多散见于痔漏病中。如隋·巢元方在《诸病源候论·痔病诸候》中记载："肛边生疮，痒而复痛出血者，脉痔也。"清代医家对本病的认识已比较清楚，如吴谦等著《医宗金鉴·外科心法要诀·痔疮》中记载："肛门围绕，折纹破裂，便结者，火燥也。"描述了本病的临床表现和病因病机。

西医学中的肛裂，可参照本节辨证施护。

一、病因病机

肛裂的病位在肛门。其病因多为阴虚津液不足或热结肠燥等致大便秘结，粪便粗硬，排便努挣，使肛门皮肤裂伤，湿热蕴阻，染毒而成。

1. 血热肠燥 常因饮食不节，过食辛辣厚味，恣饮醇酒，过服温热药物等，或感受火热燥邪，日久燥热内结，耗伤津液，无以下润大肠，则粪便干结，难于排出，临厕努责，使肛门裂伤而致便血等。

2. 阴虚津亏 老人、产后等阴血不足，血虚津乏生燥，肠道失于濡润，可致大便燥结，损伤肛门而致肛裂；阴血亏虚则生肌迟缓，疮口不易愈合。

3. 气滞血瘀 肝失疏泄，气机阻滞而运行不畅，气滞则血瘀，瘀血阻于肛门，使肛门紧缩，排便不畅，便后肛门刺痛明显。

二、诊断与鉴别诊断

（一）诊断依据

1. 症状 以肛门周期性疼痛为主要表现。常因排便时肛管扩张刺激溃疡面，引发撕裂样疼痛，或灼痛，或刀割样疼痛，持续数分钟后减轻或缓解，称为疼痛间歇期，时间为 5 分钟左右；随后括约肌持续性痉挛收缩会引起数小时的剧烈疼痛，直至括约肌疲劳松弛后，疼痛才得以缓解，这一过程为肛裂疼痛周期。大便时出血，量不多，色鲜红，患者多数有习惯性便秘。

2. 专科检查 以肛门视诊为主，用两拇指将肛缘皮肤向两侧轻轻分开，并嘱患者放松肛门，可见肛管有纵形裂口或纵行梭形溃疡，多位于截石位 6 点或 12 点处，常伴有赘皮外痔、肛乳头肥大等。必要时可在局麻下行直肠指诊及肛门镜检查。

3. 分期 根据不同病程及局部表现，可分为两期：

（1）早期肛裂 发病时间较短，疮面底浅，色鲜红，边缘整齐，呈梭形，柔软且有弹性。

（2）陈旧性肛裂 病程长，反复发作加重，溃疡色淡白，底深，边缘呈“缸口”增厚，底部形成平整较硬的灰白组织（栉膜带）。由于裂口周围组织的慢性炎症，常可伴发结缔组织性外痔（哨兵痔）、单口内瘘、肛乳头肥大、肛窦炎、肛乳头炎等。

4. 好发人群 多见于 20 ～ 40 岁的青壮年。好发于肛门齿线以下，截石位 6、12 点。男性多发于 6 点，女性多发于 12 点。

（二）病证鉴别

1. 肛裂与肛管结核性溃疡 两者均有裂口。后者溃疡面可见干酪样坏死物，底不平，色灰，呈卵圆形，疼痛不明显，出血量很少。

2. 肛裂与内痔 两者均有便血、便秘等症状。但内痔一般无疼痛，窥镜可见直肠黏膜隆起，无梭形溃疡。

3. 肛裂与肛门皲裂 两者均有裂口。后者多由肛门湿疹、肛门瘙痒等继发，裂口为多发，位置不定，一般较表浅，疼痛轻，出血少。不会引起赘皮性外痔和肛乳头肥大等并发症。

三、辨证施护

【辨证要点】

辨虚实 实证多因风热燥火结于胃肠，灼伤津液，水不行舟，大便坚硬干燥，强努损伤肛门成裂，或因气滞血瘀，结于肛门，肠道气化不利，大便失于推动，滞而不行，久则干结，用力则损伤肛门成裂。实证多见于形体健壮者，并有肛门刺痛，脉数有力等。虚证多因年老体虚，产后血虚，大量失血，阴血亏虚，肠道失养，津亏肠燥，大便秘结而成。虚证多见于形体衰弱者，并伴有面色萎黄，脉细无力等。

【证候分型】

肛裂的证候分型见表 3–7–1。

表 3–7–1　肛裂证候分型

证型	证候表现	证机要点	护治法则	代表方
血热肠燥	大便干结，二三日一行，便时肛门疼痛，便时滴鲜血或大便表面带血或便纸染血，裂口色红，腹部胀满，溲黄，舌偏红，脉弦数	热结肠道，耗伤津液，大便秘结，努挣肛破	清热凉血，润肠通便	凉血地黄汤合麻子仁丸
阴虚津亏	大便干结，数日一行，便时疼痛，点滴下血，裂口深红，口干咽燥，五心烦热，舌红，少苔，脉细数	阴津不足，肠失濡润，大便秘结，努挣肛破	养阴清热，润肠通便	润肠汤
气滞血瘀	肛门刺痛明显，便时便后尤甚，肛门紧缩，裂口色紫，舌质紫黯，脉弦或涩	气机阻滞，血脉瘀阻，停聚肛门，肛门紧缩	行气活血，润肠通便	六磨汤

【外治法】

1. 早期肛裂 可用生肌玉红膏蘸生肌散涂于肛门裂口处，每天 1 ～ 2 次，每次大便后用 1∶5000 高锰酸钾溶液坐浴，也可用苦参汤或花椒食盐水坐浴。

2. 陈旧性肛裂 可先用七三丹搽于裂口，3 ～ 5 天后，改用生肌玉红膏外涂伤口，再配合其他方法。

【护理措施】

1. 起居护理 保持环境舒适、整洁。病室宜空气新鲜，温湿度适宜，过于燥热，会增加患者的津液耗损。疼痛剧烈者宜卧床休息或取俯卧位。保持良好的排便习惯，防止大便干燥。保持肛周皮肤清洁干燥，便后用干净柔软的卫生纸擦拭，内裤宜宽松、柔软、透气。血热肠燥者，病室环境宜凉爽通风；阴虚津亏者，病室温度宜低，勿燥热；气滞血瘀者，注意休息，勿久坐。

2. 病情观察 密切观察肛裂的三大特征，即疼痛、出血和便秘。观察肛门疼痛性质、程度与持续时间。观察大便是否带血，出血量多者，应密切观察血压变化及局部有无红肿热痛，警惕并发肛痈等。位于肛门前后正中线以外的多发性裂口，疼痛可不严重，但病程迁延。

3. 饮食护理 宜多食富含纤维素与维生素的食物，忌辛辣刺激及海腥发物，戒烟酒。多食蔬菜水果，多饮温开水，防止因津液不足而便秘。血热肠燥者宜多食偏凉润的蔬菜及水果，如冬瓜、海带、芹菜、豆腐、黄瓜、梨等；阴虚津亏者多进食滋阴增液之品，可食含汁液较多的水果如西瓜、梨等，也可用粳米、石斛煮粥，或麦冬煎水代茶饮；气滞血瘀者予以理气活血食品，如刀豆、菠菜，食疗方可选用桃仁粥、山楂红糖饮等。

4. 情志护理 患者常因排便后肛门疼痛而情绪低落，终日忧虑，夜寝不安。应予情绪上的安慰、劝导，做好解释工作，指导患者了解疾病的发生、发展过程，积极配合治疗。帮助其消除恐惧、紧张心理，避免因疼痛产生排便恐惧感，导致便秘加剧。

5. 用药护理 润肠通便药适宜在早晨空腹或睡前 1 小时服用；血热肠燥者中药汤剂宜频频凉服，此药为增水行舟之剂，每剂药可复煎后代茶饮；阴虚津亏者中药汤剂宜稍凉服；气滞血瘀者，中药汤剂偏温热服。局部疮面换药，注意无菌操作，预防交叉感染。

6. 适宜技术 血热肠燥者可予金银花、黄柏、苦参、当归、丹参、赤芍、延胡索、川楝子等煎水，先熏蒸后坐浴。亦可用瓦松、五倍子、朴硝、川椒、防风、葱白等煎水熏洗坐浴，具有活血化瘀、消肿止痛、收敛疮口的作用。或排便前用温水坐浴，使肛门括约肌松弛，减轻粪便对肛裂溃疡的刺激。肛裂疼痛较重者，可采用毫针刺法，取长强、承山等穴。术后配合艾灸创面可缩短愈合时间。另可通过羊肠线埋置于长强穴的方法。

知识拓展

中医外治法在肛裂治疗中的应用研究进展

目前肛裂发病率日益增加，肛门周期性剧烈疼痛、出血，加重便秘，给患者带来巨大痛苦。中医药外治法通过药物接触或直接刺激肛门直肠周围的皮肤及黏膜、经络、穴位等，能够快速有效缓解患者痛苦，经常用于保守疗法及配合术后治疗。近些年肛裂的常用中医药外治法：①中药熏洗坐浴：可加速药物吸收，改善血流情况，缓解缺血痉挛，减轻肛周水肿，减少炎性疼痛；②穴位疗法：常用穴位为长强穴，可选用穴位注射及穴位埋线，可激发人体免疫力，加快创面的愈合及生长；③耳穴压豆：常选用神门、皮质下、直肠、肛门等穴，有助于镇静镇痛，改善机体功能；④灸法：局部进行艾灸有助于消炎止痛、温补肌肉，加速肛裂创面的愈合；⑤中药外敷或纳肛：可减轻术后疼痛、出血等并发症，促进创面愈合，且能有效避免口服及静脉给药的弊端，直达病灶。

【健康教育】

1. 生活起居有规律，注意劳逸结合，避免久坐少动，积极锻炼身体，加强腹肌锻炼，可于临睡前按摩长强穴或早晚做提肛运动。

2. 养成定时排便的良好习惯，不久蹲、努责，保持肛周皮肤的清洁、干燥。用柔软的卫生纸擦肛门，以免损伤肛管，造成肛裂。

3. 多食新鲜蔬菜、水果，忌食辛辣刺激食物，防止大便干燥，避免粗硬粪便擦伤肛门。

4. 积极预防肛裂的原发疾病，如痔疮、便秘、肛窦炎、肛乳头肥大等，预防肛裂发生。肛裂发生后应及早治疗，防止继发其他肛门疾病。

复习思考题

1. 肛裂的发病特点。
2. 肛裂的辨证要点。
3. 不同证型肛裂的饮食护理措施。

第八节　肛　痈

肛痈是指肛管直肠周围间隙发生急性、慢性感染而形成的脓肿。其临床特点是发病急骤、肛周剧痛，伴全身高热，破溃后易形成瘘管。由于肛痈发生的部位不同，可有不同的名称，如生于肛门旁皮下者，名肛门旁皮下脓肿；生于肛门与坐骨结节之间者，名坐骨直肠间隙脓肿；生于骨盆直肠间隙者，名骨盆直肠间隙脓肿；生于直肠后间隙者，名直肠后间隙脓肿。中医学对本病也有不同的称谓，如脏毒、悬痈、坐马痈、跨马痈等。本病可发生于任何年龄，但以 20 ～ 40 岁的青壮年居多，婴幼儿也有发生，男性多于女性。

本病的相关论述首见于《内经》，《灵枢·痈疽》曰："发于尻，名曰锐疽……发于股阴，名曰赤施。"唐·孙思邈在《备急千金要方·痔瘘方》中将肛痈归属痔瘘范畴，曰："牝痔者肛肿痛生疮。"宋·陈无择在《三因极一病症方论·辨肠风论》中提出了对痔和脏毒的鉴别。清·赵濂在《医门补要·肛痈辨》中提出肛痈和盘肛痈之病名。

西医学中的肛门直肠周围脓肿，可参照本节辨证施护。

一、病因病机

肛痈的病位在肛门直肠周围，与大肠、肺、脾、肾等脏腑密切相关。其病因与湿热壅滞、肛门破损染毒、阴虚毒恋等有关。病机为湿热瘀毒下注肛门，郁久热盛肉腐。病性有虚实两方面，实者多由饮食肥甘厚味、醇酒辛辣及肛门破损感染毒邪引起；虚者往往素体阴虚，肺、脾、肾虚损所致。

1. 湿热壅滞 过食醇酒厚味及辛辣肥甘之品，损伤脾胃，酿生湿热，湿热下注大肠，阻滞经络，气血壅滞肛门而成肛痈。

2. 肛门破损染毒 肛门破损，感染湿热毒邪，致经络阻塞，气血瘀滞而成痈。

3. 阴虚毒恋 素体阴虚，肺、脾、肾亏损，湿热瘀毒乘虚下注魄门而成肛痈。

本病早期及时治疗，预后良好；若病情较重，正气虚弱，部分患者溃后易形成肛漏。

二、诊断与鉴别诊断

（一）诊断依据

1. 症状 主要表现为肛门周围疼痛、肿胀、有结节，伴有不同程度的发热、倦怠等全身症状。由于脓肿的部位和深浅不同，症状也有差异，如肛提肌以上的间隙脓肿，位置深隐，全身症状重而局部症状轻；肛提肌以下的间隙脓肿，部位浅，局部红、肿、热、痛明显而全身症状较轻。

2. 专科检查 通过肛门指诊可触及压痛、肿块、隆起或波动感。

3. 分类 根据脓肿发生的部位及直肠周围间隙的不同，肛痈可分为以下几种。

（1）肛门旁皮下脓肿 发于肛门周围的皮下组织内，局部红、肿、热、痛明显，成脓后按之则有波动感，全身症状较轻。溃脓后易形成皮下肛漏或低位漏。

（2）坐骨直肠间隙脓肿 发于肛门与坐骨结节之间，初起觉肛门部坠胀微痛，继之肛门胀痛加剧或跳痛，坐卧不安，患侧肛周皮肤微红肿，肛门指检患侧直肠壁饱满，压痛明显，可有波动感，可伴有恶寒发热、头身疼痛等全身症状。

（3）骨盆直肠间隙脓肿 位于肛提肌以上，腹膜以下，位置较深，局部症状不典型，仅觉肛门胀痛，肛周皮肤多无明显红肿，肛门指检患侧直肠壁饱满、压痛及波动感，溃脓后多形成高位肛漏，伴有恶寒发热、头身疼痛等全身症状。

（4）直肠后间隙脓肿 部位较深，直肠内坠胀痛，逐渐加重，肛周皮肤无明显改变，肛门指检直肠后壁有触痛、隆起和波动感。全身症状明显，见恶寒发热、头身疼痛等。

本病5～7天成脓。若成脓期逾月，溃后脓出色灰稀薄，不臭或微臭，无发热或低热，应考虑结核性脓肿。

4. 好发人群 本病发病男性多于女性，年龄多在20～40岁。

5. 辅助检查 血常规、超声波检查有助于诊断。

（二）病证鉴别

1. 肛痈与肛周毛囊炎、疖肿 两者均可见肛周肿胀、疼痛。后者病变在肛周皮肤或皮下，多由局部皮肤破损染毒所致，发病与肛窦无病理性联系，局部红肿热痛，肛门指检无异常发现，溃后不形成肛漏。

2. 肛痈与肛门旁脂瘤 两者均可见肛周肿胀。后者肿物呈圆形，表面光滑，无红、热、压痛，肿块中央有粗大毛孔，挤有白色粉质物。

3. 肛痈与骶髂关节结核性脓肿 两者均可见脓肿。后者病程长，有结核史，病灶与肛门和直肠无病理联系。X线检查可见骨质改变。

三、辨证施护

【辨证要点】

1. 辨虚实 实证者，肛门周围红肿热痛，寒热交作，大便秘结，小便短赤，苔腻，脉数；溃后脓出黄浊稠厚而带臭味，疮口呈凸形而结实。虚证者，肛门周围微肿，皮色黯红或不红，按之微热、微痛，伴低热或潮热；溃后脓汁稀薄，疮口凹陷呈空腔，舌质淡苔薄，脉细或濡。

2. 辨分期 肛痈临床上一般可分初期、成脓期和溃后期。初期以肛周局部肿胀疼痛为主，可伴有不同程度的全身症状。成脓期疼痛加重，疼痛多为跳痛，坐卧不宁，发热、纳呆、便秘等全身症状明显。脓肿经引流或自行溃破后进入溃后期，局部及全身症状消失，但常难以收口，时有脓水淋沥，易成肛漏。

【证候分型】

肛痈的证候分型见表3–8–1。

表3–8–1　肛痈证候分型

证型	证候表现	证机要点	护治法则	代表方
热毒蕴结	肛门周围突然肿痛，逐渐加剧，肛周压痛或见红肿，质硬，皮肤焮红，伴恶寒发热，口干，尿黄，舌红，苔薄黄，脉数	湿热蕴结，气血不畅，郁而化热，壅滞肛门	清热解毒，消肿止痛	仙方活命饮合黄连解毒汤
火毒炽盛	肛门肿痛剧烈，持续数日，痛如鸡啄，难以入寐，肛周红肿热痛，按之有波动感，或穿刺时有脓液，伴恶寒发热，口干，便秘，小便困难，舌质红，苔黄，脉弦滑	邪热内蕴，热胜肉腐成脓	清热解毒透脓	透脓散
阴虚毒恋	肛周肿痛，日久不消，皮色黯红，成脓时间长，溃脓稀薄，疮口难敛，伴午后潮热，心烦口干，盗汗，舌红，苔少，脉细数	肺肾阴虚，正气不足，湿热内侵，气血瘀滞	清热祛湿，解毒养阴	青蒿鳖甲汤合三妙丸

【外治法】

1. 初起 实证用金黄膏、黄连膏外敷，位置较深者，可用金黄散调糊灌肠；虚证用冲和膏或阳和解凝膏外敷。

2. 成脓 宜早期切开排脓，根据脓肿位置的深浅和病情缓急选择手术方法。

3. 溃后　用九一丹纱条引流，脓尽改用生肌散纱条。日久成漏者，按肛漏处理。

【护理措施】

1. 起居护理　病室宜清洁、舒适，空气新鲜，温湿度适中，避免直接吹风，以防加重寒战、高热等全身症状。高热及病情较重者应卧床休息，取侧卧位；疼痛剧烈者，避免坐位，以免加重局部疼痛。脓肿部位不宜挤压、碰撞，以免毒邪扩散。加强肛周保护及清洁护理，脓液较多者，勤换敷料和垫褥，以防脓液浸渍皮肤引起湿疹。

2. 病情观察　密切观察局部皮肤红肿热痛程度、范围，有无局部皮肤温度增高及肿块有无波动感。观察患者的精神状态及伴随症状，如发热、寒战、乏力、口干、便秘、溲赤、苔黄、脉数等。观察术后伤口情况，如成脓溃破者，观察脓液的量、色、质。如高热不退，疼痛加剧，或成脓破溃引流不畅，需切开排脓，以保持局部引流通畅。如引流物稀薄，味臭或有渗血，应及时报告医生。

3. 饮食护理　饮食宜清淡、易消化，忌食肥甘厚味、海腥发物及辛辣刺激性食物，如动物肝脏、鱼、虾、葱、蒜等。便秘者，宜进食粗粮及纤维多的蔬菜，可每日食香蕉，或以蜂蜜冲饮代茶。火热毒邪炽盛者宜食清热解毒之品，如苦瓜、芹菜、绿豆、黄瓜等；高热伤津者，可多食梨汁、鲜芦根汁、西瓜汁，也可用野菊花代茶饮以清热解毒；阴虚毒恋者宜多食补虚扶正之品，如牛奶、鸡蛋、瘦肉等，食疗可选用鸭梨粥等。

4. 情志护理　疼痛导致患者坐立不安，易产生焦虑、恐惧、烦躁等不良情绪，要及时向患者解释病因及发病特点，详细介绍病情，了解其心理活动，帮助其消除不良情绪干扰，保持心情舒畅，气血调和，有利于疾病的恢复。

5. 用药护理　清热泻火药宜冷服，以助药力。润肠通便药宜睡前服。换药时严格执行无菌操作，并观察伤口愈合情况。

6. 适宜技术　便秘者可按摩天枢、关元、气海、大横、足三里等穴。可用五倍子、芒硝、升麻、鸭舌草、马齿苋等中药煎液熏洗。耳穴埋籽可取肛门、神门、皮质下、直肠等穴。

【健康教育】

1. 保持大便通畅，养成定时排便的习惯。注意肛门清洁，每日排便后用温水洗净肛门。内裤应宽松、柔软，保持干燥、透气，不穿化纤、紧身内裤。加强体育锻炼，增强机体抗病能力。

2. 饮食宜清淡，宜食含纤维多的食物。忌辛辣、刺激、油腻之物，戒烟酒，勿暴饮暴食。

3. 积极预防肛门病变，如肛窦炎、肛乳头炎、直肠炎、内外痔等。早期出现肛周疼痛等症状，应及早就医，防止炎症范围扩大，加重病情。

复习思考题

1. 肛痈的分期及临床表现。
2. 实证肛痈的饮食护理。

第九节　肠　结

肠结是由于寒热、湿、食、虫等原因，导致肠腑通降功能失常，气血痞结，滞塞上逆等病理改变，引起以腹痛、呕吐、腹胀、便秘、矢气不转等为主要临床特征的急性病证。“结者，凝也。”本病可发生于任何年龄，无明显性别差异，病因复杂，具有病情多变、发展迅速等特点。

肠结最早记载于《内经》，如《灵枢·四时气》指出了肠结的病位：“饮食不下，隔塞不通，邪在胃脘。”汉·张仲景《金匮要略·腹满寒疝宿食病脉证并治》指出了肠结的治法及方药：“腹满时减，复如故，此为寒，当与温药。”“腹满不减，减不足言，当须下之，宜大承气汤。”“痛而闭者，厚朴三物汤主之。”明·龚廷贤《寿世保元·大便秘》根据病因将其进行分类：“闭结之患有五，曰风闭、气闭、热闭、寒闭、湿闭是也。”

西医学中的机械性肠梗阻（肠粘连、肠扭转、肠套叠）、肠肿瘤等病证，以腹痛、腹胀、呕吐、便秘为主要表现时，可参照本节辨证施护。

一、病因病机

肠结的病位在大小肠。其病因为饮食不节、寒温不适、手术或外伤，或邪毒、痰瘀阻滞、燥屎内结、蛔虫聚团等，导致肠传导功能失常，滞塞上逆而发病。

1. 饮食不节 饮食失节，饥饱失常，复感寒邪，胃肠气机受阻而发病。

2. 他病外伤 腹部手术、肠道或腹部的病变、外伤、全身疾患、瘫痪等，致肠体麻痹；或痰瘀阻滞、燥屎内结、蛔虫聚团等，导致肠道阻塞不通而发病。

3. 阴虚津亏 邪毒内结，气血瘀滞，日久化热，热结肠间，津液耗伤，肠道失养所致。

二、诊断与鉴别诊断

（一）诊断依据

1. 症状 其主要症状是腹痛、呕吐、腹胀、便秘。

（1）腹痛 腹痛部位各异，或全腹或局部，甚及腰部；腹痛初为阵发性绞痛，伴肠鸣音亢进，如出现持续性剧烈绞痛，预示着将要发展成绞窄性肠梗阻，麻痹性肠梗阻多呈持续性满腹胀痛。

（2）呕吐 邪结于上则呕吐出现早而频繁，呕吐物开始为食物，继而为大量的胃液与胆汁；邪结于下则呕吐出现晚，次数较少，间歇时间较长，呕吐物较黏稠且有粪臭味。

（3）腹胀 因呕吐频繁，腹胀多不明显；或全腹胀，或腹胀不对称；腹胀随病进而加重，甚者腹胀如鼓。

（4）便秘 早期由于痞结以下肠内尚有残存的粪便与气体，故仍可能有少量的排气或排便，严重则可有少量的黏液血便或水样便。多数患者大便秘结，矢气不转。

2. 神色体态 早期腹痛阵作时大声呼叫，辗转不安，呕吐有声，表情痛苦但有神。晚期肌肤干燥，眼眶凹陷，神淡，精神委顿，呕吐声微，气促甚或面色晦暗青苍，四肢厥冷。

3. 腹诊 早期耳闻腹中雷鸣，水走肠间，辘辘有声，晚期腹静无音。手切之腹满痛而拒按，甚至手不可近；或触及肿块而呈索状；或圆形之痞块。

4. 辅助检查 腹部X线、血常规等检查有助于诊断。

（二）病证鉴别

1. 肠结与脾心痛（急性胰腺炎） 两者均见腹痛、腹胀、呕吐和便秘。后者骤起脐上腹痛，伴腹胀、呕吐及便秘似肠结，但腹痛持续，位置偏高，很快波及全腹，早期出现腹皮硬，拒按，无腹中雷鸣，腹穿抽出血性鲜红之腹水，血、尿淀粉酶值升高，可资辨别。

2. 肠结与胃脘痛（急性胃肠炎） 两者均有腹痛、呕吐等症。但后者多有不洁饮食史，有阵发性脘腹疼痛、呕吐或腹泻，肠鸣音活跃，但无明显腹胀，不会出现便闭及停止排气。听诊无气过水音或金属音，X 线检查无肠腔气液平面。

3. 肠结与石淋（输尿管结石） 两者均有腹胀、腹痛。后者见脐旁腹痛阵作，伴呕吐恶心，似早期肠结，但疼痛向腰或会阴窜痛，腰区叩痛明显，尿内有红细胞，无腹中雷鸣，很少腹胀，可资辨别。

三、辨证施护

【辨证要点】

辨虚实 实证者，病程较短，以腹痛为主，腹胀轻，坚实拒按，呕吐，伴有面赤身热，呻吟，声高气粗，汗出，尿赤涩痛，喜冷饮，口臭，舌红或黯红，苔黄燥、少津或苔黄黑相间，脉弦数或沉弦。虚证者，病程较长，以腹胀为主，腹痛轻，腹部喜温喜按，伴有恶心，呕吐，呻吟，声低息微，面色不华，倦怠懒言，舌淡或黯淡少津，苔白腻或黄白相间，脉沉细。

【证候分型】

肠结的证候分型见表 3–9–1。

表 3–9–1　肠结证候分型

证型	证候表现	证机要点	护治法则	代表方
气滞血瘀	腹痛阵作，胀满拒按，恶心呕吐，无排气排便，舌质淡红，苔薄白，脉弦或涩	肠腑气机不利，瘀血阻滞，胃失和降	行气活血，通腑攻下	桃核承气汤
肠腑热结	腹痛腹胀，痞满拒按，恶心呕吐，无排气排便，发热，口渴，小便黄赤，甚则神昏谵语，舌质红，苔黄燥，脉洪数	热结肠腑，腑气不通，胃失和降	活血清热，通里攻下	复方大承气汤
肠腑寒凝	起病急骤，腹痛剧烈，遇冷加重，得热稍减，腹部胀满，恶心呕吐，口渴不欲饮，无排气、排便，脘腹怕冷，四肢畏寒，舌质淡红，苔薄白，脉弦紧	寒犯胃肠，阻滞气机，损伤阳气	温中散寒，通里攻下	温脾汤
水结湿阻	腹痛阵阵加剧，肠鸣辘辘有声，腹胀拒按，恶心呕吐，口渴不欲饮，无排气排便，尿少，舌质淡红，苔白腻，脉弦缓	水结胃肠，阻遏气机，胃失和降，腑气不通	理气通下，攻逐水饮	甘遂通结汤
虫积阻滞	腹痛绕脐阵作，腹胀不甚，腹部有条索状团块，恶心呕吐，呕吐蛔虫，或有便秘，舌质淡红，苔薄白，脉弦	虫积胃肠，聚而成团，阻遏气机，腑气不通	消积导滞，驱蛔杀虫	驱蛔承气汤

【外治法】

1. 热熨法 大葱白 2500g，醋少许。将大葱切碎和醋炒至极热，用布包好熨腹部，冷却即换，不可间歇，以腹软或矢气为度。此法可起到温阳散寒通腑的作用，适用于湿寒型肠结患者。

2. 灌肠法 大黄 30g，枳实 15g，厚朴 15g，芒硝 30g，莱菔子 15g，黄芩 15g，加水 1000mL，煎至 300mL。灌肠前将芒硝放入药液中溶解，置于输液瓶内灌肠。此法可起到清热通里攻下的作用，适用于热结型肠结患者。

3. 生油疗法 用菜籽油、豆油或花生油 60 ～ 100mL，每日 1 次，口服或经胃管注入。常用于蛔虫性、粘连性和粪块阻塞性肠结患者。

【护理措施】

1. 起居护理 保持病室整洁安静，室内空气新鲜，温湿度适宜，避免噪音、强光刺激。同时注意保暖，避免因寒冷刺激引发肠壁痉挛。患者需卧床休息，一般取半卧位，以减轻腹痛、腹胀。有血压下降者应取平卧位。呕吐后可予生理盐水或凉开水漱口，以保持口腔清洁。

2. 病情观察 严密观察患者的腹胀、腹痛变化，注意腹痛部位、性质、程度及呕吐次数，呕吐物的量、色、味；注意有无肠型、包块、肠蠕动波、肠鸣音变化等情况；观察肛门排便、排气情况，大便的量及性状，保持有效的胃肠减压，检查胃管是否通畅，观察抽出液的量、性状以及颜色的改变，注意有无手术指征。观察生命体征、面色、皮肤弹性等情况，记录 24 小时的出入量，防止津液不足。如出现腹痛持续加重，腹胀不对称，呕吐持续性加剧，或出现休克、腹膜刺激征，或经胃肠减压后腹胀减轻，而腹痛不减轻，应立即报告医生。

3. 饮食护理 急性期按医嘱禁食。病情严重者或术后予以胃肠减压。病情缓解后或术后恢复期予流质或半流质品。饮食要有规律，宜高营养、易消化饮食，忌食生冷、肥甘厚腻、辛辣刺激、鱼腥发物及硬固之品，少食易产气的奶制品及豆类等。

4. 情志护理 情绪波动会使肠道蠕动功能或自主神经功能紊乱，进而加重肠梗阻。患者要调整情志，避免七情致病，保持情绪平和。由于本病发作急、病因复杂、病情多变、发展迅速，患者易产生紧张、焦虑及恐惧心理，应及时给予情志疏导，消除不良情绪的刺激。

5. 用药护理 中药汤剂宜空腹服用，热证者宜凉服，虚寒者宜热服，病情较重行胃肠减压者，应少量多次灌服。呕吐频繁者，可于舌面滴少许姜汁止呕。观察服药后的效果及反应，记录排便情况。慎用止痛剂。

6. 适宜技术 可选中脘、天枢、足三里、内庭等穴进行按摩或穴位注射，以促进肠蠕动。针刺足三里、上巨虚、内关、合谷等穴，以止痛止呕。大承气汤保留灌肠有通里攻下、行气止痛作用。亦可用热熨法，如吴茱萸、生盐炒热后用软布包好，顺时针方向熨腹，切勿烫伤皮肤。

【健康教育】

1. 指导患者了解本病的诱因与饮食不节、情志内伤、腹部手术等有关，提高防病意识，预防病情复发。

2. 饮食规律，定时定量，多吃新鲜蔬菜与水果，避免暴饮暴食和饭后剧烈运动。梗阻解除前应绝对禁食。注意个人饮食卫生，减少肠内蛔虫病的发生。保持大便通畅，及时纠正便秘。

3. 保持心情舒畅，戒愤怒、紧张、急躁，调节情志，释放不良情绪。生活起居有规律，适当参加体育运动，有利于体质的改善。

4. 腹部手术后宜早期起床活动，运用针刺及理气活血通腑之剂，促进肠道蠕动。肠梗阻尤其是粘连性肠梗阻复发率高，患者出现腹痛、腹胀、呕吐、肛门停止排气、排便或呕血等症状，应立即就诊，实施手术治疗的患者定期复查。

复习思考题

1. 肠结的临床主要症状。
2. 肠结的常用外治法。
3. 肠结的病情观察内容。

第十节 脱 疽

脱疽是发于四肢末端的，严重时趾（指）节坏疽脱落的一种慢性周围血管疾病，又称脱骨疽。初起患肢末端发凉、怕冷、苍白、麻木，可伴间歇性跛行，继则疼痛剧烈，日久患趾（指）坏死变黑，甚则趾（指）节脱落。以四肢末端，尤以下肢为多见。好发于青壮年男子、老年人及消渴病患者。本病常在寒冷季节加重，治疗后易复发。

关于本病的记载，最早见于《灵枢·痈疽》:“发于足指，名曰脱痈，其状赤黑，死不治，不赤黑，不死。不衰，急斩之，不则死矣。”晋·皇甫谧的《针灸甲乙经》始将“脱痈”改为“脱疽”。有关本病的病位及治疗，清·许克昌、毕法合撰的《外科证治全书·脱疽》中有较详细的记载，如“脱疽，多生手指节中，无名指上最多”“亟剪去其指，可保其命，迟则肿延手足背，救无术矣，殊不知此易治也，大人用阳和汤，小孩用小金丹，最重者用犀黄丸，皆可消之”。

西医学中的血栓闭塞性脉管炎、动脉硬化性闭塞症和糖尿病足，出现脱疽临床表现时，可参照本节辨证施护。

一、病因病机

脱疽的病位主要在血脉，发病以四肢末端，尤以下肢为多见。其病因多为脾肾阳气不充或肝肾阴虚，复感寒湿，而致经脉阻塞，气血凝滞不通而发病。本病的发生还与长期吸烟、饮食不节、环境、遗传及外伤等有关。

1. 脾运不健，肝肾不足　饮食不节、思虑过度等致脾运不健，运化失职，化生不足；先天禀赋不足或房劳过度，则肾精不足；久病损耗或脾胃虚弱，则肝血不足，情志不遂则肝气郁结；脾肾阳气不足，不能温养四肢，复感寒湿之邪，则气血凝滞，经络阻塞，不通则痛；气血不充，则内不能濡养脏腑，外不能充养四肢，故皮肉枯槁，坏死脱落；肝血不足或肝气郁结或脾虚不运，生化乏源，均可致血的运行障碍，甚则气滞血瘀，脉络不通。

2. 寒湿侵袭，凝滞脉络　久居寒湿之地，寒邪外迫，阳气不能达于四末，致寒邪深客络脉，气血运行不畅，经络阻塞，不通则痛；寒邪郁久化热蕴毒，湿热浸淫，脉络阻塞，气血无法濡养四末，致坏死脱落。

二、诊断与鉴别诊断

（一）诊断依据

1. 症状　主要症状是间歇性跛行，患肢酸、胀、麻木，发凉或灼热，静息痛，足趾或连同足部出现坏疽，小腿或足部反复出现游走性血栓性静脉炎，中、小动脉（最常见的是趺阳脉、太溪脉）搏动减弱或消失。

2. 分期　根据疾病的发展过程，临床一般可分为三期。

（1）*初期（局部缺血期）*　患肢末端麻木、发凉、怕冷、沉重，有针刺痛，小腿肌肉抽掣痛，间歇性跛行，患肢动脉搏动微弱或消失，部分患者可有游走性血栓性浅静脉炎。全身症状不显著。

（2）*中期（营养障碍期）*　患肢麻木、发凉、怕冷，间歇性跛行加重，并有静息痛。患肢皮肤常呈潮红色、紫红色或苍白色，足部皮肤干燥、脱皮，趾甲生长缓慢，增厚变形，汗毛脱落，小腿肌肉有萎缩现象。患肢足背动脉搏动消失。可有情绪不安，头晕腰痛，筋骨痿软。

（3）*后期（坏死期）*　患肢由于严重的血液循环障碍，发生溃烂或坏死，大多数局限在足趾或足部，向上蔓延至踝关节或小腿者少见，疼痛剧烈难忍，坏疽的足趾脱落后，常遗留溃疡而经久不愈。常伴有发热、口干、食欲减退、疲乏无力、形体消瘦等全身症状。

3. 辅助检查　肢体超声多普勒、血流图、动脉造影及血脂、血糖等检查有助于疾病诊断。

4. 好发人群　本病绝大多数发于 20 ～ 40 岁的男性，女性较少见。常先一侧下肢发病，继则累及对侧，少数患者可累及上肢。

（二）病证鉴别

1. 脱疽相关疾病的鉴别 见表 3–10–1。

表 3–10–1 脱疽相关疾病鉴别表

	血栓闭塞性脉管炎	动脉硬化闭塞症	糖尿病足
发病年龄	20 ～ 40 岁	40 岁以上	40 岁以上
浅静脉炎	游走性	无	无
高血压	极少	大部分无	大部分有
冠心病	无	有	可有可无
血脂	基本正常	升高	多数升高
血糖、尿糖	正常	正常	血糖高、尿糖阳性
受累血管	中、小动脉	中、小动脉	中、微血管

2. 脱疽与肢端动脉痉挛症（雷诺综合征） 两者均有肢麻。后者多见于青年女性，上肢较下肢多见，好发于双手。每因寒冷或精神刺激后发作，表现为双手指端发凉苍白 – 紫绀 – 潮红，最后恢复正常的三色变化（雷诺现象），可伴麻木、刺痛或烧灼感，患肢动脉搏动正常。一般不出现肢体坏疽。

三、辨证施护

【辨证要点】

1. 辨虚实 脱疽以实证更为多见。一般新病多实，久病多虚；体壮者多实，体弱者多虚。实证一般疼痛剧烈，或伴有肢体肿胀。虚证痛势不剧，皮肤干燥，毳毛脱落，趾（指）甲增厚，肌肉萎缩，患趾（指）呈干性坏疽或伴面容憔悴，萎黄消瘦，神情倦怠。

2. 辨寒热 寒证者患肢多喜暖怕冷，肤色苍白冰冷，遇冷痛甚，舌苔白腻，脉多沉细。热证者患肢多红肿痛甚，边界不清，甚则坏疽，伴有发热，烦躁不安，口渴欲饮，便秘，溲赤，舌红，苔黄燥或厚腻，脉细数或弦细数。

【证候分型】

脱疽的证候分型见表 3–10–2。

表 3–10–2 脱疽证候分型

证型	证候表现	证机要点	护治法则	代表方
寒湿阻络	患趾（指）喜暖怕冷，肤色苍白，麻木，酸胀疼痛，遇冷加重，步履不利，多走则疼痛加剧，稍歇痛减，触之发凉，趺阳脉搏动减弱，舌淡，苔白腻，脉沉细	寒邪袭络，气血瘀滞，脉络阻塞	温阳散寒，活血通络	阳和汤
血脉瘀阻	患趾（指）酸胀疼痛加重，彻夜不寐，步履沉重乏力，活动艰难，患趾（指）肤色黯红或紫黯，下垂更甚，皮肤发凉干燥，肌肉萎缩，趺阳脉搏动消失，舌黯红或有瘀斑，苔薄白，脉弦或涩	寒邪凝滞，阳气不布，气滞血瘀，脉络阻塞	行气活血，化瘀止痛	桃红四物汤

续表

证型	证候表现	证机要点	护治法则	代表方
湿热毒盛	患肢剧痛，日轻夜重，局部皮肤紫黯、肿胀，渐变紫黑，浸淫蔓延，溃破腐烂，气秽，疮面肉色不鲜，甚则五趾相传，波及足背，伴身热口干，便秘溲赤，舌红，苔黄腻，脉弦数	寒湿内蕴，日久化热，湿热下注，热胜肉腐	清热利湿，化瘀通络	四妙勇安汤
热毒伤阴	肌肤枯槁萎缩，毳毛脱落，趾（指）甲增厚变形，肌肉萎缩，趾（指）呈干性坏疽，伴口干纳呆，便秘溲赤，舌红，苔黄，脉弦细数	病久化热，热毒炽盛，耗伤阴液，肌肤失养	清热养阴，解毒活血	顾步汤
气阴两虚	病程日久，坏死组织脱落后疮面久不愈合，肉芽淡红或暗红不鲜，伴面容憔悴，萎黄消瘦，神情倦怠，舌淡苔白，脉细无力	气血两虚，肌肤失养，腐肉不去，新肉难生	补气养血活血	八珍汤

【外治法】

1. 未溃　可用冲和膏或红灵丹油膏外敷；或用附子、干姜、吴茱萸等份研粉蜜调敷于患肢足底涌泉穴；亦可用红灵酒少许揉擦患肢足背、小腿。若局部红肿热痛者，外敷金黄膏。

2. 已溃　溃疡较小者，可用上述中药熏洗后，外敷生肌玉红膏；溃疡面积较大，坏死组织难以脱落者，可先用冰片锌氧油（冰片 2g、氧化锌油 98g）调匀涂于疮面，以软化其硬结痂皮，并依次清除坏死痂皮，先除去软组织，后除死骨。疮面清洁时，可改用生肌白玉膏外敷。

【护理措施】

1. 起居护理　病室宜安静，阳光充足，光线柔和，注意适当通风换气。急性期绝对卧床休息，抬高患肢，不宜行走，防止损伤病足。冬春季节注意保暖，不宜在户外长时间停留。禁用冷水泡足。鞋袜宜温暖、柔软、宽松、透气。注意患肢卫生，保持患肢局部皮肤清洁，防止感染及外伤。

2. 病情观察　定时测量患肢局部皮肤温度、动脉搏动情况，观察皮色的改变、疼痛程度，注意未受累趾（指）的皮肤情况。观察早中期间歇性跛行的距离并做记录，以了解病情进展情况，注意观察患趾（指）有无坏死、溃疡及脓腐颜色、气味，以及皮肤色泽、冷热变化和局部毳毛脱落情况。观察患肢肌肉是否萎缩、血脉是否流通等情况，做好记录。若发现间歇性跛行突发症状加重，伴肢体剧痛、皮色苍白时，应及时采取措施。

3. 饮食护理　饮食以低胆固醇、低热量、低脂肪、高蛋白、高维生素为原则，多吃蔬菜、豆制品、鱼、瘦肉，忌食辛辣、肥甘、生冷之品，尤其注意要忌烟，防止病情加重。寒湿阻络者宜多食温补之品，如牛羊肉、鸡肉、姜等；血脉瘀阻患者可适当补充具有活血通络作用的食物，如桃仁粥、山楂红糖饮；湿热毒盛者饮食宜清淡，可食薏苡仁粥、赤小豆、冬瓜汤等；热毒伤阴者，鼓励其摄入易消化之品，多食含汁液较多的新鲜水果，可多饮水或菊花茶等；气血亏虚患者，应给予营养丰富、易消化饮食，如鱼类、蛋类、瘦肉等，以加强补益气血之功。

4. 情志护理　患者因久病难愈，疼痛难忍，且有截趾（肢）的可能，常悲观失望或烦躁易怒，须经常安慰鼓励患者，消除悲观紧张心理，说明情志不畅对疾病的影响，并鼓励患者树立战胜疾病的信心。对于需要截肢患者，术前需向患者阐明截肢的必要性，消除患者的顾虑；术后应多安慰鼓励患者，逐步介绍义肢佩戴相关知识，令患者积极主动面对。患者佩戴义肢时，要帮助其调整心态，对患者的微小进步给予鼓励，以助其逐步适应并达到自理。

5. 用药护理　中药汤剂温服，一般在空腹或进食后 1 小时服用效果更佳。热毒伤阴证患者中药汤剂宜偏凉服。糖尿病、高血压患者应督促其按时服药，不得随意停药，严格掌握用药剂量和用药时间，定时监测血糖和血压。使用血管扩张剂和止痛剂时应注意药物疗效及反应。

6. 适宜技术 应用中药熏洗法时，初中期用当归、独活、桑枝、威灵仙；后期脓腐未尽，用黄连、马齿苋、土茯苓、金银花、制大黄；脓腐已尽，用生黄芪、乳香、没药等熏洗，应注意水温，切勿烫伤，禁用于坏疽及感染在发展期。也可按摩足三里、阳陵泉等穴以达到通络止痛之效。或取神门、内分泌、肾、交感等穴行耳穴埋豆法。取足三里、三阴交、曲池、内关等穴用艾灸疗法。或用当归注射液，取足三里、承山等穴，双侧交替穴位注射。或用刺血疗法，取委中、委阳、足临泣，并配以患肢局部静脉血管较明显处的穴位，用三棱针点刺穴位，使其自然出血，如需拔火罐者，应待出血停止后再进行。

【健康教育】

1. 劳逸结合，生活起居有规律，加强全身性肢体保健运动，以增强体质，提高抗病能力。保持舒畅乐观的心情。恢复期避免剧烈运动，注意劳逸适度。

2. 合理搭配饮食，宜食清淡、易消化之品，忌生冷、辛辣、油腻之物。少食或不食高糖、高胆固醇食物及辛辣、醇酒之品，禁止吸烟。

3. 避免患肢外伤或挤压，注意肢体防寒保暖，坚持用温水泡洗双足，避免受寒冷刺激诱发本病。鞋袜宜宽松舒适，不宜过紧，积极治疗脚癣，预防感染。

4. 积极治疗冠心病、脑缺血、高脂血症、高血压、糖尿病等原发病。

5. 修剪趾（指）甲时，避免修剪过度，以防损伤染毒，使趾（指）端气血瘀阻，诱发本病。局部出现溃疡和坏疽应及时就医，不可随便用药或自行处理，以免造成不良后果。

复习思考题

1. 三种脱疽的临床鉴别要点。
2. 脱疽的病情观察要点。
3. 脱疽的起居护理内容。

附：病案 2 例

病案一：邓某，女，36 岁，2015 年 8 月 20 日就诊。

主诉：双乳经前胀痛伴加重半年。

病史：患者近半年来无明显诱因下双侧乳房胀痛，经行前加重，经后减轻，疼痛逐渐加重。就诊时正值经前期，双乳胀痛，散在性结节，以外上象限较为明显，伴双胁胀痛，急躁易怒，口苦咽干，月经提前，小腹时有疼痛，二便正常，舌质红，苔薄黄，脉弦。既往体健，否认重大内外科病史，无避孕药等激素类药物服用史。已婚，无流产史，育有一子（顺产），配偶及儿子均体健。经行腹痛。

查体：T 36.8℃，P 80 次 / 分，R 17 次 / 分，BP 125/78mmHg。神清，语言清晰，查体配合。心肺无殊，腹平软，未及包块，肝脾肋下未及，病理性神经反射未引出。

专科检查：双侧乳房外观饱满，对称，肤色正常。乳腺腺体广泛增厚，扪及散在片块样结节，以外上象限较为明显，其质地韧硬，边界欠清，活动度好，轻压痛。双侧乳头未见溢液，未扪及肿大淋巴结。

实验室检查：①B 超：双侧乳房腺体层增厚明显，腺体回声不均匀，呈粗大光点和光斑，可见片状不规则的低回声稀疏区。腋下淋巴结无肿大，CDFI（－）。②钼靶 X 线摄片：双乳腺体密度增高，呈毛玻璃样变，结构紊乱，无明显肿块影及钙化点，腋下淋巴结无肿大。

［辨证施护］

1. 辨证要点　患者经前乳房胀痛，片块样结节，情志刺激为重要的诱发因素，结合伴随的急躁易怒、口苦咽干、月经提前等症状，此为肝经郁热化痰；舌质红，苔薄黄，脉弦，苔脉与证相符，诊断为乳癖（肝经郁热化痰）。其病因病机为女子经前血海充盈，肝经气火旺盛，易为情志激惹而致肝经郁热，津失输布，灼化为痰，结于乳络而成乳癖。病位在乳房。

2. 证候分析　患者情志内伤，肝郁气滞，脾失健运，痰湿内结，阻于乳络，则乳房胀痛，肝郁气结，失于疏泄，则善郁易怒；口苦咽干，胸胁胀满，系因肝郁气滞郁久化火所致；经行腹痛亦为气滞痰凝，阻塞经络，不通则痛。舌质红，苔薄黄，脉弦为肝经郁热化痰之象。

3. 病证鉴别　根据患者的双乳可扪及散在片块样肿块，质地韧硬，边界清，活动度良好，压痛，腋淋巴结无肿大等主症及伴随症状和辅助检查等情况，提示患者所患疾病既非炎症，也非肿瘤，符合乳腺结构不良性增生性病变表现。初步诊断为乳癖（郁热化痰证）。乳癖的主症是乳房胀痛并出现肿块，应与乳腺癌、乳腺纤维腺瘤等相鉴别。乳腺癌多发于 40 ～ 60 岁女性，常无意中发现乳房肿块，初期不痛，增大迅速，肿块质地坚硬，表面高低不平，边缘不整，常与皮肤粘连，活动度差，后期溃破呈菜花样，流腥臭血水，患侧淋巴结可肿大，钼靶 X 线摄片可见高密度肿块影，边缘呈毛刺状，内有成簇不规则钙化灶。乳腺纤维腺瘤多见于 20 ～ 25 岁青年妇女，发病高峰在 22 岁左右，乳房肿块多为单发，呈圆形、椭圆形，亦有双侧多发者，边界清楚，表面光滑，质硬不坚，活动度良好，生长慢，无痛。B 超检查肿块边界清楚，包膜完整，内部回声均匀。

4. 护治法则　疏肝解郁，清热化痰。

5. 护理措施

（1）注意观察肿块位置、范围、增大速度、是否单发、质地、表面是否光滑、是否与周围组织分界不清、活动度及有无溢液等；乳房肿块疼痛有无规律，与情志及月经周期的关系等。

（2）起居有常，合理安排工作、学习与休息，注意劳逸结合。适当锻炼，增强免疫力。乳房疼痛时，可用胸罩托起，以减轻疼痛。保持乳房清洁、干燥。

（3）向患者介绍合理的膳食结构，忌肥甘厚味、辛辣刺激食物。少吃高脂肪、高蛋白食物，戒饮酒，常饮绿茶，多食五谷杂粮、新鲜蔬菜和水果。患者可多食疏肝理气之品，如陈皮、佛手、夏枯草当归粥等。

（4）本病与情绪密切相关，应鼓励患者表达自己的感情，倾诉内心不快，发泄负性情绪，给予积极疏导。耐心向患者讲解疾病相关的知识，安慰开导患者，强调情志对本病治疗的影响，使其消除顾虑及紧张情绪，保持心情愉快。

（5）中药汤剂宜早晚温热服。使用阳和解凝膏掺黑退消或桂麝散盖贴乳房肿块处，或用大黄粉以醋调敷乳房肿块处时，观察用药后乳房肿块的变化情况，若有过敏，应立即停用。

（6）对症措施：①可取交感、乳腺、胸、内分泌、肝、皮质下、肾等穴用磁珠行耳穴贴压。②按揉行间达太冲，或自乳头向下直接按推至期门，并压期门穴上轻揉。

（7）若经上述治疗效果不显，病程较长，病变较重者；或思想负担重，有严重的精神压力，并影响生活或工作；乳头溢液或溢血；年龄在 40 ～ 60 岁，具有乳腺癌高危因素等，可进一步选择手术治疗。

6. 健康指导

（1）养成良好的卫生习惯，保持乳房清洁，勤换内衣，以免感染。指导患者经常自我检查乳房，最好选择月经来潮后 7 ～ 10 天进行。乳头有溢液者，及时就诊。

（2）注意调和情志，避免情绪激动、抑郁等，保持心情舒畅，情绪稳定。起居有常，避免过度劳累。

（3）饮食应多食高维生素、低脂食物，多食新鲜水果、蔬菜，忌食生冷、油腻、腥发、辛辣之品；忌食咖啡、巧克力等含有大量黄嘌呤食物，以免促使乳腺增生。忌烟酒。

（4）及时治疗月经不调等妇科疾病和其他内分泌疾病。高危人群定期检查。避免使用含有雌激素的面霜或药物，以免体内雌激素水平增高，诱发乳腺增生。

病案二：池某，男性，33 岁，工程师。2015 年 9 月 29 日就诊。

主诉：反复便血 3 个月余。

病史：患者 3 个月前食用火锅后出现大便带血，血色鲜红，呈点滴状，无肛门疼痛和黏液便，血与粪便不相混。便血呈间歇性，反复发作，每因大量辛辣饮食或饮酒而使便血加重，伴肛门坠胀，灼热不适，便后无脱出。饮食睡眠尚可，大便一日一次，成形，不干燥。刻下：便时出血点滴而下，肛门坠胀灼热不适。舌质红，苔黄腻，脉弦数。既往身体尚健康。否认肝炎、结核等传染病史。平素喜食辛辣。

查体：T 36.5℃，P 80 次 / 分，R 18 次 / 分，BP 120/80mmHg。神清，步入病房，对答切题，自主体位，查体合作。皮肤巩膜未见黄染，面色如常。颈软，气管居中，甲状腺无肿大。心浊音界不扩大，两肺呼吸音清，HR 80 次 / 分，律齐，未闻及病理性杂音。腹平软，无压痛和反跳痛，未及包块，无移动性浊音，肠鸣音无亢进。脊柱和四肢无殊。

专科检查：肛内未触及肿块，指套退出带少量鲜红色血迹。肛镜：齿线以上见 3 个内痔，分别位于右前、右后和左侧，表面糜烂，见少量出血。

实验室检查：血常规示白细胞计数 6.0×10^9/L，中性粒细胞比例 70%，淋巴细胞比例 20%，红细胞计数 3.60×10^{12}/L，血红蛋白 110g/L，血小板计数 132×10^9/L；大便常规：红细胞 25 ～ 30/HP；尿常规：未见异常。

［辨证施护］

1. 辨证要点　患者便血 3 个月，呈间歇性，每因过食辛辣或饮酒而使便血加重，血色鲜红，黏液便，结合伴随的肛门坠胀、灼热不适等症状，此为湿热下注，蕴阻肛门，湿与热结之变，舌质红，苔黄腻，脉弦数，苔脉与证相符，说明该证是湿热下注所致痔疾。其病因病机为过食辛辣，损伤脾胃，水湿停聚体内，蕴而化热，湿与热蕴结，下注大肠而致血行不畅，气血下坠，积聚肛门，结滞不散而成痔。患者一般状态良好，无重要器官及生命指征的改变，局部检查所见齿线以上见三个内痔，分别位于右前、右后、左侧，痔核表面糜烂、出血，这是便血的原因所在。内痔便血，符合 Ⅰ 期内痔的临床诊断标准。

2. 证候分析　湿热下迫大肠，迫血妄行，则大便下血；湿热蕴结，经络阻塞，气血瘀滞，则痔核肿物脱出；湿性重浊，则肿胀疼痛；热盛肉腐，则糜烂坏死；口干欲饮，口苦，小便黄，苔黄腻，脉濡数为湿热之象。

3. 病证鉴别　根据患者的主症、伴随症状及辅助检查情况，初步诊断为痔（湿热下注型）。痔的主症是便血，应与肛裂、直肠息肉、直肠癌等相鉴别。肛裂以便鲜血，量较大，肛门疼痛剧烈，呈周期性，多伴有便秘为主，局部检查可见肛管前位或 / 和后位有梭形裂口并出现溃疡。直肠息肉患者大便时往往有鲜血及黏液随粪便排出，无滴血及射血。直肠癌多见于中老年人，粪便中混有脓血、黏液、腐臭的分泌物，便意频数，里急后重，晚期便条变细；指诊可触及菜花样肿物或凹凸不平的溃疡，质地坚硬，不能推动，触之易出血。

4. 护治法则　清热利湿，消肿止血。

5. 护理措施

（1）注意观察痔核大小及脱出情况，观察出血是否与粪便相混，或是排便前后滴血或射血；观察出血量、色以及患者面色、神态、脉象等。出血多者注意观察面色、脉搏、神志、血压等变化，并做好配血输血的准备。

（2）居室安静整洁，温湿度适宜。起居有常，劳逸适度，避免劳累。保持肛门清洁卫生，便后温水坐浴，必要时用 1∶5000 的高锰酸钾溶液温水坐浴。

（3）宜穿干净、柔软、宽松的纯棉内裤。养成定时大便的习惯。下血量多者，宜卧床休息。内痔脱出嵌顿疼痛剧烈者，取健侧卧位。

（4）饮食宜清淡，多吃新鲜蔬菜与水果，忌辛辣刺激、肥甘厚味之品，戒烟限酒。患者可用菊花、蒲公英、金银花等煎汤代茶饮，或常食绿豆粥、赤小豆粥等。

（5）本病缠绵，经久不愈。每遇下血，患者精神紧张，有恐惧感，且疼痛导致坐立不安，情志不遂，烦躁易怒，应予解释开导，消除紧张恐惧感，解释与疾病有关的医疗常识，使其保持心情舒畅，配合治疗。

（6）中药汤剂宜温凉服。抗菌消炎类西药，如甲硝唑（灭滴灵）宜饭后服用，观察用药后效果与不良反应。

（7）对症措施：用五倍子、苦参等药物加水煮沸后，先熏后洗，或用毛巾蘸药湿敷。也可根据不同症状选用油膏、散剂，如消痔膏、五倍子散等外敷。或用塞药法，将药物制成栓剂，塞入肛内，如痔疮栓。

（8）若患者经上述治疗护理后不能控制病情，出现出血量多，肛内肿物脱出，伴头晕、乏力、气短及面色少华等全身症状，则可加强止血措施，也可选择手术治疗。

6. 健康指导

（1）起居有常，经常锻炼身体。避免久站、久坐、久蹲及长期负重远行，导致病情加重或复发。养成定时排便的习惯，预防便秘。保持肛门清洁卫生，便后用温水冲洗，促进血液循环。手纸、内裤要清洁柔软。

（2）保持情志平和，让患者了解痔疮的形成原因，避免不良情绪干扰。饮食宜清淡、易消化，多食蔬菜、水果，常食易于消化、质地较软的食物，忌辛辣刺激之品及助热生痰食物。

（3）积极防治引起腹内压增高的疾病，如便秘、腹泻、肝硬化门静脉高压症等。经常做提肛运动。

第四章
中医妇科病证护理

扫一扫，查阅本章数字资源，含 PPT、音视频、图片等

中医妇科病证护理是以中医学理论为指导，阐述妇科常见病证的病因病机、辨证要点及诊治规律等内容，并提出相应护理措施的过程。妇科常见病证包括月经病、带下病、妊娠病、产后病、妇科杂病等，本章选择 10 种妇科常见病证，分别就其基本概念、病因病机、辨证要点、证候分型、护理措施、健康教育等内容进行阐述。

第一节　月经失调

月经失调是以月经的周期、经期、经量、经色、经质出现异常，或伴随月经周期，或于经断前后出现明显症状为主要临床表现的病证。常见的月经失调有月经先期、月经后期、月经先后无定期、月经过多、月经过少、经期延长等。本节主要介绍月经先期、月经后期、月经先后无定期、月经过多、月经过少。月经先期指经行提前 7 天以上，甚至 10 余日一行者，连续 2 个周期以上的病证；月经后期指经行错后 7 天以上，甚至 3 ～ 5 个月一行，连续 2 个周期以上的病证；月经先后不定期指经行或提前或错后 7 日以上，先后不定，连续 3 个周期以上的病证；月经过多指月经量较正常明显增多，或每次经行总量超过 80mL，而周期、经期基本正常者；月经过少指月经周期正常，经量明显少于平时正常经量的 1/2，或少于 20mL，或行经时间不足 2 天，甚或点滴即净者。本病证是一种常见的妇科病证，无明显季节性。

古代医籍中对月经失调有许多记载。月经先期、月经后期最早见于汉・张仲景《金匮要略・妇人杂病脉证并治》中“带下，经水不利，少腹满痛，经一月再见者”的记载，又有在温经汤其下主治“至期不来”的月经后期之候，提出了其表现和治法。月经过少最早见于晋・王叔和《脉经》，认为其病机为“亡其津液”。月经先后不定期最早见于宋代《圣济总录杂疗门》，称为“经水无定”。月经过多最早见于金・刘河间在《素问病机气宜保命集・妇人胎产论》中提到的“经水过多”的病名。元・朱丹溪《丹溪心法・妇人》始将月经后期作为一个病证来研究，称为经水过期，并从不同方面提出了辨证要点和治疗方法。明・张景岳的《景岳全书・妇人规》有：“凡妇人血虚者，或迟或早，经多不调。此当察脏气，审阴阳，详参形证脉色，辨而治之，庶无误也。”提出本病的护理方法。清・傅山的《傅青主女科・调经》认为经来或前或后或无定期是肝气郁结，影响肾气而致。

西医学中的排卵型功能失调性子宫出血、子宫肌瘤、子宫内膜异位症、子宫内膜结核等疾病，以月经的周期、经期、经量、经色、经质出现异常者，均可参照本节辨证施护。

一、病因病机

1. 月经先期　月经先期病因包括气虚和血热两种，其发生的病机主要是冲任不固。气虚分脾气虚弱和肾气不固；血热分实热和虚热。此外，还有瘀血阻络，血不归经，导致冲任不固而月经先期者。月经先期一般多伴有月经过多或经期延长。月经先期既有单一病机者，又有多脏同病或气血同病之病机者。

（1）脾气虚　素体虚弱，或饮食不节，或思虑劳倦过度，损伤脾气，脾不统血，冲任不固，不能制约经血，导致月经先期而至。

（2）肾气虚　先天禀赋素弱，或绝经前肾气渐衰，或房劳多产，或久病伤肾，肾气虚弱，冲任失约，经血下溢而致月经先期。

（3）阳盛血热　素体阳盛，或过食辛燥助阳之品，或外感火热之邪，热扰冲任、胞宫，经血妄行，以致月经先期。

（4）阴虚血热　素体阴虚，或失血伤阴，或久病阴亏，或房劳多产伤肾精，导致阴液亏损，虚热内生，热伏冲任，血海不宁，则月经先期而至。

（5）肝郁血热　情志不舒，肝气郁结，气郁化火，热扰冲任，迫血下行，而致月经先期。

（6）瘀血停滞　经期产后，余血未尽，或外感六淫，或内伤七情，邪与余血相结，瘀滞冲任，新血不归经而妄行，则月经先期而至。

2. 月经后期　月经后期一般伴有月经过少。月经后期的发病机理有虚实之别。虚者多因肾虚、血虚、虚寒导致精血不足，冲任不充，血海不能按时满溢而致经迟；实者多因血寒、气滞、痰阻等导致血行不畅，冲任受阻，血海不能如期满盈而后期来潮。

（1）血虚　体质素弱，营血不足，或久病失血，或多产耗伤阴血，或脾气虚弱，化源不足，导致营血亏虚，冲任不充，经血不足以下，导致月经后期而至。

（2）肾虚　素体阴虚，或久病伤阴，或房事不节，肾阴亏虚，冲任不充，导致月经后期；素体阳虚，或久病伤阳，或房事太过，耗伤肾阳，肾阳虚，脏腑失于温煦，生化失司，导致冲任不充，经血不能按时而下致后期来潮。

（3）血寒　经期产后，调摄失宜，或坐卧当风，外感风寒，或过食生冷食物，或误用寒凉药物，寒凝血瘀，冲任阻滞，血海不能如期满溢导致月经后期。

（4）气滞　素多忧郁，肝气郁结，气滞血瘀，血行不畅，冲任阻滞，血海不能按期满溢而致月经后期。

（5）痰阻　脾气素虚，运化失司，聚湿生痰，或素体肥胖，多痰多湿，或嗜食肥甘厚腻，内生痰湿，阻滞冲任，血海不能按期满溢而致月经后期。

3. 月经先后无定期　月经先后无定期的发病机理主要是肝、脾、肾功能失常，气血失调，冲任功能紊乱，血海蓄满无常。其病因多为肾虚、肝郁、脾虚等，而以肝郁、肾虚多见，且易发展为肝肾同病。

（1）肾虚　素体虚弱，肾气不足，或多产房劳伤肾气，或初潮肾气未充，或久病伤肾，或绝经期肾气渐衰，肾气亏损，藏泄失司，冲任失调，血海蓄溢失常。若应藏不藏则月经先期而至，若当泄不泄则月经后期而来，藏泄紊乱则为月经先后无定期。

（2）肝郁　情志抑郁，或郁怒伤肝，导致肝疏泄失司，冲任失调，血海蓄溢失常。如疏泄过度，则月经先期而至，疏泄不及，则月经后期而来，遂致月经先后无定期。

（3）脾虚　劳倦过度，或饮食不节，或思虑太过，脾气受损，气血生化不足，则致月经后期，若统摄失职，血溢妄行，血海不及期而满，则可致月经先期。时而生化不足，时而统摄失司，则月经先后无定期。

4. 月经过多 主要病机是由于冲任不固，经血失于制约。常见的病因有气虚、血热、血瘀。

（1）气虚 素体虚弱，或饮食劳倦，或大病久病，损伤脾气，中气不足，冲任不固，血失统摄，遂致经行量多。

（2）血热 素体阳盛，或嗜食辛燥，或感受热邪，或七情过极，郁而化热，热扰冲任，迫血妄行，遂致经行量多。

（3）血瘀 素性抑郁，肝气郁结，或经期产后，感受外邪，或不禁房事，瘀血内停，瘀阻冲任，血不归经，遂致经行量多。

5. 月经过少 本病发病有虚实之分，虚者多因精亏血少，冲任血海亏虚，经血乏源；实者多由瘀血内停，或痰湿内生，痰瘀阻滞冲任血海，血行不畅发为月经过少。临床以肾虚、血虚、血瘀、痰湿为多见。

（1）肾虚 禀赋素弱或少年肾气未充，或房劳伤肾，以致肾气不足，精血不充，冲任血海亏虚，经血化源不足以致经行量少。

（2）血虚 素体血虚，或久病伤血，营血亏虚，或饮食、劳倦、思虑伤脾，脾虚化源不足，冲任血海不充，遂致月经量少。

（3）血瘀 感受寒邪，寒客胞宫，血为寒凝；或素多忧郁，气郁血滞，均使冲任受阻，血行不畅，经血受阻致经行量少。

（4）痰湿 素多痰湿，或脾失健运，湿聚成痰，冲任受阻，血不畅行而经行量少。

月经失调的病因不外乎内因、外因和不内外因，其病位在冲任、胞宫，与肾、脾、肝三脏关系密切，其发病机制为脏腑、气血、冲任失调，胞宫疏泄失常，从而引起月经周期出现异常。其病性有虚实之分，虚者多因气血阴阳亏虚，冲任不调所致；实者则因肝郁、寒凝、血热、痰湿、瘀血致冲任失调所致。

二、诊断与鉴别诊断

（一）诊断依据

1. 月经先期 以月经周期提前 7 天以上，15 天以下，连续发生两个月经周期以上，经期基本正常为诊断的主要依据。月经先期一般经期、经量基本正常。亦伴有月经过多，或经期延长，或三者并见。

2. 月经后期 以月经周期延后超过 7 天以上，甚至 3 ～ 5 个月一行，连续出现 2 个月经周期以上，亦可伴有经量、经色、经质的异常。月经后期可伴有月经过少（抑或过多），或伴有胸胁、小腹胀满或疼痛。

3. 月经先后不定期 月经不按周期而至，提前或延后 7 天以上，15 天以下，并连续出现 3 个周期以上为诊断的主要依据。提前时，月经周期不少于 16 天，常在 16 ～ 21 天；延后时，月经周期不多于 50 天，多在 36 ～ 50 天；提前、延后交替出现，经期、经量基本正常。

4. 月经过多 月经量明显增多，但在一定时间内能自然停止，月经周期、经期可正常，也可伴见月经提前及延后，惟周期有一定规律，或行经时间延长。

5. 月经过少 经量明显减少，甚或点滴即净，月经周期可正常，也可伴周期异常，如与月经后期并见。

基础体温、血清性激素、子宫 B 超等检查有助于判断月经失调的原因。

（二）病证鉴别

1. 月经先期与崩漏　月经先期合并月经过多或经期延长者，应注意与崩漏鉴别。月经先期以周期提前为显著特征，一般经期、经量基本正常。而崩漏除月经周期紊乱外，同时伴有经期和经量的紊乱。

2. 月经先期与经间期出血　月经先期每次经行的经量、持续时间基本相同。而经间期出血多发生在月经周期第 12 ～ 16 天，血量少，常表现为出血量时多时少的现象，有规律地反复发生；或出现透明黏稠的白带中夹有血丝，出血时间短，常持续数小时或 2 ～ 7 天自行停止。结合基础体温测定不难鉴别。

3. 月经后期与早孕　育龄期妇女有性生活史，既往月经正常，如月经过期不至，应首先排除妊娠。如为妊娠，则尿妊娠试验呈阳性，妇科检查宫颈着色，子宫体增大变软，B 超可探及宫腔内有孕囊，或有早孕反应，如恶心呕吐、厌食择食、头晕、倦怠嗜睡等。月经后期无上述表现，既往多有月经延后病史。

4. 月经先后无定期与崩漏　两者均有月经周期紊乱，但崩漏的出血完全没有周期性，并同时出现经期和经量的紊乱。月经先后无定期则只有周期不规则而经期、经量基本正常。

5. 月经过少与激经　激经是妊娠后仍有规律的少量阴道流血而无损于胎儿发育的一种特殊生理现象，易与月经过少相混淆。但激经者应有恶心、呕吐等早孕反应，通过妊娠试验、妇科检查等可以确诊。

三、辨证施护

【辨证要点】

1. 辨虚实　月经量多，色淡红，质稀，舌淡，苔薄白，脉弱者，属脾气虚；经量或多或少，色黯淡，质稀，伴腰膝酸软，舌淡，脉细弱者，属肾气虚；月经量少，色红，质稠，舌红少苔，脉细数者，属阴虚血热；月经后期，量少，色淡，质稀，伴头晕目眩，心悸者，属血虚；月经后期或先后不定期，量少或正常，色黯红或有血块，小腹连及胸胁胀痛，脉弦者，属肝郁气滞。

2. 辨寒热　月经先期，量多，色深红或紫红，质黏稠，舌质红，苔黄，脉数有力者，属阳盛血热；月经量或多或少，色紫红，质稠或有块，伴胸胁少腹胀闷者，属肝郁血热。月经后期，量少，色淡，质稀，小腹隐痛，喜温喜按者，属虚寒；月经后期，量少，色黯或有块，小腹冷痛拒按者，属实寒。

【证候分型】

月经失调的证候分型见表 4–1–1。

表 4–1–1　月经失调证候分型

证型	证候表现	证机要点	护治法则	代表方
脾气虚	月经周期提前，经量或多或少，色淡红，质清稀，面色萎黄，神疲乏力，四肢倦怠，气短懒言，小腹空坠，纳呆，便溏，脘腹胀闷，舌淡红，苔薄白，脉细弱	脾气虚弱，统摄无权，冲任不固	健脾益气，摄血固冲调经	补中益气汤
肾气虚	月经提前或延后或先后无定，经量或多或少，色黯淡，质清稀，或带下清稀，精神不振，面色晦黯，腰骶酸软，头晕耳鸣，小便频数清长或夜尿频，舌质淡，苔白，脉沉细弱	肾气不足，冲任不固，肾阳虚弱，血失温煦	补肾养血调经	固阴煎

续表

证型	证候表现	证机要点	护治法则	代表方
阳盛血热	月经提前，经量多或正常，色鲜红，或紫红，质黏稠，面色红，唇赤，或口渴，或心烦，小便短黄，大便燥结，舌质红，苔黄，脉数或滑数	阳盛则热，热扰冲任，冲任不固，经血妄行	清热凉血，固冲调经	清经散
阴虚血热	月经提前，经量少、多或正常，色深红，质稠，伴有颧红，潮热，盗汗，五心烦热，口燥咽干，舌质红，苔少，脉细数	阴虚内热，热扰冲任，阴虚血少，冲任不固	滋阴清热，固冲调经	两地汤
肝郁血热	月经提前，经量或多或少，色深红或紫红，质稠，经行不畅，或有血块，或烦躁易怒，或胸胁胀闷，乳房、小腹胀痛，或口苦咽干，舌质红，苔薄黄，脉弦数	肝郁化热，热扰冲任，经血妄行	疏肝清热，凉血固冲调经	丹栀逍遥散
血虚证	月经延后，经量少，色淡红，质清稀，或伴有小腹绵绵作痛，面色苍白或萎黄，头晕眼花，心悸失眠，唇色淡白，脉细弱	营血亏虚，胞宫失养	补血益气调经	大补元煎
阴虚证	月经周期延后，经量少，色质正常，或经色深红、紫红，质地黏稠，或有块，可伴潮热，颧红，盗汗，口燥咽干，头晕耳鸣，五心烦热，失眠，舌红少苔，脉细数	肾阴偏虚，虚火内生，损伤阴络，冲任不固	滋养肾阴，益冲调经	左归饮合加减一阴煎
血寒证（虚寒）	月经周期延后，经量少或正常，色淡，质清稀，可伴有面色白，畏寒肢冷，小腹隐痛，喜温喜按，腰膝酸软无力，小便清长，大便溏薄，舌淡胖嫩，苔白，脉沉迟或细弱	阳气不足，阴寒内盛，气虚血少，冲任不充	扶阳散寒，温肾调经	温肾调气汤
血寒证（实寒）	月经周期延后，经量少或正常，色黯有块，可伴有面色青白，畏寒肢冷，小腹冷痛拒按，得热痛减，舌质淡黯，脉沉迟	寒凝胞宫，冲任涩滞，气血运行不畅	温经散寒调经	温经汤（《妇人大全良方》）
气滞证	月经周期延后或先后不定，经量或多或少，色质正常或紫红质稠，或有血块，可伴精神抑郁，善太息，经前胸胁、乳房、小腹胀痛，经来痛减，舌质正常或红，苔薄白或薄黄，脉弦或弦数	肝失疏泄，血为气滞，冲任失调	理气活血，行滞调经	乌药汤

【护理措施】

1. 起居护理 居室湿温度适宜。经前、经期注意调适寒温，不宜受凉、涉水等；劳逸结合，保持适度的活动和充足睡眠，避免外邪侵袭，经量多或腹痛重时，应卧床休息；经期不宜劳累，严禁行房事、游泳、盆浴、阴道用药及阴道检查。虚证者加强锻炼，以增强体质；肾虚者，注意节制房事，以防耗损肾精肾气；血虚者坐卧起立时，动作宜缓慢，以防眩晕跌仆。

2. 病情观察 观察患者月经的量、期、色的情况，以及神志、血压变化。若经血量多者，应观察面色和甲床有无苍白，有无活动后心悸等，及时发现和纠正贫血；一旦出现面色苍白、汗出、肢冷、血压下降等血脱症状，应及时报告医生，并做好抢救准备。若月经淋漓不净或阴道不规则出血者，应嘱随访，以排除妊娠及其他妇科疾病。非规律性月经周期延迟应排除早孕出现。月经异常并有腹痛者应及早就诊。

3. 饮食护理 饮食宜清淡、易消化、富含营养，多食奶、蛋、鱼、瘦肉等，忌生冷、油腻、煎炸辛辣等。气虚者宜常食黄芪、山药、薏苡仁等食物，以益气摄血；血热者宜予以清热、滋阴、止血、补血食品，如新鲜蔬菜、黑木耳、莲子、莲藕等；血寒者宜食温经活血行滞之品，如艾叶生姜煮鸡蛋；肝气郁滞者宜食疏肝理气食物，如陈皮、柑橘等，忌食油腻酸涩、产气多的食物。

4. 情志护理 月经失调与情志相关。应尽量避免情绪激动、暴怒等，平时要调节情绪，保持心情舒畅，避免七情过极，五志化火，热扰冲任而经行先期。鼓励患者参加娱乐活动，减少不良情绪刺激。

5. 用药护理　遵医嘱服药，观察用药后月经来潮的时间、色、质、量。急性、病重者可多次给药，滋补药宜饭前服；调经药，宜在行经前数日开始服用。寒证汤剂宜热服，补益药宜热服，热证汤剂宜凉服，同时服药期间忌食炙煿动火之物，以免迫血妄行。虚证者以温经养血为主，服药期间切勿另服过多的滋补之品，以防伤及阳气；气虚者行经 1 ～ 3 天内不宜大量用固涩止血之品，以免止血留瘀。

6. 适宜技术　可根据不同证型选用中医护理技术，如血寒者，可艾灸气海、关元等穴，伴小腹疼痛者，可用暖水袋温熨。脾气虚者可用王不留行籽行耳穴贴压，选子宫、卵巢、内分泌、脾、肾等穴。肾气虚者可行药熨，用续断、杜仲、牛膝、熟地黄、当归、菟丝子各 20g，上药放砂锅中炒热，装入厚布袋中，药熨肾俞、命门、神阙、气海、关元等穴。

【健康教育】

1. 做好月经期卫生保健，注意经期及产后卫生，避免受寒、淋雨、涉水及过食生冷。劳逸结合，避免过劳及剧烈运动。

2. 保持心情舒畅，避免恐惧、焦虑、郁怒等不良情绪的刺激，以利于肝气疏达。

3. 饮食宜清淡、易消化，忌油腻生冷或过食辛辣之品。

4. 加强宣传，指导患者了解月经失调的相关知识，做好自我调摄，合理选用有效的节育方法，减少人流，节制房事。

复习思考题

1. 月经失调的辨证要点。
2. 月经失调的情志护理措施。
3. 月经失调虚证患者可采用的适宜技术。

第二节　痛　经

妇女正值经期或经行前后，出现周期性小腹疼痛，或痛引腰骶，甚至剧痛晕厥者，称为“痛经”，亦称“经行腹痛”。若经前或经行初期仅感小腹或腰部轻微胀痛不适，为经期常见的现象，不作病论。本病是妇科常见病证，以伴随月经周期出现小腹部疼痛为特征，青年女性居多。西医学将痛经分为原发性痛经和继发性痛经，前者又称功能性痛经，系指生殖器官无明显器质性病变者，多见于月经初潮后 2 ～ 3 年的青年女性；后者多继发于生殖器官某些器质性病变，如盆腔子宫内膜异位症、子宫腺肌病、慢性盆腔炎等，常见于育龄期妇女。

有关本病的记载最早见于汉·张仲景《金匮要略·妇人杂病脉证并治》：“带下，经水不利，少腹满痛……”隋·巢元方《诸病源候论》首立“月水来腹痛候”，对其病因有进一步的认识，认为“妇人月水来腹痛者，由劳伤气血，以致体虚，受风冷之气客于胞络，损伤冲、任之脉”，为研究痛经的病因病机奠定了基础。宋·陈自明《妇人大全良方》认为痛经有因于寒、气郁和血结者。病因不同，治法各异。明·张景岳《景岳全书·妇人规》较详细地归纳本病的常见病因，且提出根据疼痛时间、性质、程度辨虚实的见解，对后世临证多有启迪。此后，清·傅山的《傅青主女科》又进一步补充了肝郁、寒湿、肾虚为患的病因病机。

西医学中的原发性痛经及子宫内膜异位症、子宫腺肌病、宫颈狭窄、盆腔炎等引起的继发性痛经，均可参照本节辨证施护。

一、病因病机

本病的发生与冲任、胞宫的周期性生理变化密切相关。主要病机为邪气内伏或精血素亏，更值经期前后冲任二脉气血的生理变化急骤，导致冲任气血运行不畅，经血流通受阻，以致“不通则痛”，或冲任、胞宫失于濡养而“不荣则痛”，故使痛经发作。病位在冲任、子宫，变化在气血，表现为痛证。临床有虚实之别，虚证多为气血虚弱、肾气亏损所致；实证多为气滞血瘀、寒湿凝滞或湿热瘀阻所致。

1. 肾气亏损 多因素体虚弱，或多产房劳伤肾，以致精亏血少，冲任不盛，经行之后，血海空虚，冲任、子宫失养，“不荣而痛”，而致痛经。

2. 气血虚弱 素体虚弱，气血不足，或大病久病，耗伤气血，或脾胃虚弱，化源不足，气虚血少。行经以后，冲任气血更虚，胞脉失于濡养，兼之冲任气弱，无力流通血气，则血行迟滞，因而发为痛经。

3. 气滞血瘀 素性抑郁，或愤怒伤肝，肝郁气滞，气滞血瘀，或经期产后，余血内留，蓄而成瘀，瘀滞子宫、冲任，血行不畅。经前及经时气血下注冲任，胞脉气血更加壅滞，“不通则痛”发为痛经。

4. 寒凝血瘀 经期产后，感受寒邪，或过食寒凉生冷，寒客冲任，与血搏结，以致气血凝滞不畅。经前及经时气血下注冲任，子宫气血更加壅滞，“不通则痛”，故发痛经。

5. 湿热瘀阻 素体湿热内蕴，或经期、产后摄生不慎感受湿热之邪，湿热与血搏结，稽留于冲任、胞宫，以致气血失畅。经行之际，气血下注冲任，子宫、冲任气血更加壅滞，“不通则痛”，故发痛经。

二、诊断与鉴别诊断

（一）诊断依据

1. 伴随月经周期规律性发作的小腹疼痛。一般腹痛多于经期前 1 ～ 2 天或行经第 1 ～ 2 天，亦有经行腹痛延续至经净或于经净后 1 ～ 2 天开始发病的。

2. 疼痛多在下腹部，可呈阵发性、痉挛性，或胀痛伴下坠感，亦可波及全腹或腰骶部作痛，或有外阴、肛门坠痛。疼痛严重时可出现恶心、呕吐、面色苍白、出冷汗、手足发凉，甚至昏厥。

3. 子宫 B 超、子宫输卵管造影等有助于痛经的诊断。

（二）病证鉴别

1. 痛经与异位妊娠 异位妊娠可出现小腹突发疼痛，多有停经史和早孕反应，妊娠试验阳性，B 超检查常见宫内无妊娠囊，宫旁有包块，后穹隆穿刺或可穿出不凝血。而痛经虽可出现小腹疼痛，但无停经史，妊娠试验阴性。

2. 痛经与肠痈 肠痈以转移性右下腹疼痛为其典型症状，可伴有恶心呕吐、发热等，右下腹压痛、反跳痛、肌紧张，血常规检查见白细胞增高。痛经为在经期或行经前后，出现周期性小腹疼痛，无发热及白细胞增高的表现。

3. 痛经与黄体破裂 黄体破裂常发生在排卵后期，表现为下腹一侧突发疼痛，血 HCG 检查呈阴性，下腹压痛、反跳痛。痛经为正值经期或经行前后出现的小腹疼痛，疼痛具有周期性。

三、辨证施护

【辨证要点】

1. 辨虚实　一般而言，疼痛发生于经前和经行初期、中期多属实；月经将尽或经后始作痛者，多属虚。掣痛、绞痛、灼痛、刺痛，拒按者，属实；隐痛、坠痛，喜揉喜按者，属虚。

2. 辨性质　灼痛得热反剧者，属热；绞痛、冷痛得热减轻者，属寒。痛在少腹一侧或双侧者，多属气滞，病在肝；痛及腰膝者，多病在肾。痛甚于胀，血块排出疼痛则减轻或刺痛、持续作痛者，多属血瘀；胀甚于痛，时痛时止者，多属气滞。临证需结合月经期、量、色、质，伴随症状，舌苔和脉象综合分析。

【证候分型】

痛经的证候分型见表 4–2–1。

表 4–2–1　痛经证候分型

证型	证候表现	证机要点	护治法则	代表方
肾气亏虚	经期或经后 1～2 天内小腹隐隐作痛，喜按，月经量少，经色黯淡，质稀，面色晦黯，头晕耳鸣，腰酸腿软，舌淡红，苔薄，脉沉细	肝肾不足，冲任虚损，胞宫失养	补肾益精，养血止痛	调肝汤
气血虚弱	经期或经后小腹隐痛，或小腹及阴部空坠，喜按，月经量少，色淡质稀，面色不华，神疲乏力，头晕心悸，舌淡，苔薄，脉细弱	气血两虚，胞宫失养	补气养血，调经止痛	圣愈汤
气滞血瘀	经前或经期小腹胀痛，拒按，胸胁、乳房胀痛，经量少，经行不畅，经色紫黯有块，血块排出后痛减，经净后痛消失，舌紫黯或有瘀点，苔薄白，脉弦	肝郁气滞，冲任瘀滞，气血运行不畅	理气行滞，化瘀止痛	膈下逐瘀汤
寒凝血瘀	经前或经期小腹冷痛，拒按，得热则痛减，经血量少，色黯有块，畏寒肢冷，面色青白，舌黯，苔白，脉沉紧	寒客冲任，血为寒凝，瘀滞冲任，气血运行不畅	温经散寒，化瘀止痛	少腹逐瘀汤
湿热瘀阻	经前或经期小腹痛，有灼热感，拒按，痛连腰骶，或平时小腹痛，至经前疼痛加剧，经量多或经期长，经色紫红，质稠或有血块，平素带下量多，黄稠臭秽，或伴低热，小便黄赤，舌红，苔黄腻，脉弦数或濡数	湿热蕴结冲任，气血运行不畅	清热除湿，化瘀止痛	清热调血汤

【护理措施】

1. 起居护理　居室安静、冷暖适宜，劳逸结合。经期注意卫生，忌冒雨涉水，严禁房事。腹痛剧烈者，注意休息。寒凝血瘀者，经期注意避寒保暖，可用热水袋敷于腹部，以免因寒而血滞；湿热瘀阻者避免坐卧湿地；虚证患者应劳逸结合，避免过劳，以免耗伤正气。

2. 病情观察　注意观察患者腹痛的性质、程度、持续时间、伴随的症状，以及月经量、色、质的变化，辨别虚实寒热。如患者出现疼痛剧烈难忍，坐卧不宁，面色苍白，冷汗淋漓，四肢厥冷，血压下降者，应立即采取平卧位，并注意保暖，及时采取措施。

3. 饮食护理　宜食有营养、易消化的食物，忌食辛辣刺激、生冷、油腻食物及酸性食品，如青梅、杨梅、酸枣等。肾气亏虚者宜食补益肾气之品，如山药、枸杞子、杜仲等；气血虚弱者可选择补益气血的食物，如桂圆、大枣、枸杞子、山药、花生、黄精等；气滞血瘀者宜食理气活血食物，如胡萝卜、枳实、橘皮、佛手、玫瑰花等；寒凝血瘀者宜食温经散寒食物，如羊肉、狗肉等；湿热瘀阻者宜食清热利湿之品，如薏苡仁、苦瓜、冬瓜等。

4. 情志护理 情志与痛经关系密切。对紧张、恐惧者，应予疏导、劝慰，或采用转移法进行情志调适，消除紧张、恐惧心理。郁郁寡欢者，可采用以情胜情法进行调摄。鼓励患者平时多参加娱乐活动，以改善心境，避免因情志加重症状。

5. 用药护理 注意观察用药后症状缓解情况，切忌盲目止痛，坚持周期性治疗。气滞血瘀者经前可服用益母草膏，以活血化瘀，助经血排出；寒凝血瘀者，中药汤剂应温热服，也可服生姜红糖水，或艾叶煎汤或饮黄酒适量，以温经散寒，行血止痛；湿热蕴结者，中药汤剂宜偏温凉服。

6. 适宜技术 痛经发作时，可取合谷、三阴交、太冲等穴，采用虚补实泻方法。虚证和寒证者可取关元、足三里、气海、中极等穴，用艾条灸或灸盒器灸，下焦虚寒较严重者，可采用隔姜灸或隔盐灸。肾气亏损者，可选子宫、肝、脾、肾等耳穴，用王不留行籽行耳穴贴压。经期也可辨证选用活血止痛膏贴敷小腹部，或按摩关元、气海、太冲、三阴交等穴。剧痛晕厥时，应迅速平卧，取头低足高位，保持呼吸道通畅，立即通知医生，协助处理。

【健康教育】

1. 养成良好的生活规律，经期注意保暖，避免过劳或剧烈运动，避免冒雨涉水。讲究个人卫生，保持外阴清洁，勤换内裤。经期忌盆浴、房事和游泳。

2. 日常生活中，学会自我调节情绪，避免不良情绪的刺激，以免诱发或加重腹痛症状。

3. 经期注意饮食调摄，避免贪凉饮冷。小腹可用热水袋热敷。指导患者遵医嘱合理使用止痛药，防止成瘾。

4. 坚持周期性治疗，标本结合。积极治疗原发病。

复习思考题

1. 痛经的病因病机。
2. 痛经的辨证要点。
3. 缓解痛经的适宜技术。

第三节 崩 漏

崩漏是指经血非时暴下，量多如注或淋漓不尽，前者称“崩中”或“经崩”，后者称“漏下”或“经漏”。崩与漏虽出血程度不同，但在疾病发展过程中常可互相转化，即崩证日久，气血耗伤，渐成漏下；久漏不止，病势日进，可转成崩证，故临床上常崩漏并称。本病为妇科常见病，也是疑难病证，其发病特点是月经的期、量严重紊乱。可发生于月经初潮至绝经的任何年龄，发作时常出现经血暴下如注，致使气血俱虚，如不及时治疗，易致厥脱，甚至危及生命。

“崩”的记载首见于《素问·阴阳别论》：“阴虚阳搏谓之崩。”汉·张仲景《金匮要略·妇人杂病脉证并治》中提出“漏下”“崩中下血”。明·张景岳《景岳全书·妇人规》有“崩漏不止，经乱之甚者也”，将崩漏归属月经病范围。元·朱丹溪《丹溪心法附余》中提出治崩三法：“初用止血以塞其流，中用清热凉血以澄其源，末用补血以还其旧。”后世医家继承并发展三法的内涵，推陈出新，提出治疗崩漏的“塞流”“澄源”“复旧”三法。清·傅山《傅青主女科》首创治疗崩漏的方剂固本止崩汤，为后世常用。

西医学中的无排卵性功能失调性子宫出血、生殖器炎症和生殖器肿瘤等病证引起的阴道出血，可参照本节辨证施护。

一、病因病机

本病的发病机理主要是冲任损伤，不能制约经血，导致月经非时而下。常见的病因有肾虚、脾虚、血热和血瘀。

1. 肾虚 先天肾气不足，少女肾气稚弱，天癸初至，冲任未盛；或更年期天癸渐竭，肾气渐衰，封藏失司，冲任失固，不能制约经血，乃成崩漏；若肾阴虚损，阴虚内热，热伏冲任，迫血妄行，以致经血非时而下；若命门火衰，肾阳虚损，封藏失职，冲任不固，不能制约经血，亦致经血非时而下，遂成崩漏。

2. 脾虚 忧思过度，饮食劳倦，损伤脾气，中气下陷，冲任不固，血失统摄，非时而下，遂致崩漏。

3. 血热 素体阳盛或阴虚内热，热伏冲任；或情志不遂，郁久化热；或感受热邪，或过食辛辣助阳之品，酿成实火；火热内盛，热伤冲任，迫血妄行，非时而下，遂致崩漏。

4. 血瘀 七情内伤，气滞血瘀，或经期、产后余血未尽，又感受寒、热之邪，寒凝或热灼致瘀，瘀阻冲任，血不循经，非时而下，发为崩漏；或久漏成瘀，瘀血不去，新血难安，发为崩漏。

二、诊断与鉴别诊断

（一）诊断依据

1. 月经周期、经期及经量发生严重紊乱。月经不按周期妄行，经期超过半月以上，甚至数月淋漓不尽；亦有停经数月后突然暴下不止或断续不休。

2. 常伴有不同程度的贫血，或伴白带增多、不孕、癥瘕等。

3. 多有月经不调、精神创伤、生殖器炎症和生殖器肿瘤等病史，或口服避孕药物或其他激素类药物史，或宫内置节育器及输卵管结扎术史。常由外邪、饮食、情志、劳倦等因素诱发或加重。

4. 血常规、血清性激素、子宫 B 超、妊娠试验、诊断性刮宫等检查有助于诊断和治疗。

（二）病证鉴别

1. 月经先期、月经过多、经期延长 月经先期是周期缩短，月经过多是经量过多如崩，经期延长是行经时间长似漏。这种周期、经期、经量的各自改变与崩漏的周期、经期、经量的同时严重失调易混淆，但上述疾病各自有一定的周期、经期和经量可作鉴别。

2. 经间期出血 崩漏与经间期出血都是经血非时而下，但经间期出血发生在两次月经中间，颇有规律，且出血时间仅 2 ～ 3 天，不超过 7 天左右自然停止。而崩漏是周期、经期、经量的严重失调，出血不能自止。

3. 月经先后无定期 主要是周期或先或后，但多在 1 ～ 2 周内波动，即提前或推后 7 天以上，15 天以下，并连续出现 3 个周期以上，经期、经量基本正常。

4. 胎产出血 崩漏应与妊娠早期的出血性疾病如胎漏、胎动不安，尤其是异位妊娠相鉴别，询问病史、做妊娠试验和B超检查可以明确诊断。产后病出血以恶露不绝为多见，可进一步询问病史，以明确诊断。

5. 癥瘕出血 癥瘕妇科检查可发现癥块，外伤出血多能追询外伤史。

三、辨证施护

【辨证要点】

1. 辨虚实寒热 崩漏应根据出血的量、色、质变化，结合全身症状、舌脉及病程，辨其虚实寒热。虚证多因脾虚或肾虚；实证多因血热或血瘀。经血非时暴下，量多势急，色淡质稀，多属虚；经血非时暴下，色鲜红或紫红，质黏稠，多属热；血色黯褐，质清稀，属虚寒；经来无期，时来时止，时闭时崩，淋漓不尽，色黯有块，多属血瘀；久崩久漏多是气血虚弱或兼血瘀；出血势急多属气虚。出血期多为标证或虚实夹杂证，血止后多表现为虚证。

2. 辨病变脏腑 崩漏辨证还应参考不同的年龄阶段，辨明病变脏腑。如青春前期及青春期多属先天肾气不足，育龄期多属肝郁血热，更年期多属肝肾亏损或脾气虚弱。

【证候分型】

崩漏的证候分型见表 4-3-1。

表 4-3-1 崩漏证候分型

证型		证候表现	证机要点	护治法则	代表方
肾虚	肾阴虚	经血非时而下，或淋漓不尽，或暴下不止，血色鲜红，质稠，头晕耳鸣，腰酸膝软，手足心热，或有心烦，颧赤唇红，舌红，苔少，脉细数	肾阴亏虚，虚火内炽，迫血妄行	滋肾益阴，固冲止血	左归丸合二至丸
	肾阳虚	经血非时而下，出血量多，淋漓不尽，色淡质稀，畏寒肢冷，小便清长，夜尿多，大便溏薄，面色晦黯，目眶青黑，头晕耳鸣，腰酸膝软，舌淡黯，苔薄白，脉沉细	肾阳虚衰，冲任不固，血失封藏	温肾益气，固冲止血	右归丸
脾虚		经血非时而下，或淋漓不尽，或暴下不止，色淡红，质清稀，神疲体倦，小腹空坠，四肢不温，不思饮食，面浮肢肿或面色淡黄，舌淡胖，苔薄白，脉缓弱或细数无力	脾虚气弱，冲任不固，血失统摄	补气摄血，固冲止崩	固本止崩汤或固冲汤
血热	虚热	经血非时突然而下，量多势急或量少淋漓，血色鲜红而质稠，心烦，咽干口燥，舌红少苔，脉细数	阴虚内热，热扰冲任，冲任不固	滋阴清热，止血调经	两地汤合二至丸
	实热	经血非时而下，或淋漓不断，或量多如崩，血色深红，质稠，烦躁失眠，头晕面赤，小便黄赤，大便干结，舌红，苔黄，脉滑数	热伤冲任，迫血妄行	清热凉血，固冲止血	清热固经汤
血瘀		经血非时而下，或淋漓不尽，或暴下不止，或停经数月后突发崩中漏下，血色紫黯有块，小腹疼痛拒按，舌紫黯或有瘀点，脉细涩或弦涩	瘀血冲任，血不循经，旧血不去，新血难安	活血祛瘀，固冲止血	逐瘀止血汤

【护理措施】

1. 起居护理 居室宜保持安静，温湿度适宜。崩漏出血期，应卧床休息，防止因活动、劳累而引起更多的出血，防止因眩晕而跌仆或昏倒，必要时可取头低足高位。肾阳虚、血瘀者注意避风寒。重视经期个人卫生，尽量避免或减少宫腔手术。加强锻炼，防止复发。如因虚汗出，须及时擦干，以防感受风寒。

2. 病情观察 严密观察阴道出血的量、色、质，有无血块及小腹疼痛等伴随症状。严密监测患者的生命体征、舌象、脉象、神志、二便等内容，若出血量多而不止，出现面色苍白、神情烦躁、汗出肢冷、脉细数、血压下降等征象，应立即报告医生，采取积极措施予以止血，必要时做好输血准备，以防发生阴血暴亡，阳气外脱危象。

3. 饮食护理 饮食宜高蛋白、易消化，忌煎炸、辛辣、活血等食物。肾阳虚者宜食羊肉、韭菜等补阳之品，忌生冷食物；肾阴虚者宜食甲鱼、紫菜、黑木耳等滋阴之品，可常饮藕汁、梨汁等，忌食葱、姜、辣椒等生火刺激之品；脾虚者宜食瘦肉、薏苡仁、山药、鸡蛋等补益脾胃之品；血瘀者宜食山楂、橘皮、佛手等行气活血之品；血崩者宜食动物肝脏、乳类、瘦肉类等含铁及钙质丰富的食物。

4. 情志护理 本病的发生与情志密切相关，应避免思虑过度、惊恐、忧郁等不良情绪。患者常因失血过多担心预后，易忧郁，应关心体贴患者，对其加强精神调摄。鼓励患者参加适度的活动，消除不良情志刺激，保持平和的心境。

5. 用药护理 遵医嘱正确给药，观察用药后的疗效和反应。血瘀者服活血化瘀、通利血脉之剂，宜餐前服。对需要进行性激素治疗者，不得擅自改变给药剂量、时间与方法。虚证及血瘀者，中药汤剂宜饭后温热服；血热者，宜饭后偏凉服。根据出血情况，及时调整中药汤剂，出血过多时不宜应用活血通经药。血崩者服用止血药物，伴有恶心呕吐者，可将姜汁滴于舌面，以缓解呕吐。

6. 适宜技术 崩漏伴有小腹冷痛者可行腹部热敷，或艾灸气海、关元、归来、三阴交等穴。止血可选用神阙、隐白穴针刺或艾灸，或耳穴贴压子宫、内分泌、皮质下等穴。出现厥脱症状时，密切观察出血量和生命体征变化。

【健康教育】

1. 指导患者继续观察月经出血的色、质、量和周期的变化，测定基础体温，如有异常，及时就诊。

2. 经期注意休息与保暖，避免着凉，起居有规律。注意经期卫生及生活调摄，劳逸结合，适度运动，增强体质。

3. 平时加强饮食调养，少食辛辣、生冷、油腻、刺激性食物，保护胃气。

4. 日常生活中注意调节情志，保持平和的心态。尤其是更年期妇女，做好情绪调控，避免不良情绪刺激。

5. 向患者及家属解释崩漏的病因、预后及用药知识，按时随诊，预防疾病反复及迁延不愈。凡出血量多者，急则治标，以止血为第一要务。避免早婚、房劳、多产、频繁人流等诱发因素。

复习思考题

1. 崩漏的主要病机和发病原因。
2. 治崩三法的临床应用。
3. 崩漏出血量多不止的处理措施。

第四节 绝经前后诸证

妇女在绝经期前后，伴随月经紊乱或绝经出现明显不适，如烘热面赤，汗出，烦躁易怒，眩晕耳鸣，心悸失眠，腰背酸痛，手足心热，面浮肢肿等，称为绝经前后诸证，亦称经断前后诸证。本病是妇科常见病证，好发于 45 ～ 55 岁，临床症状参差出现，轻重不一，病程短者数月，长者可迁延数年，一般不影响日常生活和工作，若严重影响正常的工作和生活，需要积极治疗。本病明确诊断后，经治疗，预后良好。

绝经前后诸证的病名，古代医籍中未发现专篇论述，多散见于“脏躁”“百合病”“年老血崩”“年老经断复来”等病证中。如汉·张仲景《金匮要略·妇人杂病脉证并治》指出：“妇人脏躁，喜悲伤欲哭，象如神灵所作，数欠伸。”1964 年，我国著名妇科专家卓雨农首次提出了“经断前后诸证”的病名，并纳入《中医妇科学》教材中，现代进行专病研究后，取得较大进展。

西医学中的更年期综合征、卵巢早衰、双侧卵巢切除或放射治疗后双侧卵巢功能衰竭等病证，出现上述症状表现者，可参照本节辨证施护。

一、病因病机

本病的发生与绝经前后的生理特点有密切关系。中医学认为，女性进入绝经前后，肾精亏虚，冲、任二脉逐渐亏少，天癸将竭，精气、精血不足，月经将断而至绝经，生殖能力降低而至消失。在此生理转折时期，受内外环境的影响，不能适应这个阶段的生理过渡，使脏腑气血不相协调，肾阴肾阳失和而致经断前后诸证。临床常见肾阴虚、肾阳虚或肾阴阳两虚。

1. 肾阴虚　肾阴素虚，精亏血少，经断前后，天癸渐竭，精血衰少，复加忧思失眠，营阴暗损，或房事不节，精血耗伤，或失血大病，阴血耗伤，肾阴更虚，脏腑失养，遂致经断前后诸证发生。

2. 肾阳虚　素体虚弱，肾阳虚衰，经断前后，肾气更虚，复加大惊卒恐，或房事不节，损伤肾气，命门火衰，冲任失调，脏腑失煦，遂致经断前后诸证发生。

3. 肾阴阳俱虚　绝经前后，精血亏虚，肾阳渐衰，真阴真阳不足，不能温养脏腑，化生气血，机体的正常生理活动失衡而致诸证丛生。

二、诊断与鉴别诊断

（一）诊断依据

1. 阵发性烘热、汗出、情绪改变是本病出现最早的典型特异性症状。烘热常从胸部开始，即热流涌向头部、颈部和面部，面色潮红，继而汗出，汗出热退，此过程持续时间长短不一，可伴有情绪改变。

2. 伴随月经紊乱或闭经，可有头痛、眩晕、耳鸣、心悸、腰背酸痛、面浮肢肿等症状。晚期则有阴道干涩灼热、阴痒、尿频或尿失禁、皮肤有蚁走感或瘙痒等症状。

3. 发病年龄在 45 ～ 55 岁有月经紊乱或停闭，40 岁前有卵巢早衰或手术切除双侧卵巢、理化因素损伤卵巢功能等病史。

4. 血清性激素检查、子宫 B 超检查等有助于诊断。

（二）病证鉴别

1. 癥瘕　绝经期为癥瘕的多发期，若出现月经过多、崩漏，或经断复来，或下腹疼痛，浮肿，或带下五色，气味臭秽，或身体突然明显消瘦等症状，应及早详查，明确诊断，尽早治疗，以免延误病情。

2. 其他病证　某些内科病证如眩晕、心悸、水肿等与本病有相似的临床表现，但本病多发生在绝经前后，伴随月经紊乱。结合现代医学的理化检查不难鉴别。

三、辨证施护

【辨证要点】

辨阴阳　烘热汗出，潮热面红，五心烦热，失眠健忘，烦躁易怒，阴部干燥，经行先期，量多色红，属肾阴虚证；畏寒肢冷，小便频数清长，月经不调，带下量多，属肾阳虚证；若既见头晕目眩，失眠烦躁，烘热汗出，又有神萎肢冷，腰膝冷痛，小便频数等症，则属肾阴阳两虚证。

【证候分型】

绝经前后诸证的证候分型见表 4–4–1。

表 4–4–1　绝经前后诸证证候分型

证型	证候表现	证机要点	护治法则	代表方
肾阴虚	经断前后，阵发性烘热汗出，伴头晕目眩，失眠健忘，烦躁易怒，口咽干燥，腰膝酸软，阴部干涩，皮肤瘙痒，或月经先期，经量时多时少，色鲜红，质稠，舌质红，苔少，脉细数	肾虚天癸竭，冲任失调，髓海失养	滋养肾阴	左归丸
肾阳虚	经断前后，畏寒肢冷，小便清长，夜尿多，自汗，腰酸痛，面浮肢肿，带下量多，色白质稀，经来无期，月经过多，或淋漓不尽，或忽然暴下如注，经色淡，质稀，精神萎靡，面色晦黯，舌质淡，苔白滑，脉沉弱	肾阳虚惫，封藏失职，冲任失司	温肾扶阳	右归丸
肾阴阳俱虚	经断前后，头晕耳鸣，健忘，乍寒乍热，时而烘热汗出，腰背冷痛，舌质淡，苔薄白，脉沉弱	肾阴阳俱虚，冲任失调	阴阳双补	二仙汤合二至丸

【护理措施】

1. 起居护理　居室宜安静，光线适度，温湿度适宜。生活规律，劳逸结合，保证充足睡眠，避免过度劳累和紧张。加强锻炼，增强体质，适当参加散步、太极拳等体育活动。自汗、盗汗者要避免汗出当风，及时更衣，防止受凉感冒。

2. 病情观察　注意观察患者情绪、精神状态、食欲、潮热、汗出等变化。出现暴躁、抑郁、忧伤等异常情绪变化时，应及时采取治疗措施进行干预，并加强监护。观察有无全身症状，如出现面浮肢肿，注意观察尿量和体重变化。

3. 饮食护理　饮食宜清淡、富于营养，多食含钙食物，少食肥甘厚腻、辛辣、炙煿等燥热之品。出血量多伴贫血者，宜食补血益气之品，如红糖、大枣、禽蛋、瘦肉、菠菜等；肾阴虚者，宜食滋补肝肾之品，如枸杞子、甲鱼汤、何首乌等；肾阳虚者，宜食温补之品，如牛肉、猪肝、核桃栗子粥等，冬季宜食羊肉、狗肉、生姜等；阴阳两虚者，宜食益肾之品，如猪腰汤等。

4. 情志护理　避免惊恐等不良情绪，加强情志护理，积极疏导情志，使患者保持豁达、乐观的情绪。指导患者进行自我情志调适，以缓解症状。

5. 用药护理　遵照医嘱指导患者按时服药，观察用药后症状缓解情况。肾阳虚者汤剂宜热服，服药期间切勿过用辛燥之物，以免耗竭阴液；肾阴虚者汤药宜凉服，服药期间切勿过用苦寒之品，以免伤及阳气。

6. 适宜技术　可对症采用中医护理技术，如盗汗者可用五倍子粉敷脐；失眠者可耳穴贴压子宫、卵巢、肝俞、神门、交感、心、三阴交等穴；腰背酸痛者，可用颗粒大小均匀的大青盐或菟丝子 500 ～ 1000g，炒热，装入纱布袋内，行药熨。

【健康教育】

1. 注意劳逸结合，生活规律，调畅情志，睡眠充足，增加活动，加强锻炼，增强体质，提高抵抗力。

2. 定期体检，无病先防，有病早治，注意月经变化，如果经期延长太久，经量太多，或停经后又出现阴道流血，或白带增多时，应及早检查。

3. 为绝经期妇女提供绝经期相关知识，为顺利渡过这一时期提供心理支持，以提高患者的自我调控能力。

复习思考题

1. 绝经前后诸证的病因病机。
2. 绝经前后诸证的辨证要点。
3. 绝经前后诸证健康教育内容。

第五节　盆腔炎性疾病

盆腔炎性疾病（PID）是指女性内生殖器官及其周围结缔组织、盆腔腹膜发生的炎症，包括子宫体、卵巢、输卵管炎症，临床特征为下腹痛，或伴有发热，带下增多，月经不调等。其范围较广，炎症可局限于某一部位，也可同时累及几个部位。急性盆腔炎继续发展可引起弥漫性腹膜炎、败血症、感染性休克，严重者可危及生命。盆腔炎性疾病缓解后遗留的组织破坏、广泛粘连、增生或瘢痕形成，称为盆腔炎性疾病后遗症。本病是生育期妇女的常见病，近年来，发病率有上升趋势。

盆腔炎是西医病名。中医古籍中无盆腔炎之名，但 1983 年《中国医学百科全书·中医妇科学》已将“盆腔炎”编入，作为中西医通用的病名之一。

根据盆腔炎的特点，与古籍中散在记载的“热入血室”“带下病”“经病疼痛”“妇人腹痛”“癥瘕”“不孕”等病证相似。汉·张仲景《金匮要略·妇人杂病脉证并治》云：“妇人中风，七八日续来寒热，发作有时，经水适断，此为热入血室，其血必结，故使如疟状，发作有时。”又说：“妇人腹中诸疾痛，当归芍药散主之。”此二条经文的描述，或是有关急慢性盆腔炎临床症状的最早记载。清·傅山《傅青主女科》云：“黑带者，乃火热之极也……其症必腹中疼痛，小便时如刀刺，口中必热渴……是火结于下，治法惟以泻火为主，火热退而湿自除。”这为盆腔炎的中医治疗提供了参考。

西医学中的子宫内膜炎、子宫肌炎、输卵管炎、输卵管卵巢炎、输卵管卵巢脓肿、输卵管卵巢囊肿、盆腔结缔组织炎、盆腔腹膜炎等疾病，可参照本节辨证施护。

急性盆腔炎

女性盆腔生殖器官及其周围结缔组织和腹膜的急性炎症，称为急性盆腔炎。根据其病变部位的不同，分别称作急性子宫内膜炎、急性输卵管炎、输卵管积脓、输卵管卵巢脓肿、急性盆腔结缔组织炎、急性盆腔腹膜炎等。急性盆腔炎发病急、病情重，病势进展迅速，延迟治疗，可发展为脓毒血症、败血症、感染性休克。

一、病因病机

急性盆腔炎多发生在经期、产后、流产后、宫腔内手术后，此时胞脉空虚，热毒、湿热等邪气乘虚侵袭，郁滞胞宫、脉络，与气血相搏结，邪正交争，而发热、腹痛，若热毒秽浊邪气侵入营血，可致急性腹膜炎、感染性休克。

1. 热毒壅盛　经期、产后、流产后及手术后，此时胞脉空虚，气血不足，若房事不节、摄生不慎等原因，致热毒乘虚而入，客于胞宫，滞于冲任，致高热，腹痛不宁。

2. 湿热瘀阻　经行产后，余血未净，热邪或湿热内侵，蕴结冲任、胞宫，则腹痛，带下量多臭秽，缠绵难愈。

二、诊断与鉴别诊断

（一）诊断依据

1. 下腹部疼痛，甚至剧痛，腹痛为持续性，可向大腿内侧放射，活动或性交后加重；发热，白带增多，色黄呈脓性，秽臭，或赤白带下，或恶露量多；若发于经期，则可出现月经量多，经期延长。

2. 伴有头痛，腰骶酸痛，恶心呕吐，腹胀，腹泻或排便困难，尿频，尿痛，排尿困难。重症者可见烦躁、谵语、神昏等。

3. 近期有经行、产后、流产后、妇科手术后、房事不洁等发病诱因，或有癥瘕宿疾病史。

4. 血常规、B 超、阴道及宫腔分泌物涂片或培养等检查有助于诊断。

知识拓展

盆腔炎性疾病诊断标准（2010 年美国 CDC 诊断标准）

1. 最低标准　宫颈举痛或子宫压痛或附件区压痛。

2. 附加标准

（1）体温超过 38.3℃（口表）。

（2）宫颈或阴道异常黏液脓性分泌物。

（3）阴道分泌物湿片出现大量白细胞。

（4）红细胞沉降率升高。

（5）血 C 反应蛋白升高。

（6）实验室证实的宫颈淋病奈瑟菌或衣原体阳性。

3. 特异标准

（1）子宫内膜活检组织学证实子宫内膜炎。

（2）阴道超声或磁共振检查显示输卵管增粗，输卵管积液，伴或不伴有盆腔积液，输卵管卵巢肿块，或腹腔镜检查发现盆腔炎性疾病征象。

最低诊断标准为诊断 PID 所必需；附加标准可增加诊断的特异性；特异标准基本可诊断盆腔炎性疾病，但由于除 B 超检查外，均为有创检查或费用较高，特异标准仅适用于一些有选择的病例。

（二）病证鉴别

1. 异位妊娠　输卵管妊娠流产、黄体破裂者，腹腔内出血，临床表现为腹痛、阴道流血，甚至晕厥，与急性盆腔炎相似。但急性盆腔炎者有发热，白细胞明显升高。异位妊娠者尿HCG（+），血β-HCG定量低于正常妊娠者，阴道后穹隆穿刺或可抽出暗红色不凝固的积血。

2. 肠痈　肠痈与急性盆腔炎都有身热、腹痛、白细胞升高。盆腔炎痛在下腹部正中或两侧，病位较低，可伴有月经异常；肠痈多有转移性右下腹痛，有麦氏点压痛、反跳痛。

3. 卵巢囊肿蒂扭转　常有突然腹痛，渐加重，甚至伴有恶心呕吐，一般体温不升高。B超检查或妇科检查可行鉴别。

三、辨证施护

【辨证要点】

辨轻重缓急　本病的发生与发展有轻重缓急之别，故应视具体病情加以区别。病情重者，病情发展迅速，病势凶险，易发展为急性腹膜炎、败血症、感染性休克，甚至危及生命，应及时治疗。病情较轻者，治疗也要及时，若迁延不愈可转为慢性盆腔炎，导致不孕或异位妊娠。

【证候分型】

急性盆腔炎的证候分型见表4-5-1。

表4-5-1　急性盆腔炎证候分型

证型	证候表现	证机要点	护治法则	代表方
热毒壅盛	高热恶寒或寒战，下腹部疼痛拒按，甚至全腹剧痛，口干，大便秘结，小便频数短赤，带下量多臭秽，色黄，质黏稠或呈脓样，舌红，苔黄燥或黄腻，脉滑数	热毒蕴结冲任、胞宫，损伤任带	清热解毒，利湿排脓	五味消毒饮合大黄牡丹汤
湿热瘀阻	下腹部刺痛或胀痛拒按，或有包块，腰骶酸痛，经期疼痛加重，或热势起，寒热往来，带下量多，色黄，质稠，气臭秽，月经量多，色黯有块，舌紫黯或尖边有瘀点、瘀斑，苔黄腻，脉沉细数	湿热蕴结冲任、胞宫，气血瘀滞	清热理气，化瘀止痛	仙方活命饮

【护理措施】

1. 起居护理　保持居室清洁，温湿度适宜，室温可偏凉。半卧位休息，以利于脓液及带下引流。避风寒，保持会阴部清洁。

2. 病情观察　注意观察腹痛的部位、性质、程度及伴有的全身情况，有无腹肌紧张、压痛、反跳痛等腹膜刺激症状。观察白带及月经的色、质、量、气味等。严密监测患者的生命体征、舌象、神志、尿量等内容，尤其是发热情况。若出现高热、腹痛或面色苍白、四肢冰冷、大汗淋漓等，为阳气亡脱征象，应立即报告医生采取急救措施。

3. 饮食护理　饮食宜清淡易消化、富有营养，忌食生冷、辛辣、煎炸、油腻之品。热毒壅盛者宜食清热解毒之品，如蒲公英、薏苡仁、金银花、野菊花、马齿苋、土茯苓等煎水频服；湿热瘀阻者宜食清热利湿之品，如绿豆薏苡仁粥、山药、扁豆、冬瓜葫芦汤等；高热者，多喝水，可给予养阴生津流质。

4. 情志护理　关心体贴患者，帮助患者消除紧张情绪。耐心与患者沟通，稳定情绪，向患者和家属宣教有关疾病的知识，减轻忧虑和压力，积极配合治疗。

5. 用药护理　汤药一般宜温凉服。若兼有外感，可武火急煎，热服，药后加盖衣被或饮热粥，以助药效。高热患者若服药后热势不退，可行物理降温。若联合应用抗生素，应注意用药效果及不良反应。

6. 适宜技术　可用双柏散或四黄散用温水及蜂蜜调成糊状，试温后轻敷于患者下腹部，胶布或绷带固定。注意敷药后的疗效及有无皮肤反应，如有异常应及时停止外敷并对症处理。也可用复方毛冬青灌肠液等进行保留灌肠，药液温度宜偏凉，灌肠后嘱患者卧床休息，保留药液 1 小时以上。湿热瘀阻可选肝俞、肾俞、血海、地机、三阴交等穴拔罐。

【健康教育】

1. 注意经期、孕期、产褥期个人卫生。患病期间避免盆浴及不必要的妇科检查，禁房事。避免劳累和剧烈运动，选择合适的锻炼方式，增强体质，提高抗病能力。

2. 保持情志舒畅，避免七情过极而加重病情。选择合适的饮食结构，加强营养。

3. 积极治疗内生殖器邻近器官疾病，如阑尾炎、结肠炎等。预防炎症蔓延而形成盆腔炎。引导患者积极对待病情，急性期要治疗彻底，防止转为慢性，以免缠绵难愈。

盆腔炎性疾病后遗症

盆腔炎性疾病后遗症是女性盆腔内生殖器官及其周围结缔组织、盆腔腹膜发生慢性炎症性的病变，既往称为慢性盆腔炎，其主要临床表现为月经紊乱，白带增多，腰腹疼痛及不孕等。往往由急性盆腔炎失治、误治，或治疗不彻底，或患者体质虚弱，病程迁延演变所致。本病经积极有效治疗，大多数可好转或治愈。

一、病因病机

盆腔炎性疾病后遗症多因经行、产后、手术后，胞门未闭，正气未复或素体亏虚，寒湿、湿热秽浊邪气乘虚而入，蕴积于胞宫，滞于冲任，损伤带脉，影响肝经，阻碍气机，血行不畅，病变日久又耗伤气血，致病证虚实错杂，缠绵难愈。

1. 湿热瘀阻　湿热之邪内侵，阻滞气血，导致湿热瘀血内结冲任、胞宫，而湿邪的黏滞特性，致病证缠绵日久。

2. 气滞血瘀　七情内伤，肝气郁结，气机不畅，气滞则血瘀，致冲任、胞宫脉络不通，不通则痛而引发本病。

3. 寒湿凝滞　素体阳虚，水湿内停，或寒湿之邪乘虚而入，致冲任气血失调，瘀血阻滞胞宫，寒湿瘀血凝结为病。

4. 气虚血瘀　素体正气不足，或邪气滞留耗伤正气，气虚推动无力，血行不畅，瘀血停聚，致气虚血瘀。

二、诊断与鉴别诊断

（一）诊断依据

1. 时发时止的下腹痛或坠胀痛，痛连腰骶，疼痛一般不剧烈，常在劳累、房事后及月经前后加重或复发。

2. 可伴有低热，易疲劳，带下增多，月经不调，甚则不孕等。

3. 既往有急性盆腔炎、阴道炎、节育、妇产科手术感染、房事不洁等病史。

4. B 超、腹腔镜等检查有助于诊断。

（二）病证鉴别

1. 盆腔瘀血综合征 两者均可表现为长期慢性下腹疼痛、腰骶痛。但盆腔瘀血综合征妇科检查多无明显异常，有时可见宫颈紫蓝或有举痛。腹腔镜检查及盆腔静脉造影有助诊断与鉴别。

2. 卵巢囊肿 盆腔炎性疾病后遗症形成输卵管积水，或输卵管卵巢囊肿者，需与卵巢囊肿相鉴别。前者有盆腔炎病史，肿块呈腊肠型，囊壁较薄，周围有粘连，活动受限；卵巢囊肿多为圆形或椭圆形，周围无粘连，活动自如，常无明显自觉不适，偶于妇科体检中发现。B超可鉴别。

三、辨证施护

【辨证要点】

辨寒热虚实 本病常为有形实邪阻滞胞宫，不通则痛，或因正气不足，运血无力，瘀血停聚而致。盆腔炎性疾病后遗症因病程较久，常见虚实夹杂，寒热互结，病情较为复杂，故临床上应结合全身症状及舌脉仔细辨别寒热、虚实。

【证候分型】

盆腔炎性疾病后遗症的证候分型见表4–5–2。

表4–5–2 盆腔炎性疾病后遗症证候分型

证型	证候表现	证机要点	护治法则	代表方
湿热瘀阻	小腹及少腹部隐痛或刺痛拒按，痛连腰骶，经行或劳累时加重，低热起伏，身热不扬，带下量多，色黄黏稠，气臭秽，胸闷纳呆，口干不欲饮，大便溏或秘结，小便黄赤，舌红或紫黯，舌体胖大，苔黄腻，脉弦数或滑数	湿热内蕴，瘀血阻滞，不通则痛	清热祛湿，化瘀止痛	银甲丸
寒湿凝滞	小腹或少腹冷痛，腰骶酸痛，得热痛减，经行或劳累后加剧，月经后期，经血量少，色黯有块，带下量多，色白清稀，神疲乏力，畏寒肢冷，小便频数，婚久不孕，舌淡紫或有瘀点、瘀斑，舌胖大，苔白腻，脉沉细迟或沉紧	寒阻胞宫，寒凝气滞，血行不畅	祛湿散寒，逐瘀止痛	少腹逐瘀汤合当归四逆汤
气滞血瘀	小腹或少腹部胀痛或刺痛或坠胀不适，经行腰腹疼痛加重，经血量多有块，瘀块排出则痛减，带下量多，婚久不孕，经前乳房胀痛，情志抑郁或急躁易怒，胸胁胀满，舌紫黯或有瘀点、瘀斑，苔薄白，脉弦涩或弦细	肝失条达，气滞血瘀，冲任胞脉阻滞	活血化瘀，理气止痛	膈下逐瘀汤
气虚血瘀	下腹部刺痛或坠痛，或有包块，痛连腰骶，经行加重，经血量多有块，淋漓不尽，带下量多，神疲乏力，倦怠懒言，食少纳呆，舌淡紫或有瘀点、瘀斑，苔白，脉弦细或弦涩无力	气虚血瘀，瘀血下行，滞于胞宫	益气健脾，化瘀散结	黄芪建中汤合失笑散

【护理措施】

1. 起居护理 居室安静整洁，通风良好，温湿度适宜，切忌潮湿。注意休息，忌过度劳累。经期避免涉水和淋雨。指导患者注意个人卫生，保持外阴清洁，避免经期同房。

2. 病情观察 观察腹痛情况，包括腹痛部位、性质、程度、发生及持续时间，与月经有无关系，是否伴随腰酸、发热等，观察患者带下的量、色、质、味及外阴阴道情况，根据腹痛、带下及其伴随症状辨别寒热虚实以对证施护。

3. 饮食护理 饮食宜清淡、富营养、易消化。勿过食生冷，以免损伤脾胃；勿食辛辣、煎炸、油腻之品，以免蕴湿生热。湿热瘀阻者，宜健脾利湿清热之品，如土茯苓赤小豆汤、豆芽猪骨汤、赤小豆汤、冬瓜薏苡仁猪骨汤等；气滞血瘀者，应多食疏肝理气、活血祛瘀之品，如莲藕、萝卜、玫瑰花、山楂、月季花等，可选用三七煲鸡、玫瑰花粥、莲藕排骨汤等；寒湿凝滞者，可在膳食中添加高良姜、扁豆、陈皮、洋葱、砂仁、胡椒等温中祛湿之品，可选择胡椒猪肚汤、陈皮扁豆粥、生姜大枣茶等；气虚血瘀者，多摄入益气活血之品，根据体质炖服人参、山药、当归、黄芪、三七等。

4. 情志护理　关心体贴患者，向患者和家属宣教有关疾病的知识，患者因病扰常有心烦、脾气暴躁等表现，应理解患者，耐心倾听患者的诉说，加强沟通，稳定情绪，消除紧张心理，减轻压力，配合治疗。

5. 用药护理　虚证者汤药宜饭前空腹温服，实证者汤药宜饭后温服。理气药多芳香之品，汤剂不宜久煎，具有温中性质的中药可偏热服。伴有呕吐者，可于服药前在舌面滴数滴姜汁，或按压合谷、内关、足三里等穴。观察服药后的效果及有无不良反应，如出现异常，及时停药并处理。遵医嘱可选用妇科千金片、妇炎康片等中成药口服治疗，或选用保妇康栓、康妇消炎栓等外用药治疗。

6. 适宜技术　气滞血瘀者可按摩血海、三阴交、归来、中极、太冲等穴，或用耳穴贴压，取盆腔、腹、交感、肝等穴。寒湿凝滞者，可艾灸足三里、脾俞、胃俞、关元等穴，或用花椒、艾叶、杜仲、当归、川芎、干姜等煎水沐足。湿热瘀阻者可用刮痧法，取血海、阴陵泉、膈俞、丰隆等穴。根据不同证型选择中药保留灌肠，药液温度适宜，肛管插入要达到一定的深度，尽可能延长药液在肠道内的保留时间，灌肠后嘱患者卧床休息。

【健康教育】

1. 避免劳累、剧烈运动，选择合适的锻炼方法，增强体质，提高抗病能力。
2. 注意经期、孕期、产褥期个人卫生，保持外阴清洁，经期勤换内裤和纸垫等。
3. 积极治疗内生殖器邻近器官疾病，如阑尾炎、结肠炎等，预防炎症蔓延而形成盆腔炎。引导患者积极对待病情。急性期要治疗彻底，防止转为慢性，以免缠绵难愈。

复习思考题

1. 急性盆腔炎的临床表现。
2. 湿热瘀阻型盆腔炎性疾病后遗症的护理要点。
3. 盆腔炎性疾病后遗症的预防措施。

第六节　妊娠恶阻

妊娠恶阻是指妊娠早期因冲脉之气上逆，胃失和降，以恶心呕吐、头晕厌食，甚则食入即吐为主要症状的病证，又称“妊娠呕吐”“子病”“胎逆”“病儿”“恶食”等。妊娠早期若出现轻度恶心、择食、晨起偶尔呕吐等为早孕反应，不作病论，一般妊娠 3 个月后逐渐消失。

本病最早见于汉·张仲景所著《金匮要略·妇人妊娠病脉证并治》中“妊娠呕吐不止，干姜人参半夏丸主之”，提出了治疗本病的方药。隋·巢元方《诸病源候论·恶阻候》首次提出恶阻病名，并明确提出“此由妇人元本虚羸，血气不足，肾气又弱，兼当风饮冷太过，心下有痰水夹之，而有娠也”，阐述了发病的主要原因。宋·陈自明《妇人大全良方·妊娠门》谓：“夫妊娠阻病者，按昝殷《产宝方》谓之子病。”提出了恶阻的病因和方药。明·张景岳《景岳全书·恶阻》指出：“凡恶阻多由胃虚气滞，然亦有素本不虚，而忽受胎妊，则冲任上壅，气不下行，故致呕逆等证。”

西医学中的妊娠剧吐可参照本节辨证施护。

一、病因病机

本病的发生主要是冲脉之气上逆，胃失和降所致。临床常见的原因有脾胃亏虚及肝胃失和等，若病情渐进，甚者可发展为气阴两虚的恶阻重症。

1. 脾胃亏虚　孕妇素体脾胃亏虚，受孕后血聚胞宫养胎，因冲脉起于胞宫而隶属阳明，此时冲脉之气较盛，冲脉之气循经上逆犯胃，胃失和降，发为恶阻。

2. 肝胃失和　孕妇素有情志不遂，肝失疏泄，气郁化火，暗耗阴血；孕后血聚养胎，肝血愈虚，肝火愈旺，肝火横逆犯胃，胃失和降，遂致恶阻。

若呕吐日久，水谷难入，加之呕吐伤气耗阴，必致气阴两虚。尤以胃肝肾气阴亏虚多见。胃之气阴亏虚，推动及濡润不能则便秘，腑气不通则气机逆上，加重呕吐；肝肾阴伤则肝失柔和之性，肝失疏泄，气机逆乱，呕吐愈甚。如此因果相干，最后演变为气阴两虚之恶阻重症。

二、诊断与鉴别诊断

（一）诊断依据

1. 以恶心呕吐为主要症状，表现为厌食，恶闻食气，恶心呕吐频繁，甚者食入即吐、不食亦吐，常伴头晕。严重者或出现全身乏力，精神疲惫，目眶下陷，血压下降，体温升高，黄疸，嗜睡或昏迷。

2. 有停经史，诊断为早孕者，并伴有早孕反应。

3. 血常规、电解质、肝肾功能、甲状腺功能等检查可协助诊断和判断病情轻重。

（二）病证鉴别

1. 妊娠恶阻与葡萄胎　两者均有停经、妊娠试验阳性及恶心呕吐，但葡萄胎恶心呕吐剧烈，常伴有阴道不规则出血，偶有水泡状胎块排出，子宫多数较停经月份大，质软，血 HCG 水平明显升高。B 超显示宫腔内呈落雪状或蜂巢状图像，而无妊娠囊、胎儿结构及胎心搏动征。

2. 妊娠恶阻与妊娠合并急性胃肠炎　妊娠阶段出现急性胃肠炎多有饮食不洁史。除恶心呕吐外，常伴有上腹部或全腹阵发性疼痛，或伴有腹泻。血常规检查可见白细胞升高；大便检查可见白细胞及脓细胞。

3. 妊娠恶阻与妊娠合并急性阑尾炎（孕痈）　妊娠急性阑尾炎症状多始于脐周或中上腹部疼痛，可伴有恶心呕吐。查体腹部麦氏点有压痛、反跳痛及肌紧张，体温升高；白细胞计数增高。

三、辨证施护

【辨证要点】

辨寒热虚实　本病辨证主要根据呕吐物的性状，结合全身症状表现、舌脉进行综合分析，辨明寒、热、虚、实。呕吐清涎，口淡纳差者，多见于脾胃亏虚；呕吐黏稠痰涎，口淡黏腻者，多为脾虚痰湿；呕吐酸水或苦水，口苦者多为肝胃不和；干呕或呕吐血性物，口渴不欲饮者多为气阴两虚。

【证候分型】

妊娠恶阻的证候分型见表 4–6–1。

表 4–6–1　妊娠恶阻的证候分型

证型	证候表现	证机要点	护治法则	代表方
脾胃亏虚	妊娠早期，恶心呕吐，呕吐清涎，厌食，甚则食入即吐，口淡，脘腹部痞胀，甚或隐痛，或见下腹胀闷不舒，头晕，神疲，体倦乏力，舌淡，苔白，脉缓弱无力	脾胃素虚，孕后愈甚，冲气上逆，胃失和降	健脾和胃，降逆止呕	香砂六君子汤
肝胃不和	妊娠早期，恶心呕吐，呕吐酸水或苦水，嗳气，恶闻油腻，烦渴，口干口苦，头晕或头目胀痛，胸胁满闷，甚或疼痛，喜叹息，急躁易怒，舌红，苔黄，脉弦滑数	素体肝旺，肝失血养，肝火犯胃，胃失和降	清肝和胃，降逆止呕	橘皮竹茹汤
气阴两虚	妊娠早期，呕吐剧烈，持续日久，发为重症，干呕或呕吐苦黄水，甚则血水，精神萎靡，形体消瘦，眼眶下陷，双目无神，四肢乏力，或发热口渴，尿少便秘，唇舌干燥，舌质红，苔薄黄而干或光剥，脉细滑数无力	呕吐不止，不能进食，阴液亏损，精气耗散	益气养阴，和胃止呕	生脉散合增液汤

【护理措施】

1. 起居护理　居室环境宜清洁、安静、舒适，妊娠初期嗅觉敏感，应避免异常气味的刺激。病房或家庭内清除一切诱发呕吐的因素，及时清除呕吐物。生活有规律，可选择一些舒缓的运动，如散步等。保证每日睡眠充足，剧吐者，宜卧床休息，注意口腔护理，每次呕吐后应用温开水或盐开水漱口，保持口腔清洁。

2. 病情观察　观察病情变化，记录呕吐的次数，呕吐物的性状、颜色、量及腰腹疼痛、阴道流血等伴随症。观察呕吐与饮食、情志、劳倦的关系，必要时记录 24 小时出入量。注意全身症状及大小便和腹部情况，如发现精神萎靡，呼吸急促，反应迟钝，呕吐物混有血液，尿酮体阳性等酮症酸中毒的临床表现，应立即报告医生及时处理。

3. 饮食护理　饮食以富营养、易消化、品种多样、少食多餐为原则，也可根据患者的喜好选择食物，不宜生冷、肥甘、油腻、辛辣、煎炸、香燥、硬固食物，忌烟、酒、茶、咖啡等刺激性食物。适当增加饮水量，防止脱水，鼓励患者进食，以扶助正气。脾胃亏虚者宜多食健脾益气的食物，如鱼类、瘦肉、桂圆、莲子、大枣、山药、牛奶、鸡蛋等，可食山药生姜肉片、白术鲫鱼粥等；肝胃失和者应清肝和胃，宜食水果蔬菜，如金橘、橙子、苹果、柚子、萝卜等，可食陈皮苏梗生姜汤、生姜乌梅汤等；气阴两虚者宜益气养阴食物，如蜂蜜、银耳、鱼类等；剧吐不止者，可暂禁食，静脉补充营养，病情好转后，逐渐恢复饮食。

4. 情志护理　稳定患者的情绪，多给予精神安慰，消除各种不良因素刺激，避免紧张、激动、焦虑、忧愁等不良心理状态，以减轻妊娠呕吐的程度。嘱家属与孕妇多交谈、多沟通，转移和分散患者注意力。肝气犯胃者，尤应保持心情舒畅，避免恼怒忧思，情绪不舒时，不宜进食。

5. 用药护理　汤药宜浓煎，少量频服，切忌大量药液吞服，以免药入即吐。药液温热随患者喜恶，喜热者温服，喜饮冷者凉服，可用生姜和药兑服，或以生姜汁涂舌面或漱口后再服药，或服药后再含生姜片，可有效减少呕恶。

6. 适宜技术　呕吐剧烈者可按摩内关、足三里、阳陵泉、合谷等穴。耳穴贴压可选择脾、胃、食道、贲门、神门、交感等。脾胃亏虚者可艾灸足三里、内关、中脘等穴；也可选中脘、神阙、内关、足三里、涌泉等穴行穴位贴敷。

【健康教育】

1. 慎起居，适寒温。劳逸结合，保证充足的休息和睡眠，适当活动，如保健操、散步等，以增强体质。

2. 调摄精神，保持开朗乐观的心态和舒畅的心情，避免不良情志刺激而诱发呕吐或加重病情。

3. 注意饮食调摄，养成良好的饮食习惯，少食生冷、油腻、辛辣、煎炸之物，戒烟酒，并注意饮食卫生。

4. 指导患者掌握自我调护的方法，如将鲜姜片含于口中，或在饮水或饮牛奶时，冲入鲜姜汁，均可缓解恶心的症状。亦可用手掌自上向下按摩胃脘部，反复进行，每日数次，以增强脾胃功能。

复习思考题

1. 妊娠恶阻的饮食护理措施。
2. 妊娠恶阻的健康教育内容。

第七节　胎漏、胎动不安

妊娠期间阴道少量出血，时下时止，或淋漓不尽，而无腰酸腹痛者，称为“胎漏”，亦称“胞漏”或“漏胎”；妊娠期间出现腰酸、腹痛、小腹下坠，或伴有阴道少量出血者，称为“胎动不安”，又称“胎气不安”。

胎动不安和胎漏有别，胎动不安以腰酸腹痛为主，兼有阴道出血；而胎漏仅见阴道少量出血，无腰酸腹痛的症状。因此，有无腰酸腹痛是二者鉴别要点。胎动不安和胎漏病名、临床表现不同，但二者的病因病机、辨证治疗、转归预后、预防调护等基本相似。

早在汉·张仲景的《金匮要略·妇人妊娠病脉证并治》即有“妊娠下血”的记载。隋·巢元方《诸病源候论·妇人妊娠病诸候》首载“胎动不安”，首次提出母病、胎病的原因及论治原则。宋·陈自明《妇人大全良方》将本病的病机概括为“此由冲任脉虚，不能约制手太阳、少阴之经血故也”。清·傅山在《傅青主女科》中用助气补漏汤治疗气虚胎漏。张锡纯《医学衷中参西录》创制寿胎丸治疗滑胎和预防流产。这些论述至今对临床仍有指导意义。

西医学中的先兆流产、早产、前置胎盘等，均可参照本节辨证施护。

一、病因病机

中医学将母胎之间的微妙关系称为“胎元”，一般是指禀受父母用于养育胎儿的元气。若父母精气不足或母体亏虚、受伤或胎儿受邪气所扰，都能导致胎漏、胎动不安。胎漏、胎动不安的主要病机是冲任损伤、胎元不固，常见的病因有肾气亏虚、气血虚弱、血热和血瘀。

1. 肾气亏虚　多因父母先天禀赋不足，或房劳多产，大病久病，或孕后房事不节，或惊恐等，致肾气亏虚，冲任损伤，胎元不固，发为胎漏、胎动不安。

2. 气血虚弱　母体气血素虚，或久病大病耗伤气血，或孕后思虑过度、饮食劳倦伤脾，致气血生化不足，气血虚弱，不能固摄养胎，冲任不固，致胎元不固，发为胎漏、胎动不安。

3. 血热扰胎　母体素有阳盛血热，或孕后过食辛热，或感受热邪，或情志不遂郁而化火，热伤冲任，热迫血行，致胎元不固，发为胎漏、胎动不安。

4. 血瘀伤胎 母体素有癥积，或孕后不慎跌仆闪挫，或孕期手术创伤等，致瘀血阻于胞宫，使胎元失养，冲任不固，发为胎漏、胎动不安。

二、诊断与鉴别诊断

（一）诊断依据

1. 妊娠期间腰酸腹痛，小腹下坠，或伴有阴道少量出血者为胎动不安。若妊娠期间出现阴道无规则少量出血，时下时止，而无腰酸腹痛者为胎漏。

2. 有停经史，可伴早孕反应，常有孕后房事不节、人工流产、自然流产或癥积病史。

3. 尿妊娠试验（+），B 超检查可见宫内妊娠囊，胚胎大小与孕周相符。

（二）病证鉴别

1. 胎漏与激经 胎漏与激经均有妊娠后少量阴道流血，而无腰酸腹痛。激经是指妊娠早期（怀孕 2 ～ 3 个月），月经仍按时而下，但量少，而无明显腰酸腹痛，到 4 ～ 5 个月自行停止，无损于胎儿的生长发育，俗称“垢胎”“盛胎”“妊娠经来”等。

2. 胎漏、胎动不安与堕胎、小产 堕胎、小产是指孕后胚胎或胎儿离开胞宫自然殒堕的一种妊娠病证，常从胎漏、胎动不安发展而来，亦以阴道不规则流血、腰酸腹痛为主症。但堕胎、小产阴道流血量多，超过正常一次月经量，经治疗阴道流血仍反复不止，腰酸腹痛剧烈不减，此与胎漏、胎动不安有明显差异，不难鉴别。

3. 胎漏与葡萄胎 葡萄胎多表现为停经 2 ～ 4 个月后阴道不规则、间歇性反复多次出血，血量少，呈棕色或黯红色，或大量出血，阴道流出物可见水泡状葡萄胎块，腹痛不明显或胀痛。可结合妇科检查，及其他如 B 超、X 线检查、胎心测定等辅助检查明确诊断。

4. 胎漏、胎动不安与异位妊娠 异位妊娠在孕早期阴道有褐色点滴状少量出血，未破损时一侧少腹隐痛。随后出血逐渐增多或为间歇性阴道多量流血，破损时一侧少腹突发剧痛，渐及全腹，可危及生命。临床可结合体格检查、妇科检查以明确诊断。

5. 胎动不安与妊娠腹痛 妊娠腹痛表现为小腹疼痛反复发作，无腰酸、小腹下坠，无阴道出血。

三、辨证施护

【辨证要点】

1. 辨病性 胎漏、胎动不安证候有虚实之分。虚证以阴道流血量少、色淡红、质地清稀为特点，兼见小腹坠痛，神疲肢倦，面色白，心悸气短，舌淡，苔薄白，脉细滑无力者，为气血虚弱；兼腰膝酸软，头晕耳鸣，小便频数，夜尿多或尿失禁，舌淡，苔白，脉沉滑无力，为肾虚。实证常见的有血热和血瘀两型，阴道流血量少，色鲜红或紫红，质地黏稠，舌红，苔黄，脉滑数有力者多为血热；阴道出血不止，色黯黑有块，舌紫黯或舌尖有瘀点、瘀斑，脉涩，多为瘀血。

2. 辨疾病转归 若经治疗，阴道出血得以迅速控制，疼痛逐渐缓解，则妊娠多能继续维持，若阴道流血增多，腰酸腹痛加剧，则可发展为堕胎、小产。结合妇科检查或相关辅助检查，确属胎堕难留者，当立即实施堕胎术，下胎以益母，切不可延误病情。

【证候分型】

胎漏、胎动不安的证候分型见表 4–7–1。

表 4–7–1 胎漏、胎动不安证候分型

证型	证候表现	证机要点	护治法则	代表方
肾气亏虚	妊娠期阴道少量出血，色淡质稀，腰膝酸软，小腹坠痛，或曾屡孕屡堕，头晕耳鸣，夜尿多，眼眶四周发黑或有颜面部黯斑，舌淡，苔薄白，脉沉滑无力，尺脉尤弱	肾气亏虚，冲任不固，胎失所系，阴血下泄	补肾固冲，益气安胎	寿胎丸
气血亏虚	妊娠期少量阴道出血，色淡红，质清稀，或小腹空坠而痛，腰酸，面色白，心悸气短，神疲倦怠，乏力，自汗，口淡，便溏，舌质淡，苔薄白，脉细弱无力	气血虚弱，冲任不固，无力系胞，气不摄血	补气养血，固冲安胎	胎元饮
血热	妊娠期阴道少量出血，色鲜红或深红，质稠，腰酸或腹痛，面红，口苦咽干，心烦，大便干结，小便短赤，舌质红，苔黄燥，脉滑数有力	热伤冲任，内扰胎元，胎元不固，胎动欲堕	清热凉血，养血安胎	阿胶汤或保阴煎
血瘀	宿有癥积，孕后常有腰酸，腹痛下坠，阴道不时出血，色黯红；或妊娠期不慎跌仆闪挫，继之腹痛或少量阴道出血，色鲜红或黯红，舌青紫或舌尖边有瘀点、瘀斑，脉弦滑或沉弦或涩	瘀血阻滞，新血不生，冲任受损，胎元不固	活血化瘀，补肾安胎	桂枝茯苓丸合寿胎丸

【护理措施】

1. 起居护理 病室环境保持整洁安静，温湿度适宜，肾虚及气血虚弱、血瘀者室温宜偏暖，血热者室温宜偏凉。嘱患者卧床休息，忌过度劳累。注意个人卫生，保持外阴清洁，大便通畅。

2. 病情观察 注意观察患者阴道出血的量、色、质及伴随症状。肾虚者常见阴道出血量少色淡，伴腰酸，下腹隐痛；气血不足者常见阴道出血量少，色淡质清，小腹空坠而痛，面色不荣；血热者常见血色鲜红质稠，伴心烦便结溲黄；癥积伤胎者或孕期跌仆闪挫伤之后，出血色多黯红或有血块，舌质紫黯或有瘀点、瘀斑。注意观察出血中有无葡萄样组织排出，出血量有无进行性增加等。若腹痛阵发性加剧，阴道出血量增多或有胎块排出，均应及时报告医生，积极配合抢救。

3. 饮食护理 饮食宜清淡、富营养、易消化，忌姜、花椒、蒜、烟酒等辛辣动火之物，以及桃仁、红花、山楂、三七等破血滑胎之物。气血亏虚者可选用补血益气、固冲安胎的食物，如蛋、鱼、牛肉、瘦猪肉、牛奶、红枣、桂圆等，可用乌鸡红枣汤、党参红枣桂圆汤、黄芪炖鲈鱼等；肾虚者宜食补肾之品，如山药、黑芝麻、猪腰、核桃等，可用羊肾杜仲汤、刀豆炖猪腰等，少食寒凉生冷之品，以免损伤脾阳，影响气血生化；血热者宜食清热凉血之品，如西瓜、甘蔗汁、藕汁、鲜旱莲草汁等；血瘀者宜食理气行滞之品，如金橘饼、陈皮茶或阳春砂仁蜜等，忌食辛辣酸涩、有刺激性及壅阻气机之品。

4. 情志护理 介绍本病的治护措施及预后，告知患者安胎与情志的重要关系，多予安慰和鼓励，帮助患者克服急躁情绪，安心静养。气血亏虚者避免过思伤脾，保持心情舒畅；血热者，学会静养心神，调畅情志，保持健康的心理状态，以避免情志化火的发生；血瘀者应向患者解释气机条达对健康的作用，指导患者自我控制情绪的方法。

5. 用药护理 虚证安胎药多为补益剂，汤剂宜文火久煎，空腹温服，服后静卧少动。实证安胎药宜饭后温服，服药后少动。服药时如恶心欲呕，可服姜汁少许。跌仆伤胎者，可实施疼痛护理，给予镇静止痛，腰腹以下严禁贴敷止痛膏。孕期下血需及时就诊，不可擅自用药。

6. 适宜技术　便干者，可使用润肠通便方法，减少腹压，防止加重出血。也可取肾俞、关元、命门、气海等穴行穴位贴敷，如虚证者可用杜仲、补骨脂等研末调膏敷贴于至阴穴、神阙穴。腰腹坠痛者可用菟丝子、桑寄生、杜仲、黄芪、青盐煎水沐足。

【健康教育】

1. 慎起居，生活有规律，防止感冒的发生。避免负重攀高，防止跌仆，保证睡眠充足，调畅情志，保持心情舒畅。饮食宜富营养、易消化，根据不同的体质选择合理的饮食。

2. 提倡婚前、孕前检查。在夫妇双方身体处于最佳状态下妊娠，未病先防，既病防变。定期做孕期保健，注重围产期保健，及早安胎。

3. 孕服宜宽松、柔软，勿紧身束腰，以免影响胎儿生长。安胎失败者，或有堕胎、小产史者，两次受孕时间不宜太近，应避免一年内再孕，防止堕胎再次发生。

4. 孕期须慎房事，孕早期、3 个月和分娩前 2 个月尤应慎房事或避免房事，以防胎动不安、漏胎。

复习思考题

1. 胎动不安与异位妊娠的鉴别要点。
2. 胎漏、胎动不安的辨证要点。
3. 胎漏、胎动不安的病情观察要点。

第八节　产后恶露不绝

产后恶露不绝是指产后血性恶露持续 10 天以上，仍淋漓不尽为主要临床表现的病证，又称“恶露不止”“恶露不尽”。本病严重者可引起产妇贫血、感染等，严重影响产妇的康复。

《金匮要略·妇人产后病脉证并治》首载“恶露不尽”。隋·巢元方《诸病源候论》首列“产后血露不尽候”和“产后崩中恶露不尽候”等，归纳本病可由“风冷搏于血”“虚损”“内有瘀血”所致。宋·陈自明《妇人大全良方》对本病的病因病机阐释为“产后恶露不绝者，由产后伤于经血，虚损不足，或分解之时，恶血不尽，在于腹中，而脏腑夹于宿冷，致气血不调，故令恶露淋漓不绝也。”明·张景岳《景岳全书·妇人规》指出，产后恶露不止有因血热伤冲任之络、肝脾气虚、气血俱虚、肝火、风热所致，并提出相应的治疗药方。

西医学中的子宫复旧不良、子宫轻度感染、晚期产后出血等病证，可参照本节辨证施护。

一、病因病机

恶露是产后自子宫排出的余血浊液，为血所化，源于脏腑，注于冲任，流于胞宫，正常情况下，血性恶露一般一周内干净。若脏腑受损，冲任为病，则可导致恶露不绝。本病常见的病因有气虚冲任不固，血失统摄；或瘀阻冲任，血不归经；或热伤冲任，迫血妄行。其主要病机为胞宫藏泻失度，冲任不固，气血运行失常。

1. 气虚　素体气虚者，或因分娩失血耗气，或因产后过早劳累耗气，使气虚加重，而致冲任不固，不能摄血，以致恶露不绝。

2. 血热　素体阴虚，因产时出血，阴液更亏，阴虚生内热，或因产后过食辛热温燥之品而化热，或因感受热邪，或因情志不遂，肝郁化热等，皆可导致热扰冲任，迫血下行，使恶露不尽。

3. 血瘀　产后胞宫及冲任脉皆空虚，寒邪易乘虚而入，寒凝则血瘀，或因产后情志不遂，气滞则血瘀，或因产后胞衣胎膜残留为血瘀，瘀血阻于胞宫冲任，新血不得归经，而致恶露不尽。

二、诊断与鉴别诊断

（一）诊断依据

1. 产后血性恶露日久不尽，量或多或少，色淡红、黯红或紫红，或有恶臭气味，可伴神疲，懒言，气短乏力，小腹空坠，或伴小腹疼痛拒按，出血多时可合并贫血，严重者可致昏厥。

2. 有产程过长、组织残留、产后子宫复旧不良等病史。

3. 血常规、凝血功能、子宫 B 超等检查有助于病情判断。

（二）病证鉴别

1. 恶露不绝与子宫黏膜下肌瘤 妊娠后肌瘤明显增大，产后阴道出血淋漓不尽，B 超提示有黏膜下肌瘤，宫内无胎盘胎膜残留，尿 HCG 阴性。

2. 恶露不绝与绒毛膜癌 绒毛膜癌多发生于正常妊娠足月产 2 ～ 3 个月后，除产后阴道出血淋漓不尽外，有时可见咯血、阴道紫蓝色结节等转移灶症状，胸片、血 HCG、尿 HCG、B 超、诊断性刮宫等可助诊断。

三、辨证施护

【辨证要点】

辨寒热虚实 根据恶露的量、色、质、味等表现及全身症状、舌脉等辨明寒热虚实。恶露量多，色淡红，质稀，无臭气者多为气虚；量多，色紫红，质稠而臭秽者多为血热；量或多或少，色紫黯，有血块，小腹刺痛者多为血瘀。

【证候分型】

产后恶露不绝的证候分型见表 4–8–1。

表 4–8–1 产后恶露不绝证候分型

证型		证候表现	证机要点	护治法则	代表方
气虚证		恶露过期不尽，量多或淋漓不尽，色淡，质稀，无臭气，面色白或萎黄，眩晕，神疲懒言，倦怠乏力，自汗，小腹空坠，舌淡，苔白，脉细弱	气血亏虚，冲任不固，气不摄血，恶露淋漓	补气摄血固冲	补中益气汤
血热证	虚热	产后恶露过期不止，量较多，色紫红，质黏稠且臭秽，颧红，盗汗，五心烦热，口燥咽干，瘦薄舌，舌红苔少，脉细数无力	阴虚亏虚，虚热内生，热扰冲任，迫血妄行	养阴清热止血	保阴煎
	实热	产后恶露过期不止，量较多，色紫红，质黏稠且臭秽，心烦，急躁易怒，面红口苦，大便干结，舌红苔黄，脉弦数有力	情志不遂，肝郁化火，热扰冲任，迫血下行	疏肝清热，凉血止血	丹栀逍遥散
血瘀证		恶露过期不尽，量或少或多，色黯有块，小腹刺痛拒按，舌紫黯或舌尖边有瘀点、瘀斑，脉涩	瘀阻冲任，胞脉不畅，血不归经，恶露不尽	活血化瘀止血	生化汤

【护理措施】

1. 起居护理 病室保持整洁、舒适、安静，气虚和血瘀者要注意保暖，避免受寒。气虚者，多卧床休息，切忌劳累耗气，以免加重病情；血热者衣被不宜过暖，空气保持湿润，注意通风。加强会阴部护理，定时清洗外阴，保持清洁。

2. 病情观察 观察恶露的量、色、质、味等情况，根据恶露的性状辨别寒热虚实。观察患者的面色、神情、汗出、二便、腹痛、体温、脉象、舌象等，如出现下腹痛剧、发热及阴道流出物增多、臭秽等应及时报告医生。若出现大出血时，应做好输液、输血及刮宫手术的准备。

3. 饮食护理 宜食营养丰富、易消化的食物，避免辛辣刺激、油腻之品，忌酒、浓茶和咖啡。气虚者多摄入益气健脾的食品，如瘦肉汤、鱼汤、鸡汤、鸽子汤、八宝粥等，可根据体质炖服人参、太子参、山药、黄芪等益气之品，但脾胃功能不佳者，不宜过用滋腻之品；血热者宜食清热凉血之品，如绿豆、雪梨、西瓜、冬瓜等；血瘀者宜食活血化瘀之品，如山楂饮、三七炖鸡、当归鸽子汤、玫瑰花茶、桃仁煎等膳食。

4. 情志护理 恶露不绝易使患者产生焦虑、抑郁等情绪，应多与患者交流，了解其生活起居、饮食、睡眠、情志等情况，解除思想顾虑，保持心情舒畅。及时向患者解释有关疾病的知识及防护措施。

5. 用药护理 按医嘱准确给药，观察药后效果和反应。气虚证汤药宜饭前空腹温服；血热证宜饭后偏凉服；血瘀证宜饭后温服。

6. 适宜技术 气虚者，可艾灸脾俞、胃俞、气海、关元、足三里等穴，以补益气血；或按揉脾俞、胃俞、关元等穴。血瘀腹痛者，可用艾条灸血海、三阴交、归来、子宫、中极等穴。发热者，用刮痧板刮拭膈俞至胆俞，或按摩合谷、大椎、曲池、外关、血海、三阴交等穴，或采用留罐法，拔吸膈俞、血海等处。

【健康教育】

1. 养成良好的生活习惯，生活起居有常，产褥期注意休息与保暖，避免过度劳累，不要汗出当风或涉雨着凉，产后未满 50 天禁止房事。恶露持续不尽者，应注意阴部清洁，严禁盆浴，防止并发症。

2. 注意调畅情志，保持良好的心态，学会自我心理调节，避免不良情志刺激，注意饮食调养，加强营养，少食油腻及辛辣、刺激性食品。

3. 产后遵医嘱按时随诊，出现产后诸证应及时采取措施。

复习思考题

1. 产后恶露不绝的病因病机。
2. 产后恶露不绝的辨证要点。
3. 产后恶露不绝血瘀证的护理措施。
4. 产后恶露不绝血热证实热与虚热的鉴别要点。

第九节 产后缺乳

产后缺乳是指产妇在哺乳期内，乳汁甚少或全无为主要临床表现的病证，亦称“缺乳”“产后乳少”“乳汁不行”。本病多见于产后第二、三天至半个月内，也可发生在整个哺乳期，临床以新产后的缺乳最为常见。产妇患有相关基础疾病或其他建议停止母乳喂养的疾病出现的缺乳，不属于本节讨论范围。而在哺乳中期月经复潮后乳汁的减少，则属于正常的生理现象。本病发病率高，影响母乳喂养和婴儿的身心健康，越来越受到人们的重视。

隋·巢元方《诸病源候论》认为本病病因系“妊娠之人，月水不通，初以养胎，既产则水血俱下，津液暴竭，经血不足者，故无乳汁也。”唐·孙思邈《备急千金要方》重视食疗治疗缺乳，提出猪蹄、鲫鱼等催乳食材。金·张子和《儒门事亲》中提出“或因啼哭悲怒郁结，气溢闭塞，以致乳脉不行”，认为情志异常与缺乳关系密切。宋·陈无择《三因极一病证方论》对产后缺乳的治疗，提出“虚当补之，盛当疏之”。宋·陈自明《妇人大全良方》主张用补气养血、益津增液，调补冲任等方法使产妇下乳。这些方法至今依然为临床所常用。

西医学中的产妇缺乳可参照本节辨证施护。

一、病因病机

缺乳的病位在脾、胃、肝，与冲任二脉密切相关。常见原因有气血虚弱、肝郁气滞、痰浊阻滞。此外，乳腺先天发育不良或哺乳方法不当等，均可造成乳汁分泌减少。其病机有虚实之分，虚证病机主要是乳汁生化不足；实证病机主要是经脉不畅，乳汁不下。

1. 气血虚弱 多因素体气血不足或脾胃亏虚致气血生化不足，分娩时又失血耗气，致气血更亏。乳汁由气血所化生，乳汁生化乏源，则致乳汁甚少或无乳可下。

2. 肝郁气滞 素为抑郁之体或产后情志不遂，致肝失疏泄，气机郁滞，气血失调，经脉不通，乳汁运行不畅，故乳少或无乳。

3. 痰浊阻滞 素体肥胖，形盛气虚，痰湿内盛，气虚则无力行乳，痰阻经脉则乳滞，故乳少或无乳；或产后过食膏粱厚味，致脾失健运，痰浊内生，痰阻经脉则乳滞不下。

二、诊断与鉴别诊断

（一）诊断依据

1. 以产后乳汁甚少或无乳，不足以哺乳婴儿为诊断的主要依据。亦有产后初期乳汁分泌正常，突然因焦虑、恼怒等情志刺激而缺乳者。

2. 多有素体气血亏虚、抑郁、肥胖、贫血，或乳腺发育不良、乳头内陷等病史，或产时失血过多，或产后情志不遂等。

3. 检查乳房，了解乳汁分泌情况，乳房大小、软弱或胀硬，有无红肿、压痛，乳腺组织情况，有无乳头凹陷或皲裂。

4. 血常规、血清性激素六项等检查有助诊断。

（二）病证鉴别

产后缺乳与乳痈缺乳 两者均在哺乳期内出现乳汁不足，其不同见表 4–9–1。

表 4–9–1 产后缺乳与乳痈缺乳的鉴别

病名	发病人群	常见病因	临床表现	实验室检查
产后缺乳	哺乳期妇女	气血不足或肝郁气滞	产后乳汁甚少或全无，乳房柔软，乳汁清稀或乳房胀硬疼痛，乳汁稠厚	无异常
乳痈缺乳	多见于哺乳期妇女，也有少部分发生于怀孕期或其他时期	乳头破溃或乳汁淤积	初起乳房内有疼痛性肿块，微红或皮肤不红，排乳不畅，可有乳头破裂糜烂；化脓时乳房红肿疼痛加重，肿块变软，有应指感；常伴有恶寒发热，同侧腋窝淋巴结常有肿大压痛	外周血白细胞总数升高及中性粒细胞增多

三、辨证施护

【辨证要点】

辨虚实　根据乳汁性质特点，乳房有无胀痛，结合舌脉及其他症状辨别虚实：虚证者，乳房柔软，不胀不痛，挤出乳汁点滴而下，质稀；实证者，乳房胀满而痛，挤压乳汁疼痛难出，质稠；虚实夹杂者，乳房胀大而柔软，乳汁不多。

【证候分型】

产后缺乳的证候分型见表 4–9–2。

表 4–9–2　产后缺乳证候分型

证型	证候表现	证机要点	护治法则	代表方
气血虚弱	产后乳汁少，甚或全无，乳汁稀薄，乳房按之柔软无胀感，面白或萎黄少华，神疲倦怠乏力，纳少，舌体瘦小，舌淡，苔少，脉细弱	气血亏虚，化源不足，乳房空虚，无乳以下	补气养血，佐以通乳	通乳丹
肝郁气滞	产后乳汁分泌少，甚或全无，乳房胀硬、疼痛，乳汁稠，伴胸胁胀满，情志抑郁，食欲不振，舌淡红或黯，苔薄黄，脉弦或弦滑有力	肝失疏泄，气机不畅，乳络不通，乳汁壅滞	疏肝解郁，通络下乳	下乳涌泉散
痰浊阻滞	乳汁甚少或无乳可下，乳房硕大或下垂，不胀满，乳汁不稠，或形体肥胖，胸闷痰多，纳少便溏，或食多乳少，舌淡胖，苔腻，脉沉细或沉滑	形盛气虚，脾虚生痰，气虚乳少，痰阻乳滞	健脾化痰通乳	苍附导痰丸合漏芦散

【护理措施】

1. 起居护理　保持居室清洁安静，空气流畅，温湿度适宜，避免直接吹风，衣服穿着以宽松为宜。创造有利于哺乳和休息的环境，保证充足的休息与睡眠，尽早哺乳，多吸吮，按需哺乳。采用正确的哺乳方法，指导产妇挤出多余的乳汁，每次哺乳应让婴儿吸空一侧乳房后，再吸另一侧乳房。常用毛巾和清水擦洗乳头，定时将分泌的乳汁涂抹在乳头上，防止乳头干裂。

2. 病情观察　注意观察患者乳汁的排出量、色、质，乳房胀痛程度、性质，乳房软硬度及乳汁下行通畅与否，辨明证候。询问恶露情况，如恶露过多而影响乳汁化生，应同时治疗。观察患者乳房及乳头的情况，是否有乳头伸展性不好、扁平或内陷，如有异常应及时纠正。

3. 饮食护理　加强产后营养，多食高蛋白食物和新鲜蔬菜，多喝汤水，少食肥甘厚味，忌食辛辣、油炸、酸涩或生冷之品。气血虚弱者宜食补养气血之品，如猪蹄、乌鸡、鸡蛋、大枣、桂圆、鲫鱼、乳鸽等，可用猪蹄或鲫鱼炖黄芪、党参、茯苓、当归、白芍、路路通等；肝郁气滞者宜食行气解郁之品，如玫瑰花、月季花、丝瓜、佛手、合欢花、萝卜等，可用猪前蹄或鲫鱼炖当归、穿山甲、王不留行、柴胡、通草等；痰浊阻滞者宜食健脾化痰之品，如萝卜、木耳、冬瓜、番茄、山楂等，可用瘦肉炖白术、砂仁、茯苓、陈皮、党参、路路通等。

4. 情志护理　乳汁的分泌与精神情志因素有密切关系。肝藏血，因产时失血，肝血多亏虚。若产后情志不遂，易致肝失疏泄，气机郁滞，乳汁运行受阻而产生缺乳。因此哺乳期应加强精神护理，保持精神愉快，心情舒畅，避恼怒，忌忧郁，尽量使心境保持平和，则肝气条达，疏泄有度，乳汁畅行。

5. 用药护理　理气中药多芳香之品，其汤剂不宜久煎，补益中药可文火久煎。肝气郁滞者用疏肝解郁，通络行乳的汤药，宜热服。气血亏虚者汤药宜热服，补益药宜早晚空腹温服。观察用药后症状缓解情况和时间，并注意服药后的不良反应。乳房热痛且有肿块者，可用清热解毒、活血化瘀、软坚散结之品外敷。

6. 适宜技术　可取膻中、乳根、少泽、天宗、合谷等穴针刺通乳；或取乳根、少泽、膻中、期门等穴推拿按摩，患者取仰卧位，单掌和多指摩擦胸腹数分钟。气血虚弱者可艾灸膻中、乳根等穴；或取胸、乳、内分泌、交感、神门、皮质下等穴用王不留行籽行耳穴贴压。乳房有块者，局部用橘皮煎水外敷；乳房胀痛者，按摩乳房，挤出乳汁，或用芒硝外敷。

【健康教育】

1. 孕期做好乳头护理，若乳头凹陷，应经常将乳头向外牵拉。贫血孕妇应及时治疗，以防产后缺乳。

2. 积极提倡母乳喂养，排除哺乳的顾虑。正确指导哺乳，早吸吮、早哺乳，不能因产后早期乳房不胀，而自行减少或中断哺乳。每次哺乳前要用温开水清洗乳房、乳头，乳母洗手，避免婴儿吮入不洁之物。

3. 产后生活有规律，创造良好的休息环境。加强产后营养，多食富含蛋白质食物和新鲜蔬菜，多饮汤水。保持情绪乐观，心情舒畅，适当活动，保持气血调和。

复习思考题

1. 产后缺乳的辨证要点。
2. 气血亏虚型产后缺乳的饮食调护。
3. 肝郁气滞型产后缺乳的情志护理措施。

第十节　癥　瘕

癥瘕是妇女因情志失调，忧思过度等引起肝脾不和，冲任功能紊乱，气血瘀积或痰浊凝结，以下腹胞中有结块，伴有或胀，或痛，或满，或阴道异常出血为主要临床表现的病证。癥者，坚硬成块，固定不移，推揉不散，痛有定处，病属血分；瘕者，痞满无形，时聚时散，推揉转动，痛无定处，病属气分。

瘕始见于《素问·骨空论》："任脉为病……女子带下瘕聚。" 癥始见于《金匮要略·妇人妊娠病脉证并治》："妇人宿有癥病，经断未及三月，而得漏下不止，胎动在脐上者，为癥痼害。" 并提出治疗妇科癥瘕第一方——桂枝茯苓丸。

西医学的女性生殖系统肿瘤、盆腔炎性包块、卵巢子宫内膜异位囊肿等引起的盆腔肿块，可参照本病辨证施护。癥瘕有良性和恶性之分，本节主要讨论良性癥瘕的辨证施护。

一、病因病机

本病多因脏腑不和，气机阻滞，瘀血内停，气聚为瘕，血结为癥。主要病机是脏腑不和，气机阻滞，从而形成瘀血、痰饮、湿浊，停聚于小腹，日积月累而成。

1. 气滞血瘀　情志内伤，肝气郁结，阻滞经脉，血行受阻，气聚血凝，积而成块。

2. 寒凝血瘀　经行产后，血室正开，寒邪侵袭，血脉凝涩不行，邪气与余血相搏结，积聚成块，逐日增大而成癥瘕。

3. 痰湿瘀结　脾阳不振，饮食不节，脾失健运，水湿不化，凝而为痰，痰浊与气血相搏，凝滞气血，痰湿瘀结，积聚不散，日久渐成癥瘕。

4. 湿热瘀阻　经行产后，胞脉空虚，正气不足，湿热之邪内侵，与余血相结，滞留于冲任胞宫，气血循行不利，湿热瘀阻不化，久而渐生癥瘕。

5. 肾虚血瘀　肾藏精，主生殖，妇人以血为本，气血之根在于肾，先天肾气不足或后天伤肾，或瘀血久积，化精乏源，均成肾虚血瘀，阻滞冲任胞宫，日久成癥瘕。

二、诊断与鉴别诊断

（一）诊断依据

1. 有情志抑郁、经行产后感受外邪、月经不调、带下异常等病史。

2. 临床表现可有下腹胀满，或伴有带下增多、月经不调、痛经，或伴有不孕、贫血、压迫症状如尿频尿急、大便改变等。

3. 妇科检查可扪及包块，质地或硬或软，或有压痛，或推之活动，或推之不移。

4. B 超、CT、MRI 等影像学检查，检测肿块的形态、大小、部位、性状，有助于鉴别肿块性质；血清肿瘤标志物检查，有助于诊断卵巢恶性肿瘤；宫颈细胞学检查、宫颈或子宫内膜活检，有助于早期诊断癌前病变；宫腔镜、腹腔镜检查，有助于确诊盆腔炎性包块、子宫内膜异位症或盆腔肿瘤等。

（二）病证鉴别

1. 癥瘕与妊娠子宫　两者下腹胞中均有结块。后者有停经史，尿 HCG 阳性，妇科检查宫颈呈紫蓝色，子宫增大与停经月份相符，质软。B 超宫内见孕囊。

2. 癥瘕与尿潴留　两者均有下腹肿大。后者月经正常，有尿道梗阻病史，表现为尿不能排出或不能完全排空，膀胱胀满。肿块位于下腹部，较表浅固定，触之有明显囊性感，界限不清。导尿有助于鉴别。

三、辨证施护

【辨证要点】

1. 辨气血　如见结块固定不移，推之不动，结块坚硬牢实，结块刺痛，常无休止且拒按者，为血瘀不行，病在血分；结块推之可移，或上或下，或聚或散，结块胀痛，时痛时止，痛无定处者，为气机不畅，病在气分。

2. 辨寒热虚实　病属初起，一般情况无变化，但经检查盆腔有实块者多为实证；病久消瘦，面色不华或黧黑，神疲纳少，癥瘕渐渐增大者为虚证；若面色苍白，畏寒肢冷，痛处喜按喜暖，脉缓，苔薄白、质淡者为寒证；面色潮红，肌肤灼热，口干便秘，脉数，苔少或黄腻，质红或紫红者为热证。

3. 辨善恶及预后　癥瘕发展缓慢，按之柔软、活动者则多属善证，预后较好；若癥瘕伴有长期不规则阴道出血，或五色带下，且闻恶臭，或者形体渐趋消瘦，面色灰黯者，则多属恶证，预后不良。

【证候分型】

癥瘕的证候分型见表 4-10-1。

表 4-10-1 癥瘕证候分型

证型	证候表现	证机要点	护治法则	代表方
气滞血瘀	胞中结块，触之有形，小腹胀满，月经先后不定，经血量多有块，经行难净，色黯，精神抑郁，胸闷不舒，面色晦黯，肌肤甲错，舌质紫黯，或有瘀斑，苔薄白，脉沉弦涩	气机郁结，血脉凝滞，气血搏结，积聚成块	行气活血，化瘀消癥	香棱丸或大黄䗪虫丸
寒凝血瘀	胞中结块，积块坚硬，小腹冷痛，得温痛减，月经后期、量少，经行腹痛，有血块，色黯淡，面色晦黯，形寒肢冷，手足不温，舌质淡黯，边有瘀点、瘀斑，苔白，脉弦紧	寒凝血瘀，冲任不畅，气血不行，日久成癥	温经散寒，祛瘀消癥	少腹逐瘀汤
痰湿瘀结	胞中结块，触之不坚，固定难移，经行量多，淋漓难净，经间带下增多；胸脘痞闷，腰腹疼痛，舌体胖大、紫黯，有瘀点、瘀斑，苔白厚腻，脉弦滑或沉涩	水湿不化，凝而为痰，搏结气血，积聚成块	化痰除湿，活血消癥	苍附导痰丸合桂枝茯苓丸
湿热瘀阻	胞中结块，热痛起伏，触之痛剧，痛连腰骶，经行量多，质黏稠，经期延长，带下量多，色黄如脓，或赤白兼杂；身热口渴，心烦不宁，大便秘结，小便黄赤，舌黯红有瘀斑，苔黄腻，脉弦滑数	湿热内侵，搏结余血，瘀阻不化，渐成癥瘕	清热利湿，化瘀消癥	大黄牡丹皮汤
肾虚血瘀	胞中结块，触之疼痛，月经后期，量或多或少，经色紫黯有块，经行腹痛较剧，婚久不孕或反复流产，腰酸膝软，头晕耳鸣，舌黯，苔薄白，脉弦细或沉涩	肾气亏虚，瘀血久积，阻滞冲任，渐成癥瘕	补肾活血，消癥散结	肾气丸合桂枝茯苓丸

【护理措施】

1. 起居护理 患者多体质虚弱，宜注意保暖，病室向阳，随气候变化及时增减衣被，以防外邪侵袭，更生他病。适当活动，注意休息，勿劳累，禁止剧烈运动，经常头昏及贫血较重者，应卧床休息。

2. 病情观察 观察癥瘕的大小、性质、活动度及发展趋向，有无压痛，边缘是否光滑等。如癥瘕较大，质地坚硬，不能活动，按之或有作痛，表面凹凸不平，发展迅速，预后多不良；若包块较小，质地尚好，活动，光滑，无明显压痛，生长缓慢，预后较好。月经量多者观察月经情况，有无面色苍白或萎黄，口唇、爪甲色淡，头晕乏力等贫血征象。

3. 饮食护理 饮食宜清淡、富营养。可多食瘦肉、禽、蛋类等优质蛋白增强患者体质，或适当多进食活血化瘀、消积除癥之品，如海带、海蜇、木耳、山楂、紫菜、裙带菜等，忌生冷辛辣酸涩之品，以免损脾凝血。激素依赖型的癥瘕，如子宫肌瘤等，须避免摄入燕窝、蜂皇浆、阿胶、豆浆等动植物雌激素含量高的滋补食物，并慎用滋养型保健品。

4. 情志护理 癥瘕病程长，如不行手术治疗，通常很难完全消除，患者易出现忧虑、抑郁等不良情绪。告知患者疾病相关知识，安慰患者消除忧虑，稳定情绪，帮助其保持心情舒畅，树立乐观精神，以利癥瘕消除。由于病程长，部分患者会出现对病情麻痹大意、放任不管的态度，须教育其重视日常调护，并及时随访。

5. 用药护理 汤药宜温服，服化瘀消癥之药，注意观察服药后有无腹痛及胃肠道不适等反应，有剧烈疼痛时，应及时报告医师处理。尤其血瘀患者，服化瘀消癥药后，须密切观察有无阴道出血等情况，不可随意外出，以免阴道突然出血，发生意外。病情较为稳定的患者，可遵医嘱选择中成药治疗，如痰湿瘀结证可用桂枝茯苓胶囊；气滞血瘀证可用大黄䗪虫丸；经血过多并夹有瘀块者，可用云南白药。

6. 适宜技术　可取关元、气海、气冲、足三里、三阴交、合谷、隐白等穴行艾灸治疗。中药穴位敷贴选用活血化瘀、消癥散结药物，如肉桂、川芎、吴茱萸、延胡索、乌药、没药等，各等份研细末，凡士林调膏，纱布固定，敷贴关元穴。中药保留灌肠选用理气活血消癥药物，如红藤、丹参、赤芍、皂角刺、紫草、败酱草、延胡索、牡丹皮、三棱、莪术、白花蛇舌草、乳香、没药等，浓煎至 100 ～ 150mL，临睡前排便后，保留灌肠，经期停用。

【健康教育】

1. 起居有常，调畅情志，慎避风寒，适当锻炼，控制体重。

2. 饮食有节，禁食含有雌激素的食品、药品或补品。

3. 口服药物患者，应了解各类所服用药物的作用、剂量和用法，按医嘱服用，切不可自行停药或增减药量。

4. 告知患者随访时间、目的及联系方式等，按时随访。

复习思考题

1. 癥瘕的病因病机。

2. 痰湿瘀结癥瘕的主要证候表现。

附：病案 2 例

病案一： 朱某，女，26 岁，公司职员，已婚。2016 年 9 月 23 日就诊。

主诉：反复腹痛半个月，阴道出血 4 天。

病史：患者末次月经 7 月 30 日，9 月 8 日患者因腹痛至某医院就诊，诊为“胃肠炎”，未予特殊处理。因患者仍时有腹痛，9 月 19 日见阴道出血，遂来门诊就诊，并收入院进一步诊治。刻下见：阴道少量出血，色鲜红，无血块，小腹痛，神清，精神疲倦，头晕，恶心，口干苦，胃纳少，睡眠不佳，无腰酸，无发热，二便调。舌质略红，舌苔微干黄，脉细滑。既往体健，否认高血压、糖尿病、肝炎等疾病病史，否认外伤及手术病史。

经带胎产史：月经 13 岁初潮，周期 30 ～ 37 天，经期 6 ～ 7 天，量中，色鲜红，无血块，无痛经，LMP 7.30。25 岁结婚，丈夫体健，婚后未避孕，孕 2 产 0 流 1（2016 年 5 月于孕 64 天时自然流产）。

查体：T 36.4℃，P 75 次 / 分，R 18 次 / 分，BP 118/72mmHg。神清，精神软，全身浅表淋巴结未触及；心率 75 次 / 分，律齐，两肺未闻及干湿啰音；腹软，无压痛及反跳痛，肝脾肋下未及；双下肢不肿。舌质略红，舌苔微干黄，脉细滑。

妇科检查：外阴已婚未产式，可见少量鲜红色血液，无血块，盆腔内诊未查。

实验室检查：尿妊娠试验阳性。血常规：白细胞 $5.1\times10^{9}/L$，中性粒细胞比例 55%，血红蛋白 130g/L，红细胞 $3.9\times10^{12}/L$，血小板 $286\times10^{9}/L$。

盆腔 B 超：9 月 20 日 B 超检查提示宫内妊娠 6+ 周，先兆流产声像。

［辨证施护］

1. 辨证要点　该患者曾有自然流产史，此次停经后出现小腹痛，继而见阴道出血，妊娠试验阳性，B 超提示宫内妊娠，符合胎动不安的诊断，属于西医之先兆流产的范畴。

2. 证候分析　患者阴道少量出血，色鲜红，伴小腹痛，口干苦，睡眠不佳，证属血热。由于素体阴血不足，平素月经常推后，孕后阴血养胎，更显不足，阴虚则内热，虚热扰动冲任，出现孕后阴道出血及小腹痛。头晕、胃纳少、恶心，为阴血不足，胎气上逆之征；舌质略红，苔微干黄，脉细滑亦属阴虚内热之象。

3. 病证鉴别 胎动不安应与胎漏相鉴别。胎漏为妊娠期间阴道有少量出血，而无腰酸腹痛小腹下坠者；而胎动不安必有腰酸腹痛或小腹下坠，阴道出血为或有症状。胎动不安尚需与堕胎、小产相鉴别，堕胎、小产为胎陨宫内，自然排出体外或稽留不下，而胎动不安为胎元不固，尚未陨落。

4. 护治法则 清热凉血，养血安胎。

5. 护理措施

（1）观察阴道出血情况，观察排出液中是否有组织物，并根据出血量及腹痛等症状了解病情发展。动态观察血 HCG 水平和盆腔 B 超，以了解胚胎发育情况，及时判断预后。

（2）绝对卧床休息，衣被不宜过暖。保持外阴清洁干燥，每日用 1∶5000 高锰酸钾溶液或中药洗液清洗外阴。禁房事及盆腔检查与灌肠等操作。

（3）饮食宜易消化、富于营养，忌辛辣、油腻、生冷、炙煿之品，宜多食牛奶、鸡蛋、瘦肉、乌鸡、莲藕、百合、梨等。

（4）中药以养阴清热、固冲安胎为原则，汤剂宜温凉服。

（5）向患者及家属说明病情，大部分患者经积极治疗和妥善护理可以继续妊娠，分娩健康婴儿，消除不必要的紧张、焦虑情绪，抑郁、恼怒、悲伤等不良情绪均可扰乱气机，不利于养胎。

（6）患者可采用的中医适宜技术应以安全为前提，常用的技术有中药穴位敷贴及足浴等。可用杜仲、菟丝子、苎麻根、黄芩、桑寄生等研末调膏敷贴于关元、肾俞、三阴交等穴，或用菟丝子、桑寄生、杜仲、黄芪、青盐等煎水足浴。

6. 健康指导

（1）卧床休息，慎起居，生活有规律，保证睡眠充足，防止感冒的发生。孕服宜宽松、柔软，勿紧身束腰，以免影响胎儿生长。

（2）饮食宜富营养、易消化，根据体质选择合理的饮食。

（3）调畅情志，安心配合治疗和护理，对预后充满信心。如安胎失败，再次受孕时间不宜太近，应避免一年内再孕，并详细检查找到流产原因，防止堕胎再次发生。

病案二： 刘某，女，32 岁，工人。2021 年 1 月 19 日就诊。

主诉：反复右下腹隐痛 2 年，加重月余。

病史：患者近 2 年来常自觉右下腹隐痛，于劳累、受凉、月经前后及经期加重，疼痛剧烈时不能下床活动，休息或热敷下腹不可缓解，疼痛最长持续时间 40 分钟。疼痛发作时可伴头晕、乏力、恶心，无发热，无尿频、尿急、尿痛。近一月余，患者自觉下腹疼痛发作频繁，疼痛程度加重，于当地医院行 B 超提示“囊肿、肌瘤”，具体不详，未予诊治。患者平素月经周期规律，28 天一行，经期 2 ～ 3 天，量少，色黯，近 2 年来经期更短，量更少，常 2 天即净。末次月经 1 月 14 日，2 天净，量少色黯，有小血块，痛经（+）。患者为求进一步诊治就诊。现症见：精神疲软，面色晦黯，形寒肢冷，手足不温，舌质淡黯，边有瘀点、瘀斑，苔白，脉弦紧。

经带胎产史：13 岁初潮，周期 28 天，行经 2 ～ 3 天，G2P1，人工流产 1 次，避孕环避孕，9 年前剖宫产生下 1 子，配偶及儿子体健。

查体：T 36.3℃，P 70 次 / 分，R 18 次 / 分，BP 100/70mmHg。神清，精神软，全身浅表淋巴结未触及；心率 70 次 / 分，律齐，两肺未闻及干湿啰音，腹软，无压痛及反跳痛，肝脾肋下未及，双下肢不肿。舌质淡黯，边有瘀点、瘀斑，苔白，脉弦紧。

妇科检查：外阴已婚未产式，阴道通畅，宫颈未产型，可见尾丝，宫体中位、质硬、稍大、活动度好，无压痛及抬举痛，双侧附件未扪及，双附件区无压痛。

腹部B超：1月19日B超示子宫肌层粗糙伴不均质回声区，考虑子宫腺肌症伴腺肌瘤；左附件囊肿（巧克力囊肿？）

[辨证施护]

1. 辨证要点　患者子宫增大，质地硬，结块固定不移，推之不动，结块坚硬牢实，病在血分，病位在胞宫、胞脉，为瘀血结块，积久成癥。病属初起，一般情况无变化，但经检查盆腔有实块者多为实证。下腹疼痛得热痛减，遇寒加重，平素形寒肢冷，手足不温，舌淡黯，苔白，病性属寒证。患者起病于术后，距今已逾9年，病情发展缓慢，且包块活动度好，一般情况好，病属善证，预后较好。

2. 证候分析　患者术后摄生不慎，寒邪内侵，导致寒凝血瘀，结于冲任胞宫胞脉，日久聚而成癥。冲任气血运行不畅，故见月经量少，经行腹痛，经色黯淡，有血块；寒邪内盛，郁遏阳气，故经色黯淡，形寒肢冷，手足不温；舌黯淡，边见瘀点、瘀斑，苔白，脉弦紧等均为寒凝血瘀之象。

3. 病证鉴别　患者人工流产史和剖宫产史后出现下腹疼痛，逐渐加重，下腹疼痛遇寒加重、得温痛减，行经期间疼痛加剧，伴经期短，月经量少；妇科检查宫体稍大，质地偏硬；舌质淡黯，边有瘀点、瘀斑，苔白，脉弦紧；B超检查提示子宫腺肌症伴腺肌瘤，左附件囊肿（巧克力囊肿）；根据病史、症状、体征及辅助检查等，患者可诊断为癥瘕（寒凝血瘀证）。本案患者有子宫增大，需与妊娠子宫相鉴别，妊娠者有停经史，尿HCG阳性，妇科检查宫颈呈紫蓝色，子宫增大与停经月份相符，质软，B超宫内见孕囊，通过病史、体征及辅助检查等可明确鉴别。患者体检可扪及质硬的包块，应与尿潴留相鉴别。尿潴留者月经正常，或有尿道梗阻病史，表现为尿不能排出或不能完全排空，膀胱胀满。肿块位于下腹部，较表浅固定，触之有明显囊性感，界限不清。导尿有助于鉴别。

4. 护治法则　温经散寒，祛瘀消癥。

5. 护理措施

（1）观察癥瘕的大小、性质、活动度及发展趋向，有无压痛，边缘是否光滑等。观察下腹疼痛的部位、性质、程度、喜恶及发作时间等。

（2）观察月经的周期、经期，及量、色、质，痛经的程度、发作时间及进展情况等。

（3）下腹疼痛发作时宜休息，平素注意保暖，病室向阳，随气候变化及时增减衣被，勿劳累，可适当活动。

（4）饮食以温通为宜，忌生冷、寒凉、黏滞之品，可适当选食陈皮、佛手、艾草、生姜、肉桂、海带、海蜇、木耳、山楂、紫菜等。避免摄入燕窝、蜂皇浆、阿胶、豆浆等动植物雌激素含量高的食物，并慎用滋养型保健品。

（5）汤药宜温服，注意观察服药后有无腹痛、胃肠道不适及异常阴道出血等反应，有剧烈疼痛时，应及时报告医师处理。

（6）癥瘕病程长，如不行手术治疗，通常很难完全消除，患者易出现忧虑、抑郁等不良情绪。告知患者疾病相关知识，安慰患者消除忧虑，稳定情绪，帮助其保持心情舒畅，树立乐观精神，以利癥瘕消除。

（7）对症措施：①针灸取穴关元、气海、气冲、足三里、三阴交、合谷、隐白等。②中药外敷选用活血化瘀、消癥散结药物，如肉桂、川芎、吴茱萸、延胡索、乌药、没药等，各等份研细末，凡士林调膏，纱布固定，敷贴关元穴，日一次。③中药保留灌肠选用理气活血消癥药物，如红藤、丹参、赤芍、皂角刺、紫草、败酱草、延胡索、牡丹皮、三棱、莪术、白花蛇舌草、乳香、没药等浓煎至100～150mL，临睡前排便后，保留灌肠，经期停用。

6. 健康指导

（1）起居有常，调畅情志，慎避风寒，适当锻炼。

（2）饮食有节，避免生冷寒凉之品，禁食含有雌激素的食品、药品或补品。

（3）叮嘱患者定期按时随访，告知患者随访时间、目的及联系方式等。

第五章 中医儿科病证护理

扫一扫，查阅本章数字资源，含 PPT、音视频、图片等

中医儿科病证护理是以中医学理论为指导，阐述儿科常见病证的病因病机、辨证要点及诊治规律等内容，并提出相应护理措施的过程。本章选择 10 种儿科常见病证，分别就其基本概念、病因病机、辨证要点、证候分型、护理措施、健康教育等内容进行阐述。

第一节　肺炎喘嗽

肺炎喘嗽是因感受外邪或卫外不固，或痰湿内生，火热内蕴所致，以发热咳嗽、气急鼻扇、痰涎上壅为主要临床表现的病证，重者可见张口抬肩、呼吸困难、面色苍白、口唇青紫等症。本病为小儿时期常见的肺系疾病，好发于冬春季节，任何年龄均可患病，尤以婴幼儿多见，年龄越小，发病率越高，病情越重。一般发病较急，部分来势凶猛，迅速出现心阳虚脱、内陷厥阴的变证。若治疗及时得当，一般预后良好。

本病又称咳喘、痰喘、马脾风、肺闭（或肺痹）等。肺炎喘嗽的病名首见于谢玉琼的《麻科活人全书》，其中描述了麻疹病程中出现的“喘而无涕，兼之鼻扇”等症状，称之为“肺炎喘嗽”，并指出其病机“多缘肺热不清所致”。早在《素问》中即有“乳子中风热，喘鸣肩息”类似肺炎喘嗽的描述。汉·张仲景《伤寒论》中提出：“汗出而喘，无大热者，麻黄杏仁石膏甘草汤主之。”这些记载论述了肺炎喘嗽的病因、临床表现及辨证施治方法。

西医学中的大叶性肺炎、支气管肺炎、间质性肺炎、毛细支气管炎等，均可参照本节辨证施护。

一、病因病机

小儿肺炎喘嗽发生的原因，有外因和内因两大类。外因或由感受外邪，或由他病传变而来。内因或由小儿气血未盛，形气未充，肺脏娇嫩，卫外不固，抗病能力低下，或痰湿内伏，火热内蕴所致。病位在肺，但病变可累及心、肝、脾。基本病机为肺气郁闭。

1. 风邪郁肺　肺主皮毛，开窍于鼻，风热、风寒之邪自口鼻、皮毛外侵，郁于肌腠，产生表证。犯于肺窍，邪热或寒邪化热，热蒸肺络，灼津炼液为痰，阻于气道，郁遏肺气，宣肃失司，则咳嗽加剧，痰鸣气促。

2. 痰热闭肺　邪热炽盛，由表入里，郁阻于肺，熏灼肺津，熬炼成痰，阻于肺络，气滞血行不畅成瘀。热、郁、痰、瘀相互交结，痰热壅盛，肺气闭阻，宣发肃降失职，则产生肺炎喘嗽喘、咳、痰、热的典型证候。若是邪气炽盛，毒热化火，闭阻肺气，阴津受灼，则致高热持续、咳喘剧烈、烦渴不宁的毒热闭肺重症。

痰热闭肺阶段若是邪毒枭张、正气不支，则易于转为变证。感邪之后，肺气不利，气郁则血滞，心血运行不畅，心失所养，或加原本心气不足，则易成心阳虚衰之变证。若邪毒化热化火，内陷心包，引动肝风，则形成邪陷厥阴之变证。

3. 正虚邪恋 小儿肺脏娇嫩，邪热伤肺，最易耗损阴津，余邪留恋不去，后期则转成阴虚肺热之证。体弱气虚儿或伴有其他疾病者，感受外邪后进一步损伤肺气、脾气，肺炎迁延，形成肺脾气虚之证候。

二、诊断与鉴别诊断

（一）诊断依据

1. 起病较急，临证以发热、咳嗽、气喘、鼻扇、痰鸣等为主，或有轻度发绀。
2. 病情严重者可见喘促不安，烦躁不宁，面色苍白，口唇发绀，高热持续不退。
3. 新生儿患本病时，多以不思乳食、口吐白沫、精神萎靡等症状为主，而无上述典型表现。
4. 胸部影像学、血液常规、C 反应蛋白、病原学等检查有助于临床诊断及对病情变化的判断。

（二）病证鉴别

1. 肺炎喘嗽与咳嗽 两者均有咳嗽，其鉴别要点见表 5–1–1。

表 5–1–1 肺炎喘嗽与咳嗽鉴别要点

鉴别要点	肺炎喘嗽	咳嗽
主要病机	肺气郁闭	肺气失宣
典型症状	发热、咳嗽、气急、鼻扇，甚至发绀	以咳嗽为主
发热	有	常见
气喘	常有	无
缺氧发绀	常有	一般无
肺部体征	有固定的中细湿性啰音	干啰音或多变的粗大湿性啰音
X 线检查	肺可见小片状、斑块状阴影，或见不均匀的大片状阴影	以肺纹理增粗、紊乱为主

2. 肺炎喘嗽与哮喘 哮喘有反复发作史，常有家族史及过敏史，以发作性咳嗽、气喘、喉间痰鸣、呼气延长为主，多不伴发热，肺部听诊可闻及哮鸣音。

三、辨证施护

【辨证要点】

1. 辨轻重 肺炎喘嗽轻症以咳嗽为主，发热不高，喘憋不明显。重症喘憋痰鸣，鼻扇，胸高气促，两胁扇动，下陷作坑。

2. 辨常证与变证 根据呼吸频率和节律、心率快慢、唇甲颜色、肝脏大小及是否有神昏、抽搐等辨别。常证以肺系征象为主，未累及其他脏腑，典型表现为发热、咳嗽、痰壅、气喘、鼻扇；变证除肺系征象外，已累及心、肝，见心阳虚衰或邪陷厥阴变证，表现为呼吸困难，甚至节律不整，呼吸浅促，面唇爪甲青紫，肝脏进行性肿大及神昏抽搐等。

【证候分型】

肺炎喘嗽常证的证候分型见表 5-1-2，变证的证候分型见表 5-1-3。

表 5-1-2　肺炎喘嗽常证证候分型

证型	证候表现	证机要点	护治法则	代表方
风寒郁肺	发热恶寒，无汗，呛咳不爽，呼吸气急，痰白而稀，口不渴，咽不红，舌淡红，苔薄白，脉浮紧，指纹浮红	风寒犯肺，肺失肃降，肺气郁闭	辛温宣肺，止咳平喘	三拗汤合葱豉汤或华盖散
风热郁肺	轻症见发热恶风，微汗，咳嗽气急，痰稠色黄，口渴，咽红肿痛，舌苔薄白微黄，脉浮数。重症见高热不退，咳嗽微喘，气急鼻扇，喉中痰鸣，口渴烦躁，面色红赤，尿黄便干，舌红苔黄，脉滑数，指纹紫红	风热袭肺，肺受火烁，热灼肺津，郁闭不宣	辛凉宣肺，清热化痰	银翘散合麻杏石甘汤
痰热闭肺	发热，烦躁，咳嗽喘促，呼吸困难，气急鼻扇，口唇紫绀，面赤口渴，喉间痰鸣，胸闷胀满，泛吐痰涎，舌红苔黄，脉滑数，指纹紫滞	肺被邪困，痰热蕴蒸，闭阻肺络，壅塞肺窍	清热涤痰，开肺定喘	五虎汤合葶苈大枣泻肺汤
毒热闭肺	壮热不退，咳嗽剧烈，痰黄稠难咯或痰中带血，气急喘憋，鼻翼扇动，胸高胁满，张口抬肩，鼻孔干燥，面色红赤，口唇紫绀，涕泪俱无，烦躁不宁，口渴引饮，小便黄少，便秘，舌红少津，舌苔黄燥，脉洪数，指纹紫滞	邪势炽盛，毒热闭肺，病情重笃，容易发生变证、危症	清热解毒，泻肺开闭	黄连解毒汤合麻杏石甘汤
阴虚肺热	病程较长，低热盗汗，面色潮红，口唇樱赤，干咳无痰，小便黄少，舌红乏津，苔少或花剥，脉细数，指纹淡紫	久咳伤肺，阴津耗伤，肺阴不足	养阴清肺，润肺止咳	沙参麦冬汤
肺脾气虚	低热起伏不定，汗出恶风，神疲乏力，面白少华，四肢不温，咳嗽无力，喉中痰鸣，纳呆便溏，舌质偏淡，苔薄白，脉细无力，指纹淡红	邪伤肺气，子病及母，肺脾气虚	补肺益气，健脾化痰	人参五味子汤

表 5-1-3　肺炎喘嗽变证证候分型

证型	证候表现	证机要点	护治法则	代表方
心阳虚衰	突然面色苍白而青，口唇发绀，呼吸浅促，额汗不温，四肢厥冷，虚烦不安或神萎淡漠，右肋下肝脏进行性肿大，舌质略紫，苔薄白，脉细弱而数，指纹青紫，可达命关	肺气严重闭阻，气滞血凝，不能贯通心脉	温补心阳，救逆固脱	参附龙牡救逆汤
邪陷厥阴	壮热烦躁，神昏谵语，四肢抽搐，口噤项强，两目上窜，呼吸浅促微弱或间歇叹息，舌质绛红，脉细数，指纹青紫，可达命关或透关射甲	邪毒炽盛，内陷厥阴，邪扰肝经，肺闭不宣，有垂绝之势	清心开窍，平肝息风	羚角钩藤汤合牛黄清心丸

【护理措施】

1. 起居护理　保持病室环境安静，整洁舒适，空气新鲜，阳光充足，定时通风换气，室内温湿度适宜。卧床休息，以减少机体氧耗，保证充足睡眠。床单位设护栏，衣被穿盖适宜，风寒郁肺者注意保暖，以防风寒之邪入里；风热郁肺者注意避风寒，出汗甚者应及时更衣。

2. 病情观察　密切观察患儿生命体征、咳嗽、气喘、鼻扇、神色、尿量、紫绀等症状的轻重程度，了解病情转归。对于高热患儿，应采取相应的降温措施，风寒郁肺者可用温水擦浴，禁用冷敷法，以防闭邪入里；风热郁肺者可用温水擦浴或用温水沐足。对于咳嗽、痰壅患儿，应鼓励其进行有效咳嗽、咳痰，协助翻身并予拍背，痰多黄稠时，可给予中药雾化吸入或吸引器吸痰，保持呼吸道通畅。对于气促患儿，给予氧气吸入，以改善缺氧症状。若见患儿突发烦躁不安，气喘加剧伴心慌，口吐粉红色泡沫痰，面色青紫、冷汗淋漓等，提示左心衰竭，及时报告医生，配合抢救。

3. 饮食护理 饮食宜清淡易消化，多饮水，多食蔬菜水果，忌食辛辣刺激、油腻荤腥之品，以免助热生痰。风寒郁肺者可用苏叶煎取浓汁，兑姜汁当茶饮，以散寒止咳；风热郁肺、痰热闭肺和毒热闭肺者可多食梨汁、藕汁、荸荠汁、萝卜汁等清凉饮料，以生津止渴，清热化痰，少进过甜的食物和饮料，以免助湿生痰；阴虚肺热者可常食百合粥、百合红枣汤及梨汁、橘汁、甘蔗汁等各种果汁，以养阴生津止咳，忌食煎炸、烘烤食物；肺脾气虚者应多食党参粥、黄芪粥、山药粥、薏苡仁粥等，以健脾益气；心阳虚衰者饮食宜低盐、易消化，少量多餐。

4. 情志护理 生活环境的改变加之吃药等治疗的痛苦，会使患儿产生恐惧心理。加强巡视，多关心、安慰和抚触患儿，减少恐惧感。开展有利于患儿身心愉悦的活动。各项治疗及护理操作尽量集中进行。

5. 用药护理 按时按量服用中药汤剂，并注意观察用药后反应。风寒郁肺汤药宜热服，服药后进食热粥或热饮促使发汗，注意加盖衣被，以取全身微汗，汗出后避免直接吹风；风热郁肺者汤药宜温凉服；痰热闭肺及毒热闭肺者汤药宜温服或凉服、少量频服；心阳虚衰者汤药宜急煎，频频热服。

6. 适宜技术 风寒郁肺高热患儿可按摩大椎、曲池、合谷等穴以散寒退热；风热郁肺患儿首选推涌泉、推脊，也可按摩大椎、风池、合谷等穴或点刺放血；高热惊厥时，可按压水沟、涌泉、十宣穴或挤掐四缝穴；痰液黏稠者可按摩定喘、丰隆、肺俞等穴；肺部啰音经久不消者，可行拔罐疗法；心阳虚衰时，可隔姜灸百会、气海、关元、神阙等穴，有回阳固脱之效；盗汗者可用五倍子粉醋调成糊状，敷神阙穴，或用糯稻根水煎服，或泥鳅煮汤喝。

知识拓展

四时辨体捏脊法

四时辨体捏脊法是基于四时养生理论和体质理论，在常规捏脊基础上，根据四时节气变化及儿童不同体质，增加推拿相应的穴位，达到防病强身目的的一种疗法。春季，肝经当令，阳气生发，腠理开疏，机体易受外邪侵扰，故加用肝俞、肺俞；夏季，心经行令，阳气旺盛，又多夹湿邪，困扰脾胃，故加心俞、小肠俞、脾俞、胃俞；秋季，肺经行令，燥气偏盛，最易伤及肺津，故加用肺俞、大肠俞；冬季，肾经行令，故加用肾俞、膀胱俞。痰湿体质者宜健脾化痰，加三焦俞、脾俞；内热质者加肝俞、心俞、大椎以清热；气虚质者加肺俞、脾俞以补益肺脾之气。由此调整体质及时节的偏颇，平衡阴阳，扶正祛邪，调和气血，疏通经络，提高脏腑生理功能，增强抗病能力，从而使人体“阴平阳秘，精神乃治”。

【健康教育】

1. 加强患儿营养，进食高热量、高蛋白、高维生素、清淡易消化的食物，多饮水，忌食生冷、辛辣、油腻、海腥发物之品。

2. 指导患儿积极参加体育锻炼，提倡户外活动，多晒太阳，以增强体质，预防呼吸道感染的发生。

3. 教育患儿注意个人卫生，勤洗手，咳嗽时用手帕或纸巾捂嘴，不随地吐痰，防止病菌污染空气而传染他人。

4. 外出注意气候变化，避免去公共场所，冬春季节衣着厚薄应适宜，注意保暖，避免受凉，远离烟雾刺激。

复习思考题

1. 肺炎喘嗽的病因病机。
2. 肺炎喘嗽的辨证要点。
3. 肺炎喘嗽出现心阳虚衰的表现。
4. 邪陷厥阴肺炎喘嗽的护理措施。

第二节　小儿泄泻

小儿泄泻是指由于脾胃功能失调所致，以大便次数明显增多，粪质稀薄，或如水样为主要临床表现的病证。本病发病年龄以婴幼儿为主，其中6个月～2岁的小儿发病率最高，是我国婴幼儿最常见的疾病之一，发病季节以夏秋多见。临床有轻症、重症之分。轻症者泻下次数不多，预后良好。重症者过度下泄，如果失治误治，易生变证，急则导致气阴两伤甚至阴竭阳脱而危及生命，或泄泻脾虚肝旺生风，发展为慢惊风；缓则导致疳证、小儿营养不良、生长发育迟缓等缠绵难愈的病证。

泄泻早在《内经》中就有记载。《内经》称之“飧泄”“濡泄”“溏泄”“洞泄”“滑泄”等，并提出导致泄泻的病因为外感六淫、饮食不节、起居不时等。《难经》称之“胃泻”“脾泻”“小肠泻”“大肠泻”，汉唐时期称之“下利”，宋代之后统称“泄泻”。《诸病源候论》首次论述了小儿泄泻，并详细阐述了泄泻的病因病机。《丹溪心法》详细鉴别了“利”与“痢”，并提出治泄十法。《景岳全书》提出“治泻不利小水，非其治也”的观点，一直受到后人的重视。《医宗金鉴·幼科心法要诀》曰：“小儿泄泻认须清，伤乳停食冷热惊，藏寒脾虚飧水泻，分消温补治宜精。”阐明了小儿泄泻的病因病机和辨证施治方法，对临床有重要的指导意义。

西医学中的消化不良、小儿肠炎、秋季腹泻、肠功能紊乱等，出现泄泻症状者，可参照本节辨证施护。

一、病因病机

本病常见病因有感受外邪、内伤乳食、脾胃虚弱及脾肾阳虚。病位在脾胃，可累及肝肾。基本病机为脾虚湿盛。

1. 感受外邪　小儿泄泻的发生与气候变化有密切的关系。风寒外侵，风聚于内，则湿自内生而致泻；寒邪客于小肠，小肠不得成聚而发为泄泻。暑湿浸淫，暑伤其气，湿困脾阳，以致水湿不运而致泻。火热内逼，直捣胃肠，以致水谷不能运化，则湿成而暴泻。可见外感六淫均可内伤脾胃而致泄泻。

2. 内伤饮食　内伤饮食是小儿泄泻较常见的病因。由于小儿脾常不足，运化功能尚未完善，若乳食不能自节，调护失宜，饮食无度，饮食不洁，或恣食生冷瓜果、肥甘厚腻及坚硬等难以消化的食物，容易伤及脾胃，脾伤则运化失职，胃伤则不能消磨水谷，从而清浊不分，混杂而下，并走大肠而发生泄泻。

3. 脾胃虚弱　脾主运化，主升，使水谷精微运化输布营养全身。胃主受纳腐熟水谷，主降，使水谷得以下行。二者一升一降，一纳一运，既分工又合作，共同完成受纳运化输布等一系列营养功能。小儿因禀赋素弱，或因病后失调，或因寒凉之药攻伐太过，均可导致脾胃虚弱，纳运失司，水谷不能运化，则水反为湿，谷反为滞，精华之气不能输布，乃致合污而下，并走大肠而致泄泻。

4. 脾肾阳虚 久泄，或久病之后，或过食寒凉之品，皆可导致肾阳虚损。肾阳不足，则命门火衰，肾阳不能温煦脾阳，则脾气运化功能减弱，不能腐熟水谷，以致完谷不化，泻下澄彻清冷，洞泄不止。

由于小儿稚阳未充、稚阴未长，患泄泻后较成人更易于损阴伤阳发生变证。重症泄泻患儿，泻下过度，易于伤阴耗气，出现气阴两伤，甚至阴伤及阳，导致阴竭阳脱的危重变证。若久泻不止，脾气虚弱，肝旺而生内风，可成慢惊风；脾虚失运，生化乏源，气血不足以荣养脏腑肌肤，久则可致疳证。

二、诊断与鉴别诊断

（一）诊断依据

1. 大便次数比平时明显增多，轻者每日 3 ～ 5 次，重者达 10 次以上，粪呈淡黄色，或蛋花汤样，或黄绿稀溏，或色褐而臭，或夹有少量黏液。可伴有恶心、呕吐、腹痛、发热、口渴等症。

2. 有乳食不节、饮食不洁或感受时邪的病史。

3. 重症泄泻及呕吐较严重者，可见神疲萎靡、高热烦渴、皮肤干瘪、囟门凹陷、目眶下陷、啼哭无泪、小便短少等脱水征象，以及口唇樱红、呼吸深长、腹胀等酸碱平衡失调及电解质紊乱的表现。

4. 临床分期，连续病程少于 2 周为急性泄泻；病程 2 周至 2 个月为迁延性泄泻；病程超过 2 个月为慢性泄泻。

5. 大便常规、病原学检查有助于诊断。

（二）病证鉴别

1. 生理性腹泻 多见于 6 个月以下婴儿，因初离母胎，脾胃纳运功能与母乳不相适应所致。表现为出生不久即出现便次增多，呈黄绿色稀便，但婴儿精神状态良好，食欲正常，无脾虚积滞、伤阴耗液之候，其生长发育良好，待年龄增长添加辅食后即可自愈。

2. 小儿泄泻与痢疾 两者均有排便次数增多、粪质稀薄。痢疾大便溏薄，便次增多，呈黏液脓血便，伴明显腹痛、里急后重感及肛周红肿，可有发热。大便常规检查可见脓细胞、红细胞及吞噬细胞，大便培养可有痢疾杆菌生长。

三、辨证施护

【辨证要点】

1. 辨寒热 根据大小便、肛门和舌苔情况辨别寒热。热泻者泻下如水或有黏液，色黄褐，热臭气重，小便色黄，肛门多灼热红赤，舌红，苔黄腻；寒泻者便清稀如水，色淡黄，臭气不显，小便色清，肛门无灼热红赤，舌淡，苔薄白腻。

2. 辨虚实 凡暴泻者多实，久泻者多虚，迁延难愈者多虚中夹实；腹胀痛者多实，腹虚胀喜按者多虚。

3. 辨证候特征　寒湿泄泻，泻多溏薄；湿热泄泻，泻多如酱黄色；食滞肠胃之泄泻，粪便臭如败卵，泻后痛减；肝气郁滞之泄泻，每因情志郁怒而增剧；脾气亏虚之泄泻，以大便时溏时泻，夹有水谷不化，稍进油腻之物，则大便次数增多；肾阳亏虚之泄泻，多发于晨起之时，以腹痛肠鸣、泻后则安为特点，又称为“五更泻”。

【证候分型】

小儿泄泻常证的证候分型见表 5–2–1，变证的证候分型见表 5–2–2。

表 5–2–1　小儿泄泻常证证候分型

证型	证候表现	证机要点	护治法则	代表方
风寒泻	大便清稀，多有泡沫，臭气不甚，腹痛肠鸣，或伴发热恶寒，鼻流清涕，咳嗽，舌淡，苔白腻，脉浮紧，指纹淡红	寒凝气滞，中阳受困，清阳不升，下陷作泻	疏风散寒，化湿和中	藿香正气散
湿热泻	暴注下迫，量多次频，大便稀薄，如水样或蛋花汤样，色黄或黄褐，气味秽臭，可夹少许黏液，肛门灼热发红，小便短赤，常伴腹痛，纳差，呕吐，发热，烦躁口渴，疲乏倦怠，舌红，苔黄腻，脉滑数，指纹红紫	湿热之邪，蕴结脾胃，纳运无权，为湿为滞	清肠解热，化湿止泻	葛根芩连汤
伤食泻	大便稀溏，夹有不消化食物残渣，气味酸臭，状如败卵，伴脘腹胀满，泻前腹痛，泻后痛减，腹痛拒按，嗳气酸馊，口臭纳呆，或伴呕吐，哭闹，夜卧不安，舌苔厚腻，脉滑实，指纹滞暗	乳食入胃，停积不化，化湿化滞，阻塞气机	运脾和胃，消食化滞	保和丸
脾虚泻	久泻不止，多于食后作泻，时轻时重，反复不已，大便稀溏，色淡不臭，面色少华，肌肤松弛，形体消瘦，神疲倦怠，舌淡，苔薄白，脉沉无力，指纹淡	脾胃虚弱，清阳不升，纳运无权，故食后作泻	健脾益气，助运止泻	参苓白术散
脾肾阳虚泻	久泄不止，食入即泻，大便稀溏，澄澈清冷，完谷不化，形寒肢冷，面色㿠白，精神萎靡，寐时露睛，甚则脱肛，舌淡，苔白，脉细弱，指纹色淡	脾肾阳虚，命火不足，阴寒内盛，中气下陷	温补脾肾，固涩止泻	附子理中汤

表 5–2–2　小儿泄泻变证证候分型

证型	证候表现	证机要点	护治法则	代表方
气阴两伤	泻下无度，甚则泻下不禁，便稀如水，精神萎靡或烦躁不安，囟门及目眶凹陷，皮肤干燥枯瘪，啼哭无泪，唇干齿燥，口渴引饮，小便短少，甚则无尿，舌绛无津或起芒刺，少苔或无苔，脉细数	泻下过度，水液耗损，阴津受劫，津伤液脱	健脾益气，酸甘敛阴	人参乌梅汤
阴竭阳脱	暴泻不止，次频量多，便稀如水，神疲气弱，表情淡漠，哭声微弱，啼哭无泪，面色青灰或苍白，冷汗自出，四肢厥冷，少尿或无尿，舌淡无津，苔薄白，脉沉而微	暴泻后阴液受损，出现阴损及阳，阴阳俱脱之象	挽阴回阳，救逆固脱	生脉散合参附龙牡救逆汤

【护理措施】

1. 起居护理　保持病室整洁安静，空气流通，温湿度适宜，湿热泻者病室宜凉爽。轻症者适当活动，以通调脏腑，增强体质；泄泻频繁并伴发热者，应卧床休息。加强生活护理，注意腹部保暖，以免外感风寒，加重泄泻。保持口腔清洁、湿润，避免口唇干裂破溃；注意保持臀部清洁干燥，勤换尿布，每次便后用温水清洗臀部并擦干，防止臀红，如发生红臀，局部可涂紫草油膏以防破溃。具有传染性者，应执行消化道隔离，患儿的大便、便盆、尿布、痰盂等应分类消毒，妥善处理。

2. 病情观察 观察大便的次数、性状、颜色、气味及量，准确记录出入量。注意体温、脉搏、呼吸、血压及神志变化，防止变证的发生。若见患儿暴泻不止、频繁呕吐，精神萎靡或烦躁不安、囟门及目眶凹陷、皮肤干燥、口渴、尿少等，为脱水征象；若久泻者出现面色青灰或苍白、冷汗自出、四肢厥冷、尿少或无尿等，为阳气外脱之征象，应立即配合医生抢救。

3. 饮食护理 控制饮食，以减轻脾胃负担。轻症婴幼儿宜适当减少乳食，缩短喂奶时间和延长间隔时间；重症者应暂禁食，病情好转后逐渐增加饮食量，由少到多，由稀到稠。风寒泻者宜食姜汁茶等辛温食物；湿热泻者宜食赤豆、冬瓜、茯苓，可用芦根、竹叶煎水代茶饮，忌油腻辛辣和生热燥火的食物；伤食泻者应严格控制饮食，停食脂肪类和不易消化的食物，待腹中宿食泻净，自流食开始，逐渐恢复进食，注意少食多餐；脾虚泻者宜食芡实粥、扁豆粥、山药核桃粥、薏苡仁粥等补中健脾之品；脾肾阳虚泻者可食党参粥、黄芪粥、山药大枣粥等，以补脾温肾。

4. 情志护理 加强巡视，多关心、安抚患儿，消除紧张情绪，腹痛时多与其交流，分散其注意力，以减轻疼痛。对患儿进行各项护理操作时，做好解释，尽量减少患儿的痛苦和恐惧。

5. 用药护理 按时按量服用中药汤剂，注意观察用药后症状缓解情况。风寒泻者汤药宜偏热服；脾虚泻、寒湿泻者汤药宜热服；阴竭阳脱者汤药宜热服、频服。

6. 适宜技术 可根据不同证型给予不同方药行脐部穴位贴敷。腹痛者可行腹部按摩，腹胀者可给予腹部热敷，或用食盐炒热温熨脐部，或用葱姜泥敷脐。呕吐者可指掐合谷、内关、胃俞穴。风寒泻者可灸中脘、足三里、气海、三阴交等穴，或隔盐隔姜灸神阙穴，同时灸天枢、长强等穴，也可揉外劳宫、推三关、摩腹、揉脐、揉龟尾；湿热泻者可揉天枢、中脘、阴陵泉穴；伤食泻者可推板门、摩腹、点揉天突；脾虚泻者可推三关、摩腹、推上七节骨、捏脊，重按肺俞、脾俞、大肠俞；脾虚泻及脾肾阳虚泻可灸足三里、中脘、神阙等穴。

【健康教育】

1. 指导家长及患儿注意饮食卫生，养成良好的卫生习惯，食物应新鲜、清洁；饮食宜定时定量，勿暴饮暴食，食具定期消毒，教育患儿饭前便后洗手，勤剪指甲。

2. 指导合理喂养，宣传母乳喂养的优点，提倡母乳喂养，尽量避免在夏季或患儿生病时断奶。按时逐步添加辅食，不宜过快，品种不宜过多，防止过食、偏食及饮食结构突然变化。食欲不振或情志不畅时，不宜强制进食。

3. 指导患儿适当参加户外活动，多晒太阳，以增强体质。

4. 注意气候变化，及时增减衣服，防止受凉或过热，冬天注意保暖，尤其注意避免腹部受凉，夏天多饮水。

复习思考题

1. 小儿泄泻常见的发病原因。
2. 小儿泄泻寒热虚实的辨别。
3. 根据小儿大便性状辨别泄泻的证型。
4. 小儿泄泻的饮食调护措施。

第三节 积 滞

积滞是指因小儿内伤乳食，停聚中脘，积而不化，气滞不行所致，以不思乳食、食而不化、嗳气酸腐、脘腹胀满、大便不调为主要临床表现的一类慢性脾胃病证。任何年龄的小儿均可发生，其中以婴幼儿最为多见。本病一年四季均可发生，并无明显的季节性，但夏秋季节暑湿当令之时发病率较高。本病可单独出现，也可兼夹于泄泻、疳证、感冒等其他疾病中。本病一般预后良好，但也有个别小儿积滞日久，迁延失治，脾胃功能严重受损，导致气血化源不足，营养及生长发育障碍，可转化成疳证。

关于“积”的记载最早见于《灵枢·百病始生》:“积之始生，得寒乃生，厥乃成积也。”但其所言之“积”，范围极广，并不专指儿科“积滞”之积。隋·巢元方在《诸病源候论·宿食不消候》中记载:“小儿宿食不消者，脾胃冷故也。”提出积滞病机为小儿乳食寒冷过度，日久导致脾胃虚寒，不能磨消乳食，致使食物经宿不消，其成因和证候与积滞相似。积滞病名首见于明代《婴童百问·四十九问》:“小儿有积滞，面目黄肿，肚热胀痛，复睡多困……粪白酸臭，此皆积滞也。”明代《保婴撮要·食积寒热》云:“小儿食积者，因脾胃虚寒，乳食不化，久而成积。”其明确指出了小儿食积的发生原因。清代《医宗金鉴·幼科心法要诀》在总结前人经验的基础上，又将积滞分成乳滞、食滞进行辨证施治，症状详细，药方实用而有效，为后世所推崇。

西医学中的慢性消化不良、轻度营养不良症等，均可参照本节辨证施护。

一、病因病机

本病主要是由乳食失节、脾胃损伤，导致脾胃运化功能失调或脾胃虚弱，腐熟运化不及，乳食停滞不化所致。病位在脾胃，其病机关键为乳食停聚中焦，积而不化，气滞不行。

1. 乳食内积　小儿脾常不足，乳食不知自节。若哺乳不节，过频、过多、过急，或暴饮暴食，尤其是过食生冷、油腻或坚硬难化之物，以致脾胃的腐熟运化功能失调，宿食停聚中焦，积而不化，酿成积滞。

2. 脾虚夹积　先天禀赋不足，脾胃素虚，或久泻久痢之后，调养失宜，或过用寒凉攻伐之品等因素引起脾胃虚寒，脾胃本虚，运化失职，乳食稍有不慎，则停滞不化，而成积滞。

若积久不消，迁延失治，则可进一步损伤脾胃，导致气血生化乏源，营养不足，生长发育障碍，形体日渐消瘦而转为疳证。

二、诊断与鉴别诊断

（一）诊断依据

1. 有伤乳、伤食的病史。

2. 以不思乳食，食而不化，嗳气酸腐，脘腹胀满，大便不调，气味酸臭为特征。可伴有烦躁不安，夜间哭闹或呕吐等症。

3. 大便常规检查可见不消化食物残渣、脂肪滴。

（二）病证鉴别

1. 积滞与厌食　两者同属脾胃病，厌食以长期食欲不振为主要特征，一般无腹脘胀满、大便酸臭等症。积滞可有厌食症状，但其不思乳食是由宿食内停所致。

2. 积滞与疳证　两者均有食欲异常。疳证以形体消瘦，有明显的脾胃症状和精神症状为主要特征；而积滞病情较轻，以不思乳食，食而不化，脘腹胀满，大便酸臭为主要特征。但两者之间关系密切，若积滞积久不消，脾胃运化功能失调，影响水谷精微吸收，以致形体消瘦，可转化成疳证。

三、辨证施护

【辨证要点】

1. 辨虚实　一般积滞初病时多为实证，积久则虚实夹杂，或实少虚多，或实多虚少。实证者，病程较短，表现为脘腹胀痛，拒按，伴有低热，哭闹不安等症状；虚中夹实者，病程较长，表现为形体消瘦，脘腹胀满，喜按，神疲乏力等症状。

2. 辨轻重　轻症者表现为不思乳食，呕吐酸馊，大便酸臭且有食物残渣；重症者除有上述症状外，还伴有面黄恶食，胸胁苦满，脘腹胀满，手足胸腹灼热，或午后发热，烦躁易怒，夜寐不安等症。

【证候分型】

积滞的证候分型见表 5-3-1。

表 5-3-1　积滞证候分型

证型	证候表现	证机要点	护治法则	代表方
乳食内积	乳食少思或不思，嗳腐吞酸，恶心呕吐，脘腹胀满，疼痛拒按，烦躁哭闹，夜眠不安，手足心热，大便秽臭，舌质淡红，苔白垢腻，脉象弦滑，指纹紫滞	乳食内积，停积于中，气机壅滞，化湿化热	消乳化食，导滞和中	乳积者，选消乳丸；食积者，选保和丸
食积化热	不思乳食，口干，脘腹胀满，腹部灼热，手足心热，心烦易怒，夜寐不安，小便黄，大便臭秽或秘结，舌质红，苔黄腻，脉滑数，指纹紫	多见于素体内热较盛者，或食积日久，停积于中，郁而化热	清热导滞，消积和中	枳实导滞丸
脾虚夹积	面色萎黄，形体消瘦，神倦乏力，不思乳食，食则饱胀，腹满喜按，呕吐酸馊，夜寐不安，大便溏薄酸臭，夹有乳瓣或食物残渣，舌质淡，苔白腻，脉细滑，指纹淡滞	脾胃虚弱，运化无力，积滞内停	健脾助运，消食化滞	健脾丸

【护理措施】

1. 起居护理　居室环境整洁安静，温度适宜。生活有规律，保证足够的睡眠时间，养成良好的生活习惯。食积呕吐患儿注意口腔护理。

2. 病情观察　密切观察患儿饮食量，腹痛、腹胀部位、性质和程度，若有呕吐，观察记录呕吐物的量、色、性状，以及小儿神色、口唇、舌质、舌苔的变化。如发现任何异常，应立即通知医生，并做酌情处理。

3. 饮食护理　注意调节饮食，乳食要定时定量。纠正偏食、挑食的习惯。婴幼儿不宜食用煎炸食品。因乳食内积，停乳的婴儿暂不哺乳，不强迫哺喂。呕吐者，暂停饮食，给予生姜水数滴滴舌；腹胀者，轻轻按摩腹部；便秘者，给予蜂蜜水冲服，必要时用开塞露导泻通便；脾虚食积者，饮食宜松软、清淡，循序渐进添加辅食，避免过多、过杂。

4. 情志护理　本病易使小儿产生抑郁、焦虑的负性情绪。应积极仔细地倾听患儿诉说，及时觉察患儿的情绪变化，进行心理疏导，鼓励他们积极参与娱乐活动，使患儿情绪乐观、放松。

5. 用药护理　乳食内积者中药汤剂宜浓煎分次喂服，丸剂宜用温水溶化喂服，脾虚夹积者中药汤剂宜温服，服药期间饮食宜温热。注意观察服药后的反应，如出现异常，及时处理。

6. 适宜技术　乳食内积及脾虚夹积者均可进行耳穴贴压，取胃、脾、大肠、神门、交感等耳穴，左右交替。乳食内积者可以按揉中脘、足三里，推下七节骨，分推腹阴阳；脾虚夹积者可以补脾经，揉按足三里。以上各证均可配合捏脊法，也可按摩中脘、足三里、气海、大肠俞、胃俞、脾俞等穴，以助消积。

【健康教育】

1. 鼓励家长母乳喂养，定时定量。添加辅食要遵循从一种到多种，由少到多，由稀到稠，循序渐进的原则。

2. 少吃肥甘滋腻和生冷坚硬的食物，婴幼儿不宜食煎炸食品，应鼓励小儿多食蔬菜，少吃零食，不挑食、偏食，养成良好的饮食习惯。

3. 养成良好的生活习惯，合理安排作息时间，保证充足的睡眠，经常到户外活动，增强抗病能力，促进身心健康。

复习思考题

1. 积滞的诊断要点。
2. 小儿积滞的预防措施。

第四节　疳　证

疳证是因喂养不当，或罹患其他疾病，使脾胃受损、气液耗伤所致，以面色无华、毛发干枯、精神萎靡或烦躁、形体消瘦、肚腹胀大、青筋暴露、饮食异常、大便不调为主要临床表现的病证。本病多见于5岁以下小儿，四季均可发病，无明显的季节性。因起病缓慢，病程迁延，以致严重影响患儿的健康与发育，严重者还可导致阴竭阳脱，故古人将之视为“恶候”，列为儿科四大要证之一。近年来，随着生活质量和医疗保健水平的提高，本病发病率明显下降，若经有效治疗，绝大多数患儿预后良好，仅少数重症或有严重兼症者，预后较差。

疳之病名首见于隋·巢元方《诸病源候论·虚劳骨蒸候》:“蒸盛过伤，内则变为疳，食人五脏；久蒸不除，多变成疳。”指出疳为内伤慢性疾病，可涉及五脏。宋·钱乙在《小儿药证直诀·脉证治法》曰:“疳皆脾胃病，亡津液之所作也。”首次提出疳证之名，明确指出疳证的病位、病机变化主要在脾胃，病理基础是津液气血消亡。明·虞抟在《医学正传·诸疳证》云:“数食肥，令人内热。数食甘，令人中满。盖其病因肥甘所致，故命名曰疳。”

西医学中的小儿营养不良及多种维生素缺乏症等病证，可参照本节辨证施护。

知识拓展

挑刺四缝穴治疗小儿疳证

四缝穴属于经外奇穴，在《孙培荣针灸验案汇编》中，不但对四缝穴的取穴定位进行了描述，并附有歌诀:“小儿面黄隐白癍，食多肌瘦腹胀坚，脐凸青筋常啼泣，棱针四缝莫教偏。”挑刺四缝穴有调理脾胃、调和脏腑、畅通百脉等功效，治疗小儿疳证临床疗效确切，操作简便，可行性强。

一、病因病机

疳证的病因为饮食不节，喂养不当，禀赋不足，或其他疾病影响，其中以饮食不节、喂养不当最为常见。本病的病变脏腑主要在脾胃，可涉及五脏，其病理变化是脾胃损伤，亡津耗液，其基本病机为脾胃失健，受纳运化功能失调。

1. 饮食失节 小儿脾常不足，若乳食失节，过食肥甘生冷，则食积内停，壅聚中焦，酿成积滞，脾胃受纳运化功能失调，水谷精微不能吸收，以致形体消瘦，气液内亏，形成疳证。

2. 喂养不当 小儿神识未开，乳食不能自节，若小儿生后母乳匮乏，或过早断乳，或哺乳期间未及时添加辅食，则造成营养失调，使脾胃生化乏源，无以化生气血，气液亏损，形体日益消瘦而成疳证。

3. 禀赋不足 先天禀赋不足，孕期久病、多胎、双胎、早产损伤胎元，以致生后脾肾素亏，元气虚惫，纳谷不香，食而不化，水谷精微摄取不足，气血不荣，形体消瘦，而成疳证。

4. 其他疾病影响 多因患儿久泻久痢，或时行热病、反复感染，或虫证、肺痨等慢性病，或误用攻伐、失于调治，致使津液大伤，脾胃俱虚，虚火内炽，气血亏损，肌肉消灼，形体羸瘦，终成疳证。

二、诊断与鉴别诊断

（一）诊断依据

1. 形体消瘦，体重可低于同龄儿童正常均值 15% 以上，严重者干枯羸瘦，体重可低于同龄儿童正常均值 40% 以上。

2. 兼有面色不华，毛发稀疏枯黄，或精神不振，烦躁易怒，或喜揉眉擦眼，吮指磨牙，或饮食异常，大便干稀不调，肚腹膨胀等症状。

3. 有喂养不当，先天禀赋不足，病后失调及长期消瘦等病史。

4. 血常规、血液生化检查有助于诊断。

（二）病证鉴别

1. 疳证与厌食 两者均属于小儿常见脾胃病证，都是由于喂养不当，脾胃运化功能失调所致。而厌食的主要症状表现为长期食欲不振，厌恶进食，食量减少，但患儿并无明显消瘦，且精神状态良好。本病病位在脾胃，并不涉及他脏，预后良好。具体鉴别要点见表 5–4–1。

2. 疳证与积滞 积滞与疳证相比，其病情轻浅，以实证为主，临床以不思乳食，食而不化，嗳腐吞酸，大便酸臭，脘腹胀满为主要特征，与疳证以形体消瘦为特征有着明显的区分。但两者也密切相关，若积滞积久不消，脾胃运化功能失调，影响水谷精微吸收，以致形体消瘦，可转化成疳证。具体鉴别要点见表 5–4–1。

表 5–4–1 厌食、积滞、疳证的鉴别要点

鉴别要点	厌食	积滞	疳证
病因病机	喂养不当，纳化失司	内伤乳食，停聚不消	脾胃虚损，气血精液耗伤
病位	脾胃	脾胃	主在脾胃，常及他脏
病程	较长	较长	长
主症	长期食欲不振，食量减少，厌恶进食	不思乳食，食而不化，脘腹胀满	形体消瘦，面黄发枯
其他	精神尚好，腹无所苦，大便尚可	大便酸臭，嗳吐酸腐	饮食异常，精神萎靡或烦躁，大便不调
治疗	运脾开胃	消积化滞	健运脾胃
预后	一般良好或日久成疳	积久不消转化为疳	较差，影响生长发育

三、辨证施护

【辨证要点】

1. 辨虚实 本病为虚实夹杂病证，故首先应根据病程，辨别虚实。本病最初大多偏实，中期虚实互见，晚期以虚为主。但在辨明虚实的同时，还要注意“有胃气则生，无胃气则死”的道理，在治疗上，要处处以顾护脾胃为本。若饮食尚可，则胃气尚存，预后较好；若胃气消亡，则预后不良。

2. 辨轻重 疳证初期，面黄发疏，多见厌食，形体略瘦，病情轻浅，属实证、轻症；疳证由轻到重，则见烦躁易怒，夜卧不宁，形体明显消瘦，肚腹膨胀或嗜食异物等，属虚实夹杂证，病情较重；若病情进一步发展，涉及他脏，可见形体极度消瘦，皮肤干瘪，貌似老人，杳不思食，腹凹如舟，精神萎靡，属虚证、重症，病情危重。

3. 辨兼证 兼证主要发生在干疳或疳积重症阶段，因累及的脏腑不同，故症状也有很大差异。若脾病及心，则口舌生疮，谓之“口疳”；若脾病及肝，白翳遮睛，干涩夜盲，谓之“眼疳”；若脾病及肺，则潮热久咳；若脾病及肾，则鸡胸龟背；若脾阳虚衰，水湿泛溢肌肤，则肌肤水肿，谓之“疳肿胀”；若脾虚失摄，血不归经，溢出于脉，则皮肤出现紫癜，为疳证恶候，提示气血皆干，经脉不固；若出现神志恍惚，杳不思纳，胃气全无者，为阴竭阳脱之危候，将有阴阳离决之变，须格外引起重视。

【证候分型】

疳证的常证证候分型见表 5–4–2，兼证证候分型见表 5–4–3。

表 5–4–2 疳证常证证候分型

证型	证候表现	证机要点	护治法则	代表方
疳气	形体略瘦，面色萎黄少华，毛发稀疏，多见厌食，或多食多便，性急易怒，精神欠佳，大便或溏或秘，舌质略淡，苔薄微腻，脉细有力，指纹淡	疳证初期表现，由于乳食不节，杂食乱投，饥饱失常，损伤脾胃而致	调脾健运	资生健脾丸
疳积	形体明显消瘦，面色无华，肚腹膨胀，甚则青筋暴露，毛发稀黄如穗结，精神烦躁，睡眠不宁，或伴有揉眉挖鼻，咬指磨牙，食欲减退，或嗜食异物，大便干结或溏泄臭秽，舌淡苔腻，脉沉细而滑，指纹紫滞	疳证中期表现，多为疳气发展而来，由脾胃虚损，运化不及，化源不足，积滞内停所致	消积理脾	肥儿丸
干疳	形体极度消瘦，毛发干枯，面白无华，皮肤干瘪起皱，呈老人貌，大肉已脱，皮包骨头，精神萎靡，啼哭无力，腹凹如舟，杳不思纳，时有低热，大便稀溏或便秘，口唇干燥，舌质多淡嫩，苔少，脉细弱，指纹淡	疳证之晚期，皆因脾胃衰败，津液干涸，气血俱虚，久而延成此证	补益气血	八珍汤

表 5–4–3 疳证兼证证候分型

证型	证候表现	证机要点	护治法则	代表方
眼疳	两目干涩，畏光羞明，黑睛混浊，眼角赤烂，白翳遮睛或有夜盲，舌质红，苔薄白，脉细	脾病及肝，肝阴不足，精血耗损，不能上荣于目	养肝柔肝，滋阴明目	石斛夜光丸
口疳	面赤唇红，口舌生疮，甚则满口糜烂，秽臭难闻，五心烦热，睡眠不宁，小便短赤，或吐舌、弄舌，舌尖红，苔薄黄，脉细数	口为脾之窍，舌为心之苗，脾病及心，胃阴不足，心火上炎	清心泻火，滋阴生津	泻心导赤散
疳肿胀	面色无华，神疲乏力，足踝浮肿，甚或波及全身及四肢浮肿，按之凹陷难起，四肢欠温，小便短少，舌质淡嫩，苔薄白，脉沉迟无力	疳证日久，脾阳不足，脾病及肾，脾肾阳虚，水湿不运	健脾温阳，利水消肿	防己黄芪汤合五苓散

【护理措施】

1. 起居护理 病室保持空气新鲜，阳光充足，温度适宜，注意保暖，防止受凉，衣被尽量柔软，夏天可用温水擦浴，促使气血流通。重视皮肤护理，保持皮肤清洁干燥，勤洗澡，及时更换潮湿的尿布，保持衣服、床单的干燥，卧床患儿应勤翻身，防止受压部位发生压疮。加强口腔护理，特别是口疳患儿，口腔的疮面可局部涂药以控制炎症，或选用中药制剂进行口腔护理。做好消毒隔离，勿与其他感染患儿同住一室，以防交叉感染。

2. 病情观察 加强巡视，密切观察患儿的形体、精神、面色、毛发、饮食、皮肤、哭声的变化，注意小儿体位及头部位置是否适当，若见眼部出血、疼痛、分泌物增多及其他变化，应及时通知医生，并酌情处理。虫证患儿应特别注意腹痛情况，观察面色、呕吐及二便的变化。如发现面色苍白，剧烈呕吐，四肢厥冷，大便秘结等症状，此为虫聚肠中，梗阻肠道，属蛔虫窜心之危候，需立即通知医生，重症及有并发症的患儿应防止阴阳离绝的发生。

3. 饮食护理 饮食尽量选用与患儿消化能力相符的食物，且要定时定量。给予患儿高热量、高蛋白、高维生素、低盐、低脂饮食。疳气者，饮食应以麦类为主，如易于消化又富含营养的面糊、面条、麦片、米粥等，忌油腻厚味；疳积者可少食多餐，忌生冷瓜果，可多喝肉汤、菜汤等；干疳者，若能进食则给予流质、半流质饮食，注意饮食调补，且要供给一定能量，不能进食者，应遵医嘱予静脉补液。

4. 情志护理 对性情急躁，脾气怪癖及嗜食异物的患儿应耐心诱导，不能大声斥责，积极疏导患儿，使其保持心情舒畅。鼓励患儿多参加户外娱乐活动或游戏，避免激动、焦躁等负面情绪，以防情绪变化而加重病情。

5. 用药护理 遵医嘱给予胃蛋白酶、胰酶或多酶片助消化。加用维生素 A、维生素 C、复合维生素 B 以改善代谢和促进食欲。眼疳患儿遵医嘱给予口服维生素 A 时，最好用滴管喂服，肌注维生素 A 时，应行深部肌内注射。中药汤剂以温热服用为宜，并观察用药后反应。

6. 适宜技术 疳气者可予推拿、捏脊疗法，补脾经，补肾经，运八卦，揉板门、足三里等；疳积者可补脾经，清胃经、心经、肝经，捣小天心，分手阴阳、腹阴阳；干疳者可补脾经、肾经，揉二马、足三里；疳气及疳积者还可采用捏脊法，但本法不能用于极度消瘦者。疳积者，可取四缝常规消毒，用三棱针或采血针在穴位上快速点刺，挤压出黄白色黏液或血少许。

【健康教育】

1. 提倡母乳喂养，添加辅食要遵循先稀后干、先素后荤、先少后多的原则，逐渐添加，以免引起腹泻。纠正小儿的不良饮食习惯，断乳后，给予易消化且富含营养的食物。

2. 合理安排患儿的作息时间，保证充足睡眠，适当户外活动，多晒太阳，加强锻炼，提高抗病能力，预防各种感染性疾病及贫血，并注意保暖。

3. 定期测量小儿的身高、体重，并进行体格检查，观察小儿生长发育是否正常，若有异常，立即到医院就诊。

复习思考题

1. 疳证的用药护理措施。

2. 小儿疳证的预防措施。

第五节　惊　风

惊风是由外感及内伤所致，以高热、抽搐、昏迷为主要临床表现的病证。本病因风动而发惊，故称惊风。惊风又可分为急惊风和慢惊风。急惊风起病暴急，病程短，疾病性质为阳热实证，持续高热，昏迷、抽搐症状明显，但时间短；慢惊风起病缓慢，病程长，疾病性质为阴寒虚证，可无发热或者症状较轻，昏迷、抽搐症状不明显，但持续时间较长。抽搐时的主要表现可归纳为八种，即搐、搦、掣、颤、反、引、窜、视，古人称之为“惊风八候”，并伴有惊、风、热、痰四证。本病是小儿时期常见的一种恶候，被列为古代儿科四大证之首，此病一般以 1 ～ 5 岁的小儿为多见，年龄越小，发病率越高，一年四季均可发生。本病的病情变化迅速，不仅威胁着小儿的生命，还会影响到小儿的智力发育。

惊风在宋代以前并无此名，易与痫证混淆，如《备急千金要方·惊痫》曰：“少小所以有痫病及痉病者，皆由脏气不平故也。”直至北宋王怀隐《太平圣惠方·治小儿急惊风诸方》曰：“夫小儿急惊风者，由气血不和，夙有实热，为风邪所乘，干于心络之所致也，心者神之所舍也。”始有惊风之名，还将惊风分为急惊风与慢惊风两类，认为其病机为风邪所乘，入舍于心所致。南宋《小儿卫生总微论方·惊痫论上》曰：“小儿亦有因惊所传，或诸病久发，见此证者，皆因脾胃虚怯，而生风所为也，故俗谓慢脾风矣。”指出慢脾风的存在，并将惊风分为急惊、慢惊、慢脾风三类。明·万全在《幼科发挥·惊风后余证》中又列出了“惊退而哑”“惊退而筋脉不舒”等病变，表明古代医家更进一步认识了惊风后的许多变证与后遗症。

西医学中的小儿惊厥等，可参照本节辨证施护。

一、病因病机

急惊风病变部位主要在心、肝二脏，常由外感时邪、痰热积滞或暴受惊恐所致，病机关键为邪陷厥阴，蒙蔽心窍，引导肝风。慢惊风病位重在肝、脾、肾三脏，常因久吐久泻、热病或大病之后，以致脾胃受伤，肝木侮土，脾虚生风；或因急惊风后祛邪未尽，而致阴虚风动，辗转而成。

（一）急惊风

1. 外感时邪

（1）*感受风邪*　逢冬春之交，寒暖不调，气候骤变，小儿腠理不密，极易感受风邪。风为阳邪，易于传变，蕴而化热化火，热盛生痰，痰盛发搐，故表现为头痛、发热、神昏、项强、抽风等症。

（2）*感受暑邪*　当夏秋时节，暑气旺盛，小儿元气薄弱，极易感受暑邪。暑为阳邪，化火最速，传变急骤，暑必夹湿，湿为阴邪，若被热蒸，则化为痰浊，蒙闭清窍；内动肝风，则见高热、神昏、惊厥等症。

（3）*感受疫疠之邪*　疫病之邪，其性暴烈，多带传染，化热化火最速，引动肝风，内陷心包，起病即可致实热内闭之象，见神昏、抽风等症。

2. 内蕴湿热　饮食不洁、误食污秽或毒物，湿热疫毒蕴结肠腑，内陷心肝，扰乱神明，而致高热昏厥，抽搐不止。

3. 暴受惊恐　小儿神志怯弱，元气未充，若猝见异物，乍闻异声，或不慎跌仆，暴受惊恐，则心失守舍，神无所依，惊惕不安；或致痰涎上壅，蒙蔽清窍，引动肝风而惊搐。

（二）慢惊风

1. 脾虚肝旺 由于暴吐暴泻，久吐久泻，或急惊治疗不当，过用峻利之剂，或他病误汗误下，导致脾阳不振，中土虚亏，脾虚肝旺，肝亢化风，而成慢惊之证。

2. 脾肾阳衰 禀赋不足，脾肾素亏，复因泄泻，阴寒内盛，使阳气外泄，则脾阳受损，继而损及肾阳，从而引起脾肾阳虚。病至于此，皆虚极之候，虚极生风而成慢惊风。

3. 阴虚风动 急惊或温热病后，迁延未愈，耗伤阴液，肾阴亏损，不能滋养肝木，以致水不涵木，筋失濡养，阴虚风动而成慢惊风。

二、诊断与鉴别诊断

（一）诊断依据

1. 急惊风

（1）本病以 3 岁以下婴幼儿最为多见，5 岁以上则逐渐减少。

（2）患儿有明显的原发疾病，如感冒、肺炎喘嗽、流行性乙型脑炎、中毒性细菌性痢疾、流行性腮腺炎等。

（3）有接触疫疠之邪，或暴受惊恐史。以发热、四肢抽搐、颈项强直、角弓反张、神志昏迷为主要临床表现。

（4）三大常规、脑脊液、脑电图、脑部 CT 等检查有助于诊断。

2. 慢惊风

（1）多起病缓慢，病程较长。可表现为面色苍白，嗜睡无神，抽搐无力，时作时止，或两手颤动，脉细无力。

（2）有长期泄泻、反复呕吐、初生不啼、急惊风、解颅、佝偻病等病史。

（3）脑电图、脑脊液、头颅 CT、血液生化等检查有助于明确诊断。

（二）病证鉴别

1. 急惊风与痫证 痫证又称癫痫，与急惊风都有抽搐、昏迷症状，然而痫证常有家族史、反复发作史，但醒后一如常人，多不伴有发热，且脑电图常有特异性癫痫波形。

2. 惊风与厥证 厥证是由阴阳失调、气机逆乱而引起，以突然昏倒、不省人事、四肢逆冷为主要表现的一种病证。厥证多出现四肢厥冷而无肢体抽搐或强直等表现。

三、辨证施护

【辨证要点】

1. 辨惊风四证 惊风四证包括热、痰、惊、风。高热目赤，唇颊鲜红，烦渴冷饮，便秘尿赤，甚至神昏谵语为热证；咳嗽气促，痰涎壅盛或满口痰浊，喉中痰鸣，声如拽锯，神志不清或昏迷为痰证；昏谵惊叫，或恐惧不安为惊证；牙关紧闭，口角牵引，二目窜视，四肢抽搐，项背强直，甚则角弓反张为风证。惊风四证是古代医家对急惊风病机变化和临床表现的高度概括。急惊风发作时，往往热、痰、惊、风四证并见，大多混同出现，难以截然分开。

2. 辨惊风八候 惊风八候是指搐、搦、颤、掣、反、引、窜、视。搐，肘臂伸缩不定；搦，十指开合不已；颤，手足头身动摇；掣，肩膊抽掣，势如相扑；反，项背强直，角弓反张；引，手臂如挽弓形状；窜，目珠斜视或偏左，或偏右；视，直视似怒，睛露不活。八候的出现，表示惊风已在发作。但是，惊风发作之时，不一定八候都出现，而且发作时急慢强弱的程度也不尽相同。

3. 辨惊风的性质　急惊风多病势急暴，形证有余，八候表现急速、强劲、有力，性属阳证、热证、实证。慢惊风多病势缓慢，形证不足，八候表现迟缓、震颤、无力，性属阴证、寒证、虚证。如果慢惊风进一步发展，严重损伤小儿阳气，出现阳气衰败的危象，又称为慢脾风，仍属于慢惊风的范畴。

4. 辨轻重　抽搐不重，抽搐次数不多，随抽随醒者，病情较轻。病势急暴，抽搐频繁，神志不清者，病情危重。

【证候分型】

急惊风的证候分型见表 5–5–1，慢惊风的证候分型见表 5–5–2。

表 5–5–1　急惊风证候分型

证型	证候表现	证机要点	护治法则	代表方
风热动风	起病急骤，头痛，发热，咳嗽，咽痛，鼻塞，流涕，咽红，随即出现烦躁，神昏，惊厥，舌苔薄白或黄，舌质红，脉浮数	风热之邪郁于肌表，邪热炽盛，热极动风	疏风清热，息风镇惊	银翘散
气营两燔	起病急骤，高热多汗，头痛项强，烦躁嗜睡，恶心呕吐，口渴便秘，舌红苔黄，抽搐，脉数有力。病情严重者高热不退，反复抽搐，神志昏迷，舌苔黄腻，脉滑数	暑热疫毒充斥气分，内热炽盛，消耗津液	清热凉血，息风开窍	清瘟败毒饮
邪陷心肝	起病急骤，高热不退，神志昏迷，烦躁口渴，谵语，两目上视，反复抽搐，舌质红，苔黄腻，脉弦滑	邪毒入里，内热炽盛，邪热逆传心包，神明无主，内陷厥阴，肝风内动	清心开窍，平息肝风	羚角钩藤汤
湿热疫毒	持续高热，神志昏迷，谵语，频繁抽风，腹痛呕吐，大便腥臭或夹脓血，舌质红，苔黄腻，脉滑数	感受湿热疫毒，邪毒充斥表里，迫入营血，蕴结肠胃	清热化湿，解毒息风	黄连解毒汤合白头翁汤
暴受惊恐	暴受惊恐后惊惕不安，面色时青时赤，身体战栗，夜间惊啼，喜投母怀，甚至抽风，惊厥，神志不清，大便色青，舌苔薄白，脉象数乱或指纹紫滞	惊则伤心，心气受损，神志不宁，气机逆乱，引动肝风	镇惊安神，平息肝风	琥珀抱龙丸

表 5–5–2　慢惊风证候分型

证型	证候表现	证机要点	护治法则	代表方
脾虚肝旺	形神疲惫，面色萎黄，不欲饮食，嗜睡露睛，大便稀溏，色见青绿，时有肠鸣，四肢不温，抽搐无力，时作时止，舌淡苔白，脉沉弱	久病正虚，脾阳虚衰，寒湿内生，肝木横逆犯脾	温中健脾，缓肝理脾	缓肝理脾汤
脾肾阳衰	精神极度萎靡，沉睡昏迷，面色无华或灰滞，口鼻气凉，额汗涔涔，四肢厥冷，手足蠕动震颤，大便澄澈清冷，舌质淡，苔薄白，脉细无力	阳气衰弱，寒湿下趋	温补脾肾，回阳救逆	固真汤合逐寒荡惊汤
阴虚风动	虚烦低热，形容憔悴，面色萎黄或时有潮红，手足心热，大便干结，肢体拘挛或强直，抽搐时重时轻，苔少或无苔，舌绛少津，脉细数	久热伤阴，肝肾之阴不足，阴虚动风	育阴潜阳，滋肾养肝	大定风珠

【护理措施】

1. 起居护理　保持居室环境安静和空气流通，避免强光和噪音。进行护理操作时动作要轻柔，避免一切不必要的刺激。加强口腔护理，口腔溃疡者可涂锡类散或西瓜霜。重视皮肤护理，可用中药汤剂擦浴，及时更换尿片及衣服，便后及时用温水擦浴，以防压疮的发生。床旁设置防护床档，防止坠地摔伤。专人守护，以防惊风发作时受伤。发作时应有人守候患儿身旁，避免碰伤、坠伤，不可强行按压，以免造成骨折。

2. 病情观察　密切观察患儿抽搐发作的次数、持续时间、程度及体温、呼吸、脉搏、血压、瞳孔、面色、四肢皮肤温度和湿度等变化。抽搐发作时将患儿平放于床上，头侧向一边，松解衣领，保持呼吸道通畅，用开口器或清洁纱布包裹的压舌板放于上下臼齿间，以防咬破舌体，切勿强制按压、牵拉，以防骨折；高热患儿，及时给予物理或药物降温，保持呼吸道通畅，必要时给予氧气吸入。

3. 饮食护理　患儿抽搐时禁食，抽搐停止后给予清淡易消化的饮食。昏迷者给予鼻饲；高热惊厥者，应及时补充液体，防止津液耗伤；痰涎壅盛者可予白萝卜汁或荸荠汁；肝肾阴虚者宜食滋阴清补之肴，如银耳汤、猪肝汤等，忌温热动火之品；脾肾阳虚者，宜给予健脾温肾的食物，如山药、核桃、龙眼肉、红枣等。

4. 情志护理　如有自卑、退缩、孤独等心理障碍，应配合家长对患儿进行鼓励、疏导，消除紧张和恐惧情绪，使患儿情志舒畅，避免因恐惧、惊慌而诱发病情。

5. 用药护理　中药宜浓煎，少量频服，不可强行灌服，抽搐时不宜喂服中药。一般药物遵医嘱按时按量服用，且要遵循“急惊合凉泻，慢惊合温补”的原则。出现抽搐症状时，遵医嘱准确、迅速给药，观察用药后的疗效。

6. 适宜技术　惊风发作时，针刺或指掐水沟、十宣、合谷、百会、涌泉等穴，牙关紧闭者指掐下关、颊车、合谷等穴或用生乌梅擦牙，使抽搐尽快停止。慢惊风可取交感、神门、皮质下、肝、心、脾等耳穴，行王不留行籽贴压；脾阳虚者，可艾灸足三里、关元、中脘等穴，以疏通经络，调和气血，补益脾肾。高热抽搐者，应及时采取降温措施。

【健康教育】

1. 向患儿家长讲解惊风急救处理措施，如发作时指压水沟穴，不能摇晃或随意移动患儿等，发作缓解后迅速将其送往医院检查。

2. 根据季节变化及时增减小儿的衣服。注意饮食卫生，营养均衡搭配，以增强小儿体质，提高其抗病能力，避免惊恐，减少疾病，防止惊风的发生。

3. 创造条件参加娱乐活动，使患儿心情舒畅，情志条达。多到户外活动。

4. 惊风反复发作者，嘱家长通过游戏等方式观察患儿有无耳聋、肢体活动障碍等神经系统后遗症，如发现异常，及时诊治。

复习思考题

1. 小儿惊风的辨证要点。
2. 急惊风的病情观察内容。
3. 预防小儿惊风复发的措施。

第六节　遗　尿

遗尿是因肾气不足、膀胱虚冷所致，以 5 周岁以上的儿童夜间不能自主控制排尿，经常睡中小便自遗，醒后方觉为主要临床表现的病证，又称“遗溺”“尿床”。本病多见于 10 岁以下儿童，男孩多于女孩。本病持续时间长短不一，可呈一时性，也可持续数日、数月甚至数年。若长期不愈，会使儿童心理负担过重，产生自卑感，甚至影响其性格、智力的发育。

遗尿在《内经》中早有论述，多称为“遗溺”。《素问·宣明五气》曰：“五气所病，膀胱不利为癃，不约为遗溺。”《灵枢·本输》曰：“足三焦者，太阳之别也。并太阳之正，入络膀胱，约下焦，实则闭癃，虚则遗溺。遗溺则补之，闭癃则泻之。”《灵枢·邪气脏腑病形》曰“肝脉……微滑为遗溺”，指出三焦虚和肝所生病与遗溺的关系。隋·巢元方《诸病源候论·小儿杂病诸候》曰：“遗尿者此由膀胱虚冷，不能约于水故也。”认为遗尿与膀胱虚冷，不能制水有关。明·张景岳在《景岳全书》中提到：“梦中自遗者，惟幼稚多有之。俟其气壮而自固，或少加调理可愈，无足疑也。”指出小儿遗尿与发育未全有关。

西医学中的遗尿，可参照本节辨证施护。

一、病因病机

本病病因以肾气不足、膀胱虚冷为主，病位虽在膀胱，但与三焦、肾、肺、脾、肝、心关系密切，基本病机为膀胱失约。

1. 肾气不足，下元虚寒　小儿肾气不足，下元虚寒，膀胱失于温养，气化功能失调，闭藏失职，不能约制水道，故遗尿也。夜主阴，卧则阳气内敛，夜卧时虚寒尤甚，故睡中小便自遗。

2. 脾肺气虚，膀胱失约　肺气虚，上不能输布津液，下不能制约膀胱，故决渎失司，津液不藏；脾气虚则运化失职，上不能散津于肺，也不能制水于下，故脾肺气虚，水道约束无权，膀胱失约，开合失度而致遗尿；气属阳，气虚则阴盛，入夜阴盛阳衰，气虚更甚，故而夜间遗尿。

3. 肝经湿热，火热内迫　若湿热之邪郁于肝经，湿热郁而化火，火热内迫，可使肝之疏泄失调，则膀胱失约而发为遗尿。

4. 心肾失交　小儿因排尿习惯不良或白天嬉戏过度、夜间睡眠过熟而失去对排尿的警觉，与心主神明失调有关。心神不宁，水火不济，心肾失交，则夜梦纷纭，或欲醒不能，或熟睡不醒，而发生梦中遗尿。

二、诊断与鉴别诊断

（一）诊断依据

1. 发病年龄在 5 周岁以上，寐中小便自出，醒后方觉。
2. 睡眠较深，不易唤醒，每夜或隔几天发生尿床，甚则一夜尿床数次。
3. 尿常规及尿培养均无异常，泌尿系统 B 超、腰骶部 X 线或 MRI 等检查有助于诊断。

（二）病证鉴别

1. 尿失禁　本病特点为小便自遗而不分昼夜，出而不禁，量少而次数较多，多见于先天发育不全或脑病后遗症的患儿。

2. 淋证　本病特点为尿频、尿急、尿痛，白天清醒时小便也急迫难耐而尿出，尿常规检查有白细胞或脓细胞。

三、辨证施护

【辨证要点】

辨寒热虚实　虚寒者遗尿日久，小便清长无味，量多次频，兼见形体虚弱，面白唇淡，神疲气短，舌淡苔白，脉细无力；实热者遗尿日浅，尿黄短腥臊，量少灼热，兼见形体壮实，面红唇赤，性情急躁，舌红苔黄，脉数有力。

【证候分型】

遗尿的证候分型见表5-6-1。

表5-6-1　遗尿证候分型

证型	证候表现	证机要点	护治法则	代表方
肾气不足	睡中经常遗尿，量多次频，多则一夜数遗，小便清长，醒后方觉，伴面白少华，神疲乏力，腰膝酸软，形寒肢冷，智力较同龄儿稍差，舌淡苔白，脉沉迟无力	肾气不足，下元虚冷，失于温养固摄	温补肾阳，固涩止遗	菟丝子散
脾肺气虚	睡中遗尿，尿频而量不多，面色少华，神疲乏力，少气懒言，食欲不振，大便溏薄，常自汗出，易感冒，舌质淡，苔薄白，脉缓弱	脾肺气虚，三焦气化不利，膀胱失约	补肺健脾，升阳固摄	补中益气汤合缩泉丸
肝经湿热	睡中遗尿，次数较少，尿量不多，色黄味臊，性情急躁，龂齿夜惊，睡眠不宁，手足心热，面赤唇红，舌红，苔黄腻，脉滑数有力	湿热内蕴，郁于肝经，疏泄失利，下迫膀胱	泻肝清热，疏利止遗	龙胆泻肝汤

【护理措施】

1. 起居护理　保持病室环境安静、舒适、寒暖适宜。肾气不足或肺脾气虚者应注意保暖；肝经湿热者病室温度不宜过高，保持一定的湿度，褥垫不宜过厚，衣被不可过暖。指导患儿入睡前排空膀胱，内裤宜宽松。肾气不足者睡前可用温水泡足，睡时用暖水袋暖足；肝经湿热者睡前可用冷水搓面，温水泡足。一旦发生遗尿，应及时更换衣被，保持皮肤清洁干燥。

2. 病情观察　观察小便的次数、量、颜色、气味及伴随症状，以判断病情。观察并记录遗尿发生的时间、规律，以便按时提前唤醒患儿起床排尿，逐步养成自控排尿的习惯。

3. 饮食护理　肾气不足者饮食不宜过咸以免伤肾，平日可食芡实、莲子、大枣粥以补肾固摄，冬季可食狗肉、羊肉以温补肾阳；脾肺气虚者宜选择营养丰富、易消化吸收的食物，宜食山药、莲子、大枣粥，以健运脾胃之气；肝经湿热者饮食宜清淡，忌食辛辣刺激、肥甘厚味的食物，多食新鲜水果和蔬菜。白天可正常饮水，晚餐最好少进流质饮食，睡前控制饮水量，以减少遗尿的发生。

4. 情志护理　嘱家长多与患儿沟通、交流，了解遗尿的诱发因素，消除患儿紧张的情绪及羞涩、自卑的心理，使其肝气条达，疏泄调畅，从而建立治疗与康复的信心，以便积极配合治疗。

5. 用药护理　按时按量服用中药汤剂，宜白天服用，以减少夜尿量。

6. 适宜技术　取关元、中极、三阴交、肾俞、膀胱俞、夜尿点（掌面小指第2指关节横纹中点处等）行穴位按摩。取气海、关元、中极等穴艾灸。取膀胱、肾、脾、三焦、心、脑及神门等穴，用王不留行籽行耳穴贴压。可行小儿推拿，补肾经、揉外劳宫各100～300次，按揉百会、揉丹田、揉关元、揉气海各 1 ～ 2 分钟，按揉肾俞（双侧）、按揉三阴交（双侧）各 50 ～ 100 次，捏脊 3 ～ 5 遍，最后擦腰骶部，以透热为度，上推七节骨 100 次。每日推拿 1 次，适用于下元虚寒证。

【健康教育】

1. 指导家长应耐心教育和引导患儿，不要羞辱、斥责及惩罚，以消除患儿的紧张心理，使之树立战胜疾病的信心，积极配合治疗。

2. 指导家长临睡前唤醒患儿排尿一次，并逐渐将唤醒排尿时间延至晨起，或留心观察患儿睡眠中的动作，如睡中突然手足舞动或翻转不安，应唤醒排尿，以培养患儿醒觉排尿的习惯。

3. 指导患儿注意休息，适当控制活动，白天不要过度玩耍，防止过度疲劳，养成每日午睡的习惯，避免夜间睡眠太深而不能自醒排尿。加强身体锻炼，以增强体质。

复习思考题

1. 如何做好遗尿的健康指导工作。
2. 如何指导遗尿患儿的日常起居护理。

第七节　丹　痧

丹痧是因感受痧毒疫邪，以发热、咽喉肿痛或伴糜烂、杨梅舌、全身皮肤弥漫性猩红色皮疹为主要临床表现的病证，亦称为“丹疹”“猩红热”。本病是儿科常见急性出疹性传染病之一，四季均可发生，以冬春两季多见。任何年龄都能发病，以 2 ～ 8 岁儿童发病率较高。若早期发现，及时治疗，一般预后良好。少数患儿可继发心悸、水肿、痹证等病证。

清代顾玉峰《丹痧经验阐解》始有“丹痧”之名。因其症见咽喉肿痛糜烂，皮肤色赤猩红，皮疹细小如沙，故称“烂喉痧”“烂喉丹痧”等。清·曹心怡的《喉痧正的》曰：“喉痧由疫毒内伏，其未发之先，必五内烦躁，手掌心热，渐渐咽喉痛，憎寒发热，胸闷，口渴，有痧者，热势必壮……”其描述了喉痧的病因和症状表现。《丁甘仁医案·喉痧症治概要》中记载：“有烂喉痧一症，发于冬春之际，不分老幼，遍相传染。发则壮热烦渴，丹密肌红，宛如锦纹，咽喉肿烂，一团火热内炽。”指出丹痧是一种具有强烈传染性的疾病，也称为“疫喉”“疫喉痧”“疫疹”。

西医学中的猩红热，可参照本节辨证施护。

一、病因病机

本病发生的主要原因为感受痧毒疫邪，乘时令不正之气、寒暖失调之时、机体脆弱之机，邪毒经口鼻袭于肺胃，由表及里，侵入人体引起发病。若痧毒内陷，或余毒未尽，则可致变证。病位主要在肺胃，可涉及心、肝、肾和筋骨关节。

1. 邪侵肺卫　疫疠邪毒为温热时毒，从口鼻而入，驻于咽喉，内犯肺胃。始则见发热头痛、咽喉红肿等肺卫表证；继而肺胃邪热蒸腾，咽喉为肺胃之门户，邪毒化火，上攻咽喉，壅滞气机，则咽喉红赤，肿胀疼痛，发腐溃烂，谓之烂喉。

2. 毒炽气营　肺胃受邪之后，正邪相争，侵入气营，内伏血分，外透于肌肤，发为痧疹，色红如丹。毒重者痧疹密布，融合成片，其色泽紫黯或有瘀点，同时可伴见壮热烦渴、嗜睡萎靡等表现。邪毒内灼，热耗阴津，可见舌光无苔，舌红生刺，状如杨梅，故称“杨梅舌”。

3. 肺胃阴伤　疫病后期，邪未尽，正气亏虚，阴伤津耗，体质未复，多现肺胃阴伤证候，肌肤蜕皮，干咳便结。

若邪毒炽盛，伤于心络，耗损气阴，心失所养，可致心神不宁、心悸、脉结代；毒陷于肝，则有抽搐昏迷等危重症状；若毒热未清，流窜筋骨关节，可引起骨节痹痛；痧毒内归，肺、脾、肾功能失调，水湿停聚可成水肿病证。

二、诊断与鉴别诊断

（一）诊断依据

1. 本病以发热、咽喉肿痛或伴腐烂、全身弥漫性猩红色皮疹为主症。起病急骤，多数患者在发病后 12 ～ 24 小时内出现丹痧，1 日之内遍布全身。

2. 咽部及喉核充血、肿胀，表面有黄白腐物易拭去，或软腭部位有红色小出血点，颈部臖核肿大。丹痧最早见于耳后、颈部、上胸部、腋下、腹股沟，渐及背部、腹部和四肢，面部潮红无皮疹，口唇周围苍白，疹退后有片状脱屑。

3. 多发于冬春季节，有流行病史和接触史。

4. 血常规、咽拭子培养等检查有助于诊断。

（二）病证鉴别

1. 丹痧与麻疹 两者均有发热、咽痛。麻疹病初有明显的上呼吸道症状，起病后第 3 ～ 4 日出疹，皮疹之间有正常皮肤，呈暗红色丘疹，疹后脱屑留有棕色斑痕。疹形亦与丹痧不同，麻疹虽发热、咽痛但无咽部糜烂。

2. 丹痧与风疹 两者均有皮疹。风疹全身症状轻，无咽痛溃疡，于发热 1 ～ 2 日后出疹，呈稀疏淡红色小丘疹，疹后无脱屑及色素沉着，无弥漫性皮肤潮红，耳后及枕下淋巴结常肿大，风疹病毒特异抗体效价上升等有助诊断。

三、辨证施护

【辨证要点】

丹痧属温病，一般可按卫气营血辨证。病在初期，发热恶寒，咽喉肿痛，痧疹隐现色红，病势在表，属邪犯肺卫；出疹期，见壮热口渴，咽喉糜烂有白腐，皮疹猩红如丹或紫黯如斑，病势在里，属毒炽气营；恢复期表现为口渴唇燥，皮肤脱屑，舌红少津，属邪衰正虚，气阴耗损。

【证候分型】

丹痧的证候分型见表 5–7–1。

表 5–7–1 丹痧证候分型

证型	证候表现	证机要点	护治法则	代表方
邪侵肺卫	发热恶寒，头痛面赤，口渴，肌肤无汗，咽喉肿痛，影响吞咽，皮肤潮红，痧疹隐现，舌红赤，苔薄白或苔薄黄，脉浮数有力	邪犯肺卫，郁于肌表	辛凉宣透，清热利咽	解肌透痧汤
毒炽气营	壮热不退，烦躁口渴，咽喉肿痛，甚者糜烂，全身皮肤密布细小红疹，色红如丹，甚则疹色紫红或瘀点，皮疹由颈、胸开始，继而弥漫全身，压之褪色，面颊潮红，口唇周围皮肤苍白，见疹 1 ～ 2 天后舌质红绛起刺，舌苔黄糙，继则剥脱，状如杨梅，脉数有力	邪在气营，热毒炽盛	清气凉营，泻火解毒	凉营清气汤

续表

证型	证候表现	证机要点	护治法则	代表方
疹后阴伤	丹痧布齐后1～2天，身热渐退，咽部糜烂疼痛减轻，或见低热，唇干口燥，或伴有干咳，食欲不振，舌红少津，苔剥脱，脉细数。疹退后皮肤脱屑、脱皮	邪毒渐清，肺胃阴伤	养阴生津，清热润喉	沙参麦冬汤

【护理措施】

1. 起居护理 保持居室安静、空气清新。发热期间应卧床静养，避风寒，防止并发症。一般在退疹后1周可逐渐下床活动。注意皮肤清洁，勤剪指甲，避免搔抓，防止皮肤感染。忌用肥皂清洗，以免刺激。皮肤脱皮时，半脱落处可用剪刀修去，嘱患儿切勿撕剥皮屑。保持口腔清洁，可用淡盐水或银花甘草液含漱。唇部涂液状石蜡，以防干裂。

2. 病情观察 疾病初期注意观察发热及咽喉肿痛、糜烂程度，以及局部有无皮疹开始出现，若有皮疹，详细观察和记录皮疹的透发和分布情况。疾病后期注意观察有无并发症的发生，如出现心悸、胸闷、水肿、尿血，或关节肿痛，及时报告医师，配合处理。

3. 饮食护理 饮食宜清淡、易消化的流质或半流质品，摄入足够的水分与热量，多食水果及蔬菜，忌油腻辛辣及鱼腥发物。食物温度适宜，不宜过冷过热，减少对咽部的刺激。口渴者予以甘凉生津的饮料，如甘蔗汁、梨汁等。咽喉肿痛显著者予甘桔饮利咽、祛痰。恢复期应逐渐过渡到高蛋白、高热量的半流质饮食，如鸡肉泥、藕粉、莲子粥等。病情好转可改为软饭，但仍应注意少油腻及无辛辣刺激的食物，并保持大便通畅。

4. 情志护理 患儿须隔离治疗，尤其学龄儿童应予劝慰开导，适时解释病情，安心休息，配合治疗。烦躁不安者要耐心调护，防止哭吵过度而加重症状。

5. 用药护理 中药宜浓煎，少量温服、频服。中成药可给清热解毒口服液等。口渴者可用鲜芦根煎汤代茶饮；咽喉肿痛溃烂者可用西瓜霜、锡类散、冰硼散吹喉，以消肿止痛、祛腐生肌。出疹时皮肤发痒可选用防风、蝉蜕煎水洗浴。使用退热剂后应密切观察体温及汗出情况，汗出较多时应及时更换内衣，注意保暖，防止复感外邪。

6. 适宜技术 发热、咽喉肿痛者，可行穴位按摩法，取大肠、肺、胃经穴位为主，配合大椎、合谷、风池、曲池、太溪、太冲、三阴交等穴。咽喉肿痛者，可用冰硼散、珠黄散吹药于喉中。皮肤瘙痒明显者，可予炉甘石洗剂、黄连膏涂擦，或用薄荷煎水外洗以缓解症状。

【健康教育】

1. 丹痧传染性强，通过空气飞沫传播，应执行呼吸道隔离制度，尤其是发病24小时以内，至症状消失，咽培养3次阴性，无并发症方可解除隔离。对密切接触的易感者，需检疫观察7～12天。

2. 居室保持每日通风换气。患儿的衣物及分泌排泄物应消毒处理。疾病流行期间，儿童集体场所应经常进行消毒。冬春流行季节，尽量不去公共场所，外出戴口罩，减少传染机会。

3. 小儿稚阳之体，卫外不固，易染邪成病，故平素加强患儿体质锻炼，顺应节气，调适冷暖，以防并发症。保持皮肤、口腔清洁，易感儿童加强预防，可口服板蓝根、大青叶等清热解毒中药煎剂。

复习思考题

1. 丹痧疹退后皮肤脱屑与脱皮的护理措施。

2. 丹痧的健康教育内容。

第八节 痄 腮

痄腮是由感受风温时邪，壅阻少阳经脉所致，以发热、耳下腮部肿痛为主要临床表现的急性传染病，多伴有头痛、咽痛、食欲不振、全身不适等症状。本病多见于3岁以上儿童，尤以学龄儿童高发，一年四季均可发病，但以冬春季多见。一般预后良好，少数患儿由于邪毒炽盛，可见邪陷心肝之变证，部分年长患儿还会因毒窜睾腹出现少腹疼痛、睾丸肿痛等症，感染后可获终身免疫。

明·窦梦醒《疮疡经验全书》始称"痄腮"，"此毒受在牙根耳聍，通过肝肾气血不流，壅滞颊腮，此是风毒症。"指出了本病的病因和病机特点。元·朱丹溪《局方发挥》中称本病为时行腮肿。明·李梴《医学入门》称为搭腮肿，《证治准绳》称为腮颌发。明·陈实功《外科正宗·痄腮》阐明"痄腮乃风热湿痰所生，有冬温后天时不正感发传染者多，两腮肿痛，初发寒热"，并提出内服柴胡葛根汤、外敷如意金黄散的治疗方法。清·陆以湉《冷庐医话·杂病》记载："痄腮之症，初起恶寒发热，脉沉数，耳前后肿痛，隐隐有红色，肿痛将退，睾丸忽胀。"清·高秉钧《疡科心得集·辨鸬鹚瘟耳根痈异证同治论》说："夫鸬鹚瘟者，因一时风温偶袭少阳，络脉失和。生于耳下，或发于左，或发于右，或左右齐发。"

西医学中的流行性腮腺炎，可参照本节辨证施护。

一、病因病机

痄腮发生的主要原因是外感风温邪毒，出现邪犯少阳及热毒壅盛之常证，重者可见毒窜睾腹和邪陷心肝之变证。其病变部位在足少阳胆经，严重者可累及足厥阴肝经。病机为邪毒壅阻足少阳经脉，与气血相搏，凝聚于耳下腮部。

1. 邪犯少阳 外感风温邪毒，从口鼻而入，壅阻足少阳经脉，邪毒与气血相搏，凝滞于耳下腮部，则耳下腮颊漫肿而痛，热毒壅盛则见里热实证。

2. 毒窜睾腹 足少阳胆经与足厥阴肝经互为表里，病则相互传变，若邪由足少阳胆经传于足厥阴肝经，结于少腹，可发少腹痛、睾丸肿痛等。

3. 邪陷心肝 温毒炽盛，热极生风，内窜心肝，扰乱神明，则可出现高热、昏迷、抽搐等。

二、诊断与鉴别诊断

（一）诊断依据

1. 发病前2～3周有流行性腮腺炎接触史。

2. 以发热、耳下腮部漫肿疼痛为诊断的主要依据。一般急性发病，发热1～2天后，以耳垂为中心腮部漫肿，边缘不清，皮色不红，压之疼痛或有弹性，通常先发于一侧，继发于另一侧，口腔内颊黏膜腮腺管口可见红肿。

3. 腮腺肿胀持续4～5日开始消退，整个病程1～2周。

4. 常见并发症有睾丸炎、附睾炎、胰腺炎等，也有并发脑膜炎者。

5. 血常规、血清淀粉酶、尿淀粉酶、血清特异性抗体等检查有助诊断。

（二）病证鉴别

发颐　西医称化脓性腮腺炎。多为一侧腮部肿痛，无传染性，常继发于热病之后，表皮泛红，疼痛剧烈，按压腮部可见口腔内腮腺管口有脓液溢出。

三、辨证施护

【辨证要点】

1. 辨轻重　轻者不发热或发热不甚，腮肿不坚硬，属温毒在表；重者发热高，腮肿坚硬，胀痛拒按，属热毒在里。

2. 辨常证、变证　凡发热、耳下腮肿，但无昏迷、抽搐、睾丸肿痛或少腹疼痛者，病在少阳经为主，属常证；若高热不退、神志不清、反复抽搐，或睾丸肿痛、少腹疼痛者，病在少阳、厥阴二经，属变证。

【证候分型】

痄腮的证候分型见表 5-8-1。

表 5-8-1　痄腮证候分型

证型		证候表现	证机要点	护治法则	代表方
常证	邪犯少阳	轻微发热，或微恶寒，一侧或双侧耳下腮部漫肿疼痛，张口不利，咀嚼不便，头痛，饮食减少，咽红，舌质红，苔薄白或薄黄，脉浮数	邪犯少阳，温毒在表	疏风清热，散结消肿	柴胡葛根汤
	热毒壅盛	壮热烦躁，一侧或两侧耳下腮部漫肿疼痛，坚硬拒按，张口困难，咀嚼酸痛，口渴欲饮，头痛不舒，咽红肿痛，颌下肿块胀痛，大便秘结，小便短赤，舌质红，苔黄腻，脉数有力	温毒入里，热毒壅盛于少阳经脉	清热解毒，软坚散结	普济消毒饮
变证	邪陷心肝	高热不退，耳下腮部漫肿，疼痛不舒，坚硬拒按，烦躁不安，或神识昏迷，或神昏嗜睡，颈项强硬，头痛呕吐，四肢抽搐，舌红绛，苔黄腻，脉数有力	邪毒内陷，热扰心肝	清热解毒，息风开窍	清瘟败毒饮
	毒窜睾腹	腮部漫肿渐消，或腮肿消退，一侧或双侧睾丸肿胀疼痛，或脘腹疼痛，或少腹疼痛，疼痛拒按，舌红赤，苔黄腻，脉数有力	邪毒不清，内窜厥阴，流滞于少腹部	清肝泻火，活血止痛	龙胆泻肝汤

【护理措施】

1. 起居护理　高热者卧床休息，限制活动，避免跳跃性动作。患儿应实行隔离至腮肿消退后3天。患儿食具及口鼻分泌物污染之用品应经常煮沸消毒或暴晒。发热期间注意口腔清洁，进食前后予以温盐水或金银花甘草液漱口，必要时给予口腔护理。邪陷心肝者，病室应保持安静，光线柔和，减少刺激。出现神志昏蒙、肢体抽搐时，应立即取平卧位，松开衣领，保持呼吸道通畅，必要时给予吸氧吸痰。出现睾丸肿大伴压痛感时，可对局部进行冷敷，并用丁字形布带将睾丸托起以改善患儿的局部症状。

2. 病情观察　密切观察患儿体温、腮部肿胀情况，及时发现变证。发热、耳下腮肿，但无昏迷、抽搐、睾丸肿痛或少腹疼痛者，病情较轻；若高热不退、神志不清、反复抽搐，或睾丸肿痛、少腹疼痛者，病情较重。

3. 饮食护理　宜选流质或半流质饮食，忌酸、硬、辣等刺激性食物及鱼虾等发物，忌煎炸爆炒、熏烤食物，避免引起唾液增多，肿痛加剧。邪犯少阳者，宜吃平性及凉性食品，多吃新鲜瓜果蔬菜，可食用马齿苋、绿豆、赤小豆、西瓜等；热毒蕴结者，可给予清热解毒、养阴生津之品，如荸藕茅根饮、梨汁、地丁公英饮。

4. 情志护理　患儿因腮腺肿胀疼痛而情绪不宁，应耐心劝慰，防止哭闹过度而加重病情。因腮肿疼痛、张口困难而厌食，宜帮助其稳定情绪，引导鼓励进食。

5. 用药护理　中药汤剂宜浓煎，少量多次频服。邪犯少阳者可用小柴胡冲剂。热毒壅盛及邪陷心肝者可口服清开灵冲剂。局部肿胀处可用如意金黄散外敷，或紫金锭、青黛散醋调外敷。热毒引睾窜腹者，可遵医嘱用延胡索、木香粉、郁金粉冲服，以理气止痛。

6. 适宜技术　取翳风、颊车、合谷、外关等穴，行穴位按摩，高热配曲池、大椎；睾丸肿痛配太冲、血海、三阴交。可掐天庭、水沟、十宣等穴镇惊止搐。穴位照射（用氦－氖激光）取少商穴、合谷穴、阿是穴（肿大的腮腺局部）、曲池穴、风池穴等。或用新鲜仙人掌、鲜蒲公英、鲜芙蓉叶、鲜马齿苋，捣烂贴敷局部。可行小儿推拿，运用分阴阳、推三关、退六腑、推脾土、运太阳、运八卦、揉内劳宫、拿合谷、掐揉风池、掐五指节等手法，每日 1 次，重症患儿每日 2 次。

【健康教育】

1. 隔离患儿直至腮腺肿胀完全消退为止。流行期间幼儿园及小学要经常检查，有接触史及腮部肿痛的可疑患儿密切观察。

2. 接种麻－风－腮三联疫苗或腮腺炎疫苗可预防本病的发生。病后可有持久免疫力。

3. 流行季节可口服板蓝根冲剂或金银花煎服，以防传染。

复习思考题

1. 痄腮的常用外治方法。

2. 痄腮的辨证要点。

3. 痄腮的预防措施。

第九节　麻　疹

麻疹是因感受麻疹时邪，侵犯肺脾两经所致，以发热恶寒、咳嗽咽痛、鼻塞流涕、泪水汪汪、麻疹黏膜斑及全身红色斑丘疹、皮疹消退后有糠麸样脱屑和色素沉着斑为主要临床表现的一种急性出疹性传染病。在古代被列为儿科四大要证之一。发病年龄以 6 个月至 5 岁小儿居多，常发生在冬春两季，传染性强。本病若治疗调护适当，出疹顺利，大多预后良好；若邪毒较重，正不胜邪，可引起逆证、险证，危及生命。患病后一般可获终身免疫。

麻疹属中医学“温病”范畴，其文献记载多散在于“发斑”“瘾疹”“赤疹”“丹疹”等。宋·钱乙的《小儿药证直诀·疮疹候》曰：“始发潮热三日以上，热运入皮肤，即发疮疹，而不甚多者，热留肤腠之间故也。”记载了本病的典型症状，并称为“疮疹”。元·滑伯仁的《麻疹全书》明确指出麻疹具有传染性和终身免疫力。古代医家言其为正麻，由于胎毒，合天行时令之气，皆强调麻疹治宜宣透，并论述了不同调护措施，如明·张景岳《景岳全书·麻疹诠》云：“凡患疹之人，不拘大小，自起到收必皆喜饮凉水，此不必禁，但宜少不宜多，宜频不宜顿，则毒气随之渐解。”清·谢玉琼的《麻科活人全书》记载：“风寒本是外来，麻证终始最宜速避，如获不谨，失于避忌，一受风寒则令肌肤干燥，腠理闭密，遂至麻毒不得发越而难出矣。”明·王肯堂《证治准绳·幼科》指出："麻疹初出，全类伤风，发热咳嗽，鼻塞面肿，涕唾稠黏，全是肺经之证。"

西医学中的麻疹，可参照本节辨证施护。

一、病因病机

麻疹发病的主要原因为感受麻疹时邪，从口鼻吸入，侵犯肺脾两经。病机为邪犯肺脾，肺脾热炽，外发肌肤。按照病程，有顺证和逆证的病机变化。病变部位主要在肺脾，可累及心、肝。

1. 邪犯肺卫　肺主皮毛，属表，开窍于鼻，司呼吸，邪毒犯肺，早期主要表现为肺卫症状，属麻疹初热期。

2. 邪入肺胃　脾主肌肉和四肢，麻毒邪入气分，皮疹出现全身达于四末，疹点出齐，为正气驱邪外泄，是为出疹期。麻疹时邪，侵于肺卫，郁阻于脾，由表入里，正邪相争，外透肌肤，皮疹按序透发，常可伴有气分热证，重者出现营血分证候。

3. 阴津耗伤　疹透之后，邪随疹泄，热去津伤，易伤津耗阴，尤以肺胃阴亏津伤多见，即为疹子收没的疹回期。麻毒随疹透而泄，麻疹渐次收没，则疾病可趋于康复。

若疹点由内达外，由里达表，疹出全身及四末，表示顺证，预后良好；若热毒亢盛，而正气不能托邪外泄，或因邪盛化火而内陷，则可导致麻疹透发不顺而出现逆证。如麻毒炽盛内归于肺，或复感外邪侵袭于肺，以致麻毒闭肺，肺气膹郁，上逆而为喘咳；如火毒上攻，咽喉不利则麻毒攻喉，而成喉痹，呛咳声嘶；如毒陷心肝，则神志昏迷，惊厥谵妄；血分毒热炽盛，皮肤可见紫斑；麻毒内灼阳明，循经上炎，发为口疮；麻毒移于大肠，引起腹泻不止等。

二、诊断与鉴别诊断

（一）诊断依据

1. 初起可有发热，咳嗽，喷嚏，鼻塞流涕，泪水汪汪，畏光羞明，口腔内两颊黏膜近臼齿处可见麻疹黏膜斑；发热 3 ～ 4 天后，皮疹按序透发，先见于耳后、发际，渐及面、颈、躯干、四肢，2 ～ 3 天逐渐遍及全身，最后达到手掌、足底及鼻准部；疹透后身热渐退，皮疹收没，皮肤有糠麸样脱屑和色素沉着斑。

2. 皮疹初为细小淡红色斑丘疹，压之褪色，随即呈鲜红色，由稀疏逐渐密集，可融合成片，疹与疹之间皮肤颜色正常。病情重者常可合并邪毒闭肺、邪毒攻喉、邪陷心肝等变证。

3. 以冬春为高发季节。未接种麻疹疫苗，在流行季节有麻疹接触史。

4. 血常规、血清抗体、病原学等检查有助于诊断。

（二）病证鉴别

1. 奶麻　奶麻即西医学之幼儿急疹，多发生于周岁以内婴儿，高热持续 3 ～ 4 日，精神状况好，体温下降后出疹或热退后疹出。皮疹出现无一定顺序，为玫瑰红色的小斑丘疹，24 小时后布满全身。疹出后，1 ～ 2 日即消退，无色素沉着，无脱屑。

2. 风疹　风痧即西医学之风疹，初起有轻微发热，1/2 ～ 1 日出疹，疹点细小色淡红，分布均匀，先见于面部，24 小时后满布全身，皮肤有瘙痒感，并有耳后及枕部淋巴结肿大。

3. 麻疹与丹痧　二者均有高热、出疹，但丹痧在发热数小时即可出现皮疹，24 小时遍及全身，皮疹为猩红色，有口周苍白圈、帕氏线、杨梅舌等特殊体征。

三、辨证施护

【辨证要点】

麻疹在发病过程中，主要需判断证候的顺逆，顺证再辨表里，逆证再辨脏腑，以利掌握证情及预后，须临证以详观。

1. 顺证　始则麻疹时邪在表，身热不甚，常有微汗，神清气爽，咳嗽，泪水汪汪，可见麻疹黏膜斑。3～4天后开始出疹，发热如潮，可达39～40℃，皮疹先见于耳后、发际，渐次延及头面、颈部，而后急速蔓延至胸背腹部、四肢，最后手心、足心及鼻准部均见疹点，疹点色泽红活，分布均匀，无其他合并症。疹点均在三天内透发完毕，然后先出先没，依次隐没回退，皮肤可出现糠麸样脱屑和色素沉着斑，热退咳减，脉静身凉，饮食如常，精神复旧，渐趋康复。

2. 逆证　由于邪盛正虚，可见后期麻疹透发不畅或疹出即没，或疹色紫黯；高热持续不降，或初热期至见形期体温不升，或身热骤降，肢厥身凉。若麻毒难尽则变证无穷，如并见咳剧喘促，痰声辘辘，鼻翼扇动，口唇发绀为麻毒闭肺；或声音嘶哑，咳如犬吠为麻毒攻喉；或神昏谵语，惊厥抽风，皮疹暴出，疹稠色暗为邪陷心肝；或面色青灰，四肢厥冷，脉微欲绝为心阳虚衰等，均属逆证。

【证候分型】

麻疹的证候分型见表5-9-1。

表5-9-1　麻疹证候分型

证型		证候表现	证机要点	护治法则	代表方
常证	邪犯肺卫	发热咳嗽，微恶风寒，喷嚏流涕，咽喉肿痛，两目红赤，泪水汪汪，畏光羞明，神烦哭闹，纳减口干，小便短少，大便不调。发热第2～3天，口腔两颊黏膜红赤，贴近臼齿处可见麻疹黏膜斑，周围红晕，舌质偏红，苔薄白或薄黄，指纹浮而色紫，或脉浮数有力	邪犯肺卫，卫表失和，肺失清宣	辛凉透表，清宣肺卫	宣毒发表汤
	肺胃热盛	身热如潮，肤有微汗，皮疹布发，疹点由细小稀少而逐渐稠密，疹色先红后黯，皮疹凸起，触之碍手，压之褪色。皮疹始见于耳后、发际，继而头面、颈部、胸腹、四肢，最后手心、足底、鼻准部见疹为麻疹透齐。大便干结，小便短少，口渴喜饮，烦躁不安，目赤眵多，舌质红赤，苔黄腻，脉数有力	麻毒内传，邪入肺胃，热毒炽盛	清热解毒，透疹达邪	清解透表汤
	热退津伤	麻疹出齐，发热渐退，精神疲倦，夜睡安静，咳嗽减轻，胃纳增加，皮疹依次渐回，皮肤可见糠麸样脱屑，并有色素沉着，舌红少津，脉细无力或细数	麻毒已透，邪退正复，阴津耗伤，余热未净	养阴益气，清解余邪	沙参麦冬汤
变证	麻毒闭肺	高热不退，烦躁不安，咳嗽气促，鼻翼扇动，喉间痰鸣，唇周发绀，口干欲饮，大便秘结，小便短赤，皮疹稠密，疹点紫黯，舌红赤，苔黄腻，脉数有力	麻毒炽盛，闭郁于肺	宣肺开闭，清热解毒	麻杏石甘汤
	麻毒攻喉	咽喉肿痛，或溃烂疼痛，吞咽不利，饮水呛咳，声音嘶哑，喉间痰鸣，咳声重浊，声如犬吠，甚则吸气困难，胸高胁陷，面唇发绀，烦躁不安，舌红赤，苔黄腻，脉滑数	热毒上攻，痰阻咽喉	清热解毒，利咽消肿	清咽下痰汤
	毒陷心肝	高热不退，烦躁谵妄，皮疹稠密，聚集成片，色泽紫黯，甚至神识昏迷，四肢抽搐，舌质红绛，苔黄起刺，脉数有力	邪毒炽盛，内陷心肝，蒙蔽清窍，肝风内动	平肝息风，清心开窍	羚角钩藤汤

【护理措施】

1. 起居护理　保持居室空气流通，经常通风换气。患儿隔离，避免与其他病种患儿接触，呼吸道隔离至出疹后5天，有合并症者延至疹后10天，接触的易感儿隔离观察21天。患儿宜远寒远热，避免直接吹风受寒。患儿衣着、被盖适宜，勿过多过厚。在其发病过程以微汗为佳，及时更换汗湿的衣被。保证安静卧床休息至皮疹消退，减少不必要的探视，预防继发感染。初期发热起伏，出疹时热势更高，随疹毒外透，故此时不可见热退热，忌用酒精擦浴、冷敷等，以免影响透疹，导致并发症。保持皮肤清洁，疹退脱屑皮肤瘙痒时，要勤剪指甲，避免抓破皮肤引起感染。注意口腔卫生，可用生理盐水含漱，如有口腔溃疡，可涂锡类散、青黛散等。保护眼睛，室内光线不宜过强，以免患儿畏光不舒。鼻腔分泌物要及时清除，使鼻腔通畅、清洁。经常拍背、翻身，保持呼吸道通畅。麻毒闭肺、麻毒攻喉者痰鸣辘辘，应经常翻身、拍背，及时给予吸痰，保持呼吸道通畅。邪陷心肝者，烦躁不安、神昏谵语、四肢抽搐，应加床栏保护，避免意外发生。

2. 病情观察　密切观察皮疹的出疹、分布情况及伴随症状，从见疹到出齐的时间约3日，疹点初起稀疏，先自耳后、发际，渐至胸腹、四肢，最后至手足心，即为疹已出透。疹点渐次隐没，皮肤上有糠状脱屑，留下棕色的斑迹。注意发热、汗出、呼吸、神志等变化与出疹情况来判断麻疹的顺逆，预防肺炎、喉炎、脑炎等并发症。

3. 饮食护理　饮食以流质、半流质为宜，并多进水分，以补充高热时体液的消耗，必要时补液。忌食酸涩收敛之品，以免影响麻疹透发，忌食油腻、鱼腥发物、辛辣厚味。初热期饮食宜温热，兼有发热或口渴欲饮者，多饮水及热汤，或予芫荽粥以利排毒透疹，忌辛辣、生冷，若骤用寒冷，易导致麻毒内伏。出疹期忌油腻辛辣及不易消化的食物，皮疹未出齐者可选鲜芦根、鲜茅根煎水代茶饮以助汗透疹，也可用芹菜粥助疹透发。恢复期宜多食养阴食品，如木耳、百合等，避免饮食过量，不可纵口，忌荤腥浓味。

4. 情志护理　患儿常因发热、出疹而出现烦躁情绪，需专人照护。向患儿及家属讲解本病的病因、发病特点、诊疗原则及预后，减轻恐惧心理，告之本病大多可获终身免疫，保持良好情绪，促进疾病康复。应与患儿多交谈沟通，营造安全、宽松的环境，提高患儿对医护人员的信任度和治疗护理的合作度。

5. 用药护理　中药汤剂宜浓煎，少量多次，频频喂服。麻疹初起用芦根煮汤或一味葱白浓煎，时时予之，但得微汗即解。若患儿喉中痰多，可加服猴枣散等。在出疹期不可轻易使用退热药物，以免皮疹骤没，导致麻毒内陷。麻疹收没期、麻疹顺证一般可不服药，能日趋康复。

6. 适宜技术　小儿推拿疗法：推攒竹，分推坎宫，擦迎香，按风池，补脾胃，补肺金，揉中脘，揉脾俞，揉足三里。麻疹初热期可选芫荽子（或新鲜茎叶）适量，加鲜葱、黄酒同煎，取汁，擦洗患儿全身，透热取微汗。皮疹透发不畅者可选西河柳、荆芥穗、樱桃叶煎汤熏洗。高热者，可按压大椎、合谷、风池、十宣等穴。患儿若出现畏光羞明，眼泪汪汪，可用生理盐水或2%硼酸液清洗，再滴入1%小檗碱滴眼液，避免眼睛出现继发感染。

【健康教育】

1. 麻疹具有较强的传染性，应早期发现、早期诊断和早期隔离，控制传染源，对无合并症者不需住院治疗，可在家卧床休息，开展家庭治疗和家庭护理。

2. 流行期间应不带或少带易感儿童去公共场所，防止交叉感染。患者使用的各种用具应彻底消毒，以切断传播途径。

3. 按要求接种麻疹疫苗，易感者接触麻疹后，应于5天内注射免疫球蛋白，以提高免疫力，预防交叉感染。

复习思考题

1. 麻疹顺证与逆证的判断。
2. 麻疹逆证发生的病因病机。
3. 麻疹的预防措施。

第十节 水 痘

水痘是由感受水痘时毒所致，以发热，皮肤分批出现斑疹、丘疹、水疱和结痂为主要临床表现的急性传染病。本病传染性强，全年均可发生，但以冬春季多见。易感儿童发病率高，且易造成流行，6～9岁学龄期儿童常见，该病一般预后良好，不留瘢痕。病后可获持久免疫力。

本病的论述最早见于北宋钱乙的《小儿药证直诀》，书中指出："五脏各有一证，肝脏水疱，肺脏脓疱，心脏斑，脾脏疹，归肾变黑。"其中"肝脏水疱"即指水痘，明确指出本病具有传染性。南宋《小儿卫生总微论方·疮疹论》始有水痘之名："其疮皮薄，如水疱，破即易干者，谓之水痘。"清·吴谦《医宗金鉴·痘疹心法要诀》认为本病因湿热而成，发于脾、肺二经。《疹科纂要·水痘证治》阐述水痘的调护："不宜食姜豆生姜，沐浴冷水，恐成疮疥水肿。"可见中医学对水痘的发病特征、诊治方法、调摄护理等方面均有较完善的认识。

西医学中的水痘，可参照本节辨证施护。

一、病因病机

本病的主要原因是外感水痘时行邪毒，初则邪伤肺卫，重者可见邪炽气营证。主要病机为时邪蕴郁肺脾，湿热蕴蒸，透于肌表。病位在肺脾。

1. 邪伤肺卫 外感水痘时行邪毒，由口鼻而入，蕴郁肺脾。肺司宣肃，邪毒袭肺，宣肃失常，卫表失和则见肺卫症状。水痘时邪郁阻于脾，肺主皮毛，脾主肌肉，正气抗邪外出，时邪夹湿透于肌表，则致水痘布发，疹色红润，疱浆清亮，随后湿毒清解，疱疹结痂向愈。

2. 邪炽气营 若小儿素体虚弱，加之感邪较重，调护不当，邪盛正衰，邪毒炽盛，则内传气营。气分热盛，致壮热烦躁、口渴、面红目赤；毒传营分，与内湿相搏外透肌表，则致水痘密集，疹色黯紫，疱浆混浊。

二、诊断与鉴别诊断

（一）诊断依据

1. 多在冬春季节发病，发病2～3周前有与水痘患儿或患带状疱疹者接触史。

2. 初起可有低热或中度发热，伴流涕，咳嗽。皮疹常在起病日或次日出现红色斑疹、丘疹，躯干部位较多，四肢部位较少，呈向心性分布。疹点出现后，很快变为疱疹，呈椭圆形，外周有红晕，有痒感，疱壁较薄易破，继则结成痂盖脱落，不留瘢痕。

3. 皮疹分批出现，此起彼落，同一部位皮肤斑疹、丘疹、疱疹与结痂并见。

4. 严重病例，可见出血性水痘，或并发脑炎。新生儿水痘病死率高，先天性水痘可引起胎儿畸形。

5. 血常规、疱疹底部刮取物等检查，可为诊断提供依据。

（二）病证鉴别

1. 脓疱疮　多发于夏天炎热季节，多见于头面部及四肢暴露部位，易形成脓疱及黄色厚痂，易破溃，经搔抓而播散，不成批出现，无全身症状。

2. 水疥　即丘疹样荨麻疹，好发于下肢伸面，呈风团样丘疹，疹上可有针尖大小水疱，扪之坚实，不易破损，不结痂，伴有瘙痒，多反复发作。

三、辨证施护

【辨证要点】

辨别水痘的轻重，同时分清在卫、在气、在营。轻者痘形小而稀疏，色红润，疱内浆液清亮，或伴有轻度发热、咳嗽、流涕等症状，病在卫气。重者水痘邪毒较重，痘形大而稠密，色赤紫，疱浆较混，伴有高热、烦躁等症状，病在气营，易见邪毒闭肺、邪陷心肝等变证。

【证候分型】

水痘的证候分型见表 5–10–1。

表 5–10–1　水痘证候分型

证型	证候表现	证机要点	护治法则	代表方
邪郁肺卫	发热轻微，或身不发热，鼻塞流涕，咳嗽喷嚏，起病后 1～2 天出皮疹，疹色红润，疱浆清亮，根盘红晕，皮肤瘙痒，皮疹稀疏，分批出现，躯干多见，苔薄白，脉浮数	水痘时毒，郁于肺卫，时邪夹湿透于肌表	疏风清热，利湿解毒	银翘散
邪炽气营	壮热不退，烦躁不安，口渴欲饮，面红目赤，皮疹稠密，疹色紫黯，疱浆混浊，甚至可见出血性皮疹，大便干结，小便短赤，舌质红绛，苔黄少津，脉数有力	热毒炽盛，燔灼气营，与内湿相搏外透肌表	清气凉营，解毒化湿	清胃解毒汤

【护理措施】

1. 起居护理　患儿应严格执行接触和呼吸道隔离，直至疱疹全部结痂为止，定期对室内空气消毒，采用曝晒、煮沸、紫外线照射等措施对患儿的衣物、被服、食具和玩具进行消毒。居室温湿度适宜，保持皮肤清洁干燥，衣服宽大柔软，被褥整洁，以免造成患儿不适。保持手的清洁，剪短指甲，婴幼儿可戴并指手套，以免抓伤皮肤，继发感染或留下瘢痕。高热时宜卧床休息，鼓励多饮水，促使邪毒排泄。加强口腔护理。

2. 病情观察　密切观察皮疹的颜色、疱疹的稀疏或稠密及分布的情况，疱液是否清亮。注意患儿的发热、呼吸、神志等变化。高热者应密切观察体温变化，必要时给予物理降温，以防高热惊厥。防止邪毒内陷及邪毒犯心等并发症，若出现咳嗽、气急、鼻翼扇动、惊厥或昏迷症状时，应及时报告医生救治。

3. 饮食护理　饮食宜清淡、易消化、营养丰富的流质及半流质品，如绿豆汤、小米粥等，多饮水。忌油腻、辛辣及不易消化食物，如姜、辣椒、鱼虾等刺激性食物及发物。邪伤肺卫者可予金银花露饮用或金银花煎水代茶频饮；邪炽气营者，可给予马齿苋荸荠粥、淡竹叶石膏汤等以清热凉营解毒；痘疹透发不畅者，可食用芫荽香菇汤、薄荷粥以解表透疹；水痘已出、发热尿赤者，选用薏苡仁红豆粥，以解毒祛湿。

4. 情志护理　医疗环境会使患儿产生恐惧心理，要耐心细致，多与患儿沟通，解除其紧张情绪，减少恐惧感，鼓励患儿及家长积极配合治疗。

5. 用药护理 解表药应武火快煎，汤剂宜温服，服药后以微汗为宜。邪炽气营者，汤剂宜饭后温服，中病即止，不可过剂，以免损伤脾胃。高热患儿使用退热剂后应注意汗出情况，防止虚脱。

6. 适宜技术 高热时可针刺合谷、十宣、耳尖放血以退热，并辅以推拿手法，如开天门、推坎宫、清肺经、清天河水及揉曲池、大椎、合谷。瘙痒明显者，取肺、脾、神门、脑等耳穴，行王不留行籽贴压，亦可局部外涂炉甘石洗剂，或用苦参、芒硝、浮萍煎水进行局部熏洗。痘疹破溃、搔破感染者，可用青黛散撒布患处，或用黄连膏、如意金黄散，涂搽在疱疹局部。

【健康教育】

1. 本病流行期间，易感儿童少去公共场所。易感儿童若接触水痘患儿后，应观察 3 周，并立即给予水痘减毒活疫苗接种，可预防发病。

2. 指导家长掌握水痘的护理方法、隔离消毒知识以及并发症的观察等。轻者可在家进行隔离治疗，如有异常变化须及时就诊，以免延误病情。

3. 患儿的被服和用具，应放在阳光下暴晒或煮沸消毒。幼儿园须加强晨间检查及隔离观察制度。

4. 接种水痘减毒活疫苗，可以起到预防作用。孕妇在妊娠早期若接触水痘者应给予水痘－带状疱疹免疫球蛋白被动免疫；水痘患儿禁用激素（包括含激素类软膏），对已接触水痘者可用人体丙种球蛋白或胎盘球蛋白增强其免疫功能。

复习思考题

1. 水痘皮疹的特征。
2. 水痘常证与辨证的鉴别。
3. 水痘患儿的生活起居护理措施。
4. 水痘的健康教育内容。

附：手足口病

手足口病是由外感湿温疫毒时邪引起的急性出疹性时行疾病，临床以发热，手足肌肤、口腔黏膜疱疹为特征。一年四季均可发生，尤以夏秋季节常见。发病年龄以 5 岁以下小儿居多。本病传染性强，易引起流行。感染后对同型病毒能产生较持久的免疫力。一般预后较好，少数重症患儿可合并心肌炎、脑炎、脑膜炎等，甚则导致死亡。本病在中医古籍中无专门记载，根据其流行病学资料及临床特征，当属于中医学“湿温病”范畴。引起手足口病的病因为感受湿温疫毒时邪，其主要病变部位在肺脾二经。其病机关键是邪侵肺脾，外透肌表。

【证候分型】

手足口病的证候分型见表 5-10-2。

表 5-10-2 手足口病证候分型

证型	证候表现	证机要点	护治法则	代表方
邪犯肺脾	低热或无发热，流涕咳嗽，咽红疼痛，或纳差恶心，呕吐泄泻，口腔及手足掌心疱疹，分布稀疏，疹色红润，疱液清亮，根盘红晕不著，舌质红，苔薄黄腻，脉浮数	时邪侵于肺脾，水湿与时邪相搏，发于肌肤	宣肺解表，利湿解毒	甘露消毒丹

续表

证型	证候表现	证机要点	护治法则	代表方
湿热蒸盛	高热持续，口腔、手足、臀部、四肢疱疹，分布稠密，疹色紫黯，疱液混浊，根盘红晕显著，烦躁口渴，口痛流涎，甚或拒食，小便黄赤，大便秘结，舌质红绛，苔黄厚腻或黄燥，脉滑数	邪毒炽盛，燔灼气营	清气凉营，解毒祛湿	清瘟败毒饮

【护理措施】

1. 起居护理　保持室内空气清新，定期开窗通风，并可用藿香、佩兰、艾叶等芳香辟秽的中药煎煮后熏蒸消毒。将患儿及时隔离，居室清洁，空气新鲜，温度适宜，定期开窗换气。对患儿的用具、呕吐物、排泄物等进行严格浸泡消毒。保证患儿衣服、被褥清洁、柔软，尽量减少对皮肤的各种刺激。剪短指甲，必要时包裹患儿双手，防止抓破皮疹。臀部有皮疹的婴儿，应随时清理大小便，保持臀部清洁干燥。注意口腔卫生，进食前后可用生理盐水或者温开水漱口，以防并发症。溃疡处可用消炎、镇痛、促进溃疡愈合的溃疡贴膜，并经常观察溃疡、糜烂愈合情况。

2. 病情观察　密切观察患儿生命体征、精神状态、皮疹出现及消退情况、神经系统症状等，及早发现邪毒内陷及邪毒犯心等并发症。若见异常，应立即通知医生，给予相应处理，同时做好相关记录。

3. 饮食护理　宜进食营养丰富、刺激性小、易消化的流质或半流质食物，如牛奶、鸡蛋汤、菜粥等。保持营养均衡，少吃零食。饮食宜温性、清淡、可口，忌肥甘、油腻、冰冷、辛辣、过咸等刺激性食物。邪伤肺卫者可予金银花露饮用。水痘已出、发热尿赤者，选用薏苡仁红豆粥，以解毒祛湿。

4. 情志护理　由于手、足、口疱疹的疼痛刺激，使患儿产生紧张恐惧心理，常表现为哭闹不安，不能安静地接受治疗。因此医护人员态度要热情、和蔼，取得患儿的信任，减轻紧张心理。做治疗时采取鼓励表扬法，使患儿保持情绪稳定，避免哭闹，保证患儿充足的休息与睡眠。

5. 用药护理　解表药应武火快煎，汤药宜热服，服药后以微汗为宜。高热患者使用退热剂后应注意汗出情况，防止虚脱。

6. 适宜技术　疱疹抓挠溃破，易引起皮肤感染，如破溃者，可用金黄散或青黛散麻油调敷。疱疹多而痛痒明显者，可用煅石膏、黄柏、蛤壳、白芷、黄丹研为粉末，以茶油调和，敷于手足疱疹处；亦可用水杨梅、野菊花、蒲公英、紫花地丁、土茯苓等药，水煎后进行外洗，每日2～3次。瘙痒明显者，可用苦参、芒硝、浮萍煎水外洗；也可取肺、脾、神门、脑等耳穴用王不留行籽贴压。当口唇、咽峡部发生疱疹，可用西瓜霜合冰硼散吹敷口腔患处。

【健康教育】

1. 手足口病一般一周内可康复，但如果此前疱疹破溃，极容易传染。手足口病具有流行强度大、传染性强、传播途径复杂等特点。病毒可以通过唾液飞沫或带有病毒之苍蝇叮爬过的食物，经鼻腔、口腔传染给健康儿童，也可因直接接触而传播。本病常在婴幼儿集聚的场所发生，呈流行趋势，故应注意环境卫生，居室要经常通风。流行期间不宜带儿童到人群聚集、空气流通差的公共场所。

2. 勤晒衣被，每日对玩具、个人卫生用具、餐具等物品进行清洗消毒。教育指导儿童养成良好卫生习惯，做到饭前便后洗手，预防病从口入。注意患儿的营养、休息，避免日光暴晒，防止过度疲劳。

3. 手足口病缺乏特异有效的防控措施。隐性感染者和无症状的病毒携带者均为传染源。目前，手足口病没有疫苗和特异性治疗药物，应加大健康宣传，使家长对儿童患病能够早发现、早就诊，减少感染机会。可选用具有芳香辟秽、清热解毒之功的中药，如藿香、艾叶等配制香囊起预防作用。

附：病案2例

病案一： 刘某，男，7岁。2018年9月28日初诊。

主诉：反复咳喘1个月余，加重伴气喘、痰鸣2天。

病史：患者1个月前因游泳受寒，出现咳嗽，气喘，不能平卧，痰多，鼻塞，用西药抗菌、止咳平喘治疗后咳嗽减轻，但气急、气喘未平，以清晨及夜间明显，发作时气短，痰鸣，喘憋，经用“止喘喷雾剂”后暂可缓解；近2日因受寒咳喘加重，喉中痰鸣、气喘，痰多色白泡沫样，鼻塞，浓涕，无发热及发绀，用西药治疗后未缓解而就诊。有“哮喘”病史4年。否认家族史，平素体虚，因感冒易发咳喘，曾在外院做过敏试验，过敏原为“螨虫”，经脱敏治疗半年后，咳喘8个月未曾复发。刻下：咳喘，痰鸣，痰多色白泡沫，鼻塞，浓涕，舌质红，舌苔白，脉滑数。

查体：T 37.1℃，P 90次/分，R 20次/分，BP 95/63mmHg。精神尚可，形体消瘦，面色白，无发绀，咽部充血（+），喉中痰鸣声响，心（–），双肺呼吸音粗糙，有少许哮鸣音；腹部（–），肝脾未及，神经系统检查阴性。

实验室检查：血常规检查示白细胞计数 $8.8\times10^9/L$，中性粒细胞比例78%，淋巴细胞比例22%，嗜酸性粒细胞比例2%。

胸部X线：未见明显异常表现。

［辨证施护］

1. 辨证要点　患儿有“哮喘”病史，反复发作多年。本次发病于9月下旬，以咳喘加重，喉中痰鸣、气喘，痰多色白泡沫样，鼻塞，浓涕等为主症，持续月余未缓解，伴舌质红，舌苔白，脉滑数等热象，可诊断为小儿哮喘（发作期，本虚标实），证属肺脾气虚，痰热蕴肺，为本虚标实之候。病位在肺，涉及脾肾；其病理因素以痰为主。其发病与宿痰内伏于肺，复因外感诱因引触，导致痰阻气道，气道挛急，肺失肃降，肺气上逆所致。

2. 证候分析　患儿有“哮喘”病史，体虚易病，肺脾肾俱虚，痰饮内伏，反复难愈；受寒引动伏痰，咳喘复发，外邪蕴久化热，痰热蕴肺，气道受阻，肺失宣降，则出现咳喘痰鸣，肺部哮喘音，脉滑数等症；鼻塞涕稠，痰多色白泡沫，咽红，舌红，为外感风寒，寒热夹杂之象。

3. 病证鉴别　根据患者的咳喘加重，喉中痰鸣、气喘，痰多色白泡沫样，鼻塞，浓涕等主症及舌苔脉象的情况，初步诊断为小儿哮喘（发作期，本虚标实），证属肺脾气虚，痰热蕴肺，为本虚标实之候。本病应与喘证相鉴别。哮病与喘证都有呼吸急促的表现，哮必兼喘，而喘未必兼哮。喘以气息言，以呼吸急促困难为主要特征；哮以声响言，以发作时喉中哮鸣有声为主要临床特征。哮病为一种反复发作的独立性疾病，喘证是多种肺系急慢性疾病中的一个症状。

4. 护治法则　宣肺平喘，清热化痰。

5. 护理措施

（1）密切观察患儿夜间咳喘、气急的情况，若患儿夜喘、气急明显，嘱家属遵医嘱使用止咳平喘药。

（2）观察患儿生命体征、神志、面色及咳嗽、咳痰的情况，尤应注意呼吸频率、节律、强弱及呼吸道是否通畅。

（3）室内空气新鲜，病室宜凉爽通风，避免接触花粉、动物皮毛等致敏物质及烟尘异味刺激。发作时患儿取半卧位或坐位，给予氧气吸入。

（4）饮食宜清淡，富有营养。注意饮食宜忌，禁食曾诱发哮病的食物，勿过食生冷、辛辣、肥腻、海腥发物等，饮食不宜过饱、过咸、过甜，戒烟酒。

（5）可食用润肺化痰食物，如荸荠、枇杷、柚子等以清热化痰，禁食胡椒、肉桂等辛辣燥热之品。保证患儿摄入足够水分。

（6）有哮病反复发作史，应多关心、安慰患儿，消除不良情绪。

（7）中药汤剂宜温服。服用含麻黄的汤药后，要注意观察患儿心率、血压的变化及汗出情况。

（8）喉间痰多者，可行超声雾化，以稀释痰液，促进排痰。

（9）对症措施：①取肺俞、膏肓、定喘、膻中，用白芥子膏等行穴位贴敷，以减少发作次数及减轻症状，行敷贴疗法时注意观察敷贴部位皮肤有无红、肿、痒、痛等反应。②可将药液放入超声雾化器，行雾化治疗。

6. 健康指导

（1）居室通风，环境整洁，室内避免油烟异味，不放花草，不铺地毯，不盖毛毯。家中不饲养宠物，尽量避免接触动物毛屑。

（2）告知家属，患儿出现外感时应积极治疗，避免各种诱因，如尘螨、花粉、海鲜发物及冷饮等。

（3）注意气候变化，及时做好防寒保暖措施。缓解期鼓励患儿积极参加户外活动，适当进行体育锻炼，以增强体质。

病案二：患儿，男，3岁。2015年9月24日就诊。

主诉：发热泄泻1天。

病史：患儿外出旅游就餐后出现发热，大便日行5～6次，便色黄夹黏液，气味臭秽，时有腹满腹痛，小便短少色黄。舌苔黄腻，脉滑数。既往体健。

查体：T 39℃，P 100次/分，R 25次/分，BP 88/60mmHg。精神萎靡，心肺无殊，腹胀满，疼痛拒按。舌苔黄腻，脉滑数。

实验室检查：血常规示白细胞计数 $19.6\times10^9/L$，中性粒细胞比例80.5%，淋巴细胞比例25.2%；红细胞计数 $4.35\times10^{12}/L$；血小板计数 $106\times10^9/L$；血红蛋白122g/L。大便常规见色黄、质稀，黏液（++），白细胞（++），红细胞（+）。

［辨证施护］

1. 辨证要点　患儿平素体健，本次起病急，以发热、大便泻下黄秽黏液，日下5～6次，腹痛拒按，舌苔黄腻，脉滑数等为临床主要表现，诊断为泄泻，综合患儿的主要临床表现、舌苔、脉象，本证病机为湿热蕴结，肠腑传导失司，证属湿热泻，病位在脾胃，属于暴泻，病理性质属实证、热证。其发病因外感湿热之邪或饮食不洁，湿热内侵，蕴郁脾胃，下注大肠，传化失司，故有便稀黄夹黏液，气味秽臭等症。

2. 证候分析　夏末初秋感受湿热之邪，蕴结脾胃，纳运无权，水谷不化，为湿为滞，下注大肠，传导失职故泻下稀薄，如水样或蛋花汤样；水谷停聚，湿热交蒸，阻遏肠胃气机，故粪色黄而臭，或微见黏液，腹部时感疼痛等；湿热内蕴小便短赤；舌红，苔黄腻，脉滑数皆为湿热之象。

3. 病证鉴别 本病应与痢疾相鉴别。痢疾主要表现大便溏薄，便次增多，呈黏液脓血便，伴明显腹痛、里急后重感及肛周红肿，可有发热。大便常规检查可见脓细胞、红细胞及吞噬细胞，大便培养可有痢疾杆菌生长。

4. 护治法则 清肠解热，化湿止泻。

5. 护理措施

（1）观察大便的次数、性状、颜色、气味及量，准确记录出入量。注意体温、脉搏、呼吸、血压及神志变化，防止变证的发生。

（2）若见患儿暴泻不止，频繁呕吐，精神萎靡或烦躁不安，囟门及目眶凹陷，皮肤干燥，口渴，尿少等，为脱水征象。若久泻者出现面色青灰或苍白，冷汗自出，四肢厥冷，尿少或无尿等为阳气外脱之征象，应立即配合医生抢救。

（3）根据病情，临床当做大便常规及病原学检查，如大便培养查细菌，病毒学测查是否属轮状病毒等感染所致，以明确病因。本证泄泻严重者易脱水，故泻甚者当查电解质、血气分析等了解电解质紊乱情况。

（4）保持卧室整洁安静，空气流通，该患儿病室宜凉爽。加强生活护理，注意腹部保暖，以免外感风寒，加重泄泻。保持口腔清洁、湿润，避免口唇干裂破溃。

（5）适当控制饮食，以减轻脾胃负担。病情好转后逐渐增加饮食量，由少到多，由稀到稠。该患儿宜食赤豆、冬瓜、茯苓，可用芦根、竹叶煎水代茶饮，忌油腻辛辣和生热燥火的食物。

（6）多关心、安抚患儿，消除紧张情绪，腹痛时多与其交流，分散其注意力，以减轻疼痛。对患儿进行各项护理时，做好解释，尽量减少患儿的痛苦和恐惧。

（7）按时按量服用中药汤剂，汤药宜偏温凉服，注意观察用药后症状缓解情况。

（8）对症措施：①腹痛时可取天枢、中脘、阴陵泉等穴行腹部按摩；腹胀者可给予腹部热敷，或用食盐炒热温熨脐部，或用葱姜泥敷脐。②伴有呕吐时可指掐合谷、内关、胃俞穴。③还可配合推拿疗法：清补脾土，清大肠，清小肠，退六腑，揉小天心。④发热时可用刮痧、拔罐疗法退热。

6. 健康指导

（1）指导家长及患儿注意饮食卫生，养成良好的卫生习惯，食物应新鲜、清洁；饮食宜定时定量，勿暴饮暴食，食具定期消毒，教育患儿饭前便后洗手，勤剪指甲。

（2）指导患儿适当参加户外活动，多晒太阳，以增强体质。

（3）注意气候变化，及时增减衣服，防止受凉或过热，冬天注意保暖，尤其注意避免腹部受凉，夏天多饮水。

第六章
其他病证护理

扫一扫，查阅本章数字资源，含 PPT、音视频、图片等

本章主要介绍眼科的天行赤眼、圆翳内障、针眼和耳鼻喉科的耳鸣、鼻渊、喉痈、喉痹以及骨伤科的腰腿痛、创伤骨折和项痹等 10 个常见病证的基本概念、病因病机、辨证要点、证候分型、护理措施、健康教育等内容。

第一节　天行赤眼

天行赤眼是指外感天行疫疠之气，以白睛暴发红赤，且多呈一片鲜红，泪多眵少或无眵为主要临床表现的病证。常累及双眼，迅速传染并引起广泛流行，又名“天行赤目”“天行赤热”“天行气运”“爆发火眼”等，俗称“红眼病”。本病多发于夏秋季，常见于成年人，传染性极强，潜伏期短，多于 24 小时内双眼同时或先后而发，起病急剧，刺激症状明显，常呈暴发流行，预后良好。

早在《龙木总论》中即有本病的记载：“忽然赤疼肿相并，天行赤眼是为名，厉行热气相传染，体性随人有重轻。”指出本病具有传染性。《世医得效方》称本病为“天行赤目”。《证治准绳·杂病》称本病为“天行赤热”。《目经大成》称本病为“天行气运”。

西医学中的流行性充血性结膜炎（俗称“红眼病”）、病毒性结膜炎，可参照本节辨证施护。

一、病因病机

本病多因疫疠之气上犯白睛；或因肺胃积热，相召疫疠之气，内外合邪，热毒炽盛，上攻于目而成，或因眵泪相染所致。

1. 疫疠之气，侵扰于目　致使眼痛，局部气血亢盛，进而白睛红肿热痛。若毒邪风重则流泪而痒，而热毒盛则生眵而黏，且热痛难忍，甚则热迫血络而使白睛之血外溢。

2. 肺胃蕴热，兼感疠毒　肺主气轮为白睛，脾主胞睑。风热上受，或痰热内积，致使肺失清肃；饮食不节，嗜烟酗酒，脾胃失其健运。两经蕴热即可导致胞睑白睛红赤肿痛，又兼感受时行疫疠之毒，内外合邪，病势急速而赤痛肿胀。

二、诊断与鉴别诊断

（一）诊断依据

1. 发病急骤，双眼同时或先后发病，有接触史。

2. 患眼白睛红赤，或见白睛溢血呈点片状，胞睑红肿，结膜充血，自觉刺痒、异物感和烧灼

感，涩痒交作，怕热羞明，眵多胶结。耳前或颌下淋巴结肿大。幼儿患病结膜上常有假膜。

3. 分泌物涂片或结膜上皮刮片可查到细菌。

（二）病证鉴别

1. 暴风客热　指外感风热，猝然发病，以白睛红赤、眵多黏稠、痒痛交作为主要临床表现的眼病。患眼兼有白睛浮肿，多泪，伴有恶寒发热，头痛鼻塞，口渴，溲赤便秘等。发病急，多为双眼患病，一般两周左右可以痊愈，预后良好。本病多发于春、夏、秋之季。本病类似于西医学之假膜性结膜炎，属急性细菌性结膜炎。

2. 天行赤眼暴翳　指因感受疫疠之气而致白睛、黑睛同时发病，病势急骤，且能传染流行。患眼白睛混赤浮肿，眵多泪少，耳前多伴肿核，按之疼痛，当白睛红赤稍减，黑睛则见星翳簇生，以致视物不清。全身可伴有倦怠、头痛、发热等。本病多双眼同时患病，无明显季节性，类似于西医学的流行性角结膜炎。

三、辨证施护

【辨证要点】

辨病因　初感疫疠之气，上犯白睛，热伤络脉，故辨证以白睛红赤，点状溢血及舌脉为要点；热毒炽盛证则因肺胃素有积热，复感疫疠之气，内外合邪，上攻于目，故辨证以白睛红肿，弥漫溢血，黑睛星翳之眼症及全身症状为要点。

【证候分型】

天行赤眼的证候分型见表 6-1-1。

表 6-1-1　天行赤眼证候分型

证型	证候表现	证机要点	护治法则	代表方
初感疠气	患眼沙涩灼痛，畏光流泪，眵多清稀，白睛红赤、溢血，黑睛黑翳，胞睑红肿，耳前颌下可扪及肿核，兼见恶寒发热，鼻塞流涕，舌质红，苔薄白或薄黄，脉浮数	疫疠外袭，上犯白睛	清热解毒，疏风散邪	驱风散热饮
热毒炽盛	白睛赤肿，胞睑红肿，白睛溢血，黑睛黑翳，羞明刺痛，热泪如汤，口渴引饮，溲赤便结，舌红，苔黄，脉数	肺胃积热，复感疫疠，内外合邪，上犯于目	清热解毒，通腑泄热	泻肺饮

【护理措施】

1. 起居护理　病室整洁，空气流通，温湿度适宜，光线不可太强。注意休息，少用目力。当单眼发病时，应取患侧卧位或头偏向患侧，以防眼泪流入健侧，引起感染。眼部分泌物特别多时可戴防护眼镜，滴眼药、毛巾、脸盆等要单独使用，做好床边隔离，防止交叉感染。使用过的器械、枕巾应严格消毒，更换的敷料焚毁，患者出院后床单位严格消毒。

2. 病情观察　观察患者自觉症状，如眼痒、异物感、灼热感、羞明、疼痛等；观察分泌物的质、量、色的情况；观察白睛红赤情况，有无眼睑红肿、球结膜水肿等，如有发热、畏寒、淋巴结肿大等全身情况，及时与医生联系。

3. 饮食护理　饮食宜清淡易消化，多食菠菜、苦瓜、冬瓜、西瓜、梨等新鲜果蔬，多饮水。忌食辛辣、煎炸之品和发物，忌巧克力、葱、蒜等热性食品，戒烟酒。初感疫疠出现发热时，按外感发热病证护理，可用菊花、夏枯草、桑叶煎水代茶饮；热毒炽盛者可饮菊花茶或决明子茶。

4. 情志护理　做好情志疏导，保持心情舒畅。向患者解释疾病的发生、发展过程及治疗、转归情况，帮助其消除顾虑，积极配合治疗及护理，树立治疗疾病的信心。

5. 用药护理　初感疫疠者，中药汤剂宜热服，药后加盖衣被，以取微汗，助药力驱邪外出。热毒炽盛者，中药汤剂宜凉服，早晚分服。按时滴眼药水（膏），可根据细菌培养及药物敏感试验结果，选用 2 ～ 3 种抗生素眼药水交替滴眼，或用黄连西瓜霜眼药水滴眼，睡前可涂眼药膏，以发挥持续的治疗作用。眼部分泌物多时，先用消毒棉签蘸生理盐水轻轻拭去，再用抗生素眼药水滴眼。

6. 适宜技术　急性结膜炎初期时眼部宜作冷敷，有助于消肿退红。炎症未控制时，忌用激素类眼药。针刺疗法可取风池、太阳、睛明、合谷、曲池、攒竹、丝竹空、瞳子髎等穴位，用泻法。亦可点刺患侧眉弓、眉尖、太阳、耳尖放血。

【健康教育】

1. 注意气候变化，及时加减衣物，预防感冒。加强锻炼，增加机体抵抗能力。指导患者注意个人卫生，勿用手和手帕揉眼，禁用公共面具洗脸。

2. 做好隔离消毒工作。患病期间，注意隔离，禁止到公共浴室、游泳池等处活动，以免引起传播流行。患者用过的物品，均需隔离消毒。接触过患眼的手、用物及污物等，也要严格消毒处理。

3. 指导患者正确滴眼药水（膏），坚持滴药，直至炎症消退根治，以免复发或转变为慢性结膜炎。注意闭目休息，少用目力。

4. 做眼部治疗时，按先健眼后患眼的顺序进行，避免交叉感染。治疗过程慎用眼药膏及忌用眼垫包封患眼。

5. 红眼病流行期间，应加强卫生教育，使用抗生素眼药水或清热解毒中药预防发病。

复习思考题

1. 天行赤眼与暴风客热鉴别要点。
2. 天行赤眼的病情观察内容。

第二节　圆翳内障

圆翳内障是因年高体弱，精血日衰，目失涵养，致晶珠混浊，视力渐降，渐至失明为主要临床表现的内障类眼病。本病多见于老年人，常两眼发病，有先后发生或轻重程度不同之别。圆翳内障患者，如眼部无其他疾患，仅为晶珠混浊，不论成熟与否，治疗效果均较好。

“圆翳内障”一名，首见于《秘传眼科龙木论》。唐·王焘《外台秘要·出眼疾候》记载：“眼无所因起，忽然膜膜，不痛不痒，渐渐不明，久历年岁，遂致失明。令观容状，眼形不异，唯正当眼中小珠子里，乃有其障，作青白色，虽不辨物，犹知明暗之光，知昼知夜。如此之者，名作脑流青盲眼。未患时，忽觉眼前时见飞蝇黑子，逐眼上下来去，此宜用金篦决，一针之后，豁然开云而见白日。”《龙树菩萨眼论》曰：“眼不痒不痛，端然渐渐不明，遂即失明，眼形不异，唯瞳仁里有隐隐青白色，虽不辨人物，犹见三光者，名曰内障。”

西医学中的老年性白内障、先天性白内障、外伤性白内障、并发性白内障及代谢性白内障，均可参照本节辨证施护。

一、病因病机

圆翳内障的病位在目睛。本病多因年老体衰，肝肾两亏，精血不足，或脾虚失运，精气不能上荣于目所致。此外，肝经郁热或阴虚夹湿热上攻，亦是主要病因之一。

1. 年老体衰 肝肾两亏，精血不足，或脾虚失运，精气不能上荣于目，晶珠失养而混浊。

2. 饮食不节 饮食所伤，或脾虚气弱，运化无力，五脏六腑之精气不能上荣于目，晶珠失养而混浊。

3. 忧思暴怒 肝火上炎或肝郁化火，上扰于目，热灼晶珠，晶珠混浊。

4. 脾胃湿热 中焦湿热蕴结，熏蒸于目，或湿热郁久，化热伤阴，不能濡养于目，晶珠失养而混浊。

二、诊断与鉴别诊断

（一）诊断依据

1. 好发于 45 岁以上，双眼同时或先后发病，病程数月至数年不等。

2. 视力逐渐下降，初期有固定黑影或单眼复视。

3. 初发期可见晶状体周边皮质混浊，呈扇形、楔形灰白色，赤道部呈辐射状混浊；未成熟期可见晶状体皮质混浊加重，向瞳孔区发展，体积膨胀，前房浅，半月状虹膜投影，视力明显下降；成熟期可见全晶体呈弥漫性乳白色混浊，视力仅有光感，光定位及色觉正常，虹膜投影消失，前房深浅正常；过熟期可见晶状体纤维分解溶化，排出水分，体积缩小，前囊可见彩色胆固醇结晶或白色钙质沉着，黄色晶体核下沉，前房加深，虹膜震颤，晶状体脱位，可有复视。

4. 血液实验室检查和眼科专科检查有助于进一步诊断。

（二）病证鉴别

1. 老年性核性白内障与老年性核硬化 老年性核硬化多不影响视力，眼底镜彻照法检查眼底时，核硬化无遮光现象。

2. 囊膜下白内障与并发性白内障 并发性白内障早期在面包屑样混浊中有彩色光泽，混浊沿视轴区向前发展，边界模糊。有眼部其他疾病病史。

3. 蓝点状白内障 为静止性先天异常，混浊呈斑点状，可呈灰白色或天蓝色，一般较小，不影响视力。

三、辨证施护

【辨证要点】

辨脏腑 圆翳内障病位虽在眼，但与肝、脾、肾三脏关系密切。肝肾阴虚，精血不足，目窍失养，晶珠渐混则视物模糊；肾阳虚衰，脾失健运，精气不能上贯于目，晶珠失养，渐变混浊，故视物模糊；脾虚运化失常，湿阻中焦，蕴而化热，湿热上攻于目，目失濡养，故干涩昏花，晶珠混浊。

【证候分型】

圆翳内障的证候分型见表 6–2–1。

表 6-2-1　圆翳内障证候分型

证型	证候表现	证机要点	护治法则	代表方
肝肾阴虚	晶珠混浊，视物模糊，头晕耳鸣，腰膝酸软，舌红，苔薄，脉细	肝肾阴虚，精血不足，目窍失养	补益肝肾	杞菊地黄丸
脾肾阳虚	晶珠混浊，视物模糊，形寒肢冷，面色苍白，喜热恶冷，大便溏薄，小便清长，舌质淡，苔薄，脉沉细	脾肾阳虚，晶珠失养，视物模糊	温补脾肾	右归饮
气血两虚	晶珠混浊，视物昏花，不耐久视，眉棱骨酸痛，神疲懒言，肢软乏力，舌淡苔薄，脉细	气血两虚，目失濡润	益气补血	八珍汤
脾虚湿热	晶珠混浊，干涩昏花，口干不欲饮，舌红，苔黄腻，脉滑数	脾失运化，湿阻中焦，蕴而化热，上攻于目	健脾除湿，宽中利湿	三仁汤

【护理措施】

1. 起居护理　病室安静，光线适宜，环境舒适。生活规律，合理用眼，减轻眼睛疲劳，避免用眼过度引起眼胀痛甚至头痛。参加户外活动戴防护眼镜，避免强光刺激。

2. 病情观察　观察视力下降的程度；观察晶状体混浊程度及瞳孔有无变化；观察眼压的变化，若发生头痛、眼痛、恶心及呕吐，应立即报告医生。

3. 饮食护理　宜多食富含维生素 C、谷胱甘肽、锌、硒、蛋白质的食物，忌辛辣、油腻、不易消化的食物，忌烟酒。肝肾阴虚者多食用枸杞子、核桃仁等补益肝肾之品，可用芡实、羊肾煲粥，或沙苑子、母鸡煲汤食用，可给予清蒸枸杞桂圆；脾肾阳虚者宜食用温补之品，如牛肉、羊肉等，忌生冷食物；气血两虚者宜食用猪肝、银耳、桂圆等益气养血之品，可给予山药红枣粥；脾虚湿热者宜食用健脾利湿之品，如冬瓜、扁豆、薏苡仁等。

4. 情志护理　保持心情舒畅，避免忧郁紧张。由于圆翳内障患者年龄大、视力差，行动十分不便，常会出现社交及心理障碍，故应做好生活照料，解除思想顾虑，保持心胸开阔，情绪稳定。

5. 用药护理　服药期间观察病情，肝肾阴虚者中药汤剂宜上午饭前热服，选用杞菊地黄丸、明目地黄丸、石斛夜光丸等；脾肾阳虚者中药汤剂宜饭前及临睡前热服为佳；气血两虚者宜在饭前及晚上热服；脾虚湿热者中药汤剂宜午后温服、顿服。圆翳内障初发期及未成熟期，可在医生指导下用珍珠明目液、法可林、卡他灵（白内停）等眼药水滴眼。

6. 适宜技术　早期患者可行毫针刺法，选光明、太阳、睛明、攒竹、丝竹空、承泣、三阴交等穴，肝肾亏虚者加太冲、肾俞、百会、太溪、神阙以滋补肝肾；脾胃虚弱者加脾俞、胃俞、足三里、合谷以补益脾胃、益气养血；阴虚湿热者加脾俞、三焦俞、膀胱俞、太溪、阴陵泉以养阴清热除湿。或遵医嘱选择水针疗法，取合谷、曲池、肝俞、肾俞、三阴交、足三里、翳明等。

【健康教育】

1. 注意休息，少用目力，以减轻眼睛疲劳，防止晶体进一步老化。阳光较强时，宜戴墨镜或防护眼镜以保护眼睛。适当锻炼，增加机体抗病能力。

2. 注意用眼卫生，勿用不洁物品擦抹眼睛。连续阅读或看电视时，不宜超过 1 小时，中间需休息 15 分钟左右，以免引起视疲劳和视物不清。

3. 中老年患者应定期去医院进行检查，平时可遵医嘱服用杞菊地黄丸、六味地黄丸等中成药，以达到益肾填精、调理气血的目的。

4. 早期白内障患者，可予局部用药或口服药物，以控制病情发展。

5. 圆翳内障未成熟的患者应鼓励其多锻炼，劳逸结合，使血脉畅通，养气生清，上润目珠。手术后以静养为主，勿用力咳嗽及排便。

复习思考题

1. 圆翳内障的证候特征。

2. 圆翳内障自我护理方法。

第三节 针 眼

针眼是因感受外邪，以胞睑边缘或眼睑内面生小硬结，形如麦粒，赤肿疼痛，继之成脓为主要临床表现的外障眼病。本病因脓成后用针刺破排脓即愈，或用针挑破背上的红点而愈，故名针眼，又名偷针、偷针眼、土疳、土疡、包珍珠和挑针等。可发生于任何年龄和季节，但以青少年容易罹患。本病有反复发作和多发倾向。若无并发疔疮走黄，预后良好。

《审视瑶函·土疳症》曰："此症谓胞上生毒也，俗号为偷针。有一目生而传两目者，有只生一目者。有微邪不出脓血而愈者，有犯触辛热燥腻、风沙烟火，为漏、为吊败者，有窍未实，因风乘虚而入，头脑俱肿，目亦赤痛者。所病不一，因其病而治之。"

西医学中的睑腺炎（麦粒肿）、急性泪腺炎、急性泪囊炎、眼眶蜂窝组织炎等急性化脓性眼病，可参照本节辨证施护。

一、病因病机

针眼的病位在眼睑。其病因多由外感风热，客于胞睑，风热煎灼津液，变生疮疖；或过食辛辣刺激之品，脾胃积热，火热毒邪上攻胞睑，局部酿脓；或余邪未清，热毒蕴伏；或脾气虚弱，卫外不固，复感风热之邪，致本病反复发作。

二、诊断与鉴别诊断

（一）诊断依据

1. 初起胞睑痒痛，局部微肿，按之有小硬结，形如麦粒，压痛明显。

2. 继之局部红肿疼痛加剧，逐渐酿脓，顶部出现脓头，脓溃则病情随之缓解。严重者，胞睑漫肿，耳前肿核，伴畏寒发热。发于外眦部者，可伴白睛水肿。

3. 部分患者可反复发作和有多发倾向。

4. 血常规、荧光素染色检查有助于进一步诊断。

（二）病证鉴别

1. 针眼与胞肿 两者均有眼睑红肿。后者胞肿如桃，胞睑皮肤红赤，高肿难睁，状如桃李，肿痛拒按，白睛赤肿。相当于西医学的眼睑炎性水肿。

2. 针眼与眼丹 两者发病部位相同。但眼丹眼睑赤痛漫肿，质硬拒按，常有恶寒发热、头痛等全身症状。

3. 针眼与眼痈 眼痈发病部位在眼睑皮下，较针眼病势凶猛，红肿热痛甚，化腐成脓范围大，可波及全部眼睑，并有畏寒、高热、头痛等全身症状。

三、辨证施护

【辨证要点】

辨外针眼与内针眼 外针眼的病变部位多靠近睑弦，脓成后在胞睑表面可见到脓点；而内针眼的病变部位在胞睑内面，脓成后需翻转胞睑才能见到脓点。

【证候分型】

针眼的证候分型见表 6–3–1。

表 6–3–1 针眼证候分型

证型	证候表现	证机要点	护治法则	代表方
风热外袭	针眼初起，痒痛微作，局部硬结，微红微肿，触痛明显，可兼见头痛，发热，周身不适，舌苔薄黄，脉浮数	风热客于胞睑，气血壅滞	疏风清热，消肿散结	银翘散
热毒炽盛	胞睑红赤肿痛，睑弦硬结形成，焮热拒按，或硬结变软，小疖顶端有黄白色脓点，或见白睛壅肿，可伴口渴喜饮，溲黄便秘，舌红，苔黄，脉数	脾胃蕴热，上攻胞睑	清热解毒，消肿止痛	仙方活命饮
脾虚湿热	针眼屡发，或针眼红肿不甚，经久不散，或兼见面色萎黄，倦怠乏力，偏食纳呆，便结，舌质淡，苔薄白，脉细数	脾胃虚弱，正气不固，复感外邪	健脾益气，托里排脓	六君子汤
热毒内陷	胞睑肿痛增剧，伴见头痛，身热，嗜睡，局部皮色暗红不鲜，脓出不畅，舌质绛，苔黄糙，脉洪数	热毒壅盛，气滞血瘀	泻火解毒，通腑消肿	内疏黄连汤

【护理措施】

1. 起居护理 居室环境安静，整洁舒适，通风良好，光线柔和。起居有时，避风寒，适寒暑，劳逸结合，避免剧烈活动。热毒内陷者应卧床休息，尽量少搬动患者。对于风热外袭者病室宜清爽；热毒炽盛及热毒内陷者，室温宜偏低；脾虚湿热者，病室宜干燥凉爽。本病具有传染性，注意做好消毒隔离。

2. 病情观察 观察胞睑皮肤的颜色，是否肿胀，肿胀的程度、范围等，以判断病情的程度与性质。观察局部是否有硬结形成，硬结的部位、大小、范围，是否有压痛，拒按或喜按，有无脓点形成等。判断病情的发展程度，若硬结变软，脓点形成，则属针眼成熟。若突然出现头痛高热、烦躁或嗜睡等，应及时采取措施。

3. 饮食护理 饮食以清淡、易消化为宜，忌肥甘厚味、辛辣、炙煿、生冷助湿生痰之品。热毒炽盛、热毒内陷者宜食半流质或流质之品，鼓励多饮水，多喝西瓜汁、梨汁、苹果汁等；偏食纳呆者，指导其合理搭配饮食；脾虚湿热者，可用太子参、五指毛桃、茯苓、瘦肉适量煎汤服用，以健脾祛湿。儿童患者可服用七星茶，以健脾清热祛湿。

4. 情志护理 可以通过解释、鼓励、安慰等方式进行正面说理，使患者了解疾病的发生、发展及治疗护理的情况，解除其不良情绪，使患者精神愉悦，心情舒畅，气机条达，早日康复。

5. 用药护理 中药汤剂宜饭后温凉服。可用内服药渣再次煎水，用于熏蒸或温热外敷眼患处。按时点滴眼药水（膏），操作前洗净双手，滴两种眼药水时，间隔 2 ～ 3 分钟，先滴眼药水，再涂眼药膏；先滴刺激性弱的眼药水，再滴刺激性强的眼药水。滴药时动作要轻，滴管离眼 1 ～ 2cm，以免伤及角膜。

6. 适宜技术 硬结未软化时切忌过早切开。针眼脓未成者不得针破或切开，不能在病变区域内选择针刺治疗的穴位，以免邪毒内陷，形成疔疮走黄之恶候。脓点形成者，宜切开排脓，外针眼者，切口宜在胞睑皮肤面，与睑弦平行切开；内针眼者，切口宜在胞睑内面，与睑弦垂直切开；若脓腔大，应放置引流条，直至脓尽，创口用眼垫包封，嘱患者每日复诊换药至创口痊愈。未成脓者可用挑刺法、刺血法，分泌物多者可用结膜囊冲洗法，以保持结膜囊清洁。

【健康教育】

1. 养成良好的生活习惯，慎起居，适寒暑，怡情志，劳逸结合，避免熬夜和过度疲劳，减少使用目力。勿用手、手帕、毛巾等揉擦眼部。积极锻炼身体，增强体质，防御外邪入侵。

2. 注意饮食卫生，切忌偏食，少食肥甘厚味、辛辣炙煿等聚湿蕴热生痰之品。

3. 如已发生针眼，禁止挤压针眼，以免热毒扩散，引起胞睑周围及颜面浮肿，形成胞肿入桃或眼丹等变症，甚至变生疔疮走黄等危及生命之重症。

4. 使用外敷药物治疗时，注意勿将药物进入眼内，以免损伤结膜角膜。

复习思考题

1. 青少年易患针眼的原因。
2. 针眼的预防措施。

第四节 耳 鸣

耳鸣是指因脏腑功能失调所致的以自觉耳内鸣响而周围环境中并无相应声源为主要特征的病证。其可发生于单侧，也可发生于双侧。因患者有时自觉鸣声来自头颅内部，故又称为“颅鸣”或“脑鸣”，在中医古籍中还有“聊啾”“苦鸣”“耳虚鸣”等不同名称。耳鸣既是多种耳科疾病乃至全身疾病的一种常见症状，有时也可单独成为一种疾病。

耳鸣早在《内经》已有明确记载。《灵枢·口问》说：“黄帝曰：人之耳中鸣者，何气使然？岐伯曰：耳者，宗脉之所聚也，故胃中空则宗脉虚，虚则下溜，脉有所竭者，故耳鸣。”《素问·海论》说：“髓海不足，则脑转耳鸣。”这些论述指出了耳鸣的病因。

西医学中的感染、外伤等原因引起的耳鸣，均可参照本节辨证施护。

一、病因病机

本病多由外感、情志、饮食、虚损等因素引起，有虚实之分。实证多因外感风热、肝火上扰、肝气郁结或气滞血瘀所致；虚证多因脏腑虚损、气血亏虚所致。病位在耳，与肝、肾、脾、肺等脏关系密切。

1. 风热侵袭 外感风热，或风寒化热，肺失宣降，致外邪循经上犯耳窍，蒙蔽清窍，导致耳鸣。

2. 肝火上扰 外邪由表而里，侵犯少阳，或情志抑郁，抑或暴怒伤肝，致肝失条达，气郁化火，肝胆火热循经上扰耳窍，引起耳鸣。

3. 痰火郁结 饮食不节，过食肥甘厚腻，损伤脾胃，或思虑过度，伤及脾胃，致水湿不运，聚而生痰，痰火郁于耳中，壅闭清窍，导致耳鸣。

4. 气滞血瘀 因跌仆爆震、陡闻巨响等伤及气血，致瘀血内停，或情志抑郁，致肝气郁结，气机不畅，气滞则血瘀，或久病入络，均可造成耳窍经脉壅阻，清窍闭塞，发生耳鸣。

5. 肾精亏损 先天肾精不足，或病后失养，或房劳过度伤及肾精，或年老肾精渐亏，虚火内生，上扰耳窍，引起耳鸣。

6. 气血亏虚 素体脾胃虚弱，或饮食不节，饥饱失调，或劳倦、思虑过度，致脾胃虚弱，清阳不升，气血生化之源不足，导致气血亏虚，不能上奉于耳，耳窍经脉空虚而致耳鸣；或大病之后，耗伤心血，心血亏虚，则耳窍失养而致耳鸣。

二、诊断与鉴别诊断

（一）诊断依据

1. 以患者自觉单侧或双侧耳内鸣响为主要临床表现；可急性起病，亦可缓慢起病；可呈持续性，也可呈间歇性；耳鸣的音调可呈高音调，如蝉鸣声、汽笛声等，也可呈低音调，如机器声、隆隆声等；一般在夜间或安静时加重，严重时可影响睡眠及对生活、工作、情绪产生干扰；无明显听力下降。

2. 有耳外伤史、爆震史、噪声接触史、耳毒性药物用药史、耳流脓史，或其他全身疾病导致体质亏虚等病史。

3. 血常规、耳内镜、颈部及颅内 CT 或 MRI 等检查有助于诊断。

（二）病证鉴别

1. 耳鸣与耳聋 耳聋指不同程度的听力减退。耳鸣与耳聋在临床上常常同时或先后出现，其主要区别是耳聋有明显听力减退或丧失，耳鸣则无明显听力下降。

2. 耳鸣与幻听 幻听与耳鸣均为无声源的声音感觉，但幻听多为有意义的声感，如言语声、音乐声等；耳鸣则为无意义的单调鸣响声，如嗡嗡声、蝉鸣声等。

三、辨证施护

【辨证要点】

1. 辨虚实 起病急、病程短者多为实证，常因风热侵袭、肝火上扰、痰火郁结、气滞血瘀等引发；起病缓慢、病程较长者多为虚证，常与肾精亏损或气血亏虚有关。病久常虚中夹实，虚实夹杂。

2. 辨脏腑 本病与肝、肾二脏密切相关，肝火上扰者出现口苦，咽干，面红，目赤，尿黄，便秘，夜寐不宁，胸胁胀痛，头痛或眩晕等症状；肾精亏损者出现头昏眼花，腰膝酸软，虚烦失眠，发脱齿摇，夜尿频多，遗精，带下等症。

【证候分型】

耳鸣的证候分型见表 6-4-1。

表 6-4-1 耳鸣证候分型

证型	证候表现	证机要点	护治法则	代表方
风热侵袭	突起耳鸣，如吹风样，昼夜不停，或伴有耳胀闷感，伴鼻塞流涕，咳嗽头痛，发热恶寒，舌质红，苔薄黄，脉浮数	风热侵袭，肺失宣降，外邪循经上犯，蒙蔽耳窍	疏风清热，宣肺通窍	银翘散

续表

证型	证候表现	证机要点	护治法则	代表方
肝火上扰	耳鸣如闻潮声或风雷声，情志抑郁或恼怒后耳鸣加重，伴口苦咽干，面红目赤，溲黄便秘，夜寐不宁，胸胁胀痛，头痛或眩晕，舌质红，苔黄厚，脉弦数	肝郁化火，循经上扰，蒙蔽耳窍	清泄肝热，开郁通窍	龙胆泻肝汤
痰火郁结	耳鸣，耳中闷胀，伴头重头昏，或见头晕目眩，胸脘满闷，咳嗽痰多，口苦或淡而无味，二便不畅，舌质红，苔黄腻，脉滑数	脾胃损伤，水湿不运，聚而生痰，痰火郁耳，壅蔽耳窍	清火化痰，散结通窍	清气化痰丸或二陈汤
气滞血瘀	病程可长可短，无其他明显全身症状，或有爆震史，舌质黯红或有瘀点，脉细涩	气机不畅，气滞血瘀，经脉壅阻，耳窍闭塞	活血化瘀，行气通窍	通窍活血汤
肾精亏损	耳鸣如蝉，昼夜不息，安静时尤甚，操劳则加剧，或见头昏眼花，腰膝酸软，虚烦失眠，发脱齿摇，夜尿频多，遗精，带下，舌质红，苔少，脉细弱	肾精亏损，耳窍失养	补肾益精，滋阴潜阳	杞菊地黄丸
气血亏虚	耳鸣，疲劳加重，或见倦怠乏力，声低气怯，面色无华，食欲不振，脘腹胀满，大便溏薄，心悸失眠，舌质淡红，苔薄白，脉细弱	气虚血少，耳窍失养	健脾益气，养血通窍	归脾汤或补中益气汤

【护理措施】

1. 起居护理 病室宜整洁安静，空气新鲜，光线柔和，避免噪音刺激。注意劳逸结合，保持心情舒畅，避免过度劳累、紧张，节制房事。常按摩耳部以增强耳部血运。晚上睡觉前可用热水泡脚，或按摩双足涌泉穴，有引火归原的作用，有助于减轻耳鸣症状。鼓励患者置身于声音充实的环境中，主动接触自然界声音或让患者听节奏舒缓的音乐，缓解紧张的情绪，从而提高生活质量。

2. 病情观察 密切观察患者耳鸣程度、伴随症状、舌苔、脉象等情况。若有耳痛耳胀者，应注意观察鼓膜的情况及外耳道是否有脓液渗出。观察有无头痛、眩晕等症状及神志、面色、血压等变化。因耳鸣与耳聋在临床上经常同时或先后出现，故要注意观察患者的耳鸣程度，密切监测听力变化情况，及时治疗，预防听力下降。对有听力下降的患者，要积极恰当治疗，尽最大可能恢复听力。

3. 饮食护理 饮食宜清淡、有营养，忌食辛辣、肥厚之品，避免咖啡、浓茶、烟酒等刺激性食物，忌暴饮暴食，以免诱发和加重耳鸣。外感风热者宜进食疏风清热的半流质食物，如蒲公英粥、菊花粥、荆芥粥等；肝火上扰者可食疏肝清火之品，如平肝清热茶、苦瓜羹、芹菜粥等；痰火郁结者应多食祛痰降火之品，如清聪化痰茶、川贝秋梨膏等；脾胃虚弱者宜多食健脾祛湿之品，如莲子桂圆粥、薏苡仁粥等；肾精亏损者应多食补肾益精之品，如银耳杜仲粥、枸杞粥、菟丝子粥等；气血亏虚者应多食补益气血之品，如参枣汤、归参炖母鸡等。

4. 情志护理 不良的情志刺激可诱发或加重耳鸣。应嘱患者保持心情舒畅，情绪稳定，避免精神刺激及过度恼怒忧郁。对于焦虑、抑郁的患者，要耐心聆听其倾诉，给予理解、同情和安慰，及时解决患者的疑问和尽量满足需要，指导患者调节情绪和自我心理疏导方法。鼓励患者多听音乐、读书、看报等，以分散注意力，减轻耳鸣的困扰。

5. 用药护理 中药汤剂以温热服用为宜。风热外侵者使用解表药宜武火快煎，不宜久煎，汤剂宜热服，服后卧床盖被，以助发汗，并观察出汗、体温和伴随症状的变化；祛湿降浊汤剂宜饭后服；肝火上扰和痰火郁结者中药宜饭后凉服或微温服；气滞血瘀者中药宜饭后温服，服药期间忌食生冷；肾精亏损和气血亏虚者中药宜饭前空腹温服，以利药物吸收。

6. 适宜技术　毫针刺法，主穴取耳门、听宫、听会、翳风等穴，辨选配穴，如风热侵袭配外关、合谷等穴；肝火上扰配太冲、丘墟等穴；痰火郁结配丰隆、内庭等穴；肾精亏损配肾俞、太溪等穴；气血亏虚配足三里、脾俞等穴，实证用泻法，虚证用补法。灸法，适用虚证耳鸣，可取中脘、百会、足三里等穴，悬灸。穴位敷贴，适用肝火、痰火、虚火上扰所致耳鸣，取吴茱萸、乌头尖、大黄粉三味为末，温水调和，敷贴于涌泉穴，有引火下行的作用。耳针，取内耳、肾、肝、神门、三焦、皮质下等穴，埋针或王不留行籽贴压。按摩法，取听宫、听会、耳门、翳风、完骨等穴，轻轻按压。自我按摩法，如搓掌法，屏息坐定，搓掌心 50 次，趁掌心热时紧按双侧耳门，如此做 6 次，连做 2 ～ 3 个月。

知识拓展

预防耳鸣的保健操

按捏耳郭：用食指和大拇指先从上至下按捏耳郭，然后从下至上按捏，反复按捏至双耳有发热感，一般每次 1 ～ 2 分钟。

掩耳鸣鼓：两掌搓热，用两掌心掩住两耳，手指托住后脑部，食指压在中指上，使食指从中指上滑下，以此弹击后颈发际处，可听到咚咚之声，如击天鼓，共击 50 次。

掌心震耳：两掌搓热，用搓热的两掌心捂住两耳，手掌与耳朵完全封闭，然后两掌突然松开，听到叭的一声，起到震耳的作用，共 50 次。

过顶提耳：先右臂弯曲过头顶，用右手拇指、食指和中指捏住左耳耳尖向上提拉，拉 50 次；同法再换左手提拉右耳 50 次。

按揉穴位：用两手拇指端分别按揉两侧听宫、翳风穴，力度以感觉酸胀为佳。按揉时注意张开嘴，每穴 1 分钟。

搓擦涌泉：手掌侧立，用侧掌面来回搓擦两脚涌泉穴，直到足底心发热。

【健康教育】

1. 起居有常，加强锻炼，增强体质，预防伤风感冒。引导患者树立乐观豁达的生活态度，避免情志因素诱发或加重耳鸣。

2. 饮食宜清淡、富营养，戒烟、酒，避免使用耳毒性药物。

3. 指导患者积极防治引起耳鸣的各种疾病，进行相关知识的宣教，指导患者做预防耳鸣的保健操，提高患者的自我保健能力。

4. 耳鸣患者应避免处于过分安静的环境，适度的有声环境有助于减轻耳鸣。指导患者正确使用耳机和手机。

复习思考题

1. 耳鸣的证型和护治法则。

2. 不同证型耳鸣的饮食护理措施。

第五节 鼻 渊

鼻渊是指因外邪侵袭或脏腑失调所致的以鼻流浊涕、如泉下渗、量多不止为主要临床表现的病证。常伴有头痛，鼻塞，嗅觉减退，久则虚眩不已等症状，是鼻科的常见病、多发病之一。多发生于感冒或急性鼻炎之后，一年四季、男女老幼均可患病，而以青少年多见。

鼻渊病名，最早见于《内经》,《素问·气厥论》明确记载鼻渊的定义和病机："胆移热于脑，则辛颎鼻渊。鼻渊者，浊涕下不止也。"继《内经》后，历代医家对本病的论述也较多，又有"脑漏""脑渗""脑崩""脑泻"等病名。明·张景岳《景岳全书·卷二十七》说："此证多因酒醴肥甘或久用热物，或火由寒郁，以致湿热上熏津汁。"

西医学中的急性、慢性鼻窦炎，均可参照本节辨证施护。

一、病因病机

本病多由外感、饮食、情志、虚损引起，有虚实之分。实证多因外邪侵袭、胆腑郁热、脾胃湿热而发病；虚证多因肺气虚寒、脾气虚弱所致。本病病位在鼻窍，与肺、脾、胆密切相关。

1. 肺经风热 风热袭表伤肺，或风寒外袭，郁而化热，内犯于肺，肺失宣降，邪热循经上壅鼻窍而为病。

2. 胆腑郁热 情志不遂，恚怒失节，胆失疏泄，气郁化火，胆火循经上犯，移热于脑，伤及鼻窍，或邪热犯胆，胆热上蒸鼻窍而为病。

3. 脾胃湿热 饮食失节，湿热内生，湿热邪毒循经熏蒸鼻窍而为病。

4. 肺气虚寒 久病体虚，或病后失养，致肺脏虚损，肺卫不固，易为邪犯，正虚托邪无力，邪滞鼻窍而为病。

5. 脾虚湿困 久病失养，或思虑过度，损及脾胃，致脾胃虚弱，运化失健，湿浊内生，困聚鼻窍而为病。

二、诊断与鉴别诊断

（一）诊断依据

1. 可有伤风鼻塞病史，以大量黏性或脓性鼻涕为主要症状，常同时伴有鼻塞及嗅觉减退。症状可局限于一侧，也可双侧同时发生。

2. 部分患者伴有明显的头痛，头痛部位常局限于前额、鼻根部或颌面部、头顶部等，并有一定的规律性。

3. 实证起病急，病程短；虚证病程长，缠绵难愈。

4. 血液检查、鼻喉电子内镜等检查有助进一步的诊断和治疗。

（二）病证鉴别

1. 鼻渊与鼻窒 鼻窒是以经常性鼻塞为主要特征的慢性鼻病。鼻塞呈间歇性或交替性，病变较重者，可呈持续性鼻塞，鼻涕不易擤出，久病者可有嗅觉减退。鼻渊虽伴有鼻塞症状，但其主症是鼻流浊涕，量多不止。

2. 鼻渊与鼻菌 鼻菌是指发生于鼻腔、鼻窦的恶性肿瘤，临床以鼻内肿块、鼻塞、流污秽脓血涕、头痛、颈部恶核为主要特征。鼻渊与鼻菌虽都有鼻流脓涕的症状，但鼻渊无鼻内肿块，且涕中无脓血。

三、辨证施护

【辨证要点】

1. 辨虚实　鼻渊的病性有实有虚，实证多因外邪侵袭，起病急，病程短；虚证多因肺脾脏气虚损，邪气久羁，滞留鼻腔，以致病程缠绵难愈。

2. 辨寒热　热证鼻涕色黄，舌红，苔黄，脉数；寒证鼻涕黏白，遇冷加重，舌质淡，苔薄白，脉缓弱。

【证候分型】

鼻渊的证候分型见表 6–5–1。

表 6–5–1　鼻渊证候分型

证型	证候表现	证机要点	护治法则	代表方
肺经风热	鼻涕量多而白黏或黄稠，鼻塞，嗅觉减退，头痛，前额、颌面部疼痛，可兼有发热，恶风，汗出，或咳嗽痰多，舌质红，苔黄，脉浮数	风热犯肺，肺失宣降，热壅鼻窍	疏散风热，宣肺通窍	银翘散
胆腑郁热	鼻涕浓浊，量多，色黄或黄绿，或有腥臭味，鼻塞，嗅觉减退，头痛剧烈，可兼有烦躁易怒，口苦咽干，胸胁苦满，寐少梦多，小便黄赤，舌质红，苔黄腻，脉弦数	胆腑郁热，循经上犯，热壅鼻窍	清泄胆热，利湿通窍	龙胆泻肝汤
脾胃湿热	鼻流黄浊涕，量多，鼻塞重而持续，鼻根胀痛，嗅觉减退，头昏闷或重胀，可兼有倦怠乏力，胸脘痞闷，纳呆食少，小便黄赤，舌质红，苔黄腻，脉滑数	脾胃湿热，循经上蒸，湿热滞鼻，蒙蔽鼻窍	清热利湿，化浊通窍	甘露消毒丹
肺气虚寒	鼻涕黏白，鼻塞或轻或重，稍遇风冷则鼻涕增多，鼻塞加重，喷嚏时作，嗅觉减退，可兼有头晕，头胀，气短乏力，语声低微，面色苍白，自汗，畏风寒，咳嗽痰多，舌质淡，苔薄白，脉缓弱	肺气虚弱，无力托邪，邪滞鼻窍	温补肺气，散寒通窍	温肺止流丹
脾虚湿困	鼻涕白黏或黄稠，量多，嗅觉减退，鼻塞较重，可兼有食少纳呆，脘腹胀满，便溏，肢困乏力，面色萎黄，头昏重，或头闷胀，舌体胖，舌质淡，苔薄白，脉细弱	脾失健运，湿浊内生，困聚鼻窍	健脾利湿，益气通窍	参苓白术散

【护理措施】

1. 起居护理　居室宜整洁舒适，温湿度适宜，起居有常，劳逸结合。肺经风热者室温宜清凉；胆腑郁热者室温宜稍低，湿度稍高，防止干燥空气对鼻部刺激；脾胃湿热者忌潮湿闷热；虚证患者应防风寒邪毒侵袭，加强体育锻炼，增强防御能力；伴有头晕头胀不适，肢体乏力者，应卧床休息。注意鼻腔周围局部皮肤的护理，减少对局部皮肤的刺激。保持口腔清洁，防止并发症的产生。

2. 病情观察　注意观察鼻涕的量、色、性质、舌苔、脉象的情况。若涕液色黄稠，味腥臭，量较多者，多属实证；若涕液如脓样，质黏稠，量较少者，多属虚证。观察伴随的症状，肺经风热者，可有发热恶寒，及伴有头痛、咳嗽、咯痰等；胆腑郁热者，头痛较甚，常伴身热、口苦、大便干燥等实热之征；脾胃湿热者，常伴有食欲不振、大便溏薄等湿热之征；肺脾气虚者，多伴有少气乏力，大便溏薄等。若患者高热持续不退，头痛加剧，应及时报告医生，及时采取救治措施。

3. 饮食护理　饮食宜清淡、有营养，多食水果和蔬菜，忌食辛辣、肥厚、炙煿、海鲜之品，戒烟酒，以免加重病情。肺经风热者宜食疏风清热的食物，如辛夷马齿苋粥等；胆腑郁热者应食清凉解热之品，如冬瓜绿豆汤等；脾胃湿热者可食健脾利湿食物，如薏苡仁冬瓜汤、山药粥等；肺气虚寒者可食人参胡桃饮、黄芪冬瓜汤；脾虚湿困者可食健脾益气的食物，如黄芪山药粥等。

4. 情志护理　鼻渊患者因病程久，常反复发作，伴有头痛和局部不适，易使患者出现情绪反应，故需注意患者情绪变化，解释本病的相关知识，及时疏导情志，解除不良情绪刺激，避免或减少本病的反复发作。

5. 用药护理　中药汤剂以温热服用为宜。实热证患者汤剂宜凉服或微温服，肺经风热者所服中药多为辛散轻扬之品，有效成分易挥发，不宜久煎；胆腑郁热者汤剂宜饭前冷服；脾胃湿热者中药宜饭后凉服或微温服。虚证患者服用补益药宜在早晚饭前空腹温服或热服，肺气虚寒者宜进温热饮食以加强药效。鼻塞严重者，可局部使用滴鼻灵等滴鼻，或予冰连散吹鼻，或予中药制剂超声雾化经鼻吸入，以改善鼻腔通气。

6. 适宜技术　毫针刺法，主穴选印堂、上迎香、通天、残缺、合谷等穴，辨证配穴，如肺经实热配尺泽、少商等穴；胆腑郁热配阳陵泉、侠溪等穴；脾胃湿热配曲池、阴陵泉等穴；肺气虚寒配肺俞、中府等穴；脾虚湿困配脾俞、足三里等穴，实证用泻法，虚证用补法。灸法，适用虚证，取前顶、迎香、四白、上星等为主穴，辨证配穴，悬灸或隔姜灸。耳针，选神门、内鼻、鼻尖、额、肺、脾、肾等穴，埋针或王不留行籽贴压。理疗，鼻局部用超短波或红外线等物理治疗仪，以增加血液循环，促进炎症吸收和水肿消退。穴位按摩法，取迎香、合谷，自我按摩；或用双手大鱼际相对摩擦，生热后沿鼻翼两侧反复推擦。熏鼻，用芳香通窍、活血消肿的药物，如苍耳子散、川芎茶调散等煎煮，令患者趁热用鼻吸入药雾热气，从口吐出，反复熏鼻。

【健康教育】

1. 保持家居清洁和个人卫生，避免粉尘和气体刺激鼻腔。加强锻炼，寒冷季节进行户外活动时应戴口罩，避免外感而诱发。指导患者鼻部按摩，抗御病邪。

2. 指导患者了解鼻渊的相关知识，提高自我防护能力。如积极防治邻近组织器官病变，如扁桃体炎、牙病等；保持鼻道通畅，及时排出鼻腔分泌物。

3. 指导患者正确应用滴鼻药和擤鼻方法，每次擤鼻不可同时紧捏双侧鼻孔，应分别进行，鼻腔有分泌物而鼻塞重时忌用力擤鼻，以免邪毒逆入耳窍，导致耳窍疾病。不到江河湖水中或不卫生的泳池中游泳，防止污水进入鼻腔。

4. 饮食清淡，少食辛辣刺激之品，戒烟限酒，以防热毒或湿热内生。

复习思考题

1. 鼻渊的证候分型和护治法则。
2. 不同证型鼻渊的饮食护理措施。

第六节　喉　痈

喉痈是指因内外热毒搏结咽喉所致的咽喉及其邻近部位的痈肿，以咽喉肿塞、疼痛、吞咽困难，甚至呼吸困难为主要临床表现的病证。本病因热毒引发，病情发展迅速，失治、误治或可演变为急喉风而危及生命。《灵枢·痈疽》说："痈发于嗌中，名曰猛疽。猛疽不治，化为脓，脓不泻，塞咽，半日死。"喉痈的发病部位不同，名称不同，生于喉关的称喉关痈或骑关痈；生于会厌的称会厌痈；生于喉底的称里喉痈；生于颌下的称颌下痈。本病以喉关痈、会厌痈为常见，多发于青壮年，夏、秋季节发病较多。里喉痈多见于 3 岁以下的婴幼儿。

喉痈病名首见隋·巢元方《诸病源候论·卷三十》："六腑不和，血气不调，风邪客于喉间，为寒所折，气壅而不散，故结而成痈。"历代医家根据喉痈的发病部位、发病原因、痈肿形色及证候特点等，有较多的称谓，如喉关痈、积热喉痈、大红喉痈、锁喉痈等。

西医学中的扁桃体周围脓肿、急性会厌炎及会厌脓肿、咽后脓肿、咽旁脓肿、颌下脓肿等疾病，均可参照本节辨证施护。

一、病因病机

本病多因脏腑蕴热，复感风热邪毒，或异物、创伤染毒，内外热毒搏结咽喉，灼腐血肉而为脓，毒聚而成痈肿。喉痈的病程可分为酿脓期、成脓期和溃脓期三个阶段，病因病机在各阶段有所不同。

1. 外邪侵袭，热毒搏结（酿脓期） 咽喉为肺胃所属，风热邪毒乘虚侵袭，循口鼻入肺系，咽喉首当其冲，邪毒与气血搏结不散，导致气血壅聚而为病。

2. 热毒困结，化腐成脓（成脓期） 外邪不解，入里化火，引动脏腑积热上攻，内外火热邪毒搏结于咽喉，热毒流窜困结于一处，灼腐血肉而化为脓。

3. 气阴耗损，余邪未清（溃脓期） 火热邪毒久灼咽喉，又因咽痛饮食难进，加之清解攻伐，气阴两伤。

二、诊断与鉴别诊断

（一）诊断依据

喉痈是一个总的病名，各种喉痈的共同症状是咽喉疼痛剧烈，吞咽困难，语言含糊，甚则张口困难，多伴有发热、全身不适等。因发病部位不同，体征也不尽相同，分述如下：

1. 喉关痈 一侧软腭明显红肿隆起，喉核被推向前下方或后下方，并被肿胀的舌腭弓和软腭所遮盖，悬雍垂红肿，被推向对侧。多继发于急性乳蛾之后，起病较急。

2. 会厌痈 会厌红肿、增厚，尤以会厌舌面表现显著，甚至肿胀成球形，影响呼吸。可有外感、异物、创伤或邻近器官急性炎症史。

3. 里喉痈 小儿多见。喉底一侧红肿隆起，脓肿较大者，可将患侧腭咽弓及软腭向前推移。起病较急，畏寒、高热、咳嗽，吸奶时啼哭或呛逆，严重者可致呼吸困难。可有感冒或咽部异物及外伤后染毒史。

4. 颌下痈 颈部僵直，一侧颌下肿胀压痛，咽壁及喉核被推向咽腔中央，但喉核无红肿。全身伴高热、畏寒、食欲不振、头痛、乏力等症状。可有乳蛾、喉关痈、里喉痈或咽旁组织损伤史。

血液检查、喉镜、喉部影像学检查等有助于诊断。

（二）病证鉴别

1. 喉痈与喉风 喉风是以吸气性呼吸困难为主要特征的危急重症。喉痈与喉风均可出现咽喉剧烈疼痛、吞咽困难、口涎外溢等症状，但喉风最突出的症状是呼吸困难，喉痈则无明显呼吸困难。

2. 喉痈与乳蛾 乳蛾是以咽痛或咽部不适感，喉核红肿、表面有黄白脓点为主要特征的病证。喉关痈常继发于乳蛾，因此早期表现与乳蛾相同，应注意乳蛾是否已发展为喉关痈，鉴别要点是患侧软腭是否红肿隆起。

三、辨证施护

【辨证要点】

1. 辨是否成脓 喉痈的主要特征是咽喉剧烈疼痛，局部红肿、化脓，其病变进程可分为酿脓期、成脓期、溃脓期。辨是否成脓是辨证施护的关键。

2. 辨部位 生于喉关的称喉关痈或骑关痈，生于会厌的称会厌痈，生于喉底的称里喉痈，生于颌下的称颌下痈。

【证候分型】

喉痈的证候分型见表 6–6–1。

表 6–6–1 喉痈证候分型

证型	证候表现	证机要点	护治法则	代表方
外邪侵袭，热毒搏结	喉痈初起，咽痛逐渐加重，吞咽不利，吞咽时疼痛尤甚，伴发热恶寒，头痛，周身不适，口干，咳嗽痰多，小便黄，舌质红，苔薄黄，脉浮数	热邪侵袭，热毒搏结，气血壅聚	清热解毒，消肿止痛	五味消毒饮
热毒困结，化腐成脓	咽痛剧烈，胀痛或跳痛，痛引耳窍，吞咽困难，口涎外溢，或张口困难，言语不清，如口中含物，或咽喉阻塞，呼吸困难，伴高热，头痛，口臭口干，便结溲黄，舌质红，苔黄厚，脉洪数有力	热毒困结，灼腐血肉，肉腐化脓	泄热解毒，消肿排脓	仙方活命饮
气阴耗损，余邪未清	咽痛逐渐减轻，身热已平，红肿始退，咽干口渴，乏力懒言，舌质红或淡红，苔薄黄少津，脉细数	热毒蕴积，耗气伤阴	益气养阴，清解余邪	托里消毒散

【护理措施】

1. 起居护理 居室保持整洁安静，注意温湿度适宜。外感者，室温以舒适为宜，避免对流风。服解表药后，尤要避免汗出当风。热毒炽盛者，室温宜稍低，湿度应稍高。急性期注意休息，高热者应卧床休息，给予药物或物理降温。

2. 病情观察 观察患者局部肿痛程度、性质，体温变化，舌苔及脉象等情况。观察痈肿处有脓无脓，若肿胀散漫，可用压舌板轻触患处，坚硬者，脓未成；若红肿光亮，高突，四周红晕紧束，按之软者，是为脓已成。脓未成之时痛觉散漫；脓已成则痛觉集中，且有跳动之感，应采取中西医结合的方法进行排脓治疗，并保持引流通畅。高热者，应定时测量体温、脉搏，可予以物理降温，或使用退热剂；高热不退，且伴有抽搐、呕吐、昏睡，伴呼吸困难者，为出现变证，应及时报告医生，并配合采取救治措施。

3. 饮食护理 宜食清淡、富有营养的流质和半流质饮食，少食多餐，多饮水。多食水果汁和蔬菜汁，忌食辛辣、肥甘厚味、海腥发物。外邪侵袭，热毒搏结者可用薄荷、金银花、胖大海沸水浸泡代茶饮，或食山栀粥、石膏竹叶粥等；热毒困结，化腐成脓者可食用蒲公英粥、马齿苋藕汁饮等；气阴耗损，余邪未清者宜食石斛玉竹甘蔗饮、五汁饮等。

4. 情志护理 耐心向患者解释病情、治疗方案，使患者情绪稳定，树立信心，积极配合治疗，促进疾病的康复。患者因咽部肿痛，吞咽时加重，易出现心烦等情绪表现，应理解和关心患者，耐心做好解释和安慰，鼓励患者多进食和多饮水，保证营养摄入，增强身体抵抗力。

5. 用药护理　本病多因脏腑蕴热，复感风热邪毒，内外热毒搏结咽喉而为病，故中药以清热为主，宜饭后凉服或微温服用，注意观察药后的疗效，热退肿消，为病退之象；服药后高热烦渴不减，提示热盛动风，应立即报告医师采取救治措施。清热药多属苦寒，易伤脾胃或内伤中阳，应中病即止。年老体弱、脾胃虚寒者慎用，或减量服用。

6. 适宜技术　毫针刺法，主穴取少商、合谷、列缺、曲池等穴，辨证配穴，如外邪侵袭，热毒搏结配风池、外关等穴；热毒困结，化腐成脓配厉兑、鱼际；气阴耗损，余邪未清配太溪、照海，实证用泻法，虚证用补法或平补平泻法。刺络疗法，选用少商、商阳、耳尖，三棱针点刺出血。吹药法，用西瓜霜、冰硼散等药，吹至喉关红肿处。含服法，用六神丸等含化。含漱法，用金银花、桔梗、甘草煎水，或用内服中药渣再煎之药液，冷后频频含漱。

知识拓展

医　案

李王公主患喉痈数日，肿痛，饮食不下。才召到医官，言须针刀开口，方得溃破。公主闻用针刀，哭不肯治，痛逼水谷不入。忽有一草泽医曰：某不使刀针，只用笔头蘸药痈上，霎时便溃。公主喜，遂令召之。方两次上药，遂溃出脓血一盏余，便觉痛减，两日疮无事。今传其方：医云乃以针系笔心中，轻轻划破肿处，乃溃散耳。

【健康教育】

1. 起居有常，劳逸结合，加强锻炼，增强体质，预防外邪侵袭。

2. 多饮水，多食清淡、易消化、富营养的食物。忌食辛辣炙煿、醇酒厚味。戒除或节制烟酒。

3. 进行疾病相关知识的宣教。提高患者自我防病意识，积极治疗口咽部的各种急性、慢性疾病，保持口腔卫生。

复习思考题

1. 喉痈的病因病机。
2. 喉痈证候分型和护治法则。
3. 喉痈的预防与调护。

第七节　喉　痹

喉痹是指因外邪侵袭，肺胃热盛或脏腑虚损，咽喉失养所致，以咽部疼痛或异物感不适，咽部红肿，或喉底有颗粒状突起为主要特征的咽部病证。临床上有急性和慢性两个类型，急喉痹是因外邪客于咽喉所致，以咽痛、咽黏膜肿胀为特征；慢喉痹是因脏腑虚损，咽部失养，或邪滞于咽所致，以咽黏膜肿胀或萎缩为特征。本病一年四季皆可发病，各年龄均可发生，急性发作者多为实证。

喉痹一词，最早见于帛书《五十二病方》，历代医家对本病的论述较多，如《素问·阴阳别论》曰："一阴一阳结，谓之喉痹。"隋·巢元方《诸病源候论·卷三十》记载："喉痹者，喉里肿塞痹痛，水浆不得入也。入阴阳之气出于肺，循喉咙而上下也。风毒客于喉间，气结蕴积而生热，致喉肿塞而痹痛。”历代文献根据喉痹的病因病机及咽部形态之不同，记载有风热喉痹、风寒喉痹、阴虚喉痹、阳虚喉痹、帘珠喉痹等不同的病名。

西医学中的急性咽炎、慢性咽炎，可参照本节辨证施护。

一、病因病机

本病多由外感、饮食、情志、虚损引起，有虚实之分。实证多由外感邪气、肺胃热盛、痰凝血瘀所致；虚证多由肺肾阴虚、脾肾阳虚所致。本病病位在咽喉，与肺、脾、肾三脏关系密切。

1. 外邪侵袭　风热外袭，邪从口鼻而入，内犯于肺，宣降失司，邪热上壅咽喉，而为喉痹；或风寒外袭，外束肌表，卫阳被遏，不得宣泄，壅结咽喉，亦可发为喉痹。

2. 肺胃热盛　外邪未解，壅盛传里，或过食辛辣煎炒、醇酒厚味，肺胃热盛，邪热搏结，蒸灼咽喉，发为喉痹。

3. 肺肾阴虚　温热病后，或房劳过度，耗伤肺肾阴液，过用温燥劫阴之品，致肺肾阴虚，阴液不能上承濡养咽喉，阴虚水不制火，虚火上炎，熏灼咽喉，发为喉痹。

4. 脾胃虚弱　因思虑过度，劳伤脾胃，或饮食不节，或久病伤脾，致脾胃虚弱，水谷精微生化不足，津不上承，咽喉失养，发为喉痹。

5. 脾肾阳虚　房劳过度，或操劳过甚，或久病误治，或过用寒凉之品，致脾肾阳虚，失去温运固摄功能，寒邪凝闭，阳气无以上布于咽喉，发为喉痹。

6. 痰凝血瘀　饮食不节，损伤脾胃，运化失常，水湿停聚为痰，凝结咽喉；或喉痹病久未愈，反复发作，余邪滞留，久则经脉瘀滞，痰凝血瘀，互结于咽喉发为喉痹。

二、诊断与鉴别诊断

（一）诊断依据

1. 起病急者，多表现为咽部疼痛为主，吞咽时咽痛加重；病久者，则可出现咽部疼痛或微痛，咽干，咽痒及咽部灼热感，异物感，咽哽不利等。

2. 多有外感病史，或咽痛反复发作史。

3. 血液检查、喉镜、喉部影像学等检查等有助于诊断。

（二）病证鉴别

1. 喉痹与乳蛾　乳蛾以喉核部位的红肿疼痛为主，青少年多见。喉痹与乳蛾均有咽喉红肿疼痛，但喉痹主要病变在咽部，喉核红肿不明显，而乳蛾主要病变在喉核。

2. 喉痹与喉痈　喉痈是指发生于咽喉及其邻近部位的痈肿，以咽喉肿塞、剧痛、吞咽困难，甚至呼吸困难为主要临床表现。喉痈因热毒引发，病情发展迅速，失治、误治或可演变为急喉风而危及生命，其病变进程可分为酿脓期、成脓期和溃脓期。喉痈以咽喉肿痛为主要特征，而喉痹以咽痛或异物感为主要特征。

三、辨证施护

【辨证要点】

1. 辨虚实　喉痹有虚实之分，一般起病急，病程短者多属实证；反复发作，病程较长者多属虚证。发作期多实，缓解期多虚。病久常虚中夹实，虚实夹杂。

2. 辨表里　表证起病急，病程短，病位浅，临床表现以发热、恶寒、苔薄黄、脉浮数为主，常兼见头身痛、鼻塞流涕、咽痛、咳嗽等症状；里证病程长，病变部位在里，临床表现以脏腑的证候为主，不恶风寒，脉象不浮。

3. 辨脏腑　喉痹病位虽在咽喉部，但与肺、脾、胃、肾等脏腑关系密切。肺胃热盛者，有高热、头痛、口渴喜饮、口气臭秽、便结溲赤等症状；肺肾阴虚者有手足心热、午后潮热、盗汗等症状；脾胃虚弱者有脘腹胀闷、纳呆便溏、气短乏力、四肢倦怠等症状；脾肾阳虚者有面色苍白、畏寒肢冷、腰膝冷痛、腹胀纳呆、尿频便溏等症状。

【证候分型】

喉痹的证候分型见表 6–7–1。

表 6–7–1　喉痹证候分型

证型	证候表现	证机要点	护治法则	代表方
外邪侵袭	咽部疼痛，吞咽不利，有异物阻塞感。偏风热者，咽痛较重，吞咽时痛增，伴发热，恶风，头痛，咳痰黄稠，舌质红，苔薄黄，脉浮数；偏风寒者，咽痛较轻，伴恶寒发热，头痛，无汗，身痛，咳嗽痰稀，舌质淡，苔薄白，脉浮紧	外邪犯肺，循经上扰，壅结咽喉	疏风散邪，宣肺利咽	风热者，疏风清热汤；风寒者，六味汤
肺胃热盛	咽部疼痛较剧，吞咽困难，咽喉梗阻感，伴高热，头痛，口渴喜饮，口气臭秽，大便燥结，小便短赤，舌质红，舌苔黄，脉洪数	肺胃热盛，邪热搏结，蒸灼咽喉	清热解毒，消肿利咽	清咽利膈汤
肺肾阴虚	咽部干燥，灼热疼痛不适，午后较重，或咽部哽哽不利，干咳痰少而稠，或痰中带血，伴手足心热，午后潮热，盗汗，舌红少津，脉细数	肺肾阴虚，水不制火，虚火上炎，熏灼咽喉	滋养阴液，降火利咽	偏肺阴虚者，养阴清肺汤；偏肾阴虚者，六味地黄丸
脾胃虚弱	咽部哽哽不利或痰黏着感，咽燥微痛，喉底有颗粒状突起，口干而不欲饮或喜热饮，易恶心，或时有呃逆反酸，若受凉、疲倦则症状加重，伴倦怠乏力，少气懒言，脘腹胀闷，纳呆便溏，舌体胖大，边有齿痕，舌质淡红，苔薄白，脉细弱	脾胃虚弱，生化不足，津不上承，咽喉失养	益气健脾，升清利咽	补中益气汤
脾肾阳虚	咽部异物感，哽哽不利，痰涎清稀量多，伴面色苍白，畏寒肢冷，腰膝冷痛，腹胀纳呆，小便清长，五更泄泻，舌体胖，舌质淡嫩，苔白，脉沉细弱	脾肾阳虚，阴寒内生，咽失温煦，寒邪凝闭	补益脾肾，温阳利咽	附子理中丸
痰凝血瘀	咽部异物感，痰黏着感，焮热感，咽微痛，痰黏难咯，咽干不欲饮，易恶心呕吐，胸闷不适，舌质黯红，或有瘀斑、瘀点，苔白或微黄，脉弦滑	脾胃受损，运化失常，水湿停聚，痰湿内生，痰凝血瘀，互结咽喉	祛痰化瘀，散结利咽	贝母瓜蒌散

【护理措施】

1. 起居护理　居室保持整洁卫生，注意温湿度适宜，防止干燥空气刺激而加重咽部不适。外感风寒者，常伴有恶寒，居室温湿度稍高；外感风热者，室温以舒适为宜，避免对流风，服解表药后，避免汗出当风。肺胃实热者，室温宜稍低，湿度应稍高，避免高温干燥空气对咽部的刺激。注意劳逸结合，避免过度疲劳，养成良好生活习惯。饭前饭后漱口，保持口腔清洁。

2. 病情观察　观察患者咽部充血肿胀、疼痛不适程度和全身症状，观察舌苔、脉象，及时了解病情发展趋势。如出现发热、咽痛加剧，伴有呼吸困难者，为病情加重，应及时报告医生，并配合采取救护措施，体温升高者可给予物理降温。急喉痹严重者可合并扁桃体炎、急性鼻窦炎等，严重者还可并发急性肾炎、风湿病等，若下行感染，可引起下呼吸道炎症，故应注意观察伴随症状，防止并发症的发生。

3. 饮食护理 鼓励患者进食，保证营养摄入。多饮水，宜进清淡有营养、易消化的流质或半流质饮食，忌食辛辣、煎炒、肥厚之品，戒除烟酒。外感风寒者，宜食祛风散寒、利咽通窍的食物，如生姜葱白粥、香菜鸡蛋汤等；外感风热者，宜食疏风清热通窍食物，如萝卜汤、蒲公英粥等；肺胃热盛者，宜食清热降火食物，如咸鸭蛋豆豉粥、豆腐芥菜汤等，也可金银花煎水代茶饮；肺肾阴虚者，宜食滋阴润燥之品，如银耳枸杞莲子粥等；脾气虚弱者，宜食健脾益气的食物，如黄芪山药粥等；脾肾阳虚者，宜食温补脾肾的食物，如羊肉粥等；痰凝血瘀者，宜进食化痰活血之品，如鲜藕竹笋汤等。

4. 情志护理 本病常反复发作，发作时出现咽喉燥痒、疼痛，患者易出现焦虑、恼怒等情绪反应，应引导患者正确对待疾病，保持心情舒畅，积极配合治疗，消除负面情绪。

5. 用药护理 中药汤剂以温热服用为宜。解表药不宜久煎。外感风寒者，汤药宜热服；风热犯肺和肺胃热盛者汤药宜饭后凉服或微温服，服药后观察病情变化，热退肿消，为病退之象，为避免损伤脾胃，应中病即止；肺脾气虚者，汤药宜饭后温服；脾肾阳虚者，中药宜饭前空腹温服。

6. 适宜技术 毫针刺法，适用实热证，选合谷、内庭、曲池等穴，辨证配穴，用泻法。灸法，适用风寒咽痛，取天突、颊车、大迎，配合谷、内关、曲池等穴，悬灸。刺络疗法，适用肺胃实热咽痛，在耳背小静脉用三棱针点刺放血，或在少商、商阳两穴点刺出血。耳针，选肝、脾、咽喉、神门等穴，埋针或王不留行籽贴压。穴位贴敷，用薄荷、冰片等研粉，取少许撒在胶布上，贴敷于天突等穴位。吹药法，把冰硼散或锡类散吹于咽部。含漱法，可用金银花、连翘、薄荷、甘草煎汤，或桔梗、甘草、菊花煎汤，含漱。含服法，可用六神丸等含化。

【健康教育】

1. 改善环境，避免刺激性气味和尘埃等对咽部的刺激。起居有常，劳逸结合，加强锻炼，增强体质，注意保暖防寒。

2. 保持心情舒畅，树立治愈信心，减轻心理压力。

3. 饮食有节，宜食清淡、富有营养的食物，多饮水，多吃蔬菜和水果，保持口腔和咽部清洁。忌食辛辣厚味，戒除或节制烟酒。

4. 积极治疗急喉痹，避免反复发作。积极治疗全身及邻近部位如鼻腔、口腔的疾病，以防诱发或加重本病。

复习思考题

1. 喉痹的病因病机。
2. 喉痹的常见临床表现。
3. 不同证型喉痹的饮食护理措施。

第八节　项　痹

项痹是指因长期低头工作或年老正虚、感受风寒湿邪所致的以项部经常疼痛麻木，连及头、肩、上肢，并可伴有眩晕等为主要表现的病证。

项痹属于中医学痹证的范畴。痹证早在《内经》就有较深入的探讨，《素问·痹论》曰：“风寒湿三气杂至，合而为痹也。”痹，有阻闭之意，如明·秦景明《症因脉治·痹症论》指出：“痹者，闭也。经络闭塞，麻痹不仁，或攻注作疼，或凝结关节，或重着难移，故名曰闭。”历代医家对痹证的病因病机、证型特征、治疗原则及遣方用药都有详细的论述。

西医学中的颈椎病可参照本节辨证施护。

一、病因病机

本病多由正虚劳损、感受外邪引起，有虚实之分。初期、中期多为实证，主要由风寒湿痹阻、气滞血瘀、痰湿阻络所致；后期多为虚证，多由肝肾不足、气血亏虚所致。其病位在颈项部筋骨，与脾、肝、肾等脏关系密切。

1. 风寒湿痹阻　因常居潮湿处，或涉水冒雨，或气候剧变，冷热交错，以致风寒湿邪乘虚侵袭人体，留注颈项部关节，经络痹阻，气血不通，不通则痛。

2. 气滞血瘀　长期伏案，劳损过度，伤及筋脉，项部气血瘀滞，或七情郁结，气机运行失和，气血运行不畅，气滞血瘀，或跌打外伤，致颈项部气血凝聚，不通则痛。

3. 痰湿阻络　暴饮暴食，恣食生冷，过食肥甘，或饮酒过度，脾失运化，痰浊内生，阻滞颈项部经络，不通则痛。

4. 肝肾不足　年老体虚，或久病失养，肝肾亏损，无以濡养颈项部筋骨，不荣则痛。

5. 气血亏虚　久病气血伤耗，或脾虚气血化生不足，气血不足，筋脉失养，故不荣则痛。

二、诊断与鉴别诊断

（一）诊断依据

1. 颈部疼痛、麻木、酸胀，连及头、肩部、上臂疼痛，有相应的压痛点，伴感觉异常。
2. 常有颈椎长期劳损或外伤等病史。多见于长期伏案工作之人。发病缓慢，呈波浪式发展。
3. 颈部影像学检查、血液学检查等有助于进一步明确诊断。

（二）病证鉴别

1. 项痹与肩痹　肩痹是以肩关节的疼痛、屈伸活动不利为主症；项痹有时亦可痛连肩部，但以颈项部的疼痛麻木为主。

2. 项痹与落枕　落枕是因睡时头颈姿势不当所致，起床后感项强作痛，发病急，病程短而易愈。项痹多起病于中老年，常有颈椎长期劳损或外伤等病史，发病缓慢，病程较长。

知识拓展

颈椎病的临床分型

颈型：枕颈部痛，颈活动受限，颈肌僵硬，有相应压痛点。X线片示：颈椎生理弧度在病变节段改变。

神经根型：颈痛伴上肢放射痛，颈后伸时加重，受压神经根皮肤节段分布区感觉减弱，腱反射异常，肌萎缩，肌力减退，颈活动受限，牵拉试验、压头试验阳性。颈椎X线片示：椎体增生，钩椎关节增生明显，椎间隙变窄，椎间孔变小。CT检查可见椎体后赘生物及神经根管变窄。

椎动脉型：头痛，眩晕，耳鸣，耳聋，视物不清，有体位性猝倒，颈椎侧弯后伸时，症状加重。X线片示：横突间距变小，钩椎关节增生。CT检查可显示左右横突孔大小不对称，一侧相对狭窄。椎动脉造影见椎动脉迂曲，变细，或完全梗阻。

脊髓型：早期下肢发紧，行走不稳，如履沙滩，晚期一侧下肢或四肢瘫痪，二便失禁或尿潴留。受压脊髓节段以下感觉障碍，肌张力增高，反射亢进，椎体束征阳性。X 线片示：椎间隙狭窄，椎体后缘增生物较严重并突入椎管。CT、MRI 检查示：椎管变窄，椎体后缘增生物或椎间盘膨出压迫脊髓。

交感神经型：眼睑无力，视力模糊，瞳孔扩大，眼窝胀痛，流泪，头痛，偏头痛，头晕，枕颈痛，心动过速或过缓，心前区痛，血压增高，四肢凉或手指发红发热，一侧肢体多汗或少汗等。X 线片见钩椎增生，椎间孔变狭窄，颈椎生理改变或有不同程度错位。椎动脉造影有受压现象。

中华人民共和国中医药行业标准——中医病证诊断疗效标准（2012 版）：189-190.

三、辨证施护

【辨证要点】

1. 辨虚实 项痹初起，风寒湿邪入侵，以邪实为主。若反复发作，或渐进发展，由于经络长期为邪气壅阻，营卫不行，湿聚为痰，络脉瘀阻，痰瘀互结，多为正虚邪实。病久入深，气血亏耗，肝肾亏损，筋骨失养，遂为正虚邪恋之证，以正虚为主。新病多实，久病多虚，但临床往往虚实夹杂，以邪实为主者多见。

2. 辨病邪特点 项痹的发生主要是因为正虚劳损，感受风寒湿邪所致。风寒湿三气常混合致病，但随三者偏胜的不同，从而出现不同的临床表现。风邪偏胜者，症见关节疼痛游走不定；寒邪偏胜者，症见痛有定处，疼痛较剧；湿邪偏胜者，症见肌肤不仁、肢体关节疼痛重着。

【证候分型】

项痹的证候分型见表 6-8-1。

表 6-8-1 项痹证候分型

证型	证候表现	证机要点	护治法则	代表方
风寒湿痹阻	颈项疼痛，或伴肩、上肢窜痛麻木，头有沉重感，颈部僵硬，活动不利，恶寒畏风，舌淡红，苔薄白，脉弦紧	外邪侵袭，气血痹阻，气血不通	祛风散寒，祛湿通络	羌活胜湿汤
气滞血瘀	颈、肩、上肢刺痛，痛处固定，伴有肢体麻木，舌质黯，脉弦	气机不畅，气滞血瘀，不通则痛	行气活血，祛瘀止痛	桃红四物汤
痰湿阻络	颈部疼痛，头晕目眩，头重如裹，四肢麻木不仁，纳呆，舌暗红，苔厚腻，脉弦滑	痰浊内生，阻滞经络，不通则痛	祛湿化痰，通络止痛	半夏白术天麻汤
肝肾不足	颈部疼痛，头晕目眩，头重如裹，四肢麻木不仁，纳呆，舌暗红，苔厚腻，脉弦滑	肝肾两虚，筋骨失养，不荣则痛	滋补肝肾，通络活络	独活寄生汤
气血亏虚	颈部疼痛反复发作，头晕目眩，面色苍白，心悸失眠，四肢麻木，倦怠无力，舌淡，苔少，脉细弱	气血亏虚，筋骨失养，不荣则痛	补益气血，通络止痛	黄芪桂枝五物汤

【护理措施】

1. 起居护理 居室宜空气清新，环境舒适安静，温度、湿度适宜。注意颈部保暖，防止感受风邪加重病情。急性期卧床制动，头部前屈，枕头后部垫高，避免患侧卧位，保持上肢上举或抱头等体位，必要时在肩背部垫软垫；缓解期可适当下床活动，避免快速转头、摇头等动作。

2. 病情观察 观察病情变化，疼痛是否向肩部或上肢放射，四肢感觉、活动及各种生理反射情况，有无逐渐形成走路困难或四肢瘫痪，经治疗后上述症状有无改善。注意各种并发症的发生，若出现眩晕、肢体麻木、视物不清、心律失常等症状，应积极抢救。

3. 饮食护理　饮食宜清淡、易消化、富含营养，忌生冷、肥腻、寒性之食品，禁烟酒。风寒湿痹阻，偏风者宜食如威灵仙酒、鳝鱼汤等，偏寒者宜食双桂粥等，偏湿者宜食木瓜生鱼饮等；气滞血瘀者宜食山楂粥等；痰湿阻络者宜食扁豆薏苡仁粥等；肝肾不足者宜食滋养肝肾之品，如枸杞粥、核桃仁粥等；气血亏虚者宜食桂圆红枣汤、人参核桃粥等。

4. 情志护理　本病病程长，反复难愈，患者易产生抑郁、焦虑等情绪，应向患者耐心解释病情、治疗方案，使患者情绪稳定，消除不必要的忧虑和烦恼，保持心情开朗，提高防病意识，增强治疗信心。

5. 用药护理　中药汤剂以温热服用为宜，一般药物遵医嘱按时按量服用。肝肾不足和气血亏虚者中药宜早晚饭前温服。麻木明显者，可以内服全蝎粉；眩晕明显者可以服用愈风宁心片，也可以静滴丹参注射液。

6. 适宜技术　毫针刺法，主穴取颈夹脊、天柱、风池、肩井、曲池、外关穴及阿是穴等，辨证配穴，如风寒湿痹阻，偏风者配膈俞、血海，偏寒者配肾俞、关元，偏湿者配阴陵泉、足三里；气滞血瘀者，配内关、膈俞；肝肾不足者，配肝俞、肾俞、气海。耳针，选用颈椎、颈、肾上腺、神门等穴，埋针或王不留行籽贴压。皮肤针，用皮肤针重叩颈椎两侧，使出血少许并拔罐。热熨法，用食盐、小茴香研末，共炒热，用布包，热熨痛处；外敷法，用川乌头、草乌、松节、生胆南星、生半夏，共研细末，酒调拌，外敷贴于痛处。推拿，可选用松解类手法、整复类手法进行局部治疗。

【健康教育】

1. 慎起居，注意颈部的保暖，防风寒湿邪侵袭，防意外伤害和损伤。注意劳逸结合，注意保持颈部的正确姿势，要避免长时间低头劳作，如织毛衣、打字、缝纫等；避免长时间半躺在床头，曲颈斜枕看电视、看书。保持睡眠的正确姿势，一般以低枕睡眠、仰卧位为最佳；睡眠时应保持头颈部在一条直线上，避免扭曲；睡枕的位置应放在颈部的后方，用以衬托生理前屈度，不宜放在后枕部，避免颈部悬空。

2. 饮食宜清淡、富有营养，保持大便通畅，多食壮筋骨、补肝肾之食品。

3. 长期伏案工作者，要坚持颈部的功能锻炼，如保健“米字操”等。注意锻炼动作要缓慢，不可使用蛮力或强行活动，避免头部猛烈扭转；不宜多做颈部旋转动作，避免发生昏厥甚至猝死。

4. 保持情绪乐观，避免忧虑、紧张，学会自我心理调节。

复习思考题

1. 项痹的病因病理。
2. 项痹的辨证要点。
3. 项痹的健康教育。

第九节　腰腿痛

腰腿痛是指由于外感、内伤或闪挫而导致的腰部一侧或两侧，腿部疼痛为主症的一类病证。腰痛可呈急性起病，疼痛较重，累及一侧或两侧腰部，轻微活动即可引起剧烈疼痛，脊柱一侧或两侧有明显压痛。有些则起病缓慢，呈隐痛或酸痛，每因体位不当、劳累过度、天气变化等因素而加重。多见于青壮年及中老年人。本病可反复发作，严重者可出现间歇性跛行。

《素问·脉要精微论》说："腰者，肾之府。"《素问·宣明五气》谓："肾者……其充在骨。"其提出腰椎或脊柱乃至整体骨骼的支撑、运动强度和耐久力的维持，主要决定于肾。《素问·灵兰秘典论》称肾为"作强之官"。《素问·脉要精微论》曰："腰者，肾之府，转摇不能，肾将惫矣。"《外科证治全书》中说："诸痛皆由气血瘀滞不通所致。"

西医学中的腰椎间盘突出症、腰肌劳损等表现为腰腿痛者，可参照本节辨证施护。

一、病因病机

腰腿痛病因为内伤、外感和跌仆挫伤，基本病机为筋脉痹阻，腰府失养。

1. 劳倦内伤 素体禀赋不足，加之劳累过度，或久病体虚，以致肾精亏损，不能濡养筋脉，导致筋脉失养。

2. 外感六淫 六淫之邪侵袭，从皮毛传至经络，引起经络气血凝滞。寒性凝滞，侵入经脉，引起经脉受阻，经血涩滞不畅，湿性重浊凝滞最易痹着于腰部，湿邪外侵肌表，则清阳不升，营卫不和，而至四肢酸痛。

3. 跌仆挫伤 暴力外伤，或因腰部过度用力，损伤筋脉气血，致使气血运行不畅，壅滞不通，不通则痛。

二、诊断与鉴别诊断

（一）诊断依据

1. 本病以一侧或两侧腰部或腿部疼痛为主要表现。常有外伤、积累性损伤和受寒病史。

2. 急性腰腿痛病程较短，活动后常常加重，脊柱两旁常有压痛。慢性持续性反复发作的腰腿痛，部分患者感觉腰部痉挛痛、烧灼痛和沉重感。腰骶部或臀部疼痛，症状典型时，疼痛沿股后向小腿后外侧、足背外侧和足底放射。为钝痛、刺痛、锥痛或灼痛，呈持续性，伴阵发性加剧。行走、弯腰常使疼痛加重，常以手持腰、身体前倾而减轻疼痛。

3. 外伤后即出现腰骶部疼痛，弯腰、咳嗽、喷嚏时疼痛加剧。

4. 腰部影像学检查有助于明确诊断。

（二）病证鉴别

1. 膝关节半月板损伤 由膝关节内侧软骨半月板损伤引起，有的是因半月板发育不良引起，有的是半月板损伤引起，有的是半月板蜕变引起。该病仅是膝关节痛，腰部不痛。

2. 急性腰肌筋膜炎 又称纤维组织炎，其好发于腰背筋膜、棘上和棘间韧带以及髂嵴后部等肌筋膜附着处，属软组织风湿性疾病。其急性发作时腰痛剧烈，活动受限，腰肌痉挛，疼痛有时牵扯到臀部、大腿两侧，甚至小腿，但其性质属牵扯性疼痛，与腰椎间盘突出所引起的根性疼痛实质不同。

3. 椎管内肿瘤 椎管内肿瘤是指生长于脊髓本身及椎管内与脊髓相邻近的组织结构（如脊神经根、硬脊膜、脂肪组织等）的原发性肿瘤及转移性肿瘤的统称。它与腰椎间盘突出症是完全不同的疾病。椎管内肿瘤压迫脊髓和神经根时可有与腰椎间盘突出症相似的根性痛，出现腰腿痛或麻木等症状，但椎管内肿瘤的典型症状之一是疼痛或感觉异常呈持续性进行性加重，不因卧床休息而缓解，而腰椎间盘突出症所致腰腿痛为持续性，平卧减轻，站立活动时加重。

三、辨证施护

【辨证要点】

辨虚实　素体禀赋不足或久病体虚者多虚；六淫之邪侵袭引起经络气血凝滞，寒性凝滞，湿性重浊者多实。病久常虚中夹实，虚实夹杂。由于暴力外伤，或因腰部过度用力，损伤筋脉气血，致使气血运行不畅，壅滞不通，不通则痛者多实。

【证候分型】

腰腿痛证候分型见表 6-9-1。

表 6-9-1　腰腿痛证候分型

证型	证候表现	证机要点	护治法则	代表方
肾亏体虚	腰部酸痛乏力，喜按喜揉，足膝无力，遇劳更甚，卧则减轻。偏阳虚者，面色苍白，手足不温，少气懒言，舌淡，脉沉细；偏阴虚者，心烦失眠，咽干口渴，面色潮红，舌红，少苔，脉弦细数	肾精亏虚，腰府失养	健腰壮肾	偏阳虚者用金匮肾气丸；偏阴虚者用六味地黄丸
瘀血阻滞	腰痛如刺，痛有定处，拒按，轻则俯仰不利，重则卧床不起，转侧困难，舌紫黯，脉弦	瘀血阻滞，经络痹阻，不通则痛	活血化瘀	血府逐瘀汤
寒湿浸淫	腰部冷痛重着，转侧不利，静卧不减，阴雨天加重，舌苔白腻，脉沉	寒湿闭阻，气血阻滞，经脉不利	温阳散寒除湿	大活络丸

【护理措施】

1. 起居护理　病室环境整洁，温湿度适宜。宜卧硬板床，取仰卧位。腰部注意保暖，避免外邪侵袭，在阴雨季节或身处潮湿环境中更应注意。不可过度负重、劳累，以免疾病的复发。发作期佩戴各种腰围或用宽腰带。

2. 病情观察　观察腰痛部位、疼痛性质、疼痛程度、疼痛时间及其规律性的变化等。虚证者，起病较缓，腰痛不甚，以酸软为主，活动后可加重；实证者，腰痛来势凶猛，疼痛较甚。观察局部保暖效果，有否感受风寒后病情加重。

3. 饮食护理　饮食宜富于营养、易消化。肾气亏虚者当以补益为主，多吃补肝肾、强筋骨的药膳，如枸杞子、龙眼肉、红豆、黑豆、银耳、甲鱼等，可用食疗方川断杜仲煲猪尾汤、杜仲炖猪腰；瘀血阻滞者当以清淡易消化素食为主，多食蔬菜水果，选用活血化瘀、消肿止痛的食物，如桃子、香蕉、萝卜、茄子等，可用食疗方三七炖排骨、当归川芎猪脊骨汤；寒湿浸淫者宜食用温热之品，如小米、西红柿、排骨、瘦肉等，并配以薏苡仁、扁豆、赤小豆等利湿之品，可以选用如红枣桂圆汤、茴香煨猪腰等；忌食生冷之品。

4. 情志护理　急性腰痛者需卧床休息静养，应多关心患者，给予生活上的帮助和精神鼓励，消除顾虑。

5. 用药护理　中药汤剂宜温热服，用药期间忌生冷、寒凉食物。寒湿浸淫者可适当服用药酒，或局部贴敷膏药，如田七镇痛膏，以活血化瘀，祛风除湿，温经通络。疼痛者局部可涂玉龙油，以祛风散寒，止痛消瘀。

6. 适宜技术　急性腰腿痛者，可按揉命门、肾俞穴，或擦腰、揉臀、捶腿等。慢性腰腿痛者，可用中药熏洗、针灸、按摩以及各种封闭疗法，或电疗、热疗、磁疗、超声波等各种理疗，以舒筋活血行气。

【健康教育】

1. 保持良好的生活习惯，防止腰腿受凉，防止过度劳累。不宜久坐久站，剧烈运动前先做准备活动。平时应加强腰背肌锻炼，保持脊柱生理弯曲。

2. 站或坐姿势要正确。脊柱不正，会造成椎间盘受力不均匀，是造成椎间盘突出的潜在根源。胸部挺起，腰部平直。同一姿势不应保持太久，适当进行原地活动或腰背部活动，可以解除腰背肌肉疲劳。

3. 锻炼时压腿弯腰的幅度不宜太大，否则不但达不到预期目的，还会造成椎间盘突出。提重物时不要弯腰，应该先蹲下拿到重物，然后慢慢起身，尽量做到不弯腰。

4. 注意饮食调养，宜食高蛋白、高维生素及低脂肪、低胆固醇食物，戒烟酒。

复习思考题

1. 腰腿痛的病因病机。
2. 腰腿痛的辨证要点。
3. 腰腿痛锻炼时的注意事项。
4. 腰腿痛的健康教育内容。

第十节　创伤骨折

由于外力的作用破坏了骨的完整性或连续性者，称为骨折。创伤骨折，是指因外伤导致骨或软骨的完整性或连续性的中断或丧失，以局部瘀血、疼痛、畸形、肿胀、骨擦音、异常活动、活动功能障碍为主要临床表现的病证。根据骨折处是否与外界相通可分为闭合性和开放性两种，前者皮肉不破，骨折处不与体外相通；后者有伤口通至骨折处，因有感染的可能，故病情较为严重。根据骨折的病因可分为外伤性骨折和病理性骨折，正常骨骼受到外力作用而产生骨折，称为外伤性骨折（创伤骨折）；因骨本身由于结核、骨髓炎或肿瘤等的病变，在正常活动下或轻微外力碰撞而发生骨折者称为病理性骨折。本节主要介绍创伤性骨折。骨折的处理原则是复位、固定和功能锻炼。

公元前16世纪殷商时期的甲骨文中就有关于骨折的描述，如“疾骨”“疾胫”等病名。《周礼·天宫》记载了“折疡”;《灵枢·邪气脏腑病形》记载了“折脊”；而骨折病名，出自唐·王焘《外台秘要》。

一、病因病机

骨折的主要原因有外力作用和骨骼疾病引起骨质破坏两种。作用于人体的致伤力一般可分为直接暴力、间接暴力、肌肉牵拉力和积累劳损四种形式。

1. 直接暴力　骨折发生在外来暴力直接作用的部位，如打击伤、压轧伤、炸伤、撞击伤及火器伤等。这类骨折多为横断骨折或粉碎性骨折，骨折处软组织损伤常较重。如为开放性骨折，则因打击物由外向内穿破皮肤，感染率较高。

2. 间接暴力　骨折发生在远离暴力作用的部位，即暴力通过传导、杠杆或旋转作用使远处发生骨折。多在骨质较弱处造成斜形或螺旋形骨折，骨折处软组织损伤较轻。如跌倒时手掌撑地，间接暴力可在桡骨远端、肱骨髁上或锁骨等部位发生骨折。如为开放性骨折，则多因骨折断端由内向外穿破皮肤，感染率较低。

3. 肌肉牵拉力　指急剧而不协调的肌肉强烈收缩所造成的肌肉附着处的撕脱骨折。如骤然跪倒时，股四头肌猛烈收缩，可发生髌骨骨折。

4. 积累劳损　长期、反复、轻微的直接或间接暴力，可集中作用于骨骼的某一点上而发生骨折，如长途行军导致的第 2、3 跖骨及腓骨干下 1/3 的疲劳性骨折。骨折多无移位，但愈合缓慢。

二、诊断与鉴别诊断

（一）诊断依据

1. 受伤史　应了解暴力的大小、方向、形式（高处坠下、撞击、挤压等）、性质（直接、间接、肌肉牵引、积累性暴力等）及作用部位，打击物的性质、形状，受伤现场情况，受伤姿势，以及疼痛（部位、程度、性质等）和功能障碍（运动障碍、感觉障碍、排尿障碍等）。充分估计重要器官的合并伤。

2. 临床表现

（1）全身症状　轻微骨折可无全身症状。内出血较多时，由于瘀血停聚，积瘀化热，体温可略升高，通常不超过 38℃，5 ～ 7 天后逐渐降至正常，可伴有口干、心烦、尿赤便秘、夜寐不安、脉浮数或弦紧、舌质红、苔黄厚腻等。严重骨折及骨折合并重要器官损伤时，会导致全身性病理改变，出现明显的全身症状。如骨折伴有广泛的软组织损伤或合并内脏损伤时，常引起休克；肋骨骨折合并肺损伤的患者可出现呼吸困难等。

（2）局部症状

1）疼痛和压痛：骨折的疼痛是一种敏锐的难以忍受的疼痛，不同于软组织损伤。压痛固定而局限是骨折的主要特征。骨折后脉络受损，气血凝滞，阻塞经络，不通则痛，故骨折部位出现不同程度的疼痛、直接压痛及间接压痛。

2）局部肿胀、瘀斑和皮肤擦伤：骨折之后，局部经络损伤，营血离经，瘀滞于肌肤腠理而出现肿胀。若出血较多，透过撕裂的筋膜溢于皮下，则可出现瘀斑。肿胀严重时还可出现水疱、血疱。由于局部络脉损伤破裂，组织水肿，损伤部位可出现肿胀，2 ～ 4 天水肿达最高峰。

3）功能障碍或功能丧失：骨折后，由于肢体内部支架遭受破坏，肢体失去应有的杠杆作用，同时因疼痛而引起肌肉反射性痉挛，肢体功能可部分受限或完全丧失。

（3）骨折特征

1）畸形：骨折时常因暴力作用、肌肉或韧带牵拉、搬运不当而使断端移位导致受伤肢体的形态改变，而产生畸形。如伤肢缩短、成角或侧方移位等所致的畸形。

2）异常活动（假关节现象）：骨干部无嵌插的完全性骨折，移位时骨折处可出现像关节一样能屈曲、旋转等不正常的活动，又称假关节现象。

3）骨擦音：由于粗糙的骨折端相互触碰或摩擦而产生的响声，一般在检查骨折局部时用手触摸可感觉到，也称为骨擦感。

畸形、异常活动和骨擦音是骨折的三大特殊症状，具有确定诊断的价值。一般说来，这三大症状只要有其中一种出现，在排除关节脱位、肌腱损伤或其他病变引起的肢体畸形时，临床上便可以确诊为骨折。

3. X 线检查　是诊断骨折的重要方法，能显示骨折类型、移位方向及骨折后的修复情况。

（二）病证鉴别

1. 关节扭伤 关节扭伤是在外力作用下，关节骤然向一侧活动而超过其正常活动度时，引起关节周围软组织如关节囊、韧带、肌腱等发生的撕裂伤。扭伤局部有肿胀、青紫、疼痛症状，无骨擦音或骨擦感，无患肢畸形及异常活动（假关节现象）。

2. 关节脱位 关节脱位有明显外伤史。临床表现为关节疼痛与肿胀、畸形、弹性固定及关节盂空虚，以及由此导致的功能障碍。X线检查可明确脱位的部位、程度、方向及有无骨折及移位。

三、护治原则

1. 正确复位，重建骨骼的支架作用。

2. 保持整复，直到骨折部连接良好固定。

3. 积极开展功能锻炼，使肢体功能最大限度地恢复，防止发生肌肉萎缩、骨质疏松、肌腱挛缩、关节僵硬等并发症。

4. 内服和外用药物，纠正因损伤而引起的脏腑、经络、气血功能紊乱，促进骨折的愈合。

【护理措施】

1. 起居护理 病室安静，阳光充足，温湿度适宜。病床宜用较薄垫透气硬板床，保持床铺平整、干燥、无碎屑，卧位舒适。在不影响骨折治疗的情况下，使用砂袋、软枕、绷带等调整卧位，以减轻伤肢或躯体的不适感。加强生活护理，保持个人卫生清洁。

2. 病情观察 密切观察患者伤后神志、面色、生命体征、舌苔脉象与全身症状的变化情况，详细记录，有异常及时处理。对急症创伤患者，应观察损伤程度和性质，创口有无异物，出血量多少，重要脏器和血管、神经有无损伤。观察患者体位是否正确，肢体是否按治疗要求摆放与固定；观察外固定装置是否有效，夹板松紧度是否适宜，石膏有无断裂、松动，牵引滑轮是否灵活；观察患肢肿胀与血运情况，有无血液循环障碍的表现；观察皮肤有无受压及破损，牵引针眼有无红肿、渗出物；了解疼痛的性质及程度，确定引起疼痛的原因。

3. 饮食护理 加强饮食调理，以增强抗感染和骨折修复能力。忌食寒凉、辛辣、肥腻及发物。骨折初期，宜食用活血祛瘀、清淡易消化食物，如胡萝卜、薏苡仁粥、西洋菜、生鱼汤等；骨折中期，瘀未尽去，筋骨未连，饮食宜进调和气血、接骨续筋之品，如牛奶、豆类、瘦肉、排骨汤等；骨折后期，需补益肝肾，强筋壮骨，可进食营养丰富的滋补之品，如动物肝肾、红枣、桂圆等，加速骨折愈合。

4. 情志护理 指导患者避免情志失和，过度忧思、悲恐，以免伤及脾胃，损及肾之精气，影响骨骼的修复生长，鼓励患者怡情悦志，安心养伤。稳定患者情绪，减轻其焦虑、恐惧心理。与患者沟通交谈，减轻或消除患者的不良情绪，建立良好的护患关系，使患者产生安全感、信任感，使其增强战胜疾病的信心。

5. 疼痛护理 疼痛是骨折患者首感不适的问题，应向患者解释损伤性疼痛的规律性，遵医嘱给予止痛剂时，向患者解释止痛剂的使用时间、效果和不良反应，通过物理镇痛护理，应用冷、热疗法，有效控制疼痛症状，提高患者的舒适度。定时对患者进行翻身护理，促进血液回流，对肢体肿胀情况进行缓解，另外还可通过按摩等方式对麻木感进行放松。护理操作时，动作要轻柔，移动患者时，必须对患肢妥善保护。患者诉说疼痛时，应仔细检查引起疼痛的原因（如感染、缺血、压迫），对于切口出现疼痛或者神经血管受到损伤的患者，可选择物理方法帮助其缓解疼痛，例如使用冰袋对患者创口四周皮肤进行冷敷，并帮助患者按摩患肢，以使患者血液循环加快，有效将疼痛症状进行改善。

6. 适宜技术　肌肉、软组织酸痛时可指压阿是穴，或用按、推、揉的方法进行按摩，使之松软缓解，起到缓解酸痛的作用。骨折初期，局部肿胀者可遵医嘱选用活血祛瘀、消肿止痛药膏等外敷患处；骨折中期，遵医嘱选用续筋接骨的活血散、接骨续筋膏药、舒筋活络膏药等外敷；骨折后期，局部用中药熏洗，先熏后洗，边洗边运动关节和按摩肌肉。在骨折中期、后期可指导患者加强功能锻炼。

【健康教育】

1. 老年骨折患者，病程长，恢复缓慢，易出现并发症。鼓励患者多饮水，经常做深呼吸及有效咳嗽，预防尿路感染、压疮、肺部感染等并发症，促进患者早日康复。

2. 骨折患者卧床时间相对较长，应定时翻身，按摩受压处、骨隆突处，促进局部血液循环。避免物理性刺激，保持床铺平整、干燥、无碎屑，发现污染应及时更换，防止便器擦伤皮肤。

3. 指导患者进行功能锻炼，循序渐进。根据患者病情和耐受情况制定锻炼计划，促进患肢的血液循环，消除肿胀，减少肌萎缩，保持肌肉力量，防止骨质疏松、关节僵硬，促进骨折愈合。

4. 均衡的膳食有助于疾病的康复，应多摄入高蛋白、高维生素、含钙多的食物，促进骨折愈合，缩短病程。

复习思考题

1. 骨折的局部表现。
2. 骨折的急救措施。

附：病案2例

病案一：厉某，女，38岁，公务员。2013年10月25日就诊。

主诉：耳鸣如潮1个月余。

病史：患者1个月前工作繁忙，加之到南方出差紧张劳累后出现耳鸣如潮。就诊时诉耳鸣如潮，时有耳痛，且胸胁闷胀，郁怒加重，口苦纳呆，大便干结，带下色黄。既往体健，无其他疾病史。已婚，育有一女（顺产），配偶及孩子均体健。

查体：T 36.6℃，P 75次/分，R 18次/分，BP 125/70mmHg。神清，精神尚可，巩膜无黄染，全身浅表淋巴结未触及；心率70次/分，律齐，两肺未闻及干湿啰音；全腹软，无压痛及反跳痛，肝脾肋下未及。双侧耳膜正常，听力检查正常。两目黯黑，舌质黯红，苔黄腻，脉弦细滑。

实验室检查：血、尿常规无异常。

[辨证施护]

1. 辨证要点　患者以耳鸣如潮为主症，时有耳痛和耳胀，结合专科检查，诊断为耳鸣（肝胆湿热，瘀血内阻）。其病因多由外感、情志、饮食、虚损等因素引起，有虚实之分。本患者耳鸣原因为南方出差，感受湿热，加之工作紧张劳累所致。病位在耳，与肝胆关系密切；病性属于实证；病机为肝胆湿热上扰，瘀血内阻。

2. 证候分析　足少阳胆经入耳中，肝与胆相表里，肝的络脉亦络于耳，故肝经湿热可循经上扰耳窍，则耳鸣；情志抑郁或恼怒则肝气郁结，致瘀血停滞，气郁化火，故耳鸣加重；肝火上炎，则头痛或眩晕；湿热内炽，灼伤津液，则口苦、溲黄、便秘；肝经循胁肋，肝气郁结，则胸胁胀痛；舌质黯红，苔黄腻，脉弦细滑为肝胆湿热，内有瘀血之征象。

3. 病证鉴别 本病应与耳聋相鉴别。耳聋指不同程度的听力减退。两者在临床上常常同时或先后出现，其主要区别是耳聋有明显听力减退或丧失，耳鸣则无明显听力下降。

4. 护治法则 清泻肝胆湿热，兼活血化瘀。

5. 护理措施

（1）观察患者耳鸣程度，伴随症状及舌苔、脉象等情况。耳痛耳胀明显者，应观察鼓膜的情况以及外耳道是否有脓液渗出。

（2）耳鸣与耳聋在临床上经常同时或先后出现，密切监测听力变化情况，及时治疗，预防听力下降。对有听力下降的患者，应积极治疗。

（3）平常可按摩耳部以增强血运。睡前可用热水泡脚，或按摩双足涌泉穴，有引火归原作用，有助于减轻耳鸣症状。

（4）鼓励患者置身于声音充实的环境中，主动接触自然界声音或让患者听节奏舒缓的音乐，缓解紧张的情绪，从而提高生活质量。

（5）饮食宜清淡、有营养，忌食辛辣、肥厚之品，避免咖啡、浓茶、烟酒等刺激性食物。该患者可食疏肝清火之品，如银花菊花粥、苦瓜羹。

（6）避免诱发或加重耳鸣的不良刺激。嘱患者保持心情舒畅，鼓励患者多听音乐、读书、看报等，以分散注意力，减轻耳鸣的困扰。

（7）中药汤剂宜饭后凉服或微温服，观察出汗、体温和伴随症状的变化。

（8）对症措施：①取内耳、肾、肝、神门、皮质下等穴用王不留行籽贴压，嘱患者定时按压刺激。②按摩法，以食指或中指置于外耳道口，或取听宫、听会、耳门、翳风、完骨等穴，轻轻按压，可缓解耳鸣症状。③穴位敷贴，取吴茱萸、乌头尖、大黄粉三味为末，温水调和，敷贴于涌泉穴，有引火下行的作用。

6. 健康指导

（1）起居有常，加强锻炼，增强体质，预防伤风感冒。引导患者树立乐观豁达的生活态度，避免情志因素诱发或加重耳鸣。

（2）饮食宜清淡，戒烟、酒，避免使用耳毒性药物。

（3）指导患者积极防治引起耳鸣的各种疾病，进行相关知识的宣教，提高患者的自我保健能力。

（4）耳鸣患者应避免处于过分安静的环境，适度的有声环境有助于减轻耳鸣。指导患者正确使用耳机和手机。

病案二：朱某，男，38岁，IT工程师。2012年3月11日就诊。

主诉：反复腰部酸痛、右下肢疼痛2个月。

病史：2个月前患者无明显诱因下出现腰部酸痛、右双下肢疼痛，经过休息后缓解不明显，行按摩、口服药物等治疗，效果不佳，为求进一步治疗来院就诊，门诊拟腰腿痛（腰椎间盘突出症）收住入院。症见：神清，活动受限。既往体健。否认糖尿病、心脏病等内科重大疾病史。平素无不良嗜好。

查体：T 36.8℃，P 70次/分，R 16次/分，BP 120/78mmHg。神清，精神软，巩膜无黄染，全身浅表淋巴结未触及；心率70次/分，律齐，两肺未闻及干湿啰音；全腹软，无压痛及反跳痛，肝脾肋下未及，腰痛明显，痛有定处，拒按，舌质黯，苔薄白，脉弦。

实验室检查：血常规示白细胞计数6.4×10^9/L，中性粒细胞比例60%，红细胞计数

$4.6\times10^{12}/L$，血小板计数 $142\times10^{9}/L$。

腰椎 CT：L5 ～ S1 椎间盘膨出，相应节段硬膜囊轻度受压，L4/5 椎间盘中央型突出，双侧神经根受压。

［辨证施护］

1. 辨证要点 患者以腰部肌肉强硬，活动受限，久行后双下肢酸困、疼痛不适为主症，结合腰椎 CT，诊断为腰腿痛（腰椎间盘突出症）。其病因为劳倦内伤、外感或跌仆挫伤；基本病机为筋脉痹阻，腰府失养；病位在腰及下肢，涉及的病变脏腑以肝肾为主。

2. 证候分析 本病因长年劳作，加之肝肾亏虚，则正气不足，气不行血，气血互结，不通则痛，筋脉痉挛而腰部活动受限，舌质黯，苔薄白为气滞血瘀之证。

3. 病证鉴别 根据患者的腰腿痛主症及舌质黯、苔薄白、脉弦等，结合腰椎 CT，初步诊断为腰腿痛（气滞血瘀证）。本证应与膝关节半月板损伤、急性腰肌筋膜炎、椎管内肿瘤等相鉴别。膝关节半月板损伤由膝关节内侧软骨半月板损伤引起，临床表现仅膝关节痛，腰部不痛；急性腰肌筋膜炎急性发作时腰痛剧烈，活动受限，腰肌痉挛，疼痛有时牵扯到臀部、大腿两侧，甚至小腿，但其性质属牵扯性疼痛，与腰椎间盘突出所引起的根性疼痛实质不同；椎管内肿瘤与腰椎间盘突出症是完全不同的疾病，其压迫脊髓和神经根时可有与腰椎间盘突出症相似的根性痛，出现腰腿痛或麻木等症状，但椎管内肿瘤的典型症状之一是疼痛或感觉异常呈持续性进行性加重，不因卧床休息而缓解，而腰椎间盘突出症所致腰腿痛为持续性，平卧减轻，站立活动时加重。

4. 护治法则 补肾壮骨，理气止痛，活血化瘀。

5. 护理措施

（1）患者宜卧硬板床，取仰卧位。注意腰部保暖，不可过度负重、劳累，以免疾病复发。发作期佩戴各种腰围或用宽腰带。

（2）站坐姿势保持端正，同一姿势不应保持太久，适当进行原地活动或腰背部活动。

（3）锻炼时压腿弯腰的幅度不宜太大，提物时应先下蹲拿到重物，然后慢慢起身，尽量做到不弯腰。

（4）注意腰痛部位、疼痛性质、疼痛程度、疼痛时间及其规律性的变化等。注意局部保暖，观察感受风寒后病情有无加重。

（5）饮食宜富于营养、易消化，多吃补肝肾、强筋骨的药膳，如蛋类、奶类、海参、枸杞子、龙眼肉、红豆、黑豆、银耳、甲鱼等，忌食生冷之品。

（6）也可用各类药膳调理，如三七蹄筋汤、核桃补肾粥、淮杞甲鱼汤等。

（7）腰痛发作时需卧床休息静养，应多关心患者，给予生活上的帮助和精神鼓励，消除顾虑。

（8）中药汤剂宜温热服，用药期间忌生冷、寒凉食物。或局部贴敷膏药，如田七镇痛膏，或涂玉龙油，以驱风祛寒，止痛消瘀。

（9）对症措施，可自行按揉命门、肾俞穴，或擦腰、揉臀、捶腿等穴。也可用中药熏洗、针灸、按摩以及各种封闭疗法，或电疗、热疗、磁疗、超声波等各种理疗等。

6. 健康指导

（1）保持良好的生活习惯，防止腰腿受凉，防止过度劳累。不宜久坐久站。平时应加强腰背肌锻炼，保持脊柱生理弯曲。

（2）锻炼时压腿弯腰的幅度不宜太大，否则不但达不到预期目的，还会造成椎间盘突出。提重物时不要弯腰。

（3）注意饮食调养，宜食高蛋白、高维生素及低脂肪、低胆固醇食物，戒烟酒。

附录

中医护理常用术语

一、面容表情

形容消瘦：体貌肌肉消减瘦弱。

阴虚面红：阴虚火旺，面部升火而见面红。

唇焦口燥：唇干燥呈焦色，口中干燥。

目睛斜视：眼珠偏斜，视一为二的眼病。

面赤潮热：面红发热如潮水般有定时，有虚实之别。

身重倦卧：肢体沉重，活动不便，蜷缩而卧。

倦怠乏力：精神疲倦，浑身无力，少气懒言。

表情呆滞：表情呆板呆滞。

表情淡漠：表情迟钝，少言懒语，呈无欲貌。

面色苍白：面色淡而带青，失去红活荣润之感。

面色晦黯：面色灰黯而失去光泽，表现为容貌憔悴。

二、意识状态

角弓反张：头项强直，腰背反折，向后弯曲如角弓状。

循衣摸床：形容神志昏迷的患者用手摸弄衣服或抚摸床缘的症状。

手足躁动（扰）：手足扰动不宁。

心中懊侬：胸膈间自觉有一种烧灼嘈杂的感觉。

烦躁不安：胸中热而不安叫“烦”，手足扰动不宁叫“躁”。

神昏谵语：在神志不清时妄言乱语。

撮空理线：意识不清，二手伸向空间，像要拿东西样的症状，称“撮空”。如二手向上，拇指和食指不断地捻动，称“撮空理线”。

目睛上视：在神志不清情况下，两眼向上凝视，目睛无神之状。

意识模糊：神志不清程度较浅，唤之能醒。

目合口张：两目闭合，口唇张开的现象，常见于昏迷脱症。

牙关紧闭：牙齿咬紧不张开的现象。

嗜睡：昏昏欲睡，难以自制。

精神恍惚：神志似清非清，恍恍惚惚。

狂躁怒骂：狂言妄语，手足躁扰，动而易怒，善骂终夜不休之神志逆乱状态。

昏迷不醒：在昏厥状态下意识不清，呼之不应。

闭目呻吟：在高热或剧痛情况下，闭着双眼痛苦地低声哼叫。

精神萎靡：精神委顿，疲乏无力，懒于言行。

喜笑不休：癫狂患者精神失常的一种表观。

手撒尿遗：中风脱症患者四肢撒开，小便自遗。

口吐涎沫：口中吐出白色黏涎与泡沫。

辗转不安：卧床翻来覆去，烦躁不安的一种状态。

谵妄：意识模糊，胡言乱语，有错觉幻觉，情绪失常，或有兴奋激动等症状。

神不守舍：思想分散，注意力不能集中或神志失常及昏乱。表现为无神、失眠、惊悸、不安，甚至谵妄。

三、寒热

发热恶寒：发热怕冷。

寒热往来：发热与发冷交替。

形寒肢冷：畏寒，手脚发冷。

四肢厥冷：四肢冰冷。

手足心热：手心、足心热，多为阴虚生内热。

手足不温：手足扪之较凉。

恶寒潮热：发热、怕冷，如潮水般有定时。

寒战鼓栗：冷得发抖。

烦热：发热的同时又有心烦，或烦躁而有闷热的感觉。

壮热：实证出现的高热，一般属温病在气分的热型。

身热不扬：体表初扪之不觉很热，但扪之稍久则觉灼手。

但热不寒：只发热不怕冷。

热重寒轻：发热较发冷重。

四、皮肤黏膜

盗汗：人体睡眠时出汗，醒时即止，多为阴虚。

自汗：人体不因劳动、厚衣或发热而白昼时时出汗，动则更甚，常多因气虚所致。

汗出如油：疾病垂危时，汗出不止，且汗的性状如油样黏腻。

冷汗淋漓：汗出身冷，淋漓而下，多为亡阳。

动则汗出：稍活动后汗出较多。

黄疸：以身黄、目黄、小便黄为主症的病证。

白痦：湿温病过程中出现在颈、项、胸、腹等处皮肤上的白色粟米状水疱，状如水晶。

斑疹：点大成片，不高于皮肤，扪之不碍手称斑；形如粟米，高出皮肤为疹。

丘疹：色红，如米粒大小，高出皮肤，扪之碍手。

疱疹：高出皮肤水疱状，里有水液。

紫癜：皮色紫，成片或点状，不高出皮肤。

痈疽：痈分内痈和外痈，内痈相当于西医各脏器的脓肿，如肺痈；外痈相当于体表的急性化脓性疾患。疽分为有头疽和无头疽，有头疽即发于肌肉间的急性化脓性炎症，易向深部及四周扩散；无头疽相当于急性化脓性骨髓炎、化脓性关节炎。

疔疖：突起根浅，色红而痛，出脓即愈者为疖。形小根深坚硬如钉者为疔。

鼓胀：腹大腹胀如鼓，腰腹青紫暴露。

一身尽肿：全身水肿。

五、疼痛

目赤肿痛：眼睛发红，眼睑肿胀疼痛。

头项强痛：头部和颈项部疼痛，板滞而不灵活。

头重如裹：头部自觉重坠，并觉头如被布带捆裹的感觉。

头痛绵绵：痛势不剧，但持续疼痛。

头昏目眩：头晕眼花。

项背强硬：颈项连及背部强直不适。

胸闷胸痛：胸部闷胀疼痛。

胸胁胀痛：胸胁部胀满疼痛。

胸脘痞闷：中上腹部胀满发闷。

心痛彻背：胸部疼痛向背部放射。

腹痛喜按：腹部疼痛，用力按之，感觉舒服。

腹痛拒按：腹部疼痛因按、摸而疼痛加重或不舒而拒绝按之。

痛无定处：疼痛无固定的位置。

乍痛乍止：疼痛突然发作，突然停止。

腹部板硬：腹部坚硬如板状。

绕脐而痛：环绕脐周疼痛。

嗳腐泛恶：消化不良，嗳出酸臭味或有恶心。

腹痛肠鸣：腹部疼痛，肠道蠕动作声。

少腹急痛：下腹部疼痛较剧。

腰酸背痛：腰及背脊部酸楚作痛。

腰膝酸软：腰部酸楚，膝软无力。

屈伸不利：关节屈伸受限，活动不便。

六、咳嗽咳痰

痰多喘息：痰多同时出现张口抬肩，呼吸短促。

咳嗽气促：咳嗽伴有呼吸急促。

咳嗽痰多：咳嗽伴痰多。

咳痰不利：痰不易咳出。

久咳不愈：咳嗽时间很长，仍未痊愈。

痰气壅塞：因痰多，咯出不爽而造成呼吸困难。

痰黄黏稠：咳出的痰色黄、质黏、厚。

喉中痰鸣：喉中有痰声鸣响。

痰涎壅盛：痰液唾液甚多，向外涌出。

咽燥声嘶：咽喉干燥，声音嘶哑。

七、呼吸

动则喘甚：活动后气喘加剧。

少气：即气虚不足。表现为气息低微，说话时感觉气不够用、懒言、倦怠、脉弱。

短气：呼吸短促而不相接续之意。

气急发喘：呼吸急促而张口抬肩。

呼吸衰微：呼吸无力而微弱。

点头呼吸：呼吸困难，吸气时头稍抬，呼气时头稍低，如点头样。

张口抬肩：呼吸时口张开，二肩抬起，是气喘的表现。

心悸：自觉心中急剧跳动，惊慌不安，不能自主。

八、二便

便溏腐臭：大便溏薄有腐臭味。

里急后重：未大便前腹痛，欲大便时迫不及待，叫“里急”。大便时窘迫，但排出不畅，肛门有重坠的感觉，叫“后重”。

虚坐努责：便意频繁，但却排不出大便。

大便难行：有便意感但解不出。

泻下清稀：大便泄泻如稀水。

完谷不化：大便中夹有不消化食物，便冷不臭。

下利清谷：泻下的粪便如清水，伴有不消化的食物残渣，无粪臭味。

大便脓血：大便中夹有脓血，多见于痢疾。

五更泄：每于清晨天未亮之前肠鸣腹泻。多由肾阳虚、脾阳不振所致。

小便清长：小便色清而量多。

小便短赤：小便短少，色偏深，或色红。

尿频尿急：小便次数多，而且一有尿意，即急迫想解。

癃闭：排尿困难，甚至小便不通。

遗溺：小便不能随意控制而排出。

九、饮食

食已即吐：进食后片刻即呕吐。

胃纳呆滞：胃口不好，常有饱滞之感。

呃逆：喉间呃呃有声、声短而频令人不能自制的症状。

朝食暮吐：早晨吃的东西，黄昏时吐出。

食后昏困：又称饭醉。进食后困倦，神昏欲睡。因脾气虚弱不胜食气所致。

消谷善饥：食欲过于旺盛，食后不久即感饥饿，进食量多。

饥不欲食：虽有饥饿感，但不欲食或进食不多。

渴不欲饮：口渴却不想饮水。

烦渴不止：心中烦热，口渴不止。

食欲不振：胃口不好，吃食物没有味道。

泛恶吞酸：恶心吐酸水。

漾漾作恶：胃中常常泛泛恶心样。

纳后痞闷：进食后胃中感到胀闷。

嘈杂干呕：胃脘部感到嘈杂不适并有干呕。

十、夜寐

卧不入寐：睡在床上而不能入睡。

彻夜不寐：整夜睡不着。

时寐时醒：一会儿睡着，一会儿醒着，形容睡的不熟。

少寐梦多：睡着的时间少，而睡着时做梦较多。

梦多易醒：睡觉时多梦而且容易醒。

少睡即醒：睡着时间少，一会儿就醒来。

躁扰不卧：烦躁不安，不能入睡。

十一、舌脉

淡白舌：舌色较正常人的淡红色浅淡甚至全无血色者，称为淡白舌。主虚证、寒证或气血两亏。

红舌：舌质较淡红色为深，甚至呈鲜红色者，称为红舌。主热证。

绛舌：舌质较红舌更深的红色，称为绛舌。主病有外感与内伤之分。在外感病，若舌绛或有红点、芒刺，为温病热入营血；在内伤杂病，若舌绛少苔或无苔，或有裂纹，则是阴虚火旺。

紫舌：舌质色紫，即为紫舌。主病有寒热之分。绛紫而干枯少津，属热盛伤津、气血壅滞；淡紫或青紫湿润者，多为寒凝血瘀。

木舌：由心脾积热上冲所致，多见于小儿。症见舌肿胀，木硬满口，不能转动，无疼痛。

舌謇：又名舌涩。多因脾胃积热、津液灼伤所致。症见舌体卷缩，转动不灵，言语不清。

黄苔：舌苔由于热邪熏灼，所以苔现黄色。一般主里证、热证。淡黄热轻，深黄热重，焦黄为热结。

灰苔：即浅黑色，常由白苔转化而来，也可与黄苔同时并见。主里证，常见于里热证，也见于寒湿证。

黑苔：黑苔较灰苔色深，多由灰苔或焦黄苔发展而来，常见于疫病严重阶段。主里证，或为热极，或为寒盛。

腐苔：苔质颗粒疏松，粗大而厚，形如豆腐渣堆积舌面，揩之可去。腐苔多因阳热有余，蒸腾胃中腐浊邪气上升而成，多见于食积痰浊为患，也见于内痈和湿热口糜。

腻苔：苔质颗粒细腻致密，揩之不去，刮之不脱，上面罩一层油腻状黏液，称为“腻苔”。其主病为湿浊、痰饮、食积、湿热、顽痰等。

光剥舌：舌苔全部退去，以致舌面光洁如镜，称为“光剥舌”。其主病为胃阴枯竭，胃气大伤。

花剥苔：若舌苔剥落不全，剥脱处光滑无苔，余处斑斑驳驳地残存舌苔，界限明显，称为“花剥苔”。此苔是胃之气阴两伤所致。

地图舌：舌苔不规则地大片脱落，边缘厚苔界限清楚，形似地图，又称“游走性舌炎”。

平脉：指正常人的脉象。平脉形态是三部有脉，一息四至（相当于 72 ～ 80 次 / 分），不浮不沉，不大不小，从容和缓，柔和有力，节律一致。

浮脉：轻取即得，重按稍减而不空，举之泛泛有余。主表证，亦主虚证。

沉脉：轻取不应，重按始得。主里证，有力为里实，无力为里虚。

迟脉：脉来迟缓，一息不足四至（相当于每分钟脉搏 60 次以下）。主寒证，有力为寒积，无力为虚寒。

数脉：一息脉来五至以上（相当于每分钟脉搏在 90 次以上）。主热证，有力为实热，无力为虚热。

虚脉：三部脉举之无力，按之空虚。主虚证。

实脉：三部脉举按均有力。主实证。

弦脉：端直而长，如按琴弦，挺然指下。主肝胆病、诸痛、痰饮、疟疾。

促脉：脉来数而时一止，止无定数。主阳盛实热、气血痰饮宿食停滞，亦主肿痛。

结脉：脉来缓而时一止，止无定数。主阴盛气结、寒痰血瘀、癥瘕积聚。

代脉：脉来一止，止有定数，良久方来。主脏气衰微、风证、痛证、七情惊恐、跌打损伤。

主要参考文献

[1] 孙秋华. 中医护理学[M]. 北京：人民卫生出版社，2012.

[2] 孙秋华. 中医临床护理学[M]. 新世纪第三版. 北京：中国中医药出版社，2016.

[3] 胡慧. 中医临床护理学[M]. 北京：人民卫生出版社，2016.

[4] 徐桂华，张先庚. 中医临床护理学[M].2 版. 北京：人民卫生出版社，2017.

[5] 张伯礼，吴勉华. 中医内科学[M]. 新世纪第四版. 北京：中国中医药出版社，2017.

[6] 陈红风. 中医外科学[M]. 新世纪第四版. 北京：中国中医药出版社，2016.

[7] 陆德铭，陆金根. 实用中医外科学[M].2 版. 上海：上海科学技术出版社，2010.

[8] 何清湖，秦国政. 中医外科学[M].3 版. 北京：人民卫生出版社，2016.

[9] 何清湖. 中西医结合外科学[M]. 新世纪第三版. 北京：中国中医药出版社，2016.

[10] 林毅，蔡炳勤. 外科专病中医临床诊治[M].2 版. 北京：人民卫生出版社，2005.

[11] 谈勇. 中医妇科学[M].4 版. 北京：中国中医药出版社，2016.

[12] 罗颂平，刘雁峰. 中医妇科学[M].3 版. 北京：人民卫生出版社，2019.

[13] 汪受传，虞坚尔. 中医儿科学[M]. 北京：中国中医药出版社，2012.

[14] 马融. 中医儿科学[M]. 北京：中国中医药出版社，2017.

[15] 梁伍今. 儿科护理学[M]. 北京：中国中医药出版社，2012.

[16] 刘蓬. 中医耳鼻咽喉科学[M]. 北京：中国中医药出版社，2016.

[17] 郑文科，张俊华，杨丰文，等. 从湿毒疫论治新型冠状病毒肺炎[J]. 中医杂志，2020，61（12）：1024–1028.

[18] 刘铁钢，白辰，刘邵阳，等. 新型冠状病毒肺炎的中医病名探究[J]. 北京中医药大学学报，2020，43（10）：797–803.

[19] 洪靖，余宋，赵河通，等. 病机兼化理论下新型冠状病毒肺炎（COVID–19）病机演化规律探析[J/OL]. 世界科学技术 – 中医药现代化：1–6[2021–0327].http://kns.cnki.net/kcms/detail/11.5699.R.20210304.1803.025.html.

[20] 中华人民共和国国家卫生健康委员会办公厅，国家中医药管理局办公室. 新型冠状病毒肺炎诊疗方案（试行第八版）[J]. 中国医药，2020，15（10）：1494–1499.

[21] 邵岩峰，林平，黄铭涵，等. “谨守病机，临证治之”诊疗新型冠状病毒肺炎恢复期病案分析[J]. 中医药临床杂志，2020，32（5）：829–832.

[22] 谷晓红，冯全胜. 温病学[M].3 版. 北京：人民卫生出版社，2016.

[23] 冯全生. 瘟疫学[M]. 北京：中国中医药出版社，2019.

[24] 杨英豪，潘晓彦. 中医临证施护[M]. 北京：中国中医药出版社，2019.

全国中医药行业高等教育“十四五”规划教材

全国高等中医药院校规划教材（第十一版）

教材目录（第一批）

注：凡标☆号者为“核心示范教材”。

（一）中医学类专业

序号	书　名	主　编		主编所在单位	
1	中国医学史	郭宏伟	徐江雁	黑龙江中医药大学	河南中医药大学
2	医古文	王育林	李亚军	北京中医药大学	陕西中医药大学
3	大学语文	黄作阵		北京中医药大学	
4	中医基础理论☆	郑洪新	杨　柱	辽宁中医药大学	贵州中医药大学
5	中医诊断学☆	李灿东	方朝义	福建中医药大学	河北中医学院
6	中药学☆	钟赣生	杨柏灿	北京中医药大学	上海中医药大学
7	方剂学☆	李　冀	左铮云	黑龙江中医药大学	江西中医药大学
8	内经选读☆	翟双庆	黎敬波	北京中医药大学	广州中医药大学
9	伤寒论选读☆	王庆国	周春祥	北京中医药大学	南京中医药大学
10	金匮要略☆	范永升	姜德友	浙江中医药大学	黑龙江中医药大学
11	温病学☆	谷晓红	马　健	北京中医药大学	南京中医药大学
12	中医内科学☆	吴勉华	石　岩	南京中医药大学	辽宁中医药大学
13	中医外科学☆	陈红风		上海中医药大学	
14	中医妇科学☆	冯晓玲	张婷婷	黑龙江中医药大学	上海中医药大学
15	中医儿科学☆	赵　霞	李新民	南京中医药大学	天津中医药大学
16	中医骨伤科学☆	黄桂成	王拥军	南京中医药大学	上海中医药大学
17	中医眼科学	彭清华		湖南中医药大学	
18	中医耳鼻咽喉科学	刘　蓬		广州中医药大学	
19	中医急诊学☆	刘清泉	方邦江	首都医科大学	上海中医药大学
20	中医各家学说☆	尚　力	戴　铭	上海中医药大学	广西中医药大学
21	针灸学☆	梁繁荣	王　华	成都中医药大学	湖北中医药大学
22	推拿学☆	房　敏	王金贵	上海中医药大学	天津中医药大学
23	中医养生学	马烈光	章德林	成都中医药大学	江西中医药大学
24	中医药膳学	谢梦洲	朱天民	湖南中医药大学	成都中医药大学
25	中医食疗学	施洪飞	方　泓	南京中医药大学	上海中医药大学
26	中医气功学	章文春	魏玉龙	江西中医药大学	北京中医药大学
27	细胞生物学	赵宗江	高碧珍	北京中医药大学	福建中医药大学

序号	书　名	主　编		主编所在单位	
28	人体解剖学	邵水金		上海中医药大学	
29	组织学与胚胎学	周忠光	汪　涛	黑龙江中医药大学	天津中医药大学
30	生物化学	唐炳华		北京中医药大学	
31	生理学	赵铁建	朱大诚	广西中医药大学	江西中医药大学
32	病理学	刘春英	高维娟	辽宁中医药大学	河北中医学院
33	免疫学基础与病原生物学	袁嘉丽	刘永琦	云南中医药大学	甘肃中医药大学
34	预防医学	史周华		山东中医药大学	
35	药理学	张硕峰	方晓艳	北京中医药大学	河南中医药大学
36	诊断学	詹华奎		成都中医药大学	
37	医学影像学	侯　键	许茂盛	成都中医药大学	浙江中医药大学
38	内科学	潘　涛	戴爱国	南京中医药大学	湖南中医药大学
39	外科学	谢建兴		广州中医药大学	
40	中西医文献检索	林丹红	孙　玲	福建中医药大学	湖北中医药大学
41	中医疫病学	张伯礼	吕文亮	天津中医药大学	湖北中医药大学
42	中医文化学	张其成	臧守虎	北京中医药大学	山东中医药大学

（二）针灸推拿学专业

序号	书　名	主　编		主编所在单位	
43	局部解剖学	姜国华	李义凯	黑龙江中医药大学	南方医科大学
44	经络腧穴学☆	沈雪勇	刘存志	上海中医药大学	北京中医药大学
45	刺法灸法学☆	王富春	岳增辉	长春中医药大学	湖南中医药大学
46	针灸治疗学☆	高树中	冀来喜	山东中医药大学	山西中医药大学
47	各家针灸学说	高希言	王　威	河南中医药大学	辽宁中医药大学
48	针灸医籍选读	常小荣	张建斌	湖南中医药大学	南京中医药大学
49	实验针灸学	郭　义		天津中医药大学	
50	推拿手法学☆	周运峰		河南中医药大学	
51	推拿功法学☆	吕立江		浙江中医药大学	
52	推拿治疗学☆	井夫杰	杨永刚	山东中医药大学	长春中医药大学
53	小儿推拿学	刘明军	邰先桃	长春中医药大学	云南中医药大学

（三）中西医临床医学专业

序号	书　名	主　编		主编所在单位	
54	中外医学史	王振国	徐建云	山东中医药大学	南京中医药大学
55	中西医结合内科学	陈志强	杨文明	河北中医学院	安徽中医药大学
56	中西医结合外科学	何清湖		湖南中医药大学	
57	中西医结合妇产科学	杜惠兰		河北中医学院	
58	中西医结合儿科学	王雪峰	郑　健	辽宁中医药大学	福建中医药大学
59	中西医结合骨伤科学	詹红生	刘　军	上海中医药大学	广州中医药大学
60	中西医结合眼科学	段俊国	毕宏生	成都中医药大学	山东中医药大学
61	中西医结合耳鼻咽喉科学	张勤修	陈文勇	成都中医药大学	广州中医药大学
62	中西医结合口腔科学	谭　劲		湖南中医药大学	

（四）中药学类专业

序号	书　名	主　编	主编所在单位	
63	中医学基础	陈　晶　程海波	黑龙江中医药大学	南京中医药大学
64	高等数学	李秀昌　邵建华	长春中医药大学	上海中医药大学
65	中医药统计学	何　雁	江西中医药大学	
66	物理学	章新友　侯俊玲	江西中医药大学	北京中医药大学
67	无机化学	杨怀霞　吴培云	河南中医药大学	安徽中医药大学
68	有机化学	林　辉	广州中医药大学	
69	分析化学（上）（化学分析）	张　凌	江西中医药大学	
70	分析化学（下）（仪器分析）	王淑美	广东药科大学	
71	物理化学	刘　雄　王颖莉	甘肃中医药大学	山西中医药大学
72	临床中药学☆	周祯祥　唐德才	湖北中医药大学	南京中医药大学
73	方剂学	贾　波　许二平	成都中医药大学	河南中医药大学
74	中药药剂学☆	杨　明	江西中医药大学	
75	中药鉴定学☆	康廷国　闫永红	辽宁中医药大学	北京中医药大学
76	中药药理学☆	彭　成	成都中医药大学	
77	中药拉丁语	李　峰　马　琳	山东中医药大学	天津中医药大学
78	药用植物学☆	刘春生　谷　巍	北京中医药大学	南京中医药大学
79	中药炮制学☆	钟凌云	江西中医药大学	
80	中药分析学☆	梁生旺　张　彤	广东药科大学	上海中医药大学
81	中药化学☆	匡海学　冯卫生	黑龙江中医药大学	河南中医药大学
82	中药制药工程原理与设备	周长征	山东中医药大学	
83	药事管理学☆	刘红宁	江西中医药大学	
84	本草典籍选读	彭代银　陈仁寿	安徽中医药大学	南京中医药大学
85	中药制药分离工程	朱卫丰	江西中医药大学	
86	中药制药设备与车间设计	李　正	天津中医药大学	
87	药用植物栽培学	张永清	山东中医药大学	
88	中药资源学	马云桐	成都中医药大学	
89	中药产品与开发	孟宪生	辽宁中医药大学	
90	中药加工与炮制学	王秋红	广东药科大学	
91	人体形态学	武煜明　游言文	云南中医药大学	河南中医药大学
92	生理学基础	于远望	陕西中医药大学	
93	病理学基础	王　谦	北京中医药大学	

（五）护理学专业

序号	书　名	主　编	主编所在单位	
94	中医护理学基础	徐桂华　胡　慧	南京中医药大学	湖北中医药大学
95	护理学导论	穆　欣　马小琴	黑龙江中医药大学	浙江中医药大学
96	护理学基础	杨巧菊	河南中医药大学	
97	护理专业英语	刘红霞　刘　娅	北京中医药大学	湖北中医药大学
98	护理美学	余雨枫	成都中医药大学	
99	健康评估	阚丽君　张玉芳	黑龙江中医药大学	山东中医药大学

序号	书　名	主　编		主编所在单位	
100	护理心理学	郝玉芳		北京中医药大学	
101	护理伦理学	崔瑞兰		山东中医药大学	
102	内科护理学	陈　燕	孙志岭	湖南中医药大学	南京中医药大学
103	外科护理学	陆静波	蔡恩丽	上海中医药大学	云南中医药大学
104	妇产科护理学	冯　进	王丽芹	湖南中医药大学	黑龙江中医药大学
105	儿科护理学	肖洪玲	陈偶英	安徽中医药大学	湖南中医药大学
106	五官科护理学	喻京生		湖南中医药大学	
107	老年护理学	王　燕	高　静	天津中医药大学	成都中医药大学
108	急救护理学	吕　静	卢根娣	长春中医药大学	上海中医药大学
109	康复护理学	陈锦秀	汤继芹	福建中医药大学	山东中医药大学
110	社区护理学	沈翠珍	王诗源	浙江中医药大学	山东中医药大学
111	中医临床护理学	裘秀月	刘建军	浙江中医药大学	江西中医药大学
112	护理管理学	全小明	柏亚妹	广州中医药大学	南京中医药大学
113	医学营养学	聂　宏	李艳玲	黑龙江中医药大学	天津中医药大学

（六）公共课

序号	书　名	主　编		主编所在单位	
114	中医学概论	储全根	胡志希	安徽中医药大学	湖南中医药大学
115	传统体育	吴志坤	邵玉萍	上海中医药大学	湖北中医药大学
116	科研思路与方法	刘　涛	商洪才	南京中医药大学	北京中医药大学

（七）中医骨伤科学专业

序号	书　名	主　编		主编所在单位	
117	中医骨伤科学基础	李　楠	李　刚	福建中医药大学	山东中医药大学
118	骨伤解剖学	侯德才	姜国华	辽宁中医药大学	黑龙江中医药大学
119	骨伤影像学	栾金红	郭会利	黑龙江中医药大学	河南中医药大学洛阳平乐正骨学院
120	中医正骨学	冷向阳	马　勇	长春中医药大学	南京中医药大学
121	中医筋伤学	周红海	于　栋	广西中医药大学	北京中医药大学
122	中医骨病学	徐展望	郑福增	山东中医药大学	河南中医药大学
123	创伤急救学	毕荣修	李无阴	山东中医药大学	河南中医药大学洛阳平乐正骨学院
124	骨伤手术学	童培建	曾意荣	浙江中医药大学	广州中医药大学

（八）中医养生学专业

序号	书　名	主　编		主编所在单位	
125	中医养生文献学	蒋力生	王　平	江西中医药大学	湖北中医药大学
126	中医治未病学概论	陈涤平		南京中医药大学	